全国普通高等医学院校五年制临床医学专业"十三五"规划教材

（供五年制临床医学专业用）

儿 科 学

U0286158

主　编　孙钰玮　赵小菲

副主编　李丽华　梁丽俊　朝鲁门　于金凤

编　者　（以姓氏笔画为序）

于金凤（牡丹江医学院）　　　　　　支涤静（复旦大学附属儿科医院）

孙　新（第四军医大学西京医院）　　孙钰玮（牡丹江医学院）

李丽华（首都医科大学）　　　　　　李晓华（内蒙古医科大学）

吴艳秋（烟台毓璜顶医院）　　　　　张　婷（上海市儿童医院）

周开宇（四川大学华西第二医院）　　郑艳梅（太原市妇幼保健院）

赵小菲（成都中医药大学）　　　　　郝云鹏（吉林大学第一医院）

柏立萍（牡丹江医学院）　　　　　　郭　霞（四川大学华西第二医院）

梁丽俊（宁夏医科大学总医院）　　　朝鲁门（内蒙古医科大学）

秘　书　李　欣（牡丹江医学院）

中国医药科技出版社

内 容 提 要

本教材为全国普通高等医学院校五年制临床医学专业"十三五"规划教材之一。系根据全国普通高等医学院校五年制临床医学专业"十三五"规划教材编写总体原则、要求和儿科学课程教学大纲的基本要求及课程特点编写而成，其章节主要包括绪论、生长发育、儿科疾病诊治原则、营养和营养障碍疾病、青春期健康与疾病、新生儿与新生儿疾病、遗传代谢性疾病、免疫性疾病、消化系统疾病、呼吸系统疾病、心血管系统疾病、泌尿系统疾病、造血系统疾病、神经系统疾病、内分泌疾病及儿童急救等，并在各章设有"学习要求""知识链接""临床讨论""本章小结"及"练习题"（或"思考题"）等模块。同时配套有"爱慕课"在线学习平台，从而使教材内容立体化、生动化，易教易学。

本教材主要供全国普通高等医学院校五年制临床医学专业师生教学使用。

图书在版编目（CIP）数据

儿科学/孙钰玮，赵小菲主编. —北京：中国医药科技出版社，2017.1

全国普通高等医学院校五年制临床医学专业"十三五"规划教材

ISBN 978 – 7 – 5067 – 8227 – 2

Ⅰ. ①儿… Ⅱ. ①孙… ②赵… Ⅲ. ①儿科学 – 医学院校 – 教材 Ⅳ. ①R72

中国版本图书馆 CIP 数据核字（2016）第 270016 号

美术编辑 陈君杞
版式设计 张 璐

出版　中国医药科技出版社
地址　北京市海淀区文慧园北路甲 22 号
邮编　100082
电话　发行：010 – 62227427　邮购：010 – 62236938
网址　www.cmstp.com
规格　889 × 1194mm¼₆
印张　22½
字数　520 千字
版次　2017 年 1 月第 1 版
印次　2017 年 1 月第 1 次印刷
印刷　三河市国英印务有限公司
经销　全国各地新华书店
书号　ISBN 978 – 7 – 5067 – 8227 – 2
定价　**55.00 元**

全国普通高等医学院校五年制临床医学专业"十三五"规划教材

出 版 说 明

为面向全国省属院校五年制临床医学专业教学实际编写出版一套切实满足培养应用型、复合型、技能型临床医学人才需求和"老师好教、学生好学及学后好用"的五年制临床医学专业教材,在教育部、国家卫生和计划生育委员会、国家食品药品监督管理总局的支持下,根据以"5+3"为主体的临床医学教育综合改革和国家医药卫生体制改革新精神,依据"强化医学生职业道德、医学人文素养教育""提升临床胜任力""培养学生临床思维能力和临床实践操作能力"等人才培养要求,在中国工程院副院长、第四军医大学原校长、中华医学会消化病学分会原主任委员樊代明院士等专家的悉心指导下,中国医药科技出版社组织全国近100所以省属高等医学院校为主体的具有丰富教学经验和较高学术水平的550余位专家教授历时1年余的编撰,全国普通高等医学院校五年制临床医学专业"十三五"规划教材即将付梓出版。

本套教材包括五年制临床医学专业理论课程主干教材共计40门。将于2016年8月由中国医药科技出版社出版发行。主要供全国普通高等医学院校五年制临床医学专业教学使用,基础课程教材也可供基础医学、预防医学、口腔医学等专业教学使用。

本套教材定位清晰、特色鲜明,主要体现在以下方面:

1. 切合院校教学实际,突显教材针对性和适应性

在编写本套教材过程中,编者们始终坚持从全国省属医学院校五年制临床医学专业教学实际出发,并根据培养应用型临床医学人才的需求和基层医疗机构对医学生临床实践操作能力等要求,结合国家执业医师资格考试和住院医师规范化培训新要求,同时适当吸收行业发展的新知识、新技术、新方法,从而保证教材内容具有针对性、适应性和权威性。

2. 提升临床胜任能力,满足应用型人才培养需求

本套教材的内容和体系构建以强化医学生职业道德、医学人文素养教育和临床实践能力培养为核心,以提升临床胜任力为导向,体现"早临床、多临床、反复临床",推进医学基础课程与临床课程相结合,转变重理论而轻临床实践、重医学而轻职业道德、人文素养的传统观念,注重培养学生临床思维能力和临床实践操作能力,满足培养应用型、复合型、技能型临床医学人才的要求。

3. 体现整合医学理念,强化医德与人文情感教育

本套教材基础课程与临床课程教材通过临床问题或者典型的案例来实现双向渗透与重组,

各临床课程教材之间考虑了各专科之间的联系和融通，逐步形成立体式模块课程知识体系。基础课程注重临床实践环节的设置，以体现医学特色，医学专业课程注重体现人文关怀，强化学生的人文情感和人际沟通能力的培养。

4. 创新教材编写模式，增强内容的可读性实用性

在遵循教材"三基、五性、三特定"的建设规律基础上，创新编写模式，引入"临床讨论"（或"案例讨论"）内容，同时设计"学习要求""知识链接""本章小结"及"练习题"或"思考题"模块，以增强教材内容的可读性和实用性，更好地培养学生学习的自觉性和主动性以及理论联系实践的能力、创新思维能力和综合分析能力。

5. 搭建在线学习平台，立体化资源促进数字教学

在编写出版整套纸质教材的同时，编者与出版社为师生均免费搭建了与每门纸质教材相配套的"爱慕课"在线学习平台（含电子教材、教学课件、图片、微课、视频、动画及练习题等教学资源），使教学内容资源更加丰富和多样化、立体化，更好地满足在线教学信息发布、师生答疑互动及学生在线测试等教学需求，促进学生自主学习，为提高教育教学水平和质量，实现教学形成性评价等、提升教学管理手段和水平提供支撑。

编写出版本套高质量教材，得到了全国知名专家的精心指导和各有关院校领导与编者的大力支持，同时本套教材专门成立了评审委员会，十余位院士和专家教授对教材内容进行了认真审定并提出了宝贵意见，在此一并表示衷心感谢。出版发行本套教材，希望受到广大师生欢迎，并在教学中积极使用本套教材和提出宝贵意见，以便修订完善，共同打造精品教材，为促进我国五年制临床医学专业教育教学改革和人才培养作出积极贡献。

中国医药科技出版社
2016 年 7 月

全国普通高等医学院校五年制临床医学专业"十三五"规划教材

教材建设指导委员会

罗晓红（成都中医药大学）　金子兵（温州医科大学）

金美玲（复旦大学附属中山医院）　郑　多（深圳大学医学院）

赵小菲（成都中医药大学）　赵幸福（江南大学无锡医学院）

郝岗平（泰山医学院）　柳雅玲（泰山医学院）

段　斐（河北大学医学院）　费　舟（第四军医大学）

姚应水（皖南医学院）　夏　寅（首都医科大学附属北京天坛医院）

夏超明（苏州大学医学部）　钱睿哲（复旦大学基础医学院）

高凤敏（牡丹江医学院）　郭子健（江南大学无锡医学院）

郭艳芹（牡丹江医学院）　郭晓玲（承德医学院）

郭崇政（长治医学院）　郭嘉泰（长治医学院）

席　彪（河北医科大学）　黄利华（江南大学无锡医学院）

曹颖平（福建医科大学）　彭鸿娟（南方医科大学）

韩光亮（新乡医学院）　游言文（河南中医药大学）

强　华（福建医科大学）　路孝琴（首都医科大学）

窦晓兵（浙江中医药大学）

全国普通高等医学院校五年制临床医学专业"十三五"规划教材

教材评审委员会

全国普通高等医学院校五年制临床医学专业"十三五"规划教材

书　目

序号	教材名称	主编	ISBN
1	医用高等数学	吕　丹　张福良	978 – 7 – 5067 – 8193 – 0
2	医学统计学	吴学森	978 – 7 – 5067 – 8200 – 5
3	医用物理学	张　燕　郭嘉泰	978 – 7 – 5067 – 8195 – 4
4	有机化学	林友文　石秀梅	978 – 7 – 5067 – 8196 – 1
5	生物化学与分子生物学	郝岗平	978 – 7 – 5067 – 8194 – 7
6	系统解剖学	付升旗　游言文	978 – 7 – 5067 – 8198 – 5
7	局部解剖学	李建华　刘学敏	978 – 7 – 5067 – 8199 – 2
8	组织学与胚胎学	段　斐　任明姬	978 – 7 – 5067 – 8217 – 3
9	医学微生物学	王桂琴　强　华	978 – 7 – 5067 – 8219 – 7
10	医学免疫学	张荣波　邹义洲	978 – 7 – 5067 – 8221 – 0
11	医学生物学	张　闻　郑　多	978 – 7 – 5067 – 8197 – 8
12	医学细胞生物学	丰慧根　窦晓兵	978 – 7 – 5067 – 8201 – 2
13	人体寄生虫学	夏超明　彭鸿娟	978 – 7 – 5067 – 8220 – 3
14	生理学	叶本兰　明海霞	978 – 7 – 5067 – 8218 – 0
15	病理学	柳雅玲　王金胜	978 – 7 – 5067 – 8222 – 7
16	病理生理学	钱睿哲　何志巍	978 – 7 – 5067 – 8223 – 4
17	药理学	邱丽颖　张轩萍	978 – 7 – 5067 – 8224 – 1
18	临床医学导论	郑建中	978 – 7 – 5067 – 8215 – 9
19	诊断学	高凤敏　曹颖平	978 – 7 – 5067 – 8226 – 5
20	内科学	吴开春　金美玲	978 – 7 – 5067 – 8231 – 9
21	外科学	郭子健　费　舟	978 – 7 – 5067 – 8229 – 6
22	妇产科学	吕杰强　罗晓红	978 – 7 – 5067 – 8230 – 2
23	儿科学	孙钰玮　赵小菲	978 – 7 – 5067 – 8227 – 2
24	中医学	杨　柱	978 – 7 – 5067 – 8212 – 8
25	口腔科学	王旭霞　杨　征	978 – 7 – 5067 – 8205 – 0
26	耳鼻咽喉头颈外科学	夏　寅　林　昶	978 – 7 – 5067 – 8204 – 3
27	眼科学	卢　海　金子兵	978 – 7 – 5067 – 8203 – 6
28	神经病学	郭艳芹　郭晓玲	978 – 7 – 5067 – 8202 – 9
29	精神病学	赵幸福　张丽芳	978 – 7 – 5067 – 8207 – 4
30	传染病学	王勤英　黄利华	978 – 7 – 5067 – 8208 – 1
31	医学心理学	朱金富　林贤浩	978 – 7 – 5067 – 8225 – 8
32	医学影像学	邢　健　刘挨师	978 – 7 – 5067 – 8228 – 9
33	医学遗传学	李永芳	978 – 7 – 5067 – 8206 – 7
34	核医学	王雪梅	978 – 7 – 5067 – 8209 – 8
35	全科医学概论	路孝琴　席　彪	978 – 7 – 5067 – 8192 – 3
36	临床循证医学	韩光亮　郭崇政	978 – 7 – 5067 – 8213 – 5
37	流行病学	冯向先	978 – 7 – 5067 – 8210 – 4
38	预防医学	姚应水	978 – 7 – 5067 – 8211 – 1
39	康复医学	杨少华　张秀花	978 – 7 – 5067 – 8214 – 4
40	医学文献检索	孙思琴	978 – 7 – 5067 – 8216 – 6

注：40 门主干教材均配套有中国医药科技出版社"爱慕课"在线学习平台。

儿科学是一门研究自出生至青少年时期儿童的生长发育规律、疾病诊断、治疗和预防，以及如何促进其身心健康的医学科学。它是临床医学中非常重要的一门二级学科，其任务是研究儿科医学的基本理论、基本技术，提高对疾病的防治水平，降低儿童期疾病的发病率和死亡率。

本次编写的《儿科学》是全国普通高等医学院校五年制临床医学专业"十三五"规划教材之一。教材编写始终坚持以"5＋3"为主体的临床医学教育综合改革为引领，体现"三基、五性、三特定"的编写原则，强调素质教育和创新能力的培养，突出基础知识与临床实践的结合，注重对学生临床思维能力及实践能力的培养，满足培养应用型、复合型、技能型临床医学人才的要求。

教材编写体现了本学科教学大纲的基本要求及课程的特点，其章节主要包括绪论、生长发育、儿科疾病诊治原则、营养和营养障碍疾病、青春期健康与疾病、新生儿与新生儿疾病、遗传代谢性疾病、免疫性疾病、消化系统疾病、呼吸系统疾病、心血管系统疾病、泌尿系统疾病、造血系统疾病、神经系统疾病、内分泌疾病及儿童急救等。内容上尽量避免学科间交叉重复；尽量精简病因、发病机制等与基础理论相重叠的内容；章节均以儿科临床常见病、多发病作为主要内容；部分章节改变了其他教材固有的内容分布，如青春期健康与疾病，使得内容更合理、更清晰、更易理解。另外为更好地结合临床，强化教材的功能性、启发性与实用性，教材设有"学习要求""知识链接""临床讨论""本章小结"及"思考题"等模块，部分章节还附有诊断思路图，既提高教材的可读性，又培养学生学习的主动性和自觉性。在线平台是本套教材另一特色，在出版纸质教材的同时，建设学习平台，丰富教学资源，推进"互联网＋医学教育"，提升了教学效率。本书着眼于广大普通本科基层院校的师生，努力打造老师爱用、学生欢迎，有影响力的教材，力争为医学生毕业后住院医师规范化培训、执业医师考试及继续医学教育打下良好基础。教材主要适用于全国普通高等医学院校五年制临床医学专业师生教学使用，也可供医学相关其他专业选用。

参与本书的编写人员均为在教学、临床一线工作，有着丰富的临床与教学经验的骨干教师。本教材共聘请了来自12所院校16位编者，既保证了教材编写的质量，又保证了编写队伍的建设和教材编写的可延续性。教材编著期间得到了出版社的大力关怀和支持，还得到许多未能列名的有识之士的鼎力相助，在此由衷表示感谢！

由于本版教材为第一版，加之时间紧、任务重、水平有限，从而难免有不足或疏漏。在此真诚的恳请各兄弟院校的师生在使用过程中发现并指出本书的不足之处，使得我们再版之时，能使本书更完善、更实用、更贴近于读者。

编　者

2016 年 8 月

目 录

CONTENTS

第一章 绪 论

儿科学（pediatrics）是一门研究自出生至青少年时期儿童的生长发育规律、疾病诊断、治疗和预防，以及如何促进其身心健康的医学科学。小儿时期的特点是全身组织和器官逐步成长，体格、心理和精神行为均在不断发育的过程中。在这一特殊阶段，遗传性先天性疾病最为多见，感染性及其他后天性病症亦容易发生，同时，环境因素对机体的影响也非常明显。这一时期的发病率和死亡率都远远超过成人时期，因此，儿童期是个体一生中极为重要的时期，儿科学是临床医学中非常重要的一门学科。

第一节 儿科学的范围和任务

目前，儿科学的任务是研究儿科医学的基本理论、基本技术，提高对疾病的防治水平，降低儿童期疾病的发病率和死亡率。长远的任务必须以"健康的儿童、人类的未来"为出发点，为全面改善下一代的身心健康状况而不懈努力。2011 年 8 月在纽约召开的联合国世界儿童问题首脑会议通过了"儿童生存保护和发展世界宣言"。中国政府制订了《中国儿童发展纲要（2011—2020）》作为未来十年的儿童发展行动纲领，并在此基础上制订了新的儿童保健医疗措施。《中共中央关于制定国民经济和社会发展第十三个五年规划的建议》（"十三五"规划）提出：坚持计划生育基本国策，完善人口发展战略，全面实施一对夫妇可生育两个孩子的政策；提高生殖健康、妇幼保健、托幼等公共服务水平；稳步推进分级诊疗工作；建立覆盖城乡的基本医疗卫生制度和现代医院管理制度。基于上述一系列的发展规划，关注儿童健康，突出防治结合，加强基层诊疗，已成为我国儿科医生的重要责任。

儿科学属临床医学的二级学科，其研究对象是自胎儿至青春期的儿童，研究内容可以分为以下三个方面。

1. 发育儿科学 研究儿童正常体格与心理发育规律及其影响因素，以促进发育、及时处理发育异常与相关疾病，不断提高儿童体格、智力发育水平和社会适应性能力。是儿科学最具特色的亚专业之一。

2. 预防儿科学 研究儿童时期各种疾病的预防措施，包括预防接种、防止意外事故、健康教育、遗传代谢和出生缺陷等疾病的早期筛查等。这些是儿科学最具有发展潜力的内容，将会占据越来越重要的地位。

3. 临床儿科学 研究儿童各种疾病的发展规律、临床诊断和治疗，提高疾病治愈率、降低死亡率。是儿科学最主要的组成部分。

以上研究内容归结而言就是儿科学的宗旨：保障儿童健康，提高生命质量。

随着经济和医学科学的发展，预防儿科学越来越受到重视，而临床儿科学也不断向更深入专业的三级学科细化发展，成立了呼吸、消化、循环、神经、血液、肾脏、内分泌、传染病、急救医学等亚临床分支。小儿外科学则为外科学下的三级学科。近年来，为满足某些特殊年龄阶段医疗保健的需要，胎儿医学、新生儿学、围生期医学及青春期医学等以年龄为划分特征的三级学科逐渐形成。各级儿科学专业学会也依此成立了相应的专业学组。

在儿科学的各专业中，新生儿医学和儿童保健医学是儿科学不同于成人学科的最具特色的专业，其研究内容是其他临床学科极少涉及的方面：新生儿期死亡率占婴儿死亡率的60%～70%，此期疾病的种类和处理方法与其他时期有诸多不同，是一个非常时期；儿童保健医学是研究儿童各时期正常体格生长、智力和心理发育规律及其影响因素的学科，通过各种措施，促进有利因素，防止不利因素，及时处理各种偏离和异常，以保证儿童健康成长。围生期医学是介于儿科学和妇产科学间的边缘学科，一般指胎龄28周至出生后不满1周的小儿。由于此期受环境因素影响颇大，发病率和死亡率最高，而且与妇产科的工作有密切联系，需要两个学科的积极合作来共同研究处理这一时期的问题。

保障儿童健康不仅需要儿科学进一步向各个分支纵深分化，还需要与其他学科密切协作。随着遗传学、胚胎学、免疫学、心理学及基因治疗和基因疫苗技术的发展，儿科学也将开拓更新的领域。

第二节　儿科学的特点

儿科学与成人临床学科有许多不同之处，主要表现在三方面：①儿童和青少年在发育过程中，个体差异、性别差异和年龄差异都非常大，对健康状态的评价及对疾病的临床诊断均不宜用单一标准衡量。②免疫功能尚不完善，易受各种不良因素影响导致疾病的发生，因此预防医学在儿科学中尤为重要。③病情变化多端，易误诊及漏诊。因此，学习儿科学时切不可将儿童视为成人的缩影。儿科学的主要特点有如下几个方面。

（一）解剖

儿童的体重与身长、头长与身长的比例等都与成人有所不同。各种器官的大小、位置等解剖特点也与成人存在明显差异。如肝脏右下缘位置在3岁前可在右肋缘下2cm内，3岁后逐渐抬高，6～7岁后在正常情况下不应触及。在体格检查时必须熟悉各年龄儿童的解剖特点和发育规律，才能正确判断和处理临床问题。

（二）生理生化

儿童的各系统器官随年龄增长逐渐发育成熟，因此不同年龄儿童的生理、生化指标如心率、呼吸频率、血压、血清和其他体液的生化检验值等，其正常值均因年龄而存在差异。婴儿期机体代谢旺盛，营养的需求量相对较高，但是胃肠吸收功能尚不完善，易发生消化不良，多见呕吐、腹泻，甚至发生脱水、酸中毒等严重后果。因此，熟悉掌握不同年龄儿童的生理生化特点，才能做出正确诊断和治疗。

（三）病理

同一致病因素所致儿童与成人的病理反应有很大的差异，如由肺炎球菌所致的肺炎，婴儿常表现为支气管肺炎，而成人和年长儿则可引起大叶性肺炎病变。维生素D缺乏在婴儿期表现为佝偻病，在成人则表现为骨软化病。

（四）免疫

年幼儿童的非特异性免疫、体液免疫和细胞免疫功能都不成熟，容易患感染性疾病。3～5

个月的婴儿从母体获得的抗体逐渐消失,加上 SIgA 分泌不足,容易发生呼吸道和消化道感染。因此适当的预防措施对小年龄儿童特别重要。

(五) 疾病谱

儿童疾病发生的种类与成人有很大区别,如新生儿疾病中,以先天性疾病及高胆红素血症最为多见;婴幼儿期的热性惊厥在成人期则罕见;心血管疾病,在儿童中主要以先天性心脏病为主,而成人则以冠状动脉粥样硬化性心脏病为多;儿童肿瘤以白血病占多数,而成人则以肺癌、鼻咽癌等居多。

(六) 临床表现

儿童疾病较成人病情复杂、变化快、易反复。婴幼儿由于机体抵抗力差,发生急性感染性疾病时,感染容易扩散,甚至发展成脓毒症,原发感染灶反而不易被察觉。新生儿发生败血症时缺少典型临床表现,往往表现为体温不升、反应低下、拒奶等非特异性的表现,极易出现漏诊和误诊。因此儿科医生判断病情时应特别谨慎,密切观察病情细微变化。

(七) 诊断

儿童由于表述困难,常不能正确描述症状。因此儿科医生在诊断过程中应仔细询问家长,结合查体、实验室检查等进行综合分析。另外,还应结合患儿的不同年龄阶段进行分析。例如小儿惊厥,发生在新生儿期,主要考虑缺氧缺血性脑病和颅内出血等;发生在婴儿期,首先考虑手足搐搦症或热性惊厥;发生在年长儿时,则主要考虑癫痫及颅内感染等疾病。

(八) 治疗

儿童用药与成人相比有其特殊之处,主要在于随年龄、体重、体表面积的变化,药物剂量也会随之改变。儿童腹泻时易发生水电解质平衡紊乱,合理补液至关重要。因此计算儿童用药剂量是儿科医生的一项基本功。

(九) 预后

儿童疾病往往变化多端、来势凶猛,但只要诊断及时、处理得当,疾病恢复会较成人快,且后遗症少。因此,尽早进行合理诊治,避免遗留后遗症非常重要。

(十) 预防

不少小儿疾病都可以在胎儿期和新生儿期及早进行预防,因此预防工作是儿科工作的重要方面。计划免疫则是儿科预防工作的重点。通过遗传咨询和新生儿筛查可防止某些遗传性疾病的发生,如苯丙酮尿症、先天性甲状腺功能低下等。目前许多成人期疾病如代谢综合征等起源于儿童期的观点已逐渐被重视。关注儿童心理健康以避免发展为成人心理问题,也是儿科预防医学的重要研究内容。

第三节 小儿年龄分期

根据儿童的解剖、生理和心理等特点,一般将其按年龄分为七个期。由于儿童处在不断生长发育的动态过程中,因此各期之间既有区别,又有联系。了解各年龄期的特点,有助于开展儿童保健工作和更好地对疾病进行诊治。

(一) 胎儿期

从受精卵形成到胎儿出生为止,共 40 周。胎儿的周龄即为胎龄。在母亲孕期最初 3 ~ 4 个月,易受宫内感染、药物、放射性物质等的影响,而发生畸形、流产或宫内发育不良等。

(二) 新生儿期

自胎儿娩出脐带结扎至生后 28 天,称为新生儿期。此期发病率及死亡率都很高,死亡率占婴儿死亡率的 1/3 ~ 1/2。在此期间，小儿适应宫外新环境，经历解剖生理学的巨大变化，全身各系统的功能从不成熟转到初建和巩固是此期特点。此外，分娩过程中的损伤、感染延续存在，先天性畸形也常在此期表现。

（三）婴儿期

自胎儿娩出到 1 周岁之前为婴儿期，其中包括新生儿期。此期是小儿生长发育最迅速的阶段，每日对营养的需求量相对较高，但因其消化功能尚不完善，因此极易发生消化不良和营养紊乱，如佝偻病、贫血、营养不良、腹泻等疾病。此时，由于来自母体的免疫抗体逐渐消失，自身免疫系统尚未健全，抗感染能力较弱，易发生各种感染和传染性疾病。

（四）幼儿期

自满 1 周岁至 3 周岁之间为幼儿期。该期儿童体格生长发育速度减慢，而智能发育迅速，语言、行动与表达能力明显发展。由于缺乏对危险事物的识别能力和自我保护能力，意外伤害发生率较高，应注意格外防护。断乳和其他食物添加须在此时完成，如营养供应不加重视，往往导致体重不增或少增，甚至出现营养不良。

（五）学龄前期

自满 3 周岁至 6 ~ 7 岁为学龄前期。该期体格发育速度进一步减慢，但动作和语言能力发展迅速，社会集体活动增多，往往好奇、多问。此期的保健重点为加强安全教育，预防各种意外伤害。注重口腔卫生，预防龋齿；注重眼的保健。重视良好的道德品质教育，养成良好的卫生、学习、劳动习惯。

（六）学龄期

从入小学（6 ~ 7 岁）到青春期（女 12 岁、男 13 岁）开始之前为学龄期。此期除生殖器官外各器官外形均已与成人接近，智能发育更加成熟，可接受系统的科学文化知识。该阶段的保健重点是继续做好口腔及眼的保健，矫治慢性疾患，端正坐、立、站的姿势，防止脊柱畸形。可出现因离开家庭进入学校或者因学习困难而产生各种心理尤其情绪方面的问题，家长要予以足够的关心，应注意道德品质的教育。

（七）青春期

女孩从 11 ~ 12 岁开始到 17 ~ 18 岁，男孩从 13 ~ 14 岁开始到 18 ~ 20 岁为青春期。此期体格生长再次加速，出现第二个高峰。生殖系统发育加速并趋于成熟，至本期结束时各系统发育已成熟，体格生长逐渐停止。各种疾病的患病率和死亡率降低，精神、行为和心理方面的问题开始增加。此期的保健重点为加强营养以满足生长发育之需，还应加强心理、生殖、生理卫生知识的教育。

第四节　儿科学的发展与展望

我国儿科学的发展可分为古代儿科学、近代儿科学和现代儿科学三个时期。

（一）古代儿科学

我国中医儿科历史源远流长，2400 余年前战国时期医学家扁鹊已有"为小儿医"的记录，长沙马王堆出土的帛书医方已有"婴儿病痫"和"婴儿瘛"的记载。隋、唐时代已有多部儿科专著问世，如《诸病源候论》和《小儿药证直诀》等，建立了中医儿科以五脏为中心的临床辨证方法。唐代已在太医署正规培养 5 年制少小科专科医生。宋代钱乙则进一步建立了中医儿科学体系。16 世纪中叶由我国发明的接种人痘预防天花的方法比欧洲发明牛痘接种早百余年。

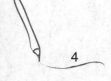

（二）近代儿科学

20世纪初，随着人们对儿童健康问题的认识不断深入，儿科学作为一门专门的医学学科应运而生。辛亥革命前后，西方医学开始传入我国，国内开始兴办医学院校。20世纪30年代儿科医学教育逐渐受到重视，1937年中华医学会儿科学会在上海成立。40年代各大城市医院开始普遍设立儿科。当时儿科工作者的重点为控制传染病的蔓延和营养不良的防治。1943年，我国近代儿科学的奠基人诸福棠主编的《实用儿科学》问世，成为我国第一部较完整的儿科医学参考书，至2015年已出版第8版。我国其他近代儿科学家对儿科学的发展也做出了杰出的贡献，如高镜朗对儿童脚气病的研究卓有成效；祝慎之、范权等对豆浆喂养的研究成果为当时缺乏母乳喂养的婴儿提供了很好的解决办法。他们的成就均成为我国儿科发展史上的重要里程碑。尽管如此，由于帝国主义的掠夺和政府的腐败和无能，旧中国社会动荡、经济萧条，儿科学同其他医学学科一样发展缓慢，儿科工作者面临的最大挑战仍然是儿童生存问题。

（三）现代儿科学

中华人民共和国成立以后，党和政府非常关心儿童的健康发展。1949年《中国人民政治协商会议共同纲领》中规定要"注意保护母亲、婴儿和儿童的健康"。在城乡各地建立和完善了儿科医疗机构，并且按照预防为主的方针在全国大多数地区建立起儿童保健机构，同时普遍办起了各种形式的托幼机构。这些机构对于保障我国儿童的健康和提高儿童的生命质量起了至关重要的作用。通过大力推广儿童保健工作、实行计划免疫，使儿童常见传染病发病率大幅度下降，婴儿死亡率逐年下降。解放前我国城市婴儿死亡率约150‰，农村在200‰左右，边远及少数民族地区更高。城市、农村新生儿死亡率分别约50‰和70‰。新生儿死亡占婴儿死亡的45%左右。新中国成立60多年来，随着我国社会经济与文化水平的提高、卫生事业的发展，城乡婴儿、新生儿死亡率显著下降。目前我国婴儿死亡率和5岁以下儿童死亡率提前实现联合国千年发展目标：2013年全国孕产妇死亡率下降到23.2/10万，较2000年降低了56.2%；婴儿死亡率、5岁以下儿童死亡率下降到9.5‰和12‰，较2000年分别降低了70.5%和69.8%，这三项指标位于发展中国家前列，与发达国家差距进一步缩小。

在儿科医学教育方面，1950年《中华儿科杂志》创刊。20世纪50年代末，在京、沪、沈、渝等地开始设立儿科系。1960年全国第一本高等医药院校通用教材《儿科学》出版。1978年，逐步恢复了儿科学硕士、博士和博士后的培养体制，为我国培养了大批的儿科骨干人才。由于现代科学技术突飞猛进，新理论、新知识不断涌现，近年来对儿科医师继续教育工作也日趋受到重视。我国儿科教育事业走上了既借鉴国际经验又具有中国特色的与国际接轨的道路。目前我国已有近6万名儿科医师在从事儿内、儿外和儿保等工作，为保障我国儿童健康做出了巨大贡献。由于我国在国际上地位日益提高和儿科工作者所做出的杰出贡献，1974年我国恢复了国际儿科学会（International Pediatric Association，IPA）会员资格。2001年第23届国际儿科大会在北京召开，江载芳教授担任大会主席。次年又在北京召开了第9届国际小儿神经会议，吴希如教授担任大会主席。自此，我国多次主办国际儿科会议，为世界儿科事业的发展作出了贡献。

随着社会的进步和科学的发展，儿科感染性和营养性疾病的发生率和严重程度已明显降低，疾病谱也不断发生新的改变，儿童健康将面临新的机遇和挑战，主要体现在以下几个方面：①感染性疾病仍然是威胁儿童健康的主要问题。有些已经得到控制的传染病（如结核）在全球范围内出现回升和艾滋病等新的传染病在世界范围内广泛传播，对儿童健康构成较大威胁。②与1990年相比，中国5岁以下儿童死亡率已降低了63%，但中国人口基数大，每年新生儿达到2千万，儿童死亡数量仍然较大，对儿科医生来说任务仍然很重。③我国儿科医生目前的现状也不容乐观，据调查显示，平均每 100 个患儿仅有 0.26 个儿科医生能提供医疗服务，儿科医疗服务需求与供给失衡。④儿童精神、心理健康将成为人们越来越关注的问题。电视、电影、网络的影响，乃至移动智能终端（如平板电脑、智能手机等）的迅速发展都大大减少了儿童的社交、学习和体育锻炼的机会，同时也产生很多负面影响，如社交障碍、暴力和性的传播等。⑤如何在儿童时期预防成人疾病将成为儿科工作者在新时期面临的一项新任务。⑥预防儿童期意外损伤将成为 21 世纪儿科学和儿童保健领域里的一个前沿课题。⑦环境污染如雾霾等对儿童健康的危害将越来越受到人们的关注。⑧青春医学和多学科对儿科学的渗透也将是 21 世纪的热门课题。⑨儿科疾病的基因诊断、基因治疗及与之相关的精准医疗等将得到发展和普及。

儿童是人类的未来与希望，是提高我国人口素质的关键，是国家强盛和社会发展的基础。儿科工作者任重而道远，需继续发扬拼搏和奉献精神，为提高中国儿童和世界儿童的健康做出更大的贡献。

 本章小结

本章介绍了儿科学的概念、范围和任务，突出儿童发育及行为障碍已逐渐成为儿科学关注的重要问题，发育行为儿科学是儿科学的重要组成部分，是整个儿科学的基础。重点讲解儿科学的特点，从基础医学和临床医学两方面的特点进行讲述，前者包括解剖、生理、生化、病理及免疫方面，后者包括患病种类、临床表现、诊断、治疗、预后及预防等方面。重点讲解小儿年龄分期、生长发育及疾病特点。

 思考题

1. 儿科学的基础和临床特点。
2. 儿科年龄分期及临床意义。

第二章　生长发育

学习要求

1. **掌握**　小儿生长发育规律、体格生长常用的指标及测量方法。
2. **熟悉**　影响小儿生长发育的因素；生殖系统及神经、心理行为发育的特点。
3. **了解**　儿童常见的发育行为问题。

第一节　生长发育规律

生长发育是从受精卵到青春期结束的连续性过程。生长是指儿童身体各器官、系统的长大；发育是指细胞、组织、器官的分化与功能成熟。二者是紧密联系的，故统称为生长发育。在生长发育过程中每个个体受各自不同的影响因素作用可表现出差异，但仍然遵循以下规律。

（一）生长发育的连续性和阶段性

整个小儿时期生长发育是不断进行的，但在不同年龄阶段的生长发育速度并不均衡。如体格生长，年龄越小，生长越快。在出生第一年内，体重增加至出生时的 3 倍；特别是前 3 个月生长最快，半年后逐渐减慢。身高在 3 ~ 7 岁为快速增长期，到青春期又是一个生长高峰期，其他时间稍缓。因此呈现阶段性增速的不断生长过程。

（二）各系统发育的不平衡性

全身各系统之间的发育快慢是不平行的。如神经系统发育较早，生殖系统发育较晚，淋巴系统先快而后回缩，皮下脂肪在年幼时较发达，肌肉组织则到学龄期才发育加速。

（三）生长发育的一般规律

生长发育一般遵循由上到下、由近到远、由粗到细、由低级到高级、由简单到复杂的规律。如生后动作发育规律是：先抬头，后抬胸，再会坐、立、行；从臂到手，从腿到脚的活动；手拿东西时，先会用全掌抓握，以后发展到能用手指捏取；先会画简单的直线，而后会画较复杂的圆、画人等；先学会观看和感觉事物，认识事物，再发展到记忆、思维、分析、判断等高级能力。

（四）生长发育的个体差异

小儿的生长发育虽然遵循一般的发展规律，但在一定范围内由于遗传、性别、环境、教养等因素的影响而存在着很大的个体差异。在实际中需要综合分析、正确评估。

第二节　影响生长发育的因素

1. 遗传　生长发育由父母双方遗传因素的影响最大，它决定着个体发育的种族、家族的遗传信息特点，如皮肤、头发的颜色、面部五官特征、身材高矮、性成熟的迟早、对某些疾病的易感性等；特别是遗传代谢性疾病或缺陷决定于父母的遗传基因，如唐氏综合征（21 - 三体综合征）、苯丙酮尿症等对儿童的生长发育造成直接的影响。

2. 性别　男孩与女孩的生长发育各有其特点，女孩的平均身高、体重较同年龄男孩小。而进入青春期女孩较早，男孩约晚 2 年左右；但持续时间比女孩长。体型上女孩骨盆较宽，肩距较窄，皮下脂肪较发达，而男孩肌肉发达，体型与力量不同于女孩。因此在评价小儿生长发育时男女孩有各自的标准。

3. 内分泌　各种激素如生长激素、甲状腺素和性激素等在小儿生长发育过程中起着调控作用。生长激素分泌不足会导致身材矮小，分泌过多则导致巨人症；甲状腺素缺乏时基础代谢缓慢，可造成体格矮小及智力发育障碍；性激素的分泌可促使骨骺接合，从而影响长骨生长；故性早熟的孩子身材较矮。

4. 母亲情况　胎儿期在宫内的发育受孕母营养状况、疾病等各种因素直接影响。如妊娠早期孕母患风疹等病毒性感染可使胎儿发育受阻致先天畸形；孕母严重营养不良还可引起流产、早产等；孕母接受药物、放射线照射、环境污染和精神创伤等均可影响胎儿发育。母亲育儿能力、受教育程度、是否有吸烟、酗酒等不良嗜好等也会影响到孩子出生后的生长发育。

5. 营养　孩子能摄入充分、均衡的营养是保障其正常生长发育的物质基础。缺少钙、维生素 D 会导致骨骼的发育不良，而缺铁会导致贫血；营养不足不仅使体重不增或下降，长期也会影响身高的增长，还会导致机体的免疫、内分泌、神经调节等功能低下。在生长发育的高峰期其影响越大。

6. 生活环境　良好的家庭结构、家人间的和睦氛围、居住环境、卫生条件能促进小儿生长发育；培养孩子养成好的生活习惯、睡眠与运动科学，护理、教养良好及完善的医疗保健服务可促进小儿体格、智力的成长。良性因素有利于小儿优秀品德及性格的养成。

7. 疾病　疾病对生长发育的影响是最直接的，反复罹患急性感染性疾病会使孩子暂时性营养摄入不足，机体免疫功能下降；经常远离儿童群体还会给孩子的身心带来不良影响；儿童患先天性疾病及慢性代谢性疾病时影响身高和体重的增长，如先天性心脏病、21 - 三体综合征、甲状腺功能减低、矮小症等。因此，早期发现并进行疾病干预有助于对小儿的生长发育偏离进行及时矫正。

第三节　体格生长

一、体格生长常用指标及测量方法

（一）体重

体重为各器官、骨骼、肌肉、脂肪等组织及体液的总重量，是代表体格生长，尤其是营养状况最易取得的重要指标。儿科临床用药、输液等常依据体重来计算。儿科医生应掌握小儿体重增长规律。

新生儿平均出生体重为男 3.3kg，女 3.2kg。出生后第一周内，由于哺乳量少、水分丧失及排出胎粪，体重可以暂时性下降出生体重的 3% ~9%，该现象称为生理性体重下降。随即迅速恢复和增长，如降幅超过 10% 或 10 天后仍有下降应寻找其他原因，并积极处理。出生前半年平均每月增长 700g，6 个月后减慢，每月平均增长 400g。

体重的测量应在晨起空腹时将尿、便排出，脱去衣物后进行，或者于进食后 2 小时测量为宜。称量之前校正秤至零点。称量时被测小儿不可接触物体或摇动，衣服不能脱去时，应当在称后减去衣物等重量。计量单位为 kg，记录至小数点后两位数。

（二）身长（高）

身长（高）是指从头顶到足底的全身长度，它代表头部、脊柱与下肢的长度。

3 岁以下采用量板卧位测量身长。测量前应脱去鞋、袜、帽及外衣，仰卧于量板中线上，头顶接触头板，测量者一手按直小儿膝部，使两下肢伸直紧贴底板；一手移动足板使其紧贴小儿足底，当量板两侧数字相等时读数。3 岁以上可用身高计或身高尺钉在平直的墙上测量身高。以 cm 为单位，记录至小数点后一位数。

（三）坐高（顶臀长）

由头顶至坐骨结节的长度称坐高，代表头颅和脊柱的生长。其增长规律与上部量增长相同。坐高占身高的百分数随年龄而下降，表示身躯上、下部比例的改变，因此比坐高绝对值更有意义。

3 岁以下小儿取卧位，量顶臀长。测量者一手握住小儿小腿使膝关节弯曲，大腿与底板垂直而骶部紧靠量板，一手移动足板紧压臀部，量板两侧刻度相等时读数。3 岁以上量坐高，身躯先前倾使骶部紧靠量板，再挺身坐直，大腿靠拢紧贴凳面与躯干成直角，膝关节屈曲成直角，两脚平放，移动头板与头部接触。以 cm 为单位，记录至小数点后一位数。

（四）头围

经眉弓上缘、枕后结节左右对称绕头一周的长度为头围。头围大小与脑和颅骨的生长发育密切相关。

头围通常采用软尺测量：小儿立位或坐位，左手将软尺 0 点固定于头部右侧齐眉弓上缘处，软尺紧贴头皮绕枕骨粗隆最高点后回至 0 点，读数记录至小数点后一位数（0.1cm）。脑发育不全常为头围过小。头围过大则应注意脑积水或佝偻病后遗症等。

（五）胸围

沿乳头下缘水平绕胸一周的长度为胸围。胸围大小与肺、胸廓、肌肉和皮下脂肪的发育有关。3 岁以下取卧位（或立位），3 岁以上取立位，不要取坐位。两手自然平放或下垂，测量者一手固定软尺 0 点于一侧乳头下缘（乳腺已发育的女孩，固定于胸骨中线第 4 肋间），另一手将软尺紧贴皮肤，经两侧肩胛骨下缘回至 0 点，取平静呼吸气时中间读数。营养不良、缺乏锻炼的小儿胸围超过头围的时间会延迟至 1.5 岁。1 岁至青春前期，胸围与头围的差（cm）= 年龄（岁）－ 1。

（六）上臂围

小儿上肢放松并下垂，在肱二头肌最突出处测量。测量处为肩峰与尺骨鹰嘴连线中点，周径与肱骨呈直角。测时软尺紧贴皮肤，勿下压。

（七）腹围

平脐（小婴儿以剑突与脐之间的中点）水平绕腹一周长度为腹围。2 岁前腹围与胸围相等，2 岁后腹围较小。

测量方法：取卧位，将软尺 0 点固定于婴儿剑突与脐连线中点，经同一水平绕背 1 周回至 0 点；儿童则为平脐绕腹 1 周。腹围受多因素影响，故实际临床意义不大。新生儿腹围明显小于胸围，应注意先天性膈疝可能。

二、出生至青春前期的体格生长规律

（一）体重的生长规律

年龄越小，增长越快。如出生后头 3 个月体重增加值相当于后 9 个月增加值，即出生 3 个月达到出生时的 2 倍（6kg）、1 岁时达 3 倍（9～10kg）、2 岁时达 4 倍（12kg）；2 岁后到

12 岁前平均每年体重增长约 2kg。进入青春期前又会加快，每年可达 4～5kg，持续 2～3 年。因此，小儿时期体重增长速度有两个高峰，第一个高峰在出生后头 6 个月内，第二个高峰在青春期。为便于日常应用，正常小儿体重可按以下公式粗略估计。

6 个月以内：体重（kg）= 出生体重 + 月龄 ×0.7

7～12 个月：体重（kg）= 6 + 月龄 ×0.25

1～12 岁：体重（kg）= 年龄（岁）×2 + 8

（二）身长（高）的生长规律

与体重增长相似：年龄越小增长越快，也同样出现婴儿期和青春期 2 个高峰。新生儿出生时身长平均为 50cm；生后上半年每月身长平均增加约 2.5cm，下半年每月增加 1.5cm，1 岁时身长 75cm；第二年增速减慢，到 2 岁时身长平均约 85cm。2 岁后身长稳步增加，至青春早期开始出现第二个身长增长加速期。2～12 岁的身长可用以下公式粗略估计为：身长（cm）= 年龄 ×7 +75。胎儿至成人身体各部分比例，如图 2-1 所示。

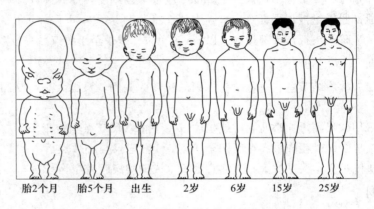

胎2个月　胎5个月　出生　2岁　6岁　15岁　25岁

图 2-1　胎儿至成人身体各部分比例

（三）头围的生长规律

胎儿时期脑发育最快，故出生时头围相对较大，平均约 34cm。头围在 1 岁以内增长较快，6 个月时 44cm，1 岁时 46cm，2 岁时 48cm，之后增长明显减慢。

（四）胸围生长规律

出生时胸围比头围小 1～2cm。新生儿胸围平均为 32cm，1 岁时头、胸围相等，以后则胸围超过头围。

三、青春期的体格生长规律

青春期是由儿童发展到成人的过渡时期。从体格生长突增开始，到骨骺完全愈合、躯体停止生长、性发育成熟而结束。这一时期不仅身高体重增长迅速，而且身体内部心血管、脑、肺活量等生理功能都在增强。特别是生殖系统及第二性征发育迅速，心理和社会行为的发展也随之快速形成。因此，也是最需要关注的时期。

（一）身高的生长特点

1. 生长突增　生长突增是指儿童在一般生长的基础上出现快速生长的现象，它标志着青春期的开始。生长突增在不同性别、个体间存在较大的差异：突增开始的年龄女孩比男孩早两年左右，女孩在 9～11 岁，男孩在 11～13 岁。男孩身高的突增高峰每年约 10cm 左右，女孩约为每年 8cm 左右。突增高峰值的年龄男孩 11.5～15.5 岁，女孩 9.7～14.0 岁。青春期结束的年龄女孩也相应比男孩早两年左右。

2. 男女生长曲线的两次交叉现象 身高的生长过程中，女孩在9～10岁左右平均身高超过男孩，出现第一次交叉；随着男孩在12.5～13.5岁左右生长突增开始，女孩生长进入缓慢期，当男孩达到生长速度高峰时，平均身高又超过女孩，出现第二次交叉。因此，第一次交叉前男生身高高于女生，交叉后女生高于男生，第二次交叉后男生身高又高于女生。

3. 发育成熟类型 相同性别儿童在二次生长突增时还具有不同的成熟类型，分为早熟型、晚熟型及一般型三种。早熟型的生长突增发生较早，体重增速快于身高，骨干与骨骺融合较早，最后多形成骨盆宽、窄肩的矮胖体型；晚熟型的则多发展为骨盆窄、肩宽的瘦高型。一般型则形成典型的男、女性特征。

4. 身体各部位的生长顺序 青春期身体各部位的生长时间与速度是不同的，因而身体各部位的比例也在不断变化。其生长特点：肢体增长早于躯干，下肢增长早于上肢，躯干稍后再加速生长。在下肢生长中，足长首先加速生长，6个月后，小腿开始增长，然后是大腿。足长也最早停止生长，足长先期突增及先期停止生长的特点常用于根据足长预测身高。当小腿增长达顶点后，骨盆及胸廓开始增宽，再后肩宽增长加速。青春中、后期躯干增长速度加快，即身体各部突增顺序是从远端到近端。

（二）体重的生长特点

体重是人体各部分总重量之和。其影响因素多、波动幅度也较大，稳定性差。主要反映人体骨骼、肌肉、脂肪组织和内脏器官在量方面的变化，所以即使在青春期后仍可继续增长。

（三）体型的性别差异

由于不同性别之间在身高、胸围、肩宽、骨盆宽等形态发育有着一定的差异，各部位有不同的突增阶段。男孩肩宽突增幅度较大，女孩则以骨盆的突增幅度更为明显。胸围的变化和肩宽类似。男孩因生长期较长，形成身材较高大、肌肉发达、肩背宽的体格特征；女孩则一般形成身材较男孩矮，但体脂丰满、骨盆宽的体格特征。

（四）体成分的生长特点

体成分是指组成人体各组织器官的总成分，分为脂肪成分和非脂肪成分两大类。前者称为体脂肪，指全身所有的脂肪组织；后者称为瘦体重，包括全身的骨骼、肌肉和各种内脏器官及神经、血管等。青春期人体的体成分受到性激素影响也会发生很大变化：雄激素有促进钙盐在骨骼沉着、促进蛋白质合成、降低氨基酸分解的作用，故男性身材高大、肌肉有力。雌激素则促使全身皮下脂肪沉积，引起骨干与骨骺早期融合，形成较矮且丰满的体型。

四、体格生长评价

（一）资料分析及表示方法

1. 衡量体格生长的统计学表示方法

（1）均值离差法：正常儿童生长发育状况多呈正态分布，常用均值离差法，以均值加减标准差（SD）表示，均值±2SD（包括总体样本的95%）为正常值。如体重大于均值2SD，表示超重，而小于均值2SD则表示营养不良。

（2）百分位数法：当测量值呈偏正态分布时，百分位数法能更准确地反映所测数值的分布情况。以P_3～P_{97}（包括总体的94%）为正常范围。

体格生长评价广泛应用以上两种方法，当变量呈正态分布时，两种方法相应数很接近，但样本呈偏正态分布时，两者略有差别。此时采用百分位数法更为精确。此外，还有以下两种方法。

（3）标准差的离差法（Z评分或Z score，SDS）：对不同质（如性别、年龄或其他指标）数据间比较，用偏离该年龄组标准差的程度来反映生长情况。Z评分＝（X－均值）/SD，其中X为测得值。

（4）中位数法：当样本变量分布非正态时，选用中位数较均数作为平均水平更好。

（二）体格生长评价

儿童体格生长评价包括发育水平、生长速度以及匀称程度三个方面。

1. 发育水平 将所获得的某一项体格生长指标测量值（横断面测量）与参考人群值比较，得到该儿童在同年龄、性别人群中所处的位置，即为被测儿童该项指标的生长水平，通常以上、中、下等级表示其结果。评价生长水平适用于所有单项体格生长指标，如体重、身高（长）、头围、胸围、上臂围等，可用于个体或群体儿童的评价。早产儿体格生长有一允许的"落后"年龄范围，进行早产儿生长水平评价时应矫正胎龄至40周（足月）后再评价；身长至40月龄、头围至18月龄、体重至24月龄后不再矫正。2岁前小儿追赶生长属正常现象，尤其是适于胎龄的早产儿。

知识链接

追赶生长

健康儿童的生长总是沿着自身特定的轨迹达到一定的目标，当受到疾病、激素缺乏、营养不良等因素影响时，儿童的生长就会逐渐偏离原生长轨道，导致生长落后。这些因素去除后，儿童将以超过相应年龄正常的速度加速生长，以恢复到原有的生长轨道上，这一现象称为追赶生长。

2. 生长速度 对某项体格生长指标定期连续测量（纵向观察），将获得的该项指标在某一年龄阶段的增长值与参照人群值比较，得到该儿童该项体格生长指标的生长速度。以男女孩生长曲线（图2-2）表示生长速度最简单、直观，定期体格检查是评价生长速度的关键。儿童生长变化快，定期检查的间隔不宜太长。一般生后第一年内，每3个月进行一次测量；第二年每半年一次；之后每年一次。生长速度的评价较发育水平更能真实反映儿童的生长状况。

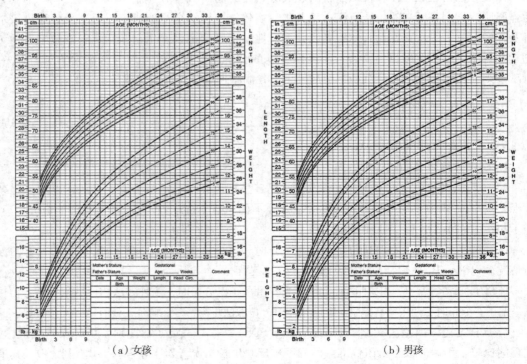

(a) 女孩　　　　　　　　　　　(b) 男孩

图2-2　0~3岁儿童生长发育曲线图

3. **匀称程度** 是对体格生长指标之间关系的评价。

（1）体型匀称度：表示体型（体态）生长的比例关系。实际工作中常选用身高的体重表示一定身高的相应体重增长范围，间接反映身体的密度与充实度。将实际测量值与参考人群值比较，结果以等级表示。

（2）身材匀称：以坐高（顶臀长）/身高（长）的比值反映下肢生长状况。按实际测量值计算结果与参照人群值计算结果比较。结果以匀称、不匀称表示。

第四节　与体格生长有关的其他系统的发育

（一）骨骼

1. 头颅骨发育 颅骨的发育与脑的发育关系密切，且较面部骨骼早。临床上常用头围大小，前、后囟及颅骨缝闭合情况来评价颅骨的生长发育（图2-3）。前囟是顶骨和额骨边缘形成的菱形间隙，测量前囟大小是以对边中点连线为指标，出生时为1~2cm，以后随着颅骨发育而增大，6个月后逐渐骨化而变小，约在1.5岁闭合。后囟则是顶骨与枕骨边缘形成的三角形间隙，出生时很小或已闭合，最迟在生后6~8周闭合。颅骨缝出生时因产道挤压有短暂的重叠，很快又分离，于3~4个月时闭合。前、后囟门和骨缝的闭合反映颅骨骨化过程。前囟检查在儿科临床很重要。过早闭合见于小头畸形；关闭延迟或过大常见于佝偻病、脑积水等疾病；颅内压增高时前囟饱满，而脱水者则前囟凹陷。

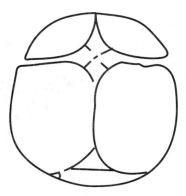

图2-3　头颅骨及前、后囟示意图

2. 脊柱的发育 脊柱的增长由脊椎骨的发育决定，出生后第1年脊柱增长较下肢快，1岁后则相对减慢。在小儿生长发育过程中，脊柱逐渐形成三个生理弯曲：3个月抬头时出现颈椎前凸；6个月会坐时出现胸椎后凸；1岁后能行走时出现腰椎前凸。这三个生理弯曲的形成，也反映了小儿从卧位向坐位、站位、行走的发展过程，这有利于身体的平衡。至6~7岁韧带发育后，这些弯曲才固定下来。脊柱的发育持续时间最长，青春期开始椎体由软骨逐渐出现新的骨化点，骨化过程完成，脊柱定型。因此，坐、立、行走姿势不正及骨骼疾病皆可引起脊柱发育异常或畸形，应注意训练儿童正确的姿势，保证脊柱正常发育。

3. 长骨的发育 人体内大多数骨是通过软骨成骨的途径完成骨的生长发育过程的。胚胎时期先形成软骨的雏形，以后在软骨的中间部分开始骨化。随着年龄增长，骺软骨不断增生并骨化，使骨增粗，从而身体不断长高。长骨生长取决于干骺端软骨骨化及骨膜下成骨，当干骺端骨骺与骨干融合，长骨不再生长。扁骨生长主要由于周围骨膜骨化。通过X线检查长骨干骺端骨化中心出现时间、形态变化、数目多少和干骺端融合时间，并将其标准化，即为骨龄。在儿科临床上，一般拍摄左手及腕部X线片，了解其腕骨、掌骨、指骨的发育，以了解骨化中心情况。腕部于出生时无骨化中心。在出生后腕部骨化中心的出现次序为：头状骨、钩骨（3个月左右）、三角骨（2~2.5岁）、月骨（3岁左右）、大、小多角骨（3.5~5岁）、舟骨（5~6岁）、下尺骨骺（6~7岁）、豆状骨（9~10岁）。10岁时出全，共10个。故1~9岁腕部骨化中心的数目约为"年龄（岁）+1"。骨龄标准是人群中出现某个特定X线骨骼图像的平均年龄。以此为标准在评价时将未知X线片与图谱对照，找出最接近的标准图谱，即可确定骨龄。骨龄在临床上常用于诊断因生长激素、甲状腺素及性激素等分泌异常引起的疾病。

（二）牙齿

牙齿的生长与骨骼关系密切，胚胎期来源于外胚层，因而与源自中胚层的骨骼生长不完全平行。新生儿出生时乳牙已骨化，乳牙牙孢隐藏在颌骨中，被牙龈覆盖；恒牙的骨化从新生儿期开始。牙齿发育包括乳牙与恒牙发育两个阶段。乳牙出生时已经在牙床里发育完成。生后4~10个月萌出第一颗牙，乳牙的萌出顺序是：下正中切牙、上正中切牙、上侧切牙、下侧切牙、第一乳磨牙、尖牙、第二乳磨牙（即六龄齿）。2岁半左右乳牙出齐，上下各10颗，左右对称，共20颗。乳牙的萌出受到遗传、营养、疾病等因素的影响，个体差异明显（图2-4）。如1岁后仍无出牙迹象为出牙延迟。出牙是一种生理现象，可能有流涎、牙龈肿胀等不适感。

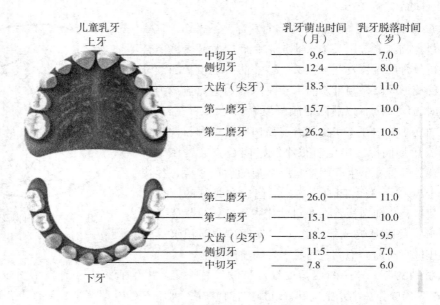

儿童乳牙 上牙		乳牙萌出时间 （月）	乳牙脱落时间 （岁）
中切牙		9.6	7.0
侧切牙		12.4	8.0
犬齿（尖牙）		18.3	11.0
第一磨牙		15.7	10.0
第二磨牙		26.2	10.5
第二磨牙		26.0	11.0
第一磨牙		15.1	10.0
犬齿（尖牙）		18.2	9.5
侧切牙		11.5	7.0
中切牙		7.8	6.0
下牙			

图2-4　乳牙萌出与脱落顺序

（三）生殖系统发育

生殖系统的发育从青春期前开始加速，包括生殖器官、功能和第二性征的发育。

1. 女性生殖系统发育　女性性器官包括卵巢、子宫、输卵管及阴道。出生时阴道长度仅4cm，卵巢已发育较完善，但8岁前卵巢极小；到青春期才正规排卵，伴子宫内膜脱落，出现月经。我国女童初潮年龄在10.25~15.14岁。进入青春前期卵泡在垂体前叶促性腺激素的作用下开始成熟，成熟的卵巢具有周期性排卵功能，黄体生成过程中不断分泌的雌激素、孕激素等促进女性第二性征的出现：从9~10岁骨盆开始加宽，乳头发育，子宫逐渐增大，阴道黏膜角化，乳房进一步增大，出现较多阴毛、腋毛，到15~16岁子宫发育达成人水平。

2. 男性生殖系统发育　男性性器官包括睾丸、附睾、精囊、前列腺、阴茎和阴囊。出生时睾丸大多已降至阴囊，但青春期前睾丸容积仅3ml，进入青春前期睾丸发育加速，容积增大。精原细胞分裂繁殖产生精子；间质细胞分泌的以睾酮为主的雄激素和少量雌激素可促进男性第二性征的出现：从10~11岁阴茎开始增大，到性成熟期（12~15岁）始出现成熟精子，睾丸容积达一定程度时出现第一次射精。此期还出现阴毛、腋毛，声音变粗；16岁后长胡须，出现痤疮、喉结，骨骼肌进一步发育，第二性征形成。此期因体格的变化带来复杂的心理变化，独立意向和性意识增强，对青少年的性教育不仅应使其知晓生理解剖特点，还要引导他们遵守社会道德。

第五节　神经心理发育

（一）神经系统的发育

1. 脑的发育　神经系统是发育最早的人体系统，胎儿时期脑的发育最为迅速，这就为小儿神经心理发育奠定了物质基础。新生儿脑重约为成人的25%，且神经细胞数量也接近成人，只是其树突与轴突尚少。出生后脑重的增加主要是神经细胞体积增大和树突的增多、加长，以及神经髓鞘的形成和发育。3岁时神经细胞已基本分化完成，8岁时接近成人。神经纤维到4岁才完成髓鞘化。婴幼儿时期由于髓鞘形成不完善，刺激引起的冲动经神经传入大脑较慢，且易于泛化。青春期大脑皮层结构与功能复杂化，更趋成熟。

2. 脊髓的发育　在出生时已较成熟，其发育与运动功能同步进行，随年龄而增长。脊髓末端在胎儿期位于第2腰椎下缘，4岁时上移至第1腰椎，临床上做腰椎穿刺时应注意避开脊髓。脊髓的髓鞘化自上而下，约3岁时完成。

3. 神经反射　新生儿出生时即具有觅食、吸吮、吞咽、拥抱、握持等原始反射；并对强光、寒冷、疼痛有反应。原始反射随年龄增长而消失，如握持反射应在3～4个月时消失，有些不断巩固后形成条件反射。婴儿期各种生理性深、浅反射均较弱，到1岁时才稳定。3～4个月前凯尔尼格征阳性、2岁以下巴宾斯基征阳性均可以是生理现象。

（二）感知的发育

1. 视觉　新生儿已有视觉，在清醒和安静状态下可短暂注视和追随缓慢移动的物体，能看到在15～20cm范围内的物体。3～4个月时头眼协调较好，能看清附近的物，并可随物移动180°；4～5个月出现手眼协调动作，开始认人等，辨别颜色和亮度；1～1.5岁可注视3m远处的小玩具，能区别形状，喜看图画；2～3岁可区别垂直线和横线；5岁能区别颜色。视力的发育：1岁时0.2～0.25，2岁为0.5，3岁为0.6，4岁为0.8，5～6岁左右视力达到1.0。1～3岁为视力发育最关键时期。

2. 听觉　胎儿期已有听觉，但因出生时中耳鼓室有羊水潴留，听力较差，出生3～7天后随羊水吸收听力很快提高；3～4个月时听到声音会转向；8个月能确定声源、区别语言的意义；10个月～1岁时可听懂自己的名字；2岁能听懂简单的吩咐；3岁后可更精确地区别不同声音；到4岁时听觉发育完善。听觉发育关系到语言的发育，因此，新生儿听力筛查已作为我国儿童保健工作中必须保障完成的基本项目之一。

3. 味觉和嗅觉　新生儿时味觉已发育较完善，能对不同味道的食物做出相应的反应：如对甜味表示愉悦，喜吸吮；对酸味表示闭眼或噘嘴；4～5个月的婴儿对各种味道均有敏感反应。出生时嗅觉发育已基本成熟，所以新生儿对母亲体味已能有反应，母乳喂养时易形成条件反射。3～4个月时对愉快与不愉快的气味会辨别并做出不同反应，7～8个月更灵敏。

4. 皮肤感觉　皮肤是人体最大的感觉器官，具有触觉、痛觉、温度觉和深感觉。触觉是神经反射的基础，新生儿触觉已很灵敏，尤其在面部、手掌、足底等部位，触之即有反应，如眨眼、缩回手足等，3个月时能用口探索物品，之后用手代替。新生儿已有痛觉，但较迟钝，第2个月起才逐渐灵敏。温度觉在出生时就很灵敏；2～3岁时能通过接触区分物体软、硬、冷、热。5岁能分辨体积相同重量不同的物体。实践证明，开展对新生儿抚触可以消除其紧张，调节内分泌功能，促进婴儿的生理和情感发育，改善婴儿睡眠状况，提高机体的免疫力。

5. 知觉　知觉是在视、听、嗅、触等感觉能力的发育基础上发展而来，通过感觉对作用于人体感觉器官的事物产生整体反应。例如4个月的婴儿对物体已有整体感觉，甚至能把部分被遮蔽的物体视为同一物体。5~6个月时，已有手眼协调动作；1岁末开始有空间和时间知觉；3岁能辨上下；4岁能辨前后；5岁能辨左右，并逐步具备更高级的时间和空间概念。

（三）运动的发育

新生儿期存在原始反射，其动作多是无意识和不协调的。出生第一年内随着大脑的迅速发育，运动功能也迅速发育完善。随意运动逐步取代原始反射，或原始反射完善化，如吸吮反射发展为吸吮、吞咽和呼吸协调化。小儿的动作发育遵循一定规律。①头尾规律：动作发育由上而下，先会抬头后抬胸，然后会坐、站、走等。②由近到远：如先抬肩、伸臂，再双手抓握物体，到会用手指捏取小东西。③由不协调到协调：3~4个月婴儿看到玩具会手足乱动但取不到，5个月以后就能一把抓住。④由粗动作到精细动作：先发展抬头、坐、站、走等大动作，后发展拇指对掌、脚尖走路等细动作。⑤先有正面动作后有反面动作：如先会抓取东西才能放下东西，先会向前走后会向后退等，与协调平衡的发展有关。一般将粗动作的发育过程归纳为："三抬四翻六会坐，七滚八爬周会走"（图2-5）。

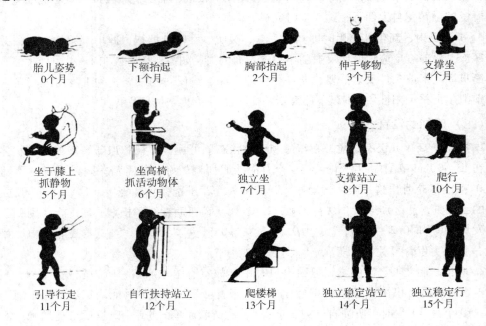

| 胎儿姿势 | 下额抬起 | 胸部抬起 | 伸手够物 | 支撑坐 |
| 0个月 | 1个月 | 2个月 | 3个月 | 4个月 |

| 坐于膝上抓静物 | 坐高椅抓活动物体 | 独立坐 | 支撑站立 | 爬行 |
| 5个月 | 6个月 | 7个月 | 8个月 | 10个月 |

| 引导行走 | 自行扶持站立 | 爬楼梯 | 独立稳定站立 | 独立稳定行 |
| 11个月 | 12个月 | 13个月 | 14个月 | 15个月 |

图2-5 小儿动作发育过程

（四）语言的发育

婴儿语言的发育顺序为先会发音，后能理解，再会表达三个阶段，并受环境、母亲育儿能力等影响。新生儿出生时已会哭，4个月可咿呀发音，6个月后逐渐听懂自己的名字，8个月能辨别他人的语气，1岁左右学会说话。之后先会说单词，再会组成句子，从会讲简单的句子到会讲复杂的句子。

（五）心理活动的发育

儿童的心理活动也随着年龄增长而发展。从小培养健康的心理和良好的性格品德可使儿童在社会中人际关系融洽，更好地进行学习。

1. 注意力 注意分为无意注意和有意注意。婴儿期以无意注意为主，是自然发生的注意，凡能满足其需要或与其有关的事物都能引起注意。3个月的婴儿能比较集中地短时间注意人脸和声音。1岁时在独立完成动作的过程中促进了注意的发展，出现了有意注意，随年龄增长，越来越多地出现有意注意，并逐步稳定。

2. 记忆力 记忆包括感觉、短暂记忆和长久记忆。长久记忆又分为再认和重现。婴幼儿期有很大的潜能。再认是以前感知的事物在眼前重现时能认识；重现则是以前感知的事物虽不在眼前出现，但可在脑中重现。记忆是认知的重要环节，婴幼儿期以机械记忆为主。5～6个月的婴儿能再认母亲，1岁以后才有重现。3岁前的记忆有很大的无意性，易记忆带有欢乐、愤怒、恐惧等有深刻印象的事物，以后随着生活内容逐渐增多，范围也不断扩大，记忆也越来越广泛、复杂，记忆的时间也越来越长。随着理解能力的增强，使记忆能力也更进一步加强。

3. 思维、想象　思维有形象思维和抽象思维。1岁后开始产生思维，但不能脱离人物和行动来主动思考。3岁前思维以具体形象思维为主，3岁以后逐渐学会了初步抽象思维。想象也分为无意想象和有意想象，再造想象和创造性想象。出生时并无想象能力；1～2岁时想象处于萌芽状态，到学龄期随思维发展、生活经验积累才迅速发展，具有有意想象和创造性想象。

4. 情绪、情感　情绪是较原始简单的感情，情感是一种内心较复杂体验。在人际交往中都有情绪的参与，婴儿先能表达自己的情绪，而后学会了解他人的情绪。婴幼儿情绪常表现为反应较强烈，容易变化，易冲动。随年龄增长，情绪反应渐趋稳定，能有意识地控制自己的情绪。儿童情绪表达能力的正常发育与父母亲教育方式密切相关，也会影响到其社会性及认知能力的发育。

5. 意志　意志的发展是人与环境的相互作用而不断进行的一个缓慢的过程。意志是自觉地克服困难，来完成预期目标的心理过程。意志的形成首先要注意力集中，使儿童能为自己的行为负责任，同时能够按照一定的规则约束自己，做事情时自觉遵循一定的法则。在意志力形成的过程中，应注意培养小儿积极的意志、自制能力、独立性和责任感。

6. 性格　性格是在出生后长期生活环境中形成的个性特征。性格发育主要包括情绪反应、相依感情、游戏、违拗性等。新生儿就已表现出不同的气质，在活动度、适应性、哺乳、睡眠等规律性方面表现出个人特点。婴儿与母亲依恋感情的建立是社会性心理发育的最早表现。儿童不同时期在性格发展方面有自身的特点，全社会的关怀爱护和正确引导，对儿童的健康成长十分重要。

第六节　儿童神经心理发育的评价

儿童神经心理发育水平可以通过心理测试的方式进行评价，且评价人员需经专业训练获得相应资质才可进行。

（一）能力检测

1. 筛查性测试

（1）丹佛发育筛查法（DDST）　主要用于0～6岁儿童的发育筛查，总项目数104个。测试内容分为大运动、精细运动、语言、个人适应性行为四个能区。对发育中的孩子临床潜在的问题能早期发现并证实，是高危儿发育筛查中常用的工具。

（2）绘人测试　适用于5～9.5岁儿童。要求被测儿童依据自己的想象绘一全身正面人像，以身体部位、各部位比例和表达方式的合理性计分。绘人测试不仅是一种简便易行的智力诊断工具，还有助于对儿童性格和心理健康的诊断。

（3）图片词汇测试（PPVT）　适用于4～9岁儿童的一般智能筛查。PPVT的工具是150张图片，每张有黑白线条画四幅，测试者说一个词汇，要求儿童指出所在图片其中相应的一幅画。因不需要被测儿童说话，故更适用于语言或运动障碍者。

2. 诊断测试

（1）Gesell发育量表　适用于4周至3岁的婴幼儿，从大运动、精细动作、个人－社会、语言和适应行为五个方面测试，结果以发育商（DQ）表示。它使用的测量项目比较实际，基本反映了婴儿的重要行为表现。

（2）Bayler 婴儿发育量表　适用于 2～30 个月婴幼儿，包括精神发育量表、运动量表和婴儿行为记录。

（3）Standford‑Binet 智能量表　适用于 2～18 岁儿童。测试内容包括幼儿的具体智能（感知、认知、记忆）和年长儿的抽象智能（思维、逻辑、数量、词汇），用以评价儿童学习能力以及对智能发育迟缓者进行诊断及程度分类，结果以智商（IQ）表示。

（4）Wechsler 学前及初小儿童智能量表（WPPSI）　适用于 4～6.5 岁儿童。通过编制一整套不同测试题，分别衡量不同性质的能力，将得分综合后可获得儿童多方面能力的信息，较客观地反映学前儿童的智能水平。

（5）Wechsler 儿童智能量表修订版（WISC‑R）　适用于 6～16 岁儿童，内容与评分方法同 WPPSI。

（二）适应性行为测试

适应性行为指个体承担的周围群体对其年龄阶段期望承担的个人和社会责任的程度。婴幼儿期，主要指感觉运动技能、沟通技能、生活自理技能及初步社会化技能；学龄期则以学习技能、推理判断、社会交往等社会技能为主。目前多采用左启华教授修订的婴儿‑初中学生社会生活能力量表。此量表共有 132 题，适用于 6 个月至 15 岁儿童社会生活能力的评定。

第七节　发育行为与心理异常

（一）儿童发育与行为的概念

发育行为儿科学是我国近年从儿童保健学发展而来的一个分支学科。儿童发育一般指运动、认知、语言、社会交往等潜力的逐渐提高，行为则是能为他人觉察评估的外部表现。

（二）儿童行为问题

儿童在发育过程中由于各种因素影响易出现行为偏差，对儿童身心健康的影响很大。儿童的行为问题一般可分为：①生理功能行为问题，如遗尿、夜惊多梦、睡眠不安、食欲不佳或过分挑食等；②运动行为问题，如习惯性交叉擦腿、咬指甲、吸吮手指及衣物、活动过多等；③社会行为问题，如破坏、偷窃、说谎、攻击等；④性格行为问题，如恐惧、胆怯或害羞、社交退缩、违拗、易激动、爱发脾气、过分依赖、要求注意、嫉妒等；⑤语言问题，如口吃等。男孩的行为问题常多于女孩。儿童发育和行为问题的发生与父母对子女的期望、教养方式、父母受教育程度、家庭学习环境等密切相关。常见的发育和行为异常如下。

1. 屏气发作　多见于 6～18 个月的婴幼儿，是表现为呼吸运动暂停的一种异常性格行为问题。随年龄增长会逐渐消失。呼吸暂停发作常在情绪急剧变化时，如生气、恐惧、剧痛、剧烈喊叫时，常有吸气过度，使呼吸中枢受抑制，哭喊时屏气，脑血管扩张，脑缺氧时可有晕厥、丧失意志、口唇发绀、躯干、四肢挺直，甚至四肢抽动，持续数十秒后呼吸恢复，症状缓解，口唇转红，全身肌肉松弛而清醒，短时间内可反复发生。这些孩子性格多较暴躁、任性、好发脾气。应加强家庭教养，耐心指导，避免简单粗暴，尽量不让孩子有发脾气、哭闹的机会。

2. 吮指癖、咬甲癖　3～4 个月后的婴儿生理上有吮吸要求，常自吮手指以自慰，但多随年龄增长而消失。若因长期心理上得不到满足会导致吮手指、咬指甲癖形成，可影响到牙齿、牙龈及下颌发育。对这类孩子应多加爱护和关心，消除其抑郁孤独心理。

3. 遗尿症　正常小儿 2～3 岁时已能控制排尿，如在 5 岁后仍发生不随意排尿即为遗尿症。原发性遗尿症多见，检查时并无器质性病变，是由于控制排尿能力差所致。但应注意排除器质性病变引起的继发性遗尿症。

4. 儿童擦腿综合征 儿童擦腿综合征是儿童通过擦腿引起兴奋的一种运动行为障碍。女孩及幼儿更多见。目前病因尚不清，可能与外阴炎等因素刺激后引起，类似自慰行为。这类孩子智力正常，发作时神志清醒，多在入睡前、醒后或玩耍时发作，被分散注意力后缓解。

5. 孤独症谱系障碍（autistic spectrum disorders，ASD） 孤独症谱系障碍是以孤独症为代表的一组异质性疾病的总称。典型孤独症的临床特征为不同程度的社会交往、行为障碍、语言障碍、兴趣狭窄及刻板行为方式。具体表现为缺乏社会交往、不懂得沟通、重复动作、行为一成不变。本症重点在于早期筛查、早期进行有效干预可使其症状得到不同程度的改善。

6. 注意缺陷多动障碍（attention-deficit hyperactivity disorder，ADHD） 注意缺陷多动障碍是学龄儿童较常见的行为障碍，男孩多于女孩。主要表现为注意力不集中、多动、冲动行为，很难遵守规则。常伴学习困难，而智力多正常。ADHD的治疗和管理原则包括药物和心理行为综合治疗。近年来 ASD 与 ADHD 共患病的研究已从评估工具、神经电生理学、心理学、影像学、生物学等多个方面进行更深入的研究。

7. 睡眠障碍 儿童睡眠障碍是受疾病、围生因素及儿童性格、家庭环境、教养方式等多因素影响的结果。对儿童神经心理和认知等影响较大，表现为注意缺陷、多动、记忆力下降等问题。防治的关键应针对发病机制进行健康教育、心理行为等干预措施。大多数可随孩子年龄的增长减轻或消除症状。

（三）学习障碍

学习障碍是指在获得和运用听、说、读、写、计算、推理等特殊技能上有明显困难，并表现出相应的多种障碍综合征。如语言理解、表达障碍，阅读、书写和计算障碍，社会认知障碍等，导致患儿不能适应学校生活，不愿上学。应及早根据患儿特点针对性地采取综合治疗方式。

生长是指儿童身体各器官、系统量的增长；发育是指细胞、组织、器官的分化与功能成熟。生长发育是从受精卵到青春期结束一个连续不断的过程。在此过程中遵循一定的规律，如各系统发育的连续性、不平衡性，既有一般规律，又存在着个体间的差异。这一过程受到遗传、性别、内分泌、孕母生活习惯、生活环境、营养的供给以及疾病等因素的影响。我们在日常评价小儿体格生长情况时，通常采用的指标为体重、身长（高）、坐高（顶臀长）、头围、胸围等，这些指标的变化也各有规律可循。依据不同年龄、性别测量值的变化可判断儿童体格生长是否正常及有无偏离情况，以便及时给予干预。在本章中还应通过学习熟悉身体其他器官及系统的发育，如骨骼，包括头颅骨、脊柱、长骨的发育，牙齿的发育，生殖系统的发育等。神经系统是人类区别于其他动物的最重要的标志。高度发达的脑、脊髓、神经反射是人类各种高级生命活动的基础，视觉、嗅觉、听觉、味觉、皮肤感觉和知觉等感知的发育，运动语言、心理活动都有其规律。儿童在生长发育过程中，要按照其客观规律进行正确地指引，否则极易产生偏离，出现各种神经行为方面的问题，给家庭和社会造成影响。保障儿童健康成长，成为对社会有用的栋梁之材，这是我们广大儿童保健工作者的责任和义务。

 本章小结

生长是指儿童身体各器官、系统量的增长；发育是指细胞、组织、器官的分化与功能成熟。生长发育是从受精卵到青春期结束一个连续不断的过程。在此过程中遵循一定的规律，如各系统发育的连续性、不平衡性，既有一般规律，又存在着个体间的差异。这一过程受到遗传、性别、内分泌、孕母生活习惯、生活环境、营养的供给以及疾病等因素的影响。我们在日常评价小儿体格生长情况时，通常采用的指标为体重、身长（高）、坐高（顶臀长）、头围、胸围等，这些指标的变化也各有规律可循。依据不同年龄、性别测量值的变化可判断儿童体格生长是否正常及有无偏离情况，以便及时给予干预。在本章中还应通过学习熟悉身体其他器官及系统的发育，如骨骼，包括头颅骨、脊柱、长骨的发育，牙齿的发育，生殖系统的发育等。神经系统是人类区别于其他动物的最重要的标志。高度发达的脑、脊髓、神经反射是人类各种高级生命活动的基础，视觉、嗅觉、听觉、味觉、皮肤感觉和知觉等感知的发育、运动、语言、心理活动都有其规律。儿童在生长发育过程中，要按照其客观规律进行正确的指引，否则极易产生偏离，出现各种神经行为方面的问题，给家庭和社会造成影响。

思考题

1. 小儿的生长发育遵循哪些一般规律？生长发育过程中为何会出现个体差异？
2. 评价体格生长常采用哪些指标？
3. 小儿体重、身长的发育有何规律？如何估计小儿的体重和身高？
4. 神经系统的发育包括哪些方面？常见的儿童发育行为问题有哪些？

第三章　儿童保健

儿童保健是一门兼有预防医学与临床儿科学特色的交叉学科，主要研究儿童各年龄期生长发育规律、营养与喂养、疾病防治、健康促进以及环境健康等，并通过采用有效措施，降低儿童的发病率和死亡率，提高儿童生存质量，达到保障和促进儿童身心健康成长的目的。

儿童保健的对象从胎儿期到青春期，即18岁以下的儿童和青少年。婴幼儿时期的儿童最脆弱，发病率高、死亡率高。世界卫生组织（WHO）和联合国儿童基金会（UNICEF）也将新生儿死亡率、婴儿死亡率和5岁以下儿童死亡率作为衡量一个国家或地区经济、文化和卫生保健事业水平的重要指标。因此，儿童保健的主要对象是7岁以下的儿童，重点对象是3岁以内的婴幼儿。

第一节　儿童各年龄期保健重点

（一）胎儿期

1. 生长特点

（1）胎儿完全依赖母体生存　胎儿的发育与孕母的健康、营养、疾病、生活环境、情绪等各种因素密切相关。

（2）致畸敏感期　胎儿早期（妊娠3~8周），胚胎细胞高度分化，是胎儿器官形成的阶段，也是导致畸形的敏感期。此期极易受环境不良因素的干扰，导致胎儿缺陷与畸形。

2. 保健重点　胎儿期保健主要通过对孕母的保健来实现的。

（1）预防遗传性疾病及先天畸形　①进行遗传咨询，禁止近亲结婚；②孕母（尤其在孕早期）应预防弓形虫、风疹病毒、巨细胞病毒、单纯疱疹病毒的感染；③应避免接触苯、汞、铅、有机磷农药、烟、酒等化学毒物或有毒环境；④应尽量避免接触各种放射线，尤其在妊娠早期；⑤孕期应慎用药物；⑥患有糖尿病、甲状腺功能减退、心肾疾病、结核病等慢性疾病的育龄妇女，应尽量在怀孕前积极治疗；高危孕产妇应定期产前检查，必要时终止妊娠。

（2）保证充足营养　孕妇营养应充足并均衡，合理搭配，既保证胎儿迅速生长发育的需要，也要避免摄入过多，导致胎儿营养过剩、胎儿过大，影响分娩以及儿童期和成年后的健康。

（3）保证良好的生活环境　孕母应保持愉悦心情，充足的睡眠和适当的活动，减少精神负担和心理压力，降低妊娠并发症，预防流产、早产和异常产的发生。

（4）预防产时感染　对高危妊娠孕妇所分娩的新生儿及高危新生儿应予以特殊监护和积极处理。

（二）新生儿期

1. 生长特点

（1）新生儿从子宫内生活转化为宫外独立生活，身体各器官功能发育尚不成熟，对外界环境变化的适应能力差。

（2）此期是生命最脆弱的时期，发病率高、死亡率高。

2. 保健重点

（1）出生时护理　产房室温应保持在25～28℃。新生儿娩出后迅速清理口鼻腔内黏液，保持呼吸道通畅；严格消毒并结扎脐带，防止脐带的残端出血和污染；尽快用预热的毛巾擦干身体并用包被裹好；记录出生时评分、体温、呼吸、心率、体重与身长；评估为正常新生儿即可母婴同室，尽早喂母乳以促进乳汁分泌；高危儿送入新生儿重症监护室。新生儿应按我国目前规定的项目进行新生儿筛查。

（2）保暖　新生儿居室的温度与湿度应随气候变化调节。冬季居室温度应维持在20～22℃，湿度55%；无条件时也可使用热水袋保暖但注意避免烫伤；夏季应避免室内温度过高，可合理使用电风扇、空调等调节温度。

（3）喂养　提倡母乳喂养，指导母亲使用正确的哺乳方法以维持良好的乳汁分泌；母乳确实不足或无法进行母乳喂养时，指导母亲选用科学的人工喂养方法。

（4）皮肤护理　新生儿应每日洗澡保持皮肤清洁，特别注意保持脐带残端清洁和干燥，脐带脱落前脐带残端不可进水，避免感染。

（5）预防感染　新生儿应尽量避免接触过多的人。成人护理新生儿前应洗手，患感染性疾病时应与新生儿隔离；母亲患呼吸道感染接触或喂哺新生儿时应戴口罩，必要时可将乳汁吸出后再喂小儿。

（6）预防接种　新生儿期接种卡介苗、乙肝疫苗。

（7）促进心理发育　父母应多与新生儿眼与眼交流，多与新生儿说话，让其多看鲜艳的玩具，听优美的音乐；经常抚摸、拥抱新生儿，可促进其感知觉的发育，有利于亲子间早期的情感交流。

 知识链接

新生儿筛查

新生儿筛查是指在新生儿群体中，采用有效的检测方法，对一些在新生儿出生时尚无症状的遗传代谢疾病、内分泌疾病进行筛查，有助于早期诊断和早期治疗，以避免患儿机体各器官受到不可逆的损害。目前我国通常进行筛查的疾病是苯丙酮尿症（PKU）和先天性甲状腺功能减退（CH）。一些省市还开展葡萄糖－6－磷酸脱氢酶缺乏症（G－6－PD）、先天性肾上腺皮质增生症（CAH）以及半乳糖血症（CAL）的筛查。

1. 采血时间　在婴儿出生后72小时为宜，最迟不宜超过20天。过早采血易产生假阴性，原因是新生儿血中异常代谢产物尚未达到检出浓度。

2. 部位方法　在新生儿足跟部内或外侧取血，针刺深度约2.5mm。采用滤纸滴血法，血滴缓慢渗透滤纸，血斑直径≥8mm。

3. 确诊　筛查结果阳性2～3次者，应进行相应的实验室检查确诊，确诊后尽早治疗并长期随访。

（三）婴儿期

1. 生长特点

（1）体格生长最迅速，系第一个生长高峰。

（2）生长发育需要各种营养素，若供给不足，易发生营养缺乏性疾病；但因消化功能发育尚不完善，也易发生消化不良。

（3）婴儿出生6个月后从母体得到的免疫力逐渐消失，自身免疫功能尚未成熟，抗感染能力较弱，易患各种感染性疾病。

2. 保健重点

（1）合理喂养　提倡纯母乳喂养至4～6个月；部分母乳喂养或人工喂养婴儿宜首选婴儿配方奶粉；婴儿4～6个月时应开始逐步添加辅食，为断乳后食物转换做准备。6～12个月婴儿食物仍以高能量、高蛋白的乳类为主，以保证婴儿的生长发育。

（2）定期健康检查　6个月以内的婴儿每月体格检查一次，7～12个月的婴儿每2～3个月一次，以便及早发现问题，及时干预。

（3）预防接种　婴儿期按计划免疫程序完成基础免疫部分。

（4）预防常见病　呼吸道感染、腹泻、营养性缺铁性贫血、维生素D缺乏性佝偻病是婴儿期常见病，应积极预防，及早诊断和治疗。

（5）体格锻炼　多到户外活动，进行空气浴、日光浴、被动操和主动操的锻炼，有利于促进体格生长和发育。

（6）促进心理发育　通过不同声、光、色的玩具和实物，刺激婴儿对外界反应，促进婴儿感知觉的发展；与婴儿多说话，多做婴儿操以及动作训练，可促进婴儿语言和运动的发展。

（四）幼儿期

1. 生长特点

（1）神经心理发育迅速，语言发育加快进入关键期。

（2）活动范围扩大，但自我保护意识和识别危险的能力不足，容易发生意外事故。

（3）与外界联系及接触感染的机会增多，须注意预防传染病。

2. 保健重点

（1）合理营养，保证供给足够的营养素，以满足小儿生长发育和活动增多的需要。

（2）定期健康检查，每3～6个月进行一次体格检查；预防龋齿。

（3）预防接种，加强免疫。

（4）预防意外伤害，重点预防异物吸入、跌落、烫伤、中毒等。

（5）培养小儿自我生活能力及良好的生活习惯，为适应幼儿园生活作准备。

（6）促进心理发育，多与幼儿进行语言交流，通过生活中接触的事和物，以及读书、讲故事、做游戏、唱歌等促进小儿的语言发育；应鼓励、引导幼儿独自活动及尝试各种动作，促进其大运动以及精细动作能力的发展。

（五）学龄前期

1. 生长特点

（1）神经精神发育迅速，大脑发育接近成人，语言、思维、想象力日渐成熟，是性格形成的关键时期。

（2）免疫功能逐渐发育成熟，感染性疾病减少，自身免疫性疾病如肾炎、肾病等发生增多。

2. 保健重点

（1）保证充足营养和平衡膳食。

（2）定期健康检查。每年进行1次体检。早期发现弱视、龋齿等，及时矫正治疗；培养儿童正确的坐、立、走姿势，预防脊柱畸形。

（3）预防意外伤害。加强对小儿安全知识的教育，防止发生外伤、溺水、误服农药、食物中毒、触电等事故。

（4）促进心理发育。加强入学前期教育，注意培养儿童良好的学习兴趣；开展各种丰富多彩的活动，促进儿童注意力、想象和思维能力的发展；在游戏中学习遵守规则和与人交往。

（六）学龄期

1. 生长特点

（1）心理发育成熟，求知欲强，是获取知识最重要的时期。

（2）体格稳定增长，除生殖系统外其他各器官发育接近成人，部分青少年在学龄期的后期进入青春期。

2. 保健重点

（1）保证充足营养和平衡膳食，满足儿童学习及生长发育的需要。

（2）开展体格锻炼，增加儿童体质，培养儿童的毅力。

（3）预防意外事故，学习交通安全规则和防范事故的知识。

（4）预防近视、龋齿、缺铁性贫血等常见病；注意正确的坐姿、书写以及行走姿势，预防脊柱发育畸形。

（5）促进心理发育。学习是学龄期的主要活动，应为儿童提供良好的学习条件，并培养良好的学习习惯。成人多予儿童帮助、引导和鼓励对儿童尽快适应学校生活，顺利完成学业以及身心健康发展起到重要作用。

（七）青春期

1. 生长特点

（1）体格生长再次加速，出现第二次生长高峰。

（2）生殖系统发育骤然增快并日趋成熟，性功能发育。

（3）生理发育逐渐成熟，心理和社会适应能力发展相对滞后，易产生青春期的心理卫生问题。

2. 保健重点

（1）保证青春期营养的特殊需求，给予足够的热量、充足的优质蛋白质和微量元素，以满足青春期生长发育的需要；预防营养性缺铁性贫血、肥胖等青春期常见的营养问题。

（2）促进青春期生殖健康。

（3）促进心理发育。开展心理卫生教育，培养青少年健康心理，提高与人相处、辨别是非、承受挫折的能力；在体育锻炼和集体活动中培养团队精神，磨炼自己意志，预防心理疾病的发生。开展性健康教育，让其在生理和心理上对性具有正确的认识。

第二节　儿童保健的具体措施

（一）护理

1. 居室　小儿的居室宜阳光充足，空气流通。冬季室温宜保持在18～20℃，湿度55%～60%。新生儿期主张母婴同室，以便于母亲哺乳和料理婴儿。尽可能减少新生儿感染，应尽量减少来客的探访，患病者不应进入小儿居室。

2. 衣着（尿布）　应选择清洁、质软，无纽扣，易于穿脱并少接缝的纯棉织物；新生儿不宜用带子捆绑或包裹过紧，应保持双下肢屈曲姿势，有利于髋关节的发育；婴儿衣裤宜宽

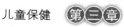

松，以免影响发育。

（二）营养

营养是保证儿童生长发育及健康的物质基础，提倡母乳喂养，科学添加辅食，合理膳食等内容，是家长以及有关人员必须学习的知识（详见第五章相关内容）。

（三）计划免疫

1. 计划免疫 是指根据儿童的免疫特点及传染病发生的情况而制定的免疫程序，通过有计划地进行预防接种，以提高人群的免疫力，达到控制乃至消灭传染病的目的。

2. 基础免疫 我国卫生部现行的儿童计划免疫程序是：婴儿必须在1岁内完成卡介苗，脊髓灰质炎三价混合制剂，百日咳、白喉、破伤风类毒素混合制剂，麻疹减毒疫苗及乙型肝炎疫苗接种的基础免疫（表3-1）。

3. 加强免疫 机体在完成基础免疫之后，因抗体在体内会随着时间的推移逐渐减少甚至消失，故选择适当的时间进行复种，以加强免疫巩固效果（表3-1）。

表3-1 我国卫生部门规定的儿童计划免疫程序

年龄	接种疫苗	
出生	卡介苗	乙肝疫苗
1个月		乙肝疫苗
2个月	骨髓灰质炎三价混合疫苗	
3个月	骨髓灰质炎三价混合疫苗、百白破混合制剂	
4个月	骨髓灰质炎三价混合疫苗、百白破混合制剂	
5个月	百白破混合制剂	
6个月		乙肝疫苗
8个月	麻疹疫苗	
1.5~2岁	百白破混合制剂复种	
4岁	骨髓灰质炎三价混合疫苗复种	
6岁	麻疹疫苗复种 百白破混合制剂复种	

4. 其他疫苗 如乙型脑炎疫苗、流行性脑脊髓膜炎疫苗、流感疫苗、水痘疫苗、甲型肝炎病毒疫苗、流感杆菌疫苗、风疹疫苗、腮腺炎疫苗等，在我国属于有条件使用但尚未列入计划免疫程序，主要是根据疾病流行情况，或根据家长自己的保健要求接种的。

5. 预防接种后反应

（1）正常反应：①局部反应：一般在接种疫苗后24小时左右局部发生红、肿、热、痛等现象。一般在2~3天内自行消退，不需特殊处理。②全身反应：主要表现为发热，极个别可伴有头痛、呕吐、腹痛、腹泻等症状。全身反应轻者，不需要做任何处理；全身反应严重者，可以对症处理。

（2）异常反应：一般少见。主要是晕针、过敏性休克、过敏性皮疹等。

（四）儿童心理卫生

1. 良好习惯的培养

（1）睡眠习惯 ①应保证小儿有充足的睡眠时间并不随便改变；②应从小培养儿童有规律的睡眠习惯；③儿童居室宜光线柔和，环境安静，睡前避免过度兴奋；④培养小儿学会自己入睡，可利用固定乐曲催眠，避免抱、拍、摇、口含乳头入睡等不良习惯；⑤婴儿应有自己固定的小床，培养独自睡觉。

（2）进食习惯 ①注意饮食卫生，饭前洗手，定时进食；②根据小儿不同阶段，训练学习使用勺、杯子、筷子，鼓励小儿自我进食；③不挑食、不偏食、控制零食；④进餐时不宜边看电视、边玩玩具或训斥儿童。

（3）排便习惯　儿童控制排便的能力与神经系统发育的成熟度有关，而且受个体差异和遗传等因素的影响，因此不必强行及早训练小儿的大小便。用尿布或尿裤不影响控制大小便能力的培养。

（4）卫生习惯　①婴儿期起即应养成定时洗澡洗头，勤换衣裤，不随地大小便等良好的卫生习惯；②3岁后养成每天自己早晚刷牙、饭后漱口，饭前便后洗手的习惯；③儿童应养成不随地吐痰、不乱扔纸屑及垃圾等良好卫生习惯。

2. 社会适应性的培养

（1）独立能力　①从日常生活中培养婴幼儿的独立能力，如自我进食、大小便控制、独自睡觉、自己穿鞋等；②年长儿应培养其独立分析解决问题的能力。

（2）控制情绪　①儿童情绪的控制能力与其语言、思维的发展，以及父母的教育有关；②成人应对儿童的要求与行为给予及时的应答，根据社会标准或予以满足，或加以约束等，可减少儿童产生消极行为；③用诱导而不是强制的方法处理儿童的行为问题，可以减少对立情绪，有利于儿童控制能力的发展。

（3）意志　成人应在日常生活、学习及游戏中培养儿童克服困难的意志，增强其自觉、坚持、果断和自制的能力。

（4）社交能力　①从小给儿童积极愉快的感受，可增加孩子与周围环境和谐一致的生活能力，如经常抚摸、拥抱孩子、与其微笑、说话、唱歌、做游戏、讲故事等；②培养和鼓励儿童在与他人交往中学会分享、谦让、相互友爱，帮助朋友，增进孩子善良的情绪和品德；③在游戏和活动中学会遵守规则、团结合作等。

（5）创造能力　创造能力的发展与想象能力密切相关。通过游戏，讲故事、看图片、绘画、自制小玩具等，引导儿童自己去发现和探索问题，促进儿童想象力和创造力的发展。

（五）定期健康检查

1. 新生儿访视

（1）家访的目的　早期发现问题，及时指导处理，降低和减轻新生儿发病。

（2）家访时间　新生儿出生28天内家访3～4次，高危儿适当增加家访次数。

（3）家访内容　①新生儿出生情况；②生后生活情况；③预防接种情况；④喂养与护理指导；⑤体重测量；⑥体格检查，重点注意有无产伤、黄疸、畸形、皮肤与脐部感染等。访视中发现严重问题应及时转医院诊治。

2. 儿童保健门诊

（1）健康检查时间　定期到固定的社区卫生服务中心儿童保健科进行健康检查。6个月以内婴儿每月检查1次；7～12个月婴儿2～3个月检查1次；1～3岁幼儿每6个月检查1次；3岁后每年检查1次。

（2）健康检查内容　①体格测量及评价；②全身各系统体格检查；③常见病的定期实验室检查以及发育迟缓等相应的检查。

（六）体格锻炼

1. 户外活动　小儿户外活动不仅直接接受日光照射预防佝偻病；还可以受到空气和风的刺激，增强体温调节功能及对外界环境变化的适应能力。新生儿满月后即可抱到户外，最好到人少、空气新鲜的地方。户外活动的时间由每日1～2次，每次10～15分钟，逐渐增加到每日每次1～2小时；冬季户外活动时仅暴露面、手部，注意身体保暖。

2. 皮肤锻炼

（1）婴儿皮肤按摩　对婴儿皮肤进行系统地按摩，可促进婴儿食物消化吸收，肢体肌肉放松与活动等，既有利于婴儿的生长发育，又可以增强婴儿与父母之间的情感交流。每日早晚在婴儿面部、胸部、腹部、背部及四肢进行有规律地轻柔捏握，每次 15 ~ 20 分钟；按摩的力度要适度，按摩时应使用适量的婴儿润肤霜使其皮肤润滑。

（2）温水浴　温水浴可提高皮肤适应冷热变化的能力，可促进小儿新陈代谢。婴儿在脐带脱落后即可行温水浴，水温在 37 ~ 37.5℃；冬春季每日 1 次，夏秋季可每日 2 次。

（3）擦浴　7 ~ 8 个月以后的婴儿可进行身体擦浴。水温 32 ~ 33℃，适应后逐渐过渡到 26℃；先用浸入温水拧至半干的毛巾在婴儿四肢做向心性擦浴，然后再用干毛巾擦至皮肤微红即可。

（4）淋浴　3 岁以上的儿童可淋浴。每日 1 次，每次冲淋身体 20 ~ 40 秒钟，水温 35 ~ 36℃。浴后用干毛巾擦至全身皮肤微红，待逐渐适应后水温可降至 26 ~ 28℃。

3. 体育运动

（1）婴儿被动操　适于 2 ~ 6 个月的婴儿。由成人给婴儿做四肢的伸屈运动，可促进婴儿基本动作发展。

（2）婴儿主动操　7 ~ 12 个月婴儿大运动开始发育，可训练婴儿爬、坐、仰卧起身、滚动、扶站、扶走、双手取物等动作。

（3）幼儿体操　12 ~ 18 个月幼儿学走尚不稳时，可在成人的扶持下，帮助其进行有节奏的活动；18 个月 ~ 3 岁的幼儿可配合音乐做模仿操。

（4）儿童体操　如模仿操、广播操、健美操等。

（5）体育活动　年长儿可利用器械进行活动锻炼，如木马、滑梯以及各种田径、球类、跳绳等活动。

（七）意外事故预防

1. 窒息与异物吸入　①应注意 3 个月以内的小婴儿由于被褥、枕头、母亲的身体、吐出的奶液等造成的窒息；②较大的婴幼儿应防止花生及带壳的坚果、果核、果胶、纽扣、硬币、笔套、玩具的小零件等异物吸入气管。

2. 中毒　①确保儿童食物清洁卫生、无毒无害；②成人必须对农药、灭鼠药、剧毒药、强酸强碱化学制品等妥善保管，避免儿童接触；③家长应在医生指导下给儿童用药，切勿擅自用药，药物应放置在儿童拿不到的地方，避免误服造成伤害；④应保证家用燃气炉及取暖煤炉管道无泄漏，使用时保持室内通风良好，避免一氧化碳中毒。

3. 外伤　①婴幼儿睡床、居室窗户、阳台、楼梯等应有栏杆等防护安全措施，以防止儿童跌落；②妥善放置沸水、高温的油和汤等，以免造成烫伤；③教育儿童不玩火柴和打火机等，勿接触易燃易爆物品；④加强电热用具的管理，电器、电源应有防止触电的安全装置。

4. 溺水与交通事故　①教育儿童不可单独或擅自与同学结伴去无安全设施、无救护人员的水域游泳；②教育儿童遵守交通规则。

5. 学习自救和求救措施　组织儿童学习防范意外伤害的知识，学习事故发生时的自救措施和求救方法。

本章小结

儿童保健是研究儿童生长发育规律及其影响因素，并积极采取有效措施，保障儿童健康成长的综合性学科。儿童保健的具体措施包括护理、营养、计划免疫、儿童心理卫生、定期健康检查、体格锻炼、意外事故预防等。儿童时期从胎儿、新生儿、婴儿、幼儿、学龄前儿童、学龄儿童到青少年都处于不断生长发育的动态平衡中，其解剖、生理、体格、神经和心理发育等在各个年龄阶段也不同。因此，必须要根据儿童各年龄段的生长特点，掌握相应的保健重点和措施，才能达到保障和促进儿童健康成长的目的。

 思考题

1. 婴儿期保健重点包括哪些？
2. 试述 1 岁以内婴儿要进行的计划免疫。

第四章 儿科疾病诊治原则

第一节 儿科病史采集和体格检查

儿科的病史采集、记录和体格检查在内容、程序、方法以及分析判断等方面具有自身的特点，故在要求上与成人有很大差别。熟练掌握与此有关的方法和技巧，是开展儿科临床诊疗工作的基础。准确的病史资料的采集和体格检查永远是正确诊断疾病的重要的基础。病历记录则是最重要的医疗证据。

一、病史采集和记录

病史采集要准确。其要点是认真听、重点问，关键是从家长或监护人提供的信息中发现对病情诊断有用的线索。在病史询问过程中要注意态度及沟通方法，以取得家长和孩子的信任，切不可先入为主，尤其不能用暗示的言语或语气来诱导家长主观期望的回答，这样会给诊断造成困难。病史采集内容包括以下内容。

1. 一般内容 正确记录患儿的姓名、性别、年龄（采用实际年龄：新生儿记录天数、婴儿记录月数、1 岁以上记录几岁几个月）、种族、父母或抚养人的姓名、职业、年龄、文化程度、家庭住址和（或）其他联系方式（如电话）、病史叙述者与患儿的关系以及病史的可靠程度。

2. 主诉 用病史提供者的语言概括主要症状或体征及其时间。主诉一般不超过 20 字，例如间歇腹痛三天、持续发热五天。

3. 现病史 为病历的主要部分，包括主要症状、病情发展和诊治经过。①症状：一般按照出现先后顺序，记录起病情况，重点描述主诉中症状的诱因、发生、发作时间、持续和间隙时间、发作特点、伴随症状、缓解情况和发展趋势，然后再记录其他症状。婴幼儿常不会叙述自觉症状而以特殊行为表示，如头痛时拍头、腹痛捧腹弯腰或阵发性地哭吵不安等。儿童疾病症状常泛化，可涉及多个系统，需注意有无任何伴随症状及诱因等；②有鉴别意义的有关症状包括阴性症状，也要询问并记录在病史中；③一般情况，如精神状态、吃奶或食欲情况、大小便、睡眠等以及其他系统的症状；④既往诊断治疗情况及经过：包括实验室检查、治疗方法（尤其药物名称、剂量、用药时间）及效果；⑤近期是否有传染病接触史：不但有助于诊断，还可避免误收早期传染病患者入普通病房。

4. 个人史 包括出生史、喂养史、生长发育史，根据不同的年龄和不同的疾病在询问时各有侧重详略。

（1）出生史：母孕期的情况；第几胎第几产，出生体重；分娩时是否足月、早产或过期产；生产方式，出生时有无窒息或产伤，Apgar 评分情况等。

（2）喂养史：对婴幼儿要询问喂养方式，人工喂养儿要了解乳品种类、调制方式和量，辅食添加情况，年长儿要询问食欲、饮食习惯，有否偏食等。

（3）生长发育史：3 岁以内患儿或所患疾病与发育密切相关者，应详细询问其体格和智力发育过程。婴幼儿着重了解何时会抬头、会笑、独坐、叫人和会走，前囟闭合和出牙时间等；年长儿应了解学习成绩、性格、与家人和同学相处关系等。

（4）预防接种史：是否按序进行计划免疫，非计划免疫的特殊疫苗接种情况，有否不良反应。

（5）既往史：一般不需要对各系统疾病进行回顾，只需询问一般健康情况和有关疾病，既往健康还是多病，曾患过哪些疾病、患病的年龄，诊断肯定者可用病名，诊断不肯定者则简述其症状。应着重了解传染病史，如儿童常见的传染病（如麻疹、水痘、流行性腮腺炎、百日咳等）。过去疾病的治疗及手术情况、有否后遗症，有无食物或药物过敏史。

（6）家族史：应询问父母年龄、职业和健康状况，是否近亲结婚；家庭其他成员的健康状况，有无其他人员患有类似疾病，有无家族性和遗传性疾病，其他密切接触者的健康状况。

二、体格检查

（一）体格检查注意事项

体格检查是临床医生诊断疾病的基本技术，儿科体格检查较成人困难。为了获取准确的体格检查资料，儿科医生在检查时应当注意以下内容。

（1）询问病史时就应该开始和患儿建立良好的关系。态度要和蔼，消除患儿的恐惧感。室温低时，及时用手温暖听诊器后在接触患儿。检查既要全面仔细又要注意保暖，不要过多暴露身体部位，对年长儿要顾及其自尊心。对不配合的患儿应讲究方法或其入睡后再行检查。

（2）患儿的检查体位及检查顺序可灵活掌握。婴幼儿可在家长的怀抱中进行，患儿安静时可先检查心、肺听诊、心率、呼吸次数或腹部触诊等易受哭闹影响的项目，对患儿有刺激而患儿不易接受的部位最后查，如口腔、咽部等，有疼痛的部位也应放在最后检查。

（3）对急症或危重抢救病例，应先重点检查生命体征或与疾病有关的部位，全面的体检最好在病情稍稳定后进行，也可边抢救边检查。

（4）小儿免疫功能差，为防止交叉感染，检查前后均应清洗双手，使用一次性或消毒后的压舌板；检查者的工作衣和听诊器要勤消毒。

（二）检查方法

1. 一般状况　询问病史的过程中，留心观察小儿的营养发育情况、神志、表情、对周围事物的反应、皮肤颜色、体位、行走姿势和孩子的语言能力等，由此得到的资料较为真实，可供正确判断一般情况。

2. 一般测量　包括体温、呼吸、脉搏、血压，还有身长、体重、头围、胸围等。

（1）体温：可根据小儿的年龄和病情选用测温的方法：①腋下测温法：最常用，也最安全、方便，适用于各年龄组儿童。将消毒的体温表水银头放在小儿腋窝处夹紧上臂至少 5 分钟，36.2~37.3℃为正常。②口腔测温法：准确、方便，口表置于舌下 3 分钟，37.0℃为正常，只适合于能配合的年长儿。③肛门测温法：测温时间短、准确。肛表水银头轻轻插入肛门内 3~4cm，测温 3 分钟，36.5~37.5℃为正常，适用于病情重及各个年龄组的儿童。④耳内测温法：准确、快速，不会造成交叉感染，但仪器贵，目前临床比较少用。

（2）呼吸、脉搏：应在小儿安静时进行。在儿童安静时测量，年幼儿腹式呼吸为主，可按小腹起伏计数。呼吸过快不易看清者可用听诊器听呼吸音计数。年幼儿腕部脉搏不易扪及，可计数颈动脉或股动脉搏动。各年龄组小儿呼吸脉搏正常值见表 4-1。

表 4-1 各年龄小儿呼吸、脉搏（次/分）

年龄分期	呼吸	脉搏	呼吸：脉搏
新生儿	40~45	120~140	1：3
<1 岁	30~40	110~130	1：3~1：4
1~3 岁	25~30	100~120	1：3~1：4
4~7 岁	20~25	80~100	1：4
8~14 岁	18~20	70~90	1：4

（3）血压：一般用汞柱血压计，不同年龄儿童选用不同宽度的袖带，袖带的宽度应为上臂长度的 1/2~2/3。过宽时测得的血压值较实际值偏低，过窄时则较实际值为高。不同年龄小儿血压的正常值可用公式推算：收缩压（mmHg）=80+（年龄×2）；舒张压应该为收缩压的2/3。一般只测任一上肢即可，如疑为大动脉转炎或主动脉脉狭窄的患儿，则应测四肢血压。

3. 皮肤和皮下组织 在自然光线、保暖的前提下仔细观察皮肤的颜色、湿润度、弹性、皮下脂肪的厚度、有无苍白、黄染、皮疹、出血点、水肿、硬肿、毛细血管扩张和毛发异常等变化。

4. 淋巴结 查淋巴结的大小、数目、活动度、质地、有无粘连和（或）压痛等。正常儿童在颈部、耳后、枕部、腹股沟等部位可触及单个质软的黄豆大小的淋巴结，活动，无压痛。

5. 头部

（1）头颅：观察大小、形状，必要时测量头围；前囟大小及紧张度、有无凹陷或隆起；小婴儿要观察有无枕秃和颅骨软化、血肿或颅骨缺损等。

（2）面部：有无特殊面容，眼距宽窄，鼻梁高低，注意双耳位置和形状等。

（3）眼、耳、鼻：有无眼睑水肿、下垂、眼球突出、斜视、结膜充血、眼分泌物、角膜混浊、瞳孔大小、形状、对光反射。检查双外耳道有无分泌物、局部红肿及外耳牵拉痛；若怀疑有中耳炎时应用耳镜检查鼓膜情况。观察鼻形，注意有无鼻翼扇动、鼻腔分泌物及通气情况。

（4）口：口唇有无苍白、发绀、干燥、口角糜烂、疱疹。口腔内颊黏膜、牙龈、硬腭有无充血、溃疡、黏膜斑、鹅口疮，腮腺开口处有无红肿及分泌物，牙齿数目及龋齿数，舌质、舌苔颜色。咽部检查放在体格检查最后进行。医生一手固定小儿头部使其面对光源，一手持压舌板，在小儿张口时进入口腔，压住舌后根部，利用小儿反射性将口张大暴露咽部的短暂时间，迅速观察双扁桃体是否肿大，有无充血、分泌物、脓点、伪膜及咽部有无溃疡、充血、滤泡增生、咽后壁脓肿等情况。

6. 颈部 有无颈短和颈蹼等畸形，甲状腺是否肿大，气管是否居中，有无异常的颈部血管搏动，活动受限，有无颈抵抗。

7. 胸部

（1）胸廓：注意有无鸡胸、漏斗胸、肋骨串珠、肋膈沟、肋缘外翻等佝偻病的体征；胸廓两侧是否对称，心前区有无隆起，有无桶状胸，肋间隙饱满、凹陷、增宽或变窄等。

（2）肺：视诊应注意呼吸频率、节律、幅度有无异常，有无呼吸困难；吸气性呼吸困难时可出现"三凹征"，即胸骨上窝、肋间隙和剑突下在吸气时向内凹陷，呼气性呼吸困难时可出现呼气延长。触诊可趁其啼哭或说话时进行，小儿胸壁薄，叩诊时用力要轻。听诊时正常小儿呼吸音呈支气管肺泡呼吸音，应注意听腋下、肩胛间区及肩胛下区这些较易听到湿啰音的部位。听诊时尽量保持小儿安静，小儿啼哭后深吸气时容易闻及细湿啰音。

（3）心：视诊时观察心前区是否隆起，心尖搏动强弱和搏动范围，正常小儿心尖搏动范围在 $2\sim3cm^2$。触诊主要检查心尖搏动的位置及有无震颤，并应注意部位和性质。叩心界可估计心脏大小、形状及其在胸腔的位置，叩诊心界时用力要轻，3 岁以内婴幼儿一般只叩心脏左右界；叩左界时从心尖搏动点左侧起向右叩，听到浊音改变即为左界，叩右界时先叩出肝浊音界，然后在其上一肋间自右向左叩，有浊音改变时即为右界。小儿心脏听诊应在安静环境中进行，听诊器的胸件要小。小婴儿第一心音与第二心音响度几乎相等。有时可出现吸气性第二心音分裂。学龄前期及学龄儿童常于肺动脉瓣区或心尖部听到生理性收缩期杂音或窦性心律不齐。

8. 腹部　视诊在新生儿或消瘦小儿常可见到肠型或肠蠕动波，新生儿应注意脐部有无分泌物、出血、炎症，脐疝大小。触诊应尽量争取小儿的合作，可让其躺在母亲怀里或在哺乳时进行，检查者的手应温暖、动作轻柔，如小儿哭闹不止，可利用其吸气时作快速扪诊。检查有无压痛主要观察小儿表情反应，不能完全依靠小儿回答。正常婴幼儿肝脏可在肋缘下 $1\sim2cm$ 处扪及，柔软无压痛；6～7 岁后不应在肋下触及。小婴儿偶可触及脾脏边缘。叩诊检查内容与成人相同。小儿腹部听诊有时可闻及肠鸣音亢进，如有血管杂音时应注意杂音性质、强弱及部位。

9. 脊柱和四肢　注意有无畸形、躯干与四肢比例和佝偻病体征，如"O"形或"X"形腿、手镯、脚镯样变、脊柱侧弯等；观察手、足指（趾）有无杵状指、多指（趾）畸形等。

10. 会阴肛门和外生殖器　观察有无畸形（如无肛、尿道下裂、两性畸形）、肛裂；女孩有无阴道分泌物、畸形；男孩有无隐睾、包皮过长、过紧、鞘膜积液和腹股沟疝等。

11. 神经系统　根据病种、病情、年龄等选择必要的检查。

（1）一般检查：观察神志、精神状态、面部表情、反应灵敏度、动作语言能力、有无异常行为等。

（2）神经反射：新生儿期特有的反射，如吸吮反射、拥抱反射、握持反射是否存在。有些神经反射有其年龄特点，如新生儿和小婴儿期提睾反射、腹壁反射较弱或不能引出，但跟腱反射亢进，并可出现踝阵挛；2 岁以下的小儿巴宾斯基征可呈阳性，但一侧阳性，另一侧阴性则有临床意义。

（3）脑膜刺激征：大多见于脑膜炎患儿，检查方法同成人，包括颈项强直、凯尔尼格征（Kernig sign）和巴宾斯基征，儿童哭闹不配合时易干扰结果，要反复检查。

（三）体格检查记录方法

体格检查项目虽然在检查时无一定顺序，但结果记录应按上述顺序书写；不仅阳性体征应记录，重要的阴性体征结果也要记录。

第二节　儿科疾病治疗原则

儿童阶段是一个生长发育的连续过程，不同年龄阶段的小儿在生理、病理和心理特点上各异，在发病原因、疾病过程和转归等方面与成年人更有不同之处，在治疗上既要适时、全面，又要仔细、突出重点；且在疾病的治疗过程中较成年人更需要爱心、耐心。在儿科疾病的诊疗中除了必要的医疗行为还要掌握护理、饮食和心理等各方面的治疗技术，使患儿身心顺利康复。

（一）护理的原则

在疾病治疗过程中，儿科护理是极为重要的一个环节，许多治疗操作均通过护理工作来实施。良好的护理在促进患儿康复中起着重要的作用。儿科医师应关心和熟悉护理工作，医护密切协作，以提高治疗效果。

1. 细致的临床观察 患儿语言表达能力有限，故密切观察患儿姿态，面部表情、动作等方面的异常都可能成为诊断的线索。

2. 合理的病室安排 病室要整齐、清洁、安静、舒适，空气新鲜、流通，温度适宜。为提高治疗和护理的质量，可按年龄、病种、病情轻重和护理要求合理安排病房及病区。

3. 规律的病房生活 保证充足的睡眠和休息，观察病情应尽量不影响患儿的睡眠，尽可能集中时间进行治疗和诊断操作，定时进餐。

4. 预防医源性疾病等 ①防止交叉感染：尽量做到不同病种、同病种急性期与恢复期分室住，医护人员在接触患儿前后均应洗手，严格执行无菌操作，以防止交叉感染和医源性感染。②防止意外的发生，做好病房安全防护。

（二）饮食治疗原则

合理的饮食指导有利于患儿病情的治疗与恢复，根据病情及不同年龄选择适当的饮食在儿科诊疗中起着重要作用。其中包括基本膳食及特殊饮食。基本膳食包括普通饮食、软食、半流质饮食、流质饮食。特殊膳食包括以下几种。

（1）无盐及少盐饮食：每天食物中食盐含量 <0.5g 时为无盐，<1.5g 时为低盐，适用于心、肾功能不全有水肿的患儿。

（2）低蛋白饮食：膳食中减少蛋白质含量，以糖类补充热量，用于尿毒症、肝昏迷和急性肾炎的少尿期患儿。

（3）高蛋白膳食：饮食中添加富含蛋白质的食物，适用于营养不良、消耗性疾病患儿。

（4）低热能饮食：膳食中减少脂肪和糖类的含量，适用于单纯性肥胖症的小儿。

（5）低脂肪饮食：适用于腹泻，肝、胆、胰疾病和高脂血症患儿。

（6）乳品：不同比例的稀释奶用于早产儿和患病的初生儿。脱脂奶和酸奶用于腹泻婴儿。蛋白奶提供丰富的蛋白质，适用于营养不良婴儿等。

（7）检查前饮食：潜血膳食，即食用不含肉类、动物肝脏、血和绿叶蔬菜等的饮食，用于消化道出血的检查；胆囊造影饮食（高脂）和肾功能检查（不含氨基酸）饮食；尿浓缩功能试验（干膳食）等。

（8）其他特殊饮食。

（三）药物治疗原则

儿童由于其生长发育的特殊性对其药物的用法、不良反应等与成人存在很大差别，因此必须充分了解小儿药物治疗的特点，掌握药物性能、作用机制、不良反应、适应证和禁忌证，以及精确的剂量计算和适当的用药方法。

1. 儿科药物治疗的特点

（1）药物在组织内的分布因年龄而异：如巴比妥类、吗啡、四环素在幼儿脑浓度明显高于年长儿。

（2）小儿对药物的反应因年龄而异：吗啡对新生儿呼吸中枢的抑制作用明显高于年长儿，麻黄碱使血压升高的作用在未成熟儿却低得多。

（3）肝脏解毒功能不足：特别是新生儿和早产儿，肝脏酶系统发育不成熟，对某些药物的代谢延长，药物的半衰期延长，增加了药物的血浓度和毒性作用。

（4）肾脏排泄功能不足：新生儿特别是未成熟儿的肾功能尚不成熟，药物及其分解产物在体内滞留的时间延长，增加了药物的不良反应。

（5）遗传因素等。

2. 药物选择　选择用药的主要依据是小儿年龄、病种和病情，同时要考虑小儿对药物的特殊反应和药物的远期影响。

（1）抗生素　对于儿科疾病既要掌握抗生素的药理作用和用药指征，更要重视其不良反应的一面。过量使用抗生素容易引起肠道菌群失衡，使体内微生态紊乱，滥用广谱抗生素，容易产生微生物对药物的耐受性。临床应用抗生素时必须注意其不良反应，如肾毒性、对造血功能的抑制作用等。

（2）肾上腺皮质激素　短期应用可用于过敏性疾病、重症感染等不良反应较少。长期应用除了治疗作用，还可抑制骨骼生长，影响水、电解质、蛋白质、脂肪代谢，降低免疫力等；水痘患儿禁用激素。

（3）解热药　一般使用对乙酰氨基酚和布洛芬，为减少副作用可交用替使用。

（4）镇静解痉药　在患儿高热、烦躁不安、剧咳不止等情况下可考虑给予镇静药。发生惊厥时可用苯巴比妥、水合氯醛、地西泮等镇静解痉药。

（5）镇咳止喘药　婴幼儿一般主张用镇咳药，多用祛痰药口服或雾化吸入，使分泌物稀释、易于咳出。

（6）止泻药与泻药　对腹泻患儿慎用止泻药，因止泻药使肠道内毒素无法排除而加重病情。小儿便秘多采用调整饮食和通便法。

（7）乳母用药　阿托品、苯巴比妥、水杨酸盐等药物可经母乳影响哺乳婴儿，应慎用。

3. 给药方法　口服为首选方法，片剂可研碎加小量水经婴儿口角缓慢灌入口中，昏迷患儿可采用鼻饲法给药。病情危重、化脓性脑膜炎等情况下抗生素应静脉给药，婴幼儿臀部肌肉较少，肌注少用。新生儿鼻部和支气管黏膜嫩薄血管丰富，某些药物可滴鼻和气管给药，儿童皮肤薄、面积相对大，外用药容易被吸收，不易涂的太多。此有儿科还常用雾化吸入、灌肠法、缓释栓剂等给药方法。

4. 药物剂量计算　儿科用药剂量较成人更须准确。可按以下方法计算。

（1）按体重计算　是最常用、最基本的计算方法，可算出每日或每次需用量：每日（次）剂量＝患儿体重（kg）×每日（次）每千克体重所需药量。须连续应用数日的药，都按每日剂量计算，再分 2～3 次服用；而临时对症用药如退热、催眠药等，常按每次剂量计算。患儿体重应以实际测得值为准。年长儿按体重计算如已超过成人量则以成人量为上限。

（2）按体表面积计算　此法较按年龄、体重计算更为准确，因其与基础代谢、肾小球滤过率等生理活动的关系更为密切。小儿体表面积计算公式为：

如体重≤30kg，小儿的体表面积（m²）＝体重（kg）×0.035＋0.1。

如体重≥30kg，小儿的体表面积（m²）＝（体重 kg－30）×0.02＋1.05。

（3）按年龄计算　剂量幅度大、不需十分精确的药物，如营养类药物等可按年龄计算，比较简单易行。

（4）从成人剂量折算　小儿剂量＝成人剂量×小儿体重（kg）/50，此法仅用于未提供小儿剂量的药物，所得剂量一般都偏小，故不常用。

无论采用何种方法计算的剂量，必须与病儿具体情况相结合，才能得出比较确切的药物用量。

（四）心理治疗原则

随着社会及医学模式的转变，心理因素在儿科疾病的治疗、康复中的重要性逐渐被重视，心理治疗贯穿于疾病的整个诊疗过程，要求儿科工作者在疾病的治疗中重视各种心理因素，学习儿童心理学的基本原理，掌握临床心理治疗和心理护理的基本方法。

儿童心理治疗是指根据心理分析与治疗理论而建立的系统治疗儿童精神问题的方法。常用方法包括支持疗法、行为疗法、疏泄法等，对初次治疗者要细心了解、观察，不强求儿童改变其行为以适合治疗者的意愿，要尊重儿童有自我改善的潜在能力，以暗示和循循善诱帮助儿童疏泄其内心郁积的压抑，激发其情绪释放，以减轻其心理和精神障碍的程度，促进原发病的康复。

患病使小儿产生心理负担，又进入陌生的医院环境，容易焦虑、紧张甚至恐怖。常见的症状为出现哭闹或沉默寡言、闷闷不乐，有的患儿拒谈、拒绝治疗或整夜不眠。安静、舒适和整洁的环境，亲切的语言，轻柔的动作，和蔼的面孔和周到的服务是改善患儿症状的关键。

第三节 小儿液体平衡的特点和液体疗法

一、小儿液体平衡的特点

体液的生理平衡是维持生命的重要条件。其中水、电解质、酸碱度、渗透压等的动态平衡依赖于神经、内分泌、肺，特别是肾脏等系统的正常调节功能。小儿体液占体重的比例大，动态平衡调节功能差，易发生体液平衡失调。

（一）体液的总量与分布

体液的总量分布于血浆、间质及细胞内，前两者合称为细胞外液。年龄愈小，间质液的比例越高，而血浆和细胞内液量的比例则与成人相近。不同年龄的体液分布见表4-2。

表4-2 不同年龄的体液分布（占体重的%）

年龄	细胞外液			细胞内液
	总量	血浆	间质液	
新生儿	78	6	37	35
1岁	70	5	25	40
2~14岁	65	5	20	40
成人	55~60	5	10~15	40~45

（二）体液的电解质组成

其中细胞外液阳离子 Na^+ 占90%以上，维持细胞外液的渗透压，细胞内液以 K^+ 为主，占78%，维持细胞内液的渗透压，新生儿在出生后数日内血钾、氯水平偏高，血钠、钙和碳酸盐水平偏低外，与成人体液电解质组成基本相似。

（三）儿童水的代谢特点

1. 水的需要量及排出 小儿生长发育快、活动量大、新陈代谢旺盛，因此儿童水的需要量较成人大。体表面积相对大、呼吸频率快，不显性失水也较成人多。年龄愈小，每日需水量愈多。不同年龄小儿每日需水量及不显性失水量见表4-3。

表4-3 小儿每日需水量及不显性失水（ml/kg）

年龄	需水量	不显性失水量
<1岁	120~160	19~24
1~3岁	100~140	14~17
4~9岁	70~110	12~14
10~14岁	50~90	12~14

2. 水平衡的调节 肾脏是唯一能通过其调节来控制细胞外液容量与成分的器官。小儿的体液调节功能相对不成熟。小儿年龄愈小，肾脏的浓缩和稀释功能愈不成熟。因此小儿在排泄同等量溶质时所需水量较成人为多，尿量相对较多。当入水量不足或失水量增加时，易超过肾脏浓缩能力的限度，发生代谢物滞留和高渗性脱水。另一方面，新生儿出生一周后肾

脏稀释能力虽可达成人水平，但由于肾小球滤过率低，水的排泄速度较慢，若摄入水量过多又易致水肿和低钠血症。年龄愈小，肾脏排钠、排酸、产氨能力也愈差，因而也容易发生高钠血症和酸中毒。

二、水与电解质平衡失调

（一）脱水

脱水是指水分摄入不足或丢失过多所引起的体液总量尤其是细胞外液量的减少，脱水时除丧失水分外，尚有钠、钾和其他电解质的丢失。体液和电解质的丢失的严重程度取决于丢失的速度及幅度，而丢失体液和电解质的种类反映了水和电解质（主要是钠）的相对丢失率。

1. 脱水的程度 脱水的程度常以丢失液体量占体重的百分比来表示，在临床上主要依据前囟、眼窝、皮肤弹性、尿量、循环情况等综合分析判断，可分为轻中重三度（表4-4）。

表4-4 脱水程度评估

症状与体征	轻度脱水	中度脱水	重度脱水
体液减少占体重比	3%~5%	5%~10%	10%以上
精神状况	精神尚可	萎靡或烦躁不安	极度萎靡、嗜睡、昏迷，甚至惊厥
眼窝、前囟	无凹陷或稍凹陷	凹陷	明显凹陷，眼不能闭合
眼泪	基本正常	少	哭时无泪
口舌	湿润或略干燥	干燥	明显干燥
口渴	无	口渴，想喝水	少量饮水或不能饮水
皮肤弹性	稍差，捏起后回缩快	差，捏起后回缩慢	消失，捏起后回缩很慢
尿量	正常或略少	明显减少	极少或无尿
心率	正常	增快	心音低钝、脉细速
四肢末梢	正常	稍凉	冷、皮肤发花

2. 脱水的性质 不同原因脱水时和电解质丢失比例不同导致体液渗透压的不同改变，按水和电解质（主要是钠）损失比例临床将其分为三种类型，失钠比例等于失水称为等渗性脱水，失钠比例大于失水称低渗性脱水，失钠比例小于失水称高渗性脱水（表4-5）。

表4-5 三种性质脱水的评估

	等渗脱水	低渗脱水	高渗脱水
血清钠（mmol/L）	130~150	<130	>150
渗透压（mmol/L）	280~320	<280	>320
失水/失钠	失钠=失水	失水<失钠	失水>失钠
细胞外液	明显减少	极度减少	减少
细胞内液	不变	增加	明显减少
常见病因	腹泻、呕吐、大面积烧伤、短期饥饿	慢性腹泻、营养不良、禁盐、利尿剂的应用	水摄入不足、高热、大量出汗、某些病毒性肠炎等
临床特点	一般的脱水症状和体征	神经系统症状明显，表现为极度萎靡，口渴不明显，尿量减少不明显，脱水表现重	口渴明显，高热，尿量减少显著，神经系统症状极显著；激惹、烦躁，甚至惊厥、昏迷

（二）钾平衡紊乱

1. 低钾血症 血清钾浓度 <3.5mmol/L 时称为低钾血症。

（1）病因：低钾血症在临床较为多见，其发生的主要原因有：①钾的摄入量不足。②由消化道丢失过多，如呕吐、腹泻、各种引流或频繁灌肠而又未及时补充钾。③肾脏排出过多，如酸中毒等所致的钾从细胞内释出，随即大量地由肾脏排出。④钾向细胞内转移，见于大量输注葡萄糖和胰岛素，或碱中毒者，家族性周期性麻痹患者钾由细胞外液迅速地移入细胞内，产生低钾血症。

（2）临床表现：低钾血症的临床表现与低血钾发生的程度与速度有关，血清钾下降 1mmol/L 时，大多数患儿能耐受；当血清钾低于 3mmol/L 时即可出现症状，低于 2.5mmol/L 时症状严重。包括：①神经肌肉，神经肌肉兴奋性降低，临床表现为肌无力，先是四肢无力，以后可延及躯干和呼吸肌，一旦呼吸肌受累，可导致呼吸困难或窒息。还可有软瘫、腱反射减退或消失等。②心血管：出现心律失常、心肌收缩力降低、血压降低，甚至发生心力衰竭；心电图表现为 T 波低宽，出现 U 波、Q - T 间期延长，T 波倒置以及 ST 段下降等。③消化系统：可见腹胀、便秘、肠鸣音减弱或消失，严重者可出现肠麻痹。④肾损害：低血钾使肾脏浓缩功能下降，出现多尿，重者有碱中毒症状。

（3）治疗：低钾血症患儿首先治疗原发病，去除病因，能进食患儿鼓励进食含钾丰富的食物。

补充钾盐：①口服 10% 氯化钾每日 200～250mg/kg，分 6 次口服，口服补钾安全，但缓慢。②补钾常以静脉输入，静脉补钾时应精确计算补充的速度与浓度。外周静脉补钾速度应小于每小时 0.3mmol/kg，浓度小于 40mmol/L（0.3%）。中心静脉浓度可达 80mmol/L，补钾禁忌静脉推注。③遵循"见尿补钾"的原则，少尿、无尿者禁用。

2. 高钾血症　血清钾浓度≥5.5mmol/L 时称为高钾血症。

（1）病因：①肾衰竭、肾小管性酸中毒、肾上腺皮质功能低下等使排钾减少；②由于输入含钾溶液速度过快或浓度过高等；③钾由细胞内液移至细胞外液，如组织细胞损伤（缺氧、外伤、溶血反应、化疗后的细胞溶解、严重烧伤）、代谢性酸中毒、内分泌影响。

（2）临床表现：①心电图异常与心律失常：高钾血症时心率减慢而不规则，可出现室性期前收缩和心室颤动，甚至心搏停止。心电图可出现高耸的 T 波、P 波消失或 QRS 波增宽，心室颤动及心脏停搏等。心电图的异常与否对决定是否需治疗有很大帮助。②神经、肌肉症状：高钾血症时患儿精神萎靡、嗜睡、手足感觉异常、腱反射减弱或消失，严重者出现弛缓性瘫痪、尿潴留，甚至呼吸麻痹。

（3）治疗：病因治疗：立即终止所有含钾补液及饮食，尽量避免输入库存血，注意隐性的钾来源。降血钾：①快速静脉应用碳酸氢钠 1～3mmol/kg，或葡萄糖加胰岛素（葡萄糖 0.5～1.0g/kg，每 3g 葡萄糖加 1 单位胰岛素），促使钾进入细胞内，使血清钾降低。②沙丁胺醇 5μg/kg，经 15 分钟静脉应用，或以 2.5～5mg 雾化吸入常能有效地降低血钾，并能持续 2～4 小时。③10% 葡萄糖酸钙 0.5ml/kg 在数分钟内缓慢静脉应用，可对抗高钾的心脏毒性作用，但同时必须监测心电图。上述方法都只是短暂的措施，体内总钾并未显著减少，如采用离子交换树脂、血液或腹膜透析则较有效。对于假性醛固酮增多症引起的高血钾，应用氢氯噻嗪常有效。

（三）酸碱平衡紊乱

正常血液的 pH 维持在 7.35～7.45。pH < 7.30 为酸中毒，pH > 7.45 为碱中毒。发生酸碱平衡紊乱时，如果机体通过缓冲系统的代偿，使血液的 pH 仍保持在正常范围时则称为代偿性酸中毒或碱中毒。人体调节 pH 稳定的水平取决于体内缓冲系统，肺脏及肾脏则直接作用于缓冲机制。

1. 代谢性酸中毒　酸性物质的积聚或产生过多，或 HCO_3^- 丢失过多即可出现代谢性酸中毒，临床最常见。

（1）病因：①细胞外液酸的产生过多；②细胞外液碳酸氢盐的丢失。前者常见有酮症酸中毒，肾衰竭时磷酸、硫酸及组织低氧时产生的乳酸增多；后者代谢酸中毒是由于碳酸氢盐从肾脏或小肠液的丢失，常发生于腹泻、小肠瘘管的引流等。

（2）临床表现：酸中毒本身轻症可无特异的临床症状，较重时，体液降低可刺激呼吸中枢，患儿呼吸加深、加快，口唇樱桃红色，呼气中有酮味，精神萎靡、嗜睡或烦躁不安等。

（3）治疗：①积极治疗缺氧、组织低灌注、腹泻等原发疾病；②采用碳酸氢钠或乳酸钠等碱性药物增加碱储备、中和 H^+。一般主张当血气分析的 $pH < 7.20$ 时用碱性药物。多数情况碱性液剂量可按每次 $1 \sim 2mmol/kg$（相当于 1.4% 碳酸氢钠或 1/6mol 乳酸钠溶液 $6 \sim 12ml/kg$）计算，一般将碳酸氢钠稀释成 1.4% 的溶液输入；先给予计算量的 1/2，复查血气后调整剂量。纠酸后钾离子进入细胞内使血清钾降低，游离钙也减少，故应注意补钾、补钙。

2. 代谢性碱中毒

（1）病因：①氢离子的丢失，如呕吐或胃液引流导致的氢和氯的丢失，最常见为先天性肥厚性幽门狭窄；②摄入或输入过多的碳酸氢盐（碳酸氢钠、枸橼酸钠等）；③低钾血症，肾脏碳酸氢盐的重吸收增加，原发性醛固酮增多症、库欣综合征等。

（2）临床表现：轻度代谢性碱中毒可无明显症状，重症者表现为呼吸抑制，精神萎靡。当因碱中毒致游离钙降低时，可引起抽搐；有低血钾时，可出现相应的临床症状。血气分析见血浆 pH 增高，$PaCO_2$ 和 $[HCO_3^-]$ 增高，常见低血氯和低血钾。典型的病例尿呈碱性，但在严重低钾时尿液 pH 也可很低。

（3）治疗：代谢性碱中毒的治疗包括①去除病因；②停用碱性药物，纠正水、电解质平衡失调；③静脉滴注生理盐水；④重症者给予氯化铵静脉滴注；⑤碱中毒时如同时存在的低钠、低钾和低氯血症常阻碍其纠正，故必须在纠正碱中毒时同时纠正这些离子的紊乱。

3. 呼吸性酸中毒　　通气及换气功能障碍致 CO_2 蓄积，使 $PaCO_2$ 升高引起的高碳酸血症。

（1）病因：①呼吸道阻塞，如异物、黏稠分泌物、羊水堵塞、喉头痉挛水肿等。②肺和胸腔疾病，如严重肺炎、呼吸窘迫、肺不张、肺水肿、气胸、胸腔积液等。③呼吸中枢抑制，如脑炎、脑外伤、脑肿瘤等。④呼吸肌麻痹、脊髓灰质炎、多发性神经根炎、重症肌无力等。⑤人工呼吸机使用不当、吸入 CO_2 过多等。

（2）临床表现：除原发病表现，常伴有低氧血症及呼吸困难，高碳酸血症可引起血管扩张，颅内血流增加，致头痛及颅内压增高，严重高碳酸血症可出现中枢抑制。

（3）治疗：呼吸性酸中毒治疗主要应针对原发病，必要是应用人工辅助通气。

4. 呼吸性碱中毒　　由于通气过度以致 $PaCO_2$ 降低引起低碳酸血症。

（1）病因：主要见于①过度通气，如癔症发作、焦虑、机械通气使用不当导致 CO_2 排出过多。②低氧血症，严重贫血、肺炎、肺水肿、高原病等。③神经系统疾病，脑炎、脑肿瘤、脑外伤等。④中毒，水杨酸中毒（早期）、CO 中毒等。

（2）临床表现及治疗：典型表现为呼吸深快，其他表现同代谢性碱中毒。主要针对病因治疗，呼吸改善后碱中毒可逐渐恢复，注意纠正电解质紊乱。

三、液体疗法

（一）液体疗法常用液体

常用液体包括非电解质和电解质溶液。

1. 非电解质溶液　　常用 5% 或 10% 葡萄糖液，因葡萄糖输入体内将被氧化成水，故属无张力溶液，主要是补充水分及部分能量。

2. 电解质溶液　　包括氯化钠、氯化钾、乳酸钠、碳酸氢钠和氯化铵等以及它们的不同配制液。用于补充液体容量，纠正体液渗透压、酸碱和电解质失衡。

3. 混合溶液　　根据不同情况的补液需，将各种不同渗透压的液体按不同比例混合配制（表 4 - 6）。

4. 口服补液盐（oral rehydration salts，ORS）　　ORS 是 WHO 推荐用于治疗急性腹泻合

并脱水的一种溶液，经临床应用取得了良好效果，轻度或中度脱水无严重呕吐者首选，在用于补充继续损失量和生理需要量时需适当稀释（表4-6）。

表4-6　临床常用溶液的成分、张力和用途

溶液种类	电解质浓度（mmol/L）				渗透压（mmol/L）	液体张力	备注
	Na⁺	K⁺	Cl⁻	HCO₃⁻			
5%或10%葡萄糖	—	—	—	—	—	—	无张力液体，多用以稀释电解质溶液
0.9%氯化钠	154	—	154	—	308	等张	用于液体复苏，纠正急性血容量不足，扩容
1.4%碳酸氢钠	167	—	—	167	334	等张	用于治疗酸中毒
5%碳酸氢钠	595	—	—	595	1190	3.9张	用于治疗酸中毒，需稀释三倍成接近等张液
1.87%乳酸钠	167	—	—	167	334	等张	治疗酸中毒、缺氧、休克、心衰、未成熟儿不宜用
11.2%乳酸钠	1000			1000	2000	6张	治疗酸中毒，需稀释6倍成等张液
2:1液	158	—	100	58	316	等张	含2份0.9%氯化钠，1份1.4%碳酸氢钠。用于需要纠正酸中毒的液体复苏、扩充血容量
生理维持液	30	20	50	—	100	1/3张	用来维持生理需要的水和电解质
2:3:1液	79		51	28	158	1/2张	2份0.9%氯化钠，3份10%葡萄糖，1份1.4%碳酸氢钠
4:3:2液	106		69	37	212	2/3张	4份0.9%氯化钠，3份10%葡萄糖，2份1.4%碳酸氢钠

（二）液体疗法目的、原则及内容

1. 目的　维持或恢复正常的体液容量和成分，以保持正常的生理功能。

2. 原则　先浓后淡，先盐后糖，先快后慢，见尿补钾，随时调整。

3. 内容　累计损失量、继续损失量、生理需要量。每一部分都可独立进行计算和补充。

体液失衡的原因和性质非常复杂，在制定补液方案时必须全面掌握病史、体格检查和实验室检查资料及患儿的个体差异，分析三部分液体的不同需求，制定合理、正确的输液量、速度、成分及顺序。

（三）补液方式

1. 口服补液　用于轻中度脱水而无明显周围循环障碍、无严重呕吐患儿，WHO推荐配方，为2/3张电解质液，成分：NaCl 3.5g、NaHCO₃ 2.5g、KCl 1.5g、无水葡萄糖20g，用饮用水稀释至1L口服。口服液量和速度根据脱水恢复情况、尿便情况适当增减。

2. 静脉补液　适用于中度以上脱水或吐泻严重的患儿，为临床常用补液方法，补液前应预先指定方案，遵循三定（定量、定性、定速）原则。脱水程度决定补液量，脱水性质决定补液张力，根据脱水程度、性质及补液量决定输液速度。补液内容包括补充累积损失量、继续损失量、生理需要量。

（1）补充生理需要量：满足机体基础代谢所需为生理需要量，包括显性失水和不显性失水，每日生理需要量可按体重估算，计算方法见表4-7。每日最大量不超过2400ml。钠、钾、氯的需要量约各为2～3mmol/（kg·d），葡萄糖最少5g/（kg·d）。常用1/3张含钠液。

表4-7　按体重计算生理需要液体量

体重范围	日需要量	每小时输液速度
<10kg	100ml/kg	4ml/kg
10～20kg	1000ml+（体重-10kg）×50ml/kg	40ml+2ml/kg×（体重-10kg）
>20kg	1500+（体重-20kg）×50ml/kg	60ml+1ml/kg×（体重-20kg）

（2）补充累积损失量：即补充发病后就诊前水和电解质的总损失量，纠正脱水、电解质紊乱和酸碱失衡。补液量：轻度脱水 30～50ml/kg，中度脱水 50～100ml/kg，重度 100～120ml/kg。通常对低渗性脱水补 2/3 张含钠液，等渗性脱水补 1/3～1/2 张含钠液；高渗性脱水补 1/3～1/5 张含钠液，如临床上判断脱水性质有困难，可先按等渗性脱水处理。补液的速度取决于脱水程度，原则上应先快后慢。对伴有循环不良和休克的重度脱水患儿，开始应快速输入等渗含钠液（生理盐水或 2:1 液）按 20ml/kg 于 30～60 分钟输入。其余累积损失量补充常在 8～12 小时内完成。在循环改善出现排尿后应及时补钾。酸碱平衡紊乱及其他电解质异常的纠正见本节（酸碱平衡紊乱）。对于高渗性脱水，需缓慢纠正高钠血症（每 24 小时血钠下降 <10mmol/L），也可在数天内纠正。有时需用张力较高甚至等张液体，以防血钠迅速下降出现脑水肿。

（3）补充继续丢失量：在开始补充累积损失量后，腹泻、呕吐、胃肠引流等损失大多继续存在，以致体液继续丢失，如不补充将又成为新的累积损失。此种丢失量依原发病而异，且每日可有变化，对此必须进行评估，根据实际损失量用类似的溶液补充。

 临床讨论

> **临床案例** 患儿，男，一岁，体重 10kg，因呕吐、水样便三天，尿少一天入院，查体：体温：36.6℃，呼吸：25 次/分，体重：9kg，无发热，精神萎靡，前囟、眼窝凹陷，皮肤弹性差，口唇干燥，心率 143 次/分，血钠 138mmol/L，血钾 3.7mmol/L。
>
> **问题** 判断该患儿脱水程度及脱水性质，并制定第一个 24 小时内补液方案。

 本章小结

儿科疾病与成人有着一定差别，在病史采集、体格检查及诊疗原则都具有一定特殊性。对医师运用系统医学知识、临床基本技能及正确的临床系统思维提出了更高的要求，熟练而规范地采集病史、体格检查并正规书写病历，对培养临床综合能力和确立疾病的诊断十分重要。临床实验室的发展和医疗诊断设备的更新为疾病的诊断提供了更多、更精确的手段，但准确的病史资料采集和体格检查永远是正确诊断疾病的重要基础，病历记录则是最重要的医疗证据。在儿科疾病诊疗过程中较成人更需要爱心、耐心和精湛的医术，任何一个不恰当的处理方法或方式都可能对小儿生理和心理等方面产生较长甚至终身的不良影响。儿童体液平衡及液体疗法是儿科学的重点及难点，制定补液方案时应首先确定脱水性质、计算生理需要量、根据患儿临床症状掌握补液速度原则上应先快后慢，但对伴有循环不良和休克的重度脱水患儿，应快速扩容按 20ml/kg 于 30 分钟输入，余累积损失量常在 8～12 小时内完成，循环改善见尿及时补钾，补液过程中注意监测酸碱平衡及电解质紊乱。补液方案非一成不变，应根据患儿情况随时改变补液方案，必要时应重新计算补液量。

 思考题

1. 儿科病史采集及体格检查都包括哪些内容？
2. 有几种常见离子紊乱及酸碱失衡？其病因、临床表现及治疗有哪些？
3. 简述脱水程度及临床表现，根据脱水程度及性质计算补液量、液体张力。

第五章 营养和营养障碍疾病

学习要求

1. **掌握** 各种营养缺乏性疾病的临床表现、诊断及治疗。
2. **熟悉** 各种营养缺乏性疾病的病因、发病机制；母乳喂养的特点。
3. **了解** 儿童的营养基础。

第一节 儿童营养基础

一、营养素与膳食营养素参考摄入量

营养（nutrition）是指人体获得和利用食物维持生命活动的整个过程。食物中经过消化、吸收和代谢能够维持生命活动的物质称为营养素（nutrients）。膳食营养素参考摄入量（dietary reference intakes，DRIs）包括 4 项内容：平均需要量（estimated average requirement，EAR）是某一特定性别、年龄及生理状况群体中对某营养素需要量的平均值，摄入量达到EAR 水平时可以满足群体中 50% 个体对该营养素的需要，而不能满足另外 50% 个体的需要。推荐摄入量（recommended nutrient intake，RNI）可以满足某一特定性别、年龄及生理状况群体中绝大多数（97% ~98%）人体的需要；适宜摄入量（adequate intake，AI）是通过观察或实验获得的健康人群某种营养素的摄入量，可能高于 RNI，不如 RNI 精确；可耐受最高摄入量（tolerable upper intake level，UL）是平均每日可以摄入该营养素的最高量。当摄入量超过UL 时，发生不良反应的危险性增加。

营养素分为能量、宏量营养素（蛋白质、脂类、碳水化合物）、微量营养素（矿物质，包括常量元素和微量元素；维生素）、其他膳食成分（膳食纤维、水）。

儿童由于生长发育快对营养需求高，而自身消化吸收功能尚不完善，正确的膳食行为有待建立，处理好这些矛盾对儿童健康成长十分重要。

（一）儿童能量代谢

人体能量代谢的最佳状态是达到能量消耗与能量摄入的平衡，能量缺乏和过剩都对身体健康不利。儿童总能量消耗量包括基础代谢率、食物的热力作用、生长、活动和排泄 5 个方面。能量单位是千卡（kcal）或以千焦（kJ）为单位，1kcal =4.184kJ，或 1kJ =0.239kcal。

1. 基础代谢率（BMR） 小儿基础代谢的能量需要量较成人高，随年龄增长逐渐减少。如婴儿的 BMR 约为 55kcal（230.12kJ）/（kg·d），7 岁时 BMR 为 44kcal（184.10kJ）/（kg·d），12 岁时每日约需 30kcal（125.52kJ）/（kg·d）成人时为 25kcal（104.6kJ）/（kg·d）~30kcal（125.52kJ）/（kg·d）。

2. 食物热力作用（thermic effect of food，TEF） 是指由于进餐后几小时内发生的超过BMR 的能量消耗，主要用于体内营养素的代谢。与食物成分有关，糖类食物的食物热力作用为本身产生能量的 6%，脂肪为 4%，蛋白质为 30%。婴儿食物含蛋白质多，食物热力作用占

总能量的 7% ~ 8% ，年长儿的膳食为混合食物，其食物热力作用为 5% 。

3. 活动消耗（physical activity） 儿童活动所需能量与身体大小、活动强度、活动持续时间、活动类型有关。故活动所需能量个体波动较大，并随年龄增加而增加。当能量摄入不足时，儿童首先表现活动减少。

4. 排泄消耗（excreta） 正常情况下未经消化吸收的食物的损失约占总能量的 10% ，腹泻时增加。

5. 生长所需（growth） 组织生长合成消耗能量为儿童特有，生长所需能量与儿童生长的速度成正比，即随年龄增长逐渐减少。

一般认为基础代谢占能量的 50% ，排泄消耗占能量的 10% ，生长和运动所需能量占 32% ，食物的 TEF 占 7% ~ 8% 。婴儿能量 RNI 为 95kcal （397.48kJ）/（kg·d），1 岁后以每岁计算。

（二）宏量营养素

1. 糖类 为供能的主要来源。常用可提供能量的百分比来表示糖类的适宜摄入量。2 岁以上儿童膳食中，糖类所产的能量应占总能量的 55% ~ 65% 。保证充分糖类摄入，提供合适比例的能量来源是重要的，如糖类产能 > 80% 或 < 40% 都不利于健康。糖类主要来源于粮谷类和薯类食物。

2. 脂类 为脂肪（甘油三酯）和类脂，是机体的第二供能营养素。人体不能合成，必须由食物供给的脂肪酸称为必需脂肪酸，如亚油酸、亚麻酸。亚油酸在体内可转变成亚麻酸和花生四烯酸，故亚油酸是最重要的必需脂肪酸。α-亚麻酸可衍生多种不饱和脂肪酸，包括二十碳五烯酸（EPA）和二十二碳六烯酸（DHA）。这些必需脂肪酸对细胞膜功能、基因表达、防治心脑血管疾病和生长发育都有重要作用。不饱和脂肪酸对脑、视网膜、皮肤和肾功能的健全十分重要。必需脂肪酸主要来源于植物，亚油酸主要存在于植物油、坚果类，核桃、花生，亚麻酸主要存在于绿叶蔬菜、鱼类脂肪及坚果类。母乳含有丰富的必需脂肪酸。脂肪供能占总能量的百分比（AI）：6 个月以下占婴儿总能量的 45% ~ 50% ，6 个月 ~ 2 岁以下为 35% ~ 40% ，2 ~ 7 岁以下为 30% ~ 35% ，7 岁以上为 25% ~ 30% 。

3. 蛋白质 除需要有与成人相同的 8 种必需氨基酸外，组氨酸是婴儿所需的必需氨基酸，胱氨酸、酪氨酸、精氨酸、牛磺酸对早产儿可能也必需。蛋白质氨基酸的模式与人体蛋白质氨基酸模式接近的食物，生物利用率就高，称为优质蛋白质。优质蛋白质主要来源于动物和大豆蛋白质。蛋白质主要功能是构成机体组织和器官的重要成分，次要功能是供能，占总能量的 8% ~ 15% 。1 岁内婴儿蛋白质的 RNI 为 1.5 ~ 3g/（kg·d）。婴幼儿生长旺盛，保证优质蛋白质供给非常重要，优质蛋白质应占 50% 以上。为满足儿童生长发育的需要，应首先保证能量供给，其次是蛋白质。宏量营养素应供给平衡，比例适当，否则易发生代谢紊乱。如儿童能量摄入不足，机体会动用自身的能量储备甚至消耗组织以满足生命活动能量的需要。相反，如能量摄入过剩，则能量在体内的储备增加，造成异常的脂肪堆积，与成年期慢性疾病和代谢综合征有关，是当前要特别重视的问题。

（三）微量营养素

1. 矿物质

（1）常量元素：在矿物质中，人体含量大于体重的 0.01% 的各种元素称为常量元素，如钙、钠、磷、钾等。常量元素中钙的问题最多，婴儿期钙的沉积高于生命的任何时期，2 岁以下每日钙在骨骼增加约 200mg ，非常重要。乳类是钙的最好来源，大豆是钙的较好来源。

（2）微量元素：在体内含量很低，含量绝大多数小于人体重的 0.01% ，需通过食物摄入具有十分重要的生理功能，如碘、锌、硒、铜、钼、铬、钴、铁、镁等，其中铁、碘、锌缺乏症是全球最主要的微量营养素缺乏病。必需微量元素是酶、维生素必需的活性因子，构成或参与激素的作用，参与核酸代谢。

2. 维生素　维生素是维持人体正常生理功能所必需的一类有机物质，在体内含量极微，但在机体的代谢、生长发育等过程中起重要作用。一般不能在体内合成，维生素 D、部分 B 族维生素及维生素 K 例外，或合成量太少，必须由食物供给。分为脂溶性和水溶性两大类。对儿童来说维生素 A、D、C、B_1 是容易缺乏的维生素。

（四）其他膳食成分

1. 膳食纤维　膳食纤维主要来自植物的细胞壁，为不被小肠酶消化的非淀粉多糖。功能：吸收大肠水分，软化粪便，增加粪便体积，促进肠蠕动等功能。膳食纤维在大肠被细菌分解，产生短链脂肪酸，降解胆固醇，改善肝代谢，防止肠萎缩。婴幼儿可从谷类、新鲜蔬菜、水果中获得一定量的膳食纤维。

2. 水　儿童水的需要量与能量摄入、食物种类、肾功能成熟度、年龄等因素有关。婴儿新陈代谢旺盛，水的需要量相对较多，为150ml／（kg·d），以后每 3 岁减少约25ml／（kg·d）。

二、小儿消化系统功能发育与营养关系

儿科医生掌握与了解小儿消化系统解剖发育知识非常重要，如吸吮、吞咽的机制，食管运动，肠道运动发育，消化酶的发育水平等，可正确指导家长喂养婴儿，包括喂养的方法、食物的量以及比例等。

（一）消化酶的成熟与宏量营养素的消化、吸收

1. 蛋白质　出生时新生儿消化蛋白质能力较好。胃蛋白酶可凝结乳类，出生时活性低，3 个月后活性增加，18 个月时达成人水平。生后 1 周胰蛋白酶活性增加，1 个月时已达成人水平。生后几个月小肠上皮细胞渗透性高，有利于母乳中免疫球蛋白的吸收，但也会增加异体蛋白（如牛奶蛋白、鸡蛋白蛋白）、毒素、微生物以及未完全分解的代谢产物吸收机会，产生过敏或肠道感染。因此，对婴儿，特别是新生儿，食物的蛋白质应有一定限制。

2. 脂肪　新生儿胃脂肪酶发育较好，而胰脂酶几乎无法测定，2～3 岁后达成人水平。母乳的脂肪酶可补偿胰脂酶的不足，故婴儿吸收脂肪和能力随年龄增加而提高。

3. 糖类　0～6 个月婴儿食物中的糖类主要是乳糖，其次为蔗糖和少量淀粉。肠双糖酶发育好，消化乳糖好。胰淀粉酶发育较差，3 个月后活性逐渐增高，2 岁达成人水平，故婴儿生后几个月消化淀粉能力较差，不宜过早添加淀粉类食物。

（二）与进食技能有关的消化道发育

1. 食物接受的模式发展　婴儿除受先天的甜、酸、苦等基本味觉反射约束外，通过后天学习形成味觉感知。婴儿对能量密度较高的食物和感官好的食物易接受，一旦对能量味觉的指示被开启后再调节摄入是很困难的，这可能是肥胖发生的原因之一。儿童对食物接受的模式源于对多种食物刺激的经验和后天食物经历对基础味觉反应的修饰，这说明学习和经历对儿童饮食行为建立具有重要意义。

2. 挤压反射　新生儿至 3～4 个月婴儿对固体食物出现舌体抬高、舌向前吐出的挤压反射。婴儿最初的这种对固体食物的抵抗可被认为是一种保护性反射，其生理意义是防止吞入固体食物到气管发生窒息，在转乳期用勺添加新的泥状食物时注意尝试 8～10 次才能成功。

3. 咀嚼　咀嚼和吞咽是先天就会的生理功能，咀嚼功能发育需要适时的生理刺激，需要后天学习训练。换奶期及时添加泥状食物是促进咀嚼功能发育的适宜刺激，咀嚼发育完善对

语言的发育也有直接影响。后天咀嚼行为的学习敏感期在 4～6 个月。有意训练 7 个月左右婴儿咬嚼指状食物、从杯中喱水，9 个月始学用勺自喂，1 岁学用杯喝奶，均有利于儿童口腔发育成熟。

第二节　婴儿喂养方法

（一）母乳喂养

1. 人乳的特点　人乳是满足婴儿生理和心理发育的天然最好食物，对婴儿的健康生长发育有不可替代作用。一个健康的母亲可提供足月儿正常生长到 6 个月所需要的营养素、能量、液体量。哺乳不仅供给婴儿营养，同时还提供一些可供婴儿利用的现成物质，如脂肪酶、SIgA 等，直到婴儿体内可自己合成。

（1）营养丰富　人乳营养生物效价高，易被婴儿利用。人乳含必需氨基酸比例适宜，人乳所含酪蛋白的为 β - 酪蛋白，含磷少，凝块小，人乳所含清蛋白为乳清蛋白，促乳糖蛋白形成，人乳中酪蛋白与乳清蛋白的比例为 1:4，与牛乳（4:1）有明显差别，易被消化吸收。人乳中宏量营养素产能比例适宜。人乳喂养的婴儿很少产生过敏。

人乳中乙型乳糖（β - 双糖）含量丰富，利于脑发育，利于双歧杆菌、乳酸杆菌生长，并产生 B 族维生素，利于促进肠蠕动，乳糖在小肠远端与钙形成螯合物，降低钠在钙吸收时的抑制作用，避免了钙在肠腔内沉淀，同时乳酸使肠腔内 pH 下降，有利小肠钙的吸收。

人乳含不饱和脂肪酸较多，初乳中更高，有利于脑发育。人乳的脂肪酶使脂肪颗粒易于消化吸收。人乳中电解质浓度低、蛋白质分子小，适宜婴儿不成熟的肾发育水平。人乳矿物质易被婴儿吸收，如人乳中钙、磷比例适当（2:1），含乳糖多，钙吸收好，人乳中含低分子量的锌结合因子 - 配体，易吸收，锌利用率高；人乳中铁含量为 0.05mg/dl 与牛奶相似，但人乳中铁吸收率高于牛奶。

人乳中维生素 D 含量较低，母乳喂养的婴儿应补充维生素 D，并鼓励家长让婴儿生后尽早户外活动，促进维生素 D 皮肤的光照合成，人乳中维生素 K 含量亦较低，除鼓励乳母合理膳食多吃蔬菜、水果以外，乳母应适当补充维生素 K，以提高乳汁中维生素 K 的含量。

（2）生物作用　①缓冲力小，人乳 pH 为 3.6，对酸碱的缓冲力小，不影响胃液酸度，胃酸 pH 0.9～1.6，利于酶发挥作用。②含不可替代的免疫成分：初乳含丰富的 SIgA，早产儿母亲乳汁的 SIgA 高于足月儿。人乳中的 SIgA 在胃中稳定，不被消化，可在肠道发挥作用。SIgA 黏附于肠黏膜上皮细胞表面，封闭病原体，阻止病原体吸附于肠道表面，使其繁殖受抑制，保护消化道黏膜，抗多种病毒、细菌。人乳中含有大量免疫活性细胞，初乳中更多，免疫活性细胞释放多种细胞因子而发挥免疫调节作用。人乳中的催乳素也是一种有免疫调节作用的活性物质，可促进新生儿免疫功能的成熟。人乳含较多乳铁蛋白，初乳含量更丰富，是人乳中重要的非特异性防御因子。人乳的乳铁蛋白对铁有强大的螯合能力，能夺走大肠杆菌、大多数需氧菌和白色念珠菌赖以生长的铁，从而抑制细菌的生长。人乳中的溶菌酶能水解革兰阳性细菌胞壁中的乙酰基多糖，使之破坏并增强抗体的杀菌效能。人乳的补体及双歧因子含量也远远多于牛乳。双歧因子促乳酸杆菌生长，使肠道 pH 达 4～5，抑制大肠杆菌、痢疾杆菌、酵母菌等生长。低聚糖是人乳所特有的。人乳中低聚糖与肠黏膜上皮细胞的细胞黏附抗体的结构相似，可阻止细菌黏附于肠黏膜，促使乳酸杆菌及双歧杆菌的生长。生长调节因子：为一组对细胞增殖、发育有重要作用的因子，如牛磺酸、激素样蛋白、上皮生长因子、神经生长因子，以及某些酶和干扰素。母乳喂养还有经济、方便、温度适宜、有利于婴儿心理健康的优点。母亲哺乳可加快乳母产后子宫复原，减少再受孕的机会。

2. 建立良好的母乳喂养　成功的母乳喂养应当是母子双方都积极参与并感到满足。当母亲喂养能力提高，婴儿的摄乳量也将提高。因此，建立良好的母乳喂养有三个条件：一是孕母能分泌充足的乳汁；二是哺乳时出现有效的射乳反射；三是婴儿有力的吸吮。WHO 和我国原卫生部制定的《婴幼儿喂养策略》建议生后 6 个月内完成接受母乳喂养。

（1）产前准备　大多数健康的孕妇都具有哺乳的能力，但真正成功的哺乳则需孕妇身、心两方面的准备和积极的措施。保证孕母合理营养，孕期体重增加适当，母体可贮存足够脂肪，供哺乳能量的消耗。

（2）乳头保健　孕母在妊娠后期每日用清水（忌用肥皂或酒精之类）擦洗乳头。乳头内陷者用两手拇指从不同的角度按揉乳头两侧并向周围牵拉，每日 1 至数次，哺乳后可挤出少许乳汁均匀地涂在乳头上，乳汁中丰富的蛋白质和抑菌物质对乳头表皮有保护作用。这些方法可防止因出现乳头皲裂及乳头内陷而中止哺乳。

（3）尽早开奶、按需哺乳　吸吮对乳头的刺激可反射性促进泌乳。0～2 个月的小婴儿每日多次、按需哺乳，使吸吮有力，乳头得到多次刺激，乳汁分泌增加。有力吸吮是促进乳汁分泌的重要因素，使催乳素在血中维持较高的浓度，产后 2 周乳晕的传入神经特别敏感，诱导缩宫素分泌的条件反射易于建立，是建立母乳喂养的关键时期。吸吮是主要的条件刺激，应尽早开奶（产后 15 分钟～2 小时内）。尽早开奶可减轻婴儿生理性黄疸，同时还可减轻生理性体重下降、低血糖的发生。

（4）促进乳房分泌　吸乳前让母亲先湿热敷乳房，促进乳房循环流量。2～3 分钟后，从外侧边缘向乳晕方向轻拍或按摩乳房，促进乳房感觉神经的传导和泌乳。两侧乳房应先后交替进行哺乳。若一侧乳房奶量已能满足婴儿需要，则可每次轮流哺喂一侧乳房，并将另一侧的乳汁用吸奶器吸出。每次哺乳应让乳汁排空。

（5）正确的喂哺技巧　正确的母、儿喂哺姿势可刺激婴儿的口腔动力，有利于吸吮。正确的喂哺技巧还包括如何唤起婴儿的最佳进奶状态，如哺乳前让婴儿用鼻推压或舐母亲的乳房，哺乳时婴儿的气味、身体的接触都可刺激乳母的射乳反射，等待哺乳的婴儿应是清醒状态、有饥饿感、已更换干净的尿布。

（6）乳母心情愉快　因与泌乳有关的多种激素都直接或间接地受下丘脑的调节，下丘脑功能与情绪有关，故泌乳受情绪的影响很大，心情压抑可以刺激肾上腺素分泌，使乳腺血流量减少，阻碍营养物质和有关激素进入乳房，从而使乳汁分泌减少。刻板地规定哺乳时间也可造成精神紧张，故在婴儿早期应采取按需哺乳的方式并保证孕妇和乳母的身心愉快和充足的睡眠，避免精神紧张，可促进泌乳。

3. 不宜哺乳的情况　凡是母亲感染人类免疫缺陷病毒（HIV）、患有严重疾病应停止哺乳，如慢性肾炎、糖尿病、恶性肿瘤、精神病、癫痫或心功能不全等。乳母患急性传染病时，可将乳汁挤出，经消毒后哺喂。乙型肝炎的母婴传播主要发生在临产或分娩时，是通过胎盘或血液传递的，因此乙型肝炎病毒携带者并非哺乳的禁忌证。母亲感染结核病，但无临床症状时可继续哺乳。

（二）部分母乳喂养

母乳不足或其他原因加用配方奶或兽乳喂养婴儿为部分母乳喂养。如母乳哺喂次数不变，每次先哺母乳，将两侧乳房吸空后再以配方奶或兽乳为补授法。用配方奶或兽乳替代一次母乳量为代授法。母乳喂养婴儿至 4～6 月龄时为断离母乳开始引入配方奶或兽乳时宜采用代授法。逐渐替代此次母乳量，依次类推直到完全替代所有的母乳。

（三）人工喂养

4～6 个月以内的婴儿由于各种原因不能进行母乳喂养时，完全采用配方奶或其他兽乳，如牛乳、羊乳、马乳等喂哺婴儿，称为人工喂养。

牛乳是最常用的代乳品。但普通牛乳的乳糖含量低于人乳，牛乳蛋白质含量较人乳为高，且以酪蛋白为主，胃中形成较大的凝块，牛乳的氨基酸比例不当，牛乳脂肪颗滴大，而且缺乏脂肪酶，较难消化，牛乳不饱和脂肪酸低于人乳。牛乳含磷高，磷易与酪蛋白结合，影响钙的吸收。牛乳含矿物质比人乳多，增加婴儿肾脏的溶质负荷，对婴儿肾脏有潜在的损害。

牛乳缺乏各种免疫因子是与人乳的最大区别，故牛乳喂养的婴儿患感染性疾病的机会较多。因此，牛乳必须经过改造才能喂养婴儿。

配方奶粉是以牛乳为基础改造的奶制品，使宏量营养素成分尽量"接近"于人乳，使之适合于婴儿的消化能力和肾功能，如降低其酪蛋白、无机盐的含量等，添加一些重要的营养素，如乳清蛋白、不饱和脂肪酸、乳糖强化婴儿生长时所需要的微量营养素如核苷酸、维生素 A、维生素 D、β 胡萝卜素和微量元素铁、锌等。使用时按年龄选用。

实际工作中为正确指导家长或评价婴儿的营养状况，常常需要估计婴儿奶量的摄入量。婴儿的体重、RNIs 以及奶制品规格是估计婴儿奶量的必备资料。

（四）婴儿食物转换

婴儿 4 个月后单靠乳类食品喂养已不能满足生长发育和营养的需要，并且随着乳牙萌出，婴儿的消化、吸收以及代谢功能也日趋完善，因此需及时添加辅食，为断离母乳做准备。

第三节　幼儿营养与膳食安排

（一）幼儿进食特点

1. 生长速度减慢　1 岁后儿童生长逐渐平稳。因此，幼儿进食相对稳定，较婴儿期旺盛的食欲相对略有下降。

2. 心理行为影响　幼儿神经心理发育迅速，对周围世界充满好奇心，表现出探索性行为，进食时也表现出强烈的自我进食欲望。成人如忽略了儿童的要求，仍按小婴儿的方法抚养，儿童可表示不合作与违拗心理，而且儿童注意力易被分散，儿童进食时玩玩具、看电视等做法都会降低对食物的注意力，进食下降。应允许儿童参与进食，满足其自我进食欲望，培养独立进食能力。

3. 家庭成员的影响　家庭成员进食的行为和对食物的反应可作为小儿的榜样。由于学习与社会的作用，小儿的进食过程形成了以后接受食物的类型。如给小儿食物是在积极的社会情况下（如奖励或与愉快的社会行为有关），则小儿对食物的偏爱会增加；相反，强迫进食可使小儿不喜欢有营养的食物。

4. 进食技能发育状况　幼儿的进食技能发育状况与婴儿期的训练有关，错过训练吞咽、咀嚼的关键期，长期食物过细，幼儿期会表现不愿吃固体食物，或"包在嘴中不吞"。

5. 食欲波动　幼儿有准确判断能量摄入的能力。这种能力不但是一餐中表现出来，连续几餐都可被证实。幼儿可能一日早餐吃很多，次日早餐什么也没吃，一天中吃得少的早餐，可能会有吃较多的中餐和较少的晚餐。变化的进食行为提示幼儿有调节进食的能力。研究显示幼儿餐间摄入的差别可达 40%，但一日的能量摄入比较一致，只有 10% 的变化。

（二）幼儿膳食安排

幼儿膳食中各种营养素和能量的摄入需满足该年龄阶段儿童的生理需要，蛋白质每日 40g 左右，其中优质蛋白（动物性蛋白质和豆类蛋白质）应占总蛋白的 1/2。蛋白质、脂肪和糖类产能之比为 10%～15%、30%～35%、50%～60%。但膳食安排需合理，四餐（奶类 2 餐，主食 2 餐）二点为宜。

第四节　营养性维生素 D 缺乏性佝偻病

临床讨论

　　临床案例　9 个月男孩，因发热、咳嗽入院，平素夜间睡眠不安，多汗。查体：神清，双侧肋缘外翻，双肺可闻及少量湿啰音，腹部较膨隆，肝、脾无肿大。

　　问题　该患儿除了肺炎还可能有什么疾病？如何治疗及预防？

　　营养性维生素 D 缺乏佝偻病（rickets of vitamin D deficiency）是由于儿童体内维生素 D 不足使钙、磷代谢紊乱产生的一种以骨骼病变为特征的全身慢性营养性疾病。典型的表现是生长着的长骨干骺端和骨组织矿化不全。婴幼儿特别是小婴儿是高危人群，北方佝偻病患病率高于南方。近年来，我国营养性维生素 D 缺乏性佝偻病发病率逐年降低，病情也趋于轻度。

　　【维生素 D 的生理功能与代谢】

　　1. 维生素 D 的体内活化　维生素 D 是一组具有生物活性的脂溶性类固醇衍生物（secosteroids），包括维生素 D_2：麦角骨化醇（ergocalciferol）和维生素 D_3：胆骨化醇（cholecalciferol），前者存在于植物中，后者系由人体或动物皮肤中的 7 - 脱氢胆固醇经日光中紫外线的光化学作用转变而成。维生素 D_2 和 D_3 在人体内都没有生物活性，它们被摄入血液循环后即与血浆中的维生素 D 结合蛋白（DBP）相结合后被转运到肝脏。维生素 D 在体内必须经过两次羟化作用后始能发挥生物效应。首先经肝细胞发生第一次羟化，生成 25 - 一羟维生素 D_3 ［25 -（OH）D_3］，这个过程受饮食维生素 D、25 -（OH）D_3 和 1,25 -（OH）$_2D_3$ 的负调节。25 -（OH）D_3 是循环中维生素 D 的主要形式。循环中的 25 -（OH）D_3 与 α - 球蛋白结合被运载到肾脏，在近端肾小管上皮细胞线粒体中的 1α - 羟化酶的作用下再次羟化，生成有很强生物活性的 1,25 - 二羟维生素 D_3，即 1,25 -（OH）$_2D_3$。

　　2. 维生素 D 的生理功能　1,25 -（OH）$_2D_3$ 是维持钙、磷代谢平衡的主要激素之一，主要通过作用于靶器官（肠、肾、骨）而发挥其抗佝偻病的生理功能。①促小肠黏膜细胞合成一种特殊的钙结合蛋白（CaBP），增加肠道钙的吸收，磷也伴之吸收增加，1,25 -（OH）$_2D_3$ 可能有直接促进磷转运的作用。②增加肾近曲小管对钙、磷的重吸收，特别是磷的重吸收，提高血磷浓度，有利于骨的矿化作用。③对骨骼钙的动员，与甲状旁腺协同使破骨细胞成熟，促进骨重吸收，旧骨中钙盐释放入血；另一方面刺激成骨细胞，促进骨样组织成熟和钙盐沉积。目前研究进展认为 1,25 -（OH）$_2D_3$ 不仅是一个重要的营养成分，也是激素前体，参与多种细胞的增殖、分化和免疫功能的调控过程，对人体有很多其他重要作用。

　　【维生素 D 的来源】

　　婴幼儿体内维生素 D 来源有三个途径。

　　1. 母体 - 胎儿的转运　胎儿可通过胎盘从母体获得维生素 D 胎儿体内 25 -（OH）D_3 的贮存可满足生后一段时间的生长需要。早期新生儿体内维生素 D 的量与母体的维生素 D 的营养状况及胎龄有关。

　　2. 食物中的维生素 D　天然食物中含维生素 D 很少，母乳含维生素 D 少，谷物、蔬菜、水果不含维生素 D，肉和白鱼含量很少。但配方奶粉和米粉摄入足够量，婴幼儿可从这些强化维生素 D 的食物中获得充足的维生素 D。

　　3. 皮肤的光照合成　是人类维生素 D 的主要来源。人类皮肤中的 7 - 脱氢胆骨化醇（7 -

DHC），是维生素 D 生物合成的前体，经日光中紫外线照射（波长 290～320nm），变为胆骨化醇，即内源性维生素 D_3。皮肤产生维生素 D_3 的量与日照时间、波长、暴露皮肤的面积有关。

【病因】

1. 围生期维生素 D 不足　母亲妊娠期，特别是妊娠后期维生素 D 营养不足，如母亲严重营养不良、肝肾疾病、慢性腹泻，以及早产、双胎均可使婴儿的体内贮存不足。

2. 日照不足　因紫外线不能通过玻璃窗，婴幼儿被长期过多的留在室内活动，使内源性维生素 D 生成不足。大城市高大建筑可阻挡日光照射，大气污染如烟雾、尘埃可吸收部分紫外线。气候的影响，如冬季日照短，紫外线较弱，亦可影响部分内源性维生素 D 的生成。

3. 生长速度快，需要增加　如早产及双胎婴儿生后生长发育快，需要维生素 D 多，且体内贮存的维生素 D 不足。婴儿早期生长速度较快，也易发生佝偻病。重度营养不良婴儿生长迟缓，发生佝偻病者不多。

4. 食物中补充维生素 D 不足　因天然食物中含维生素 D 少，即使纯母乳喂养，婴儿若户外活动少亦易患佝偻病。

5. 疾病影响　胃肠道或肝胆疾病影响维生素 D 吸收，如婴儿肝炎综合征、慢性腹泻等，肝、肾严重损害可致维生素 D 羟化障碍 $1,25-(OH)_2D_3$ 生成不足而引起佝偻病。长期服用抗惊厥药物可使体内维生素 D 不足，如苯妥英钠、苯巴比妥可刺激肝细胞微粒体的氧化酶系统活性增加，使维生素 D 和 $25-(OH)D_3$ 加速分解为无活性的代谢产物。糖皮质激素有对抗维生素 D 对钙的转运作用。

【发病机制】

维生素 D 缺乏性佝偻病可以看成是机体为维持血钙水平而对骨骼造成的损害。长期严重维生素 D 缺乏造成肠道吸收钙、磷减少和低血钙症，以致甲状旁腺功能代偿性亢进，甲状旁腺激素（PTH）分泌增加以动员骨钙释出使血清钙浓度维持在正常或接近正常的水平；但 PTH 同时也抑制肾小管重吸收磷，继发机体严重钙、磷代谢失调，特别是严重低血磷的结果（图 5-2）。细胞外液钙、磷浓度不足破坏了软骨细胞正常增殖、分化和凋亡的程序，钙化管排列紊乱，使长骨钙化带消失、骺板失去正常的形态，参差不齐，骨基质不能正常矿化，成骨细胞代偿增生，碱性磷酸酶分泌增加，骨样组织堆积于干骺端，骺端增厚，向两侧膨出形成"串珠""手足镯"。骨膜下骨矿化不全，成骨异常，骨皮质被骨样组织替代，骨膜增厚，骨皮质变薄，骨质疏松，负重出现弯曲，颅骨骨化障碍而颅骨软化，颅骨骨样组织堆积出现"方颅"。临床即出现一系列佝偻病症状和血生化改变。

维生素 D 缺乏性佝偻病和手足搐搦症的发病机制见图 5-1。

【临床表现】

多见于婴幼儿，特别是小婴儿。主要表现为生长最快部位的骨骼改变，并可影响肌肉发育及神经兴奋性的改变，因此年龄不同，临床表现不同。佝偻病的骨骼改变常在维生素 D 缺乏数月后出现，围生期维生素 D 不足的婴儿佝偻病出现较早。儿童期发生佝偻病的较少。重症佝偻病患儿还可有消化和心肺功能障碍，并可影响行为发育和免疫功能。本病在临床上可分期如下。

1. 初期（早期）　多见 6 个月以内，特别是 3 个月以内小婴儿。多为神经兴奋性增高的表现，如易激惹、烦闹、汗多刺激头皮而摇头等。但这些并非佝偻病的特异症状，仅作为临床早期诊断的参考依据。此期常无骨骼病变，骨骼 X 线表现可正常，或钙化带稍模糊；血清 $25-(OH)D_3$ 下降，PTH 升高，血钙下降，血磷降低，碱性磷酸酶正常或稍高。

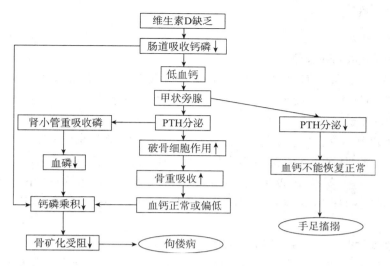

图 5-1 维生素 D 缺乏性佝偻病和手足搐搦症的发病机制

2. 活动期（激期） 早期维生素 D 缺乏的婴儿未经治疗，继续加重，出现 PTH 功能亢进和钙、磷代谢失常的典型骨骼改变。6 月龄以内婴儿的佝偻病以颅骨改变为主，前囟边较软，颅骨薄，检查者用双手固定婴儿头部，指尖稍用力压迫枕骨或顶骨的后部，可有压乒乓球样的感觉。6 月龄以后，尽管病情仍在进展，但颅骨软化消失。正常婴儿的骨缝周围亦可有乒乓球样感觉。额骨和顶骨中心部分常常逐渐增厚，至 7~8 个月时，变成"方盒样"头型即方头（从上向下看），头围也较正常增大。骨骺端因骨样组织堆积而膨大，沿肋骨方向于肋骨与肋软骨交界处可扪及圆形隆起，从上至下如串珠样突起，以第 7~10 肋骨最明显，称佝偻病串珠（rachitic rosary）：手腕、足踝部亦可形成钝圆形环状隆起，称手镯、足镯。1 岁左右的小儿可见到胸骨和邻近的软骨向前突起，形成"鸡胸样"畸形；严重佝偻病小儿胸廓的下缘形成一水平凹陷，即肋膈沟或郝氏沟（Harrison groove）。由于骨质软化与肌肉关节松弛，小儿开始站立与行走后双下肢负重，可出现股骨、胫骨、腓骨弯曲，形成严重膝内翻（"O"形）或膝外翻（"X"形），有时有"K"形样下肢畸形。患儿会坐与站立后，因韧带松弛可致脊柱畸形。严重低血磷使肌肉糖代谢障碍，使全身肌肉松弛，肌张力降低和肌力减弱。

此期血生化除血清钙稍低外，其余指标改变更加显著。X 线显示长骨钙化带消失，干骺端呈毛刷样、杯口状改变；骨骺软骨盘增宽（>2mm）；骨质稀疏，骨皮质变薄；可有骨干弯曲畸形或青枝骨折，骨折可无临床症状。

3. 恢复期 以上任何期经治疗或日光照射后，临床症状和体征逐渐减轻或消失。血钙、磷逐渐恢复正常，碱性磷酸酶需 1~2 个月降至正常水平。治疗 2~3 周后骨骼 X 线改变有所改善，出现不规则的钙化线，以后钙化带致密增厚，骨骺软骨盘 <2mm，逐渐恢复正常。

4. 后遗症期 多见于 2 岁以后的儿童。因婴幼儿期严重佝偻病，残留不同程度的骨骼畸形。

无任何临床症状，血生化正常，X 线检查骨骼干骺端病变消失。

【诊断】

要解决是否有佝偻病，如有属于哪个期、是否需要治疗。正确的诊断必须依据维生素 D 缺乏的病因、临床表现、血生化及骨骼 X 线检查。应注意早期的神经兴奋性增高的症状无特异性，如多汗、烦闹等，仅据临床表现的诊断准确率较低；骨骼的改变可行；血清 25-(OH) D_3 水平为最可靠的诊断标准，但很多单位不能检测。血生化与骨骼 X 线的检查为诊断的"金标准"。

【鉴别诊断】

1. 与佝偻病的体征的鉴别

（1）黏多糖病：黏多糖代谢异常时，常多器官受累，可出现多发性骨发育不全，如头大、头型异常、脊柱畸形、胸廓扁平等体征。此病除临床表现外，主要依据骨骼的 X 线变化及尿中黏多糖的测定做出诊断。

（2）软骨营养不良：是一遗传性软骨发育障碍，出生时即可见四肢短、头大、前额突出、腰椎前突、臀部后凸。根据特殊的体态（短肢型矮小）及骨骼 X 线做出诊断。

（3）脑积水：生后数月起病者，头围与前囟进行性增大。因颅内压增高，可见前囟饱满紧张，骨缝分离，颅骨叩诊有破壶声，严重时两眼向下呈落日状。头颅 B 超、CT 检查可做出诊断。

2. 与佝偻病体征相同而病因不同的鉴别（表 5 - 1）

（1）低血磷抗生素 D 佝偻病：本病多为性连锁遗传，亦可为常染色体显性或隐性遗传，也有散发病例。为肾小管重吸收磷及肠道吸收磷的原发性缺陷所致。佝偻病的症状多发生于1 岁以后，因而 2~3 岁后仍有活动性佝偻病表现；血钙多正常，血磷明显降低，尿磷增加。对用一般治疗剂量维生素 D 治疗佝偻病无效时应与本病鉴别。

（2）远端肾小管性酸中毒：为远曲小管泌氢不足，从尿中丢失大量钠、钾、钙，继发甲状旁腺功能亢进，骨质脱钙，出现佝偻病体征。患儿骨骼畸形显著，身材矮小，有代谢性酸中毒，多尿，碱性尿，除低血钙、低血磷之外，血钾亦低，血氨增高，并常有低钾血症状。

（3）维生素 D 依赖性佝偻病：为常染色体隐性遗传，可分二型：Ⅰ型为肾脏 1 - 羟化酶缺陷，使 25 -（OH）D_3 转变为 1,25 -（OH）$_2D_3$ 发生障碍，血中 25 -（OH）D_3 浓度正常；Ⅱ型为靶器官 1,25 -（OH）$_2D_3$ 受体缺陷，血中 1,25 -（OH）$_2D_3$ 浓度增高。两型临床均有严重的佝偻病体征，低钙血症、低磷血症，碱性磷酸酶水平明显升高及继发性甲状旁腺功能亢进。Ⅰ型患儿可有高氨基酸尿症，Ⅱ型患儿的一个重要特征为脱发。

（4）肾性佝偻病：由于先天或后天原因所致的慢性肾功能障碍，导致钙磷代谢紊乱，血钙低，血磷高，甲状旁腺继发性功能亢进，骨质普遍脱钙，骨骼呈佝偻病改变。多于幼儿后期症状逐渐明显，形成侏儒状态。

（5）肝性佝偻病：肝功能不良可能使 25 -（OH）D_3 生成障碍。若伴有胆道阻塞，不仅影响维生素 D 吸收，而且由于钙皂形成，进一步抑制钙的吸收。急性肝炎、先天性肝外胆管缺乏或其他肝脏疾病时，循环中 25 -（OH）D_3 可明显降低，出现低血钙性、抽搐和佝偻病的体征。

表 5 - 1　各型佝偻病（活动期）的实验室检查

病名	钙	磷	AKP	25 一羟 D_3	1,25 二羟 D_3	PTH	氨基酸尿	其他
维生素 D 缺乏性佝偻病	正常↓	↓	↑	↓	↓	↑	-	尿磷↑
家族性低磷血症	正常	↓	↑	正常↑	正常↓	正常	-	尿磷↑
远端肾小管性酸中毒	正常↓	↓	↑	正常↑	正常↑	正常↑	-	碱性尿，高氯低钾
维生素 D 依赖性佝偻病								
Ⅰ型	↓	↓	↑	↓	↓	↑	+	
Ⅱ型	↓	↓	正常	↑	↑	↑	+	
肾性佝偻病	↓	↑	正常	正常	↓	↑	-	等渗尿，氮质血症，酸中毒

【治疗】

目的在于控制活动期，防止骨骼畸形。治疗的原则应以口服为主，一般剂量为每日 50 ~

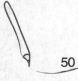

100μg（2000～4000IU），或1,25 –（OH）$_2$D$_3$ 0.5～2.0μg，一月后改预防量 400IU/d。大剂量维生素 D 与治疗效果无正比例关系，不缩短疗程，与临床分期无关，且采用大剂量治疗佝偻病的方法缺乏可靠的指标来评价血中维生素 D 代谢产物浓度、维生素 D 的毒性、高血钙症的发生以及远期后果。因此大剂量治疗应有严格的适应证。当重症佝偻病有并发症或无法口服者可大剂量肌内注射维生素 D 20 万～30 万 IU 一次，3 个月后改预防量。治疗 1 个月后应复查，如临床表现、血生化与骨骼 X 线改变无恢复征象，应与抗维生素 D 佝偻病鉴别。

除采用维生素 D 治疗外，应注意加强营养，保证足够奶量，及时添加转乳期食品，坚持每日户外活动。

【预防】

营养性维生素 D 缺乏性佝偻病是自限性疾病，一旦婴幼儿有足够时间户外活动可以自愈。有研究证实日光照射和生理剂量的维生素 D（400IU）可治疗佝偻病。因此，现认为确保儿童每日获得维生素 D 400IU 是预防和治疗的关键。

1. 围生期 孕母应多户外活动，食用富含钙、磷、维生素 D 以及其他营养素的食物。妊娠后期适量补充维生素 D（800IU/d），有益于胎儿贮存充足维生素 D，以满足生后一段时间生长发育的需要。

2. 婴幼儿期 预防的关键在日光浴与适量维生素 D 的补充。出生 1 个月后可让婴儿逐渐坚持户外活动，冬季也要注意保证每日 1～2 小时户外活动时间。有研究显示，每周让母乳喂养的婴儿户外活动 2 小时，仅暴露面部和手部，可维持婴儿血 25 –（OH）D$_3$ 浓度在正常范围的低值（>11ng/dl）。

早产儿、低出生体重儿、双胎儿生后 1 周开始补充维生素 D 800IU/日，3 个月后改预防量；足月儿生后 2 周开始补充维生素 D 400IU/d，均补充至 2 岁。夏季阳光充足，可在上午和傍晚户外活动，暂停或减量服用维生素 D。

一般可不加服钙剂，但乳类摄入不足和营养欠佳时可适当补充微量营养素和钙剂。

第五节 维生素 D 缺乏性手足搐搦症

临床讨论

　　临床案例 6 个月男孩，突发惊厥，无发热咳嗽，发作后神志清醒，既往无惊厥史。查体：神清，精神状态较好，双肺呼吸音清晰，腹部平坦，肝脾无肿大。

　　问题 该患儿最可能的疾病是什么？如何诊断及治疗？

维生素 D 缺乏性手足搐搦症（tetany of vitamin D deficiency）是维生素 D 缺乏性佝偻病的伴发症状之一，多见 6 个月以内的小婴儿。目前因预防维生素 D 缺乏工作的普遍开展，维生素 D 缺乏性手足搐搦症已较少发生。

【病因和发病机制】

维生素 D 缺乏时，血钙下降而甲状旁腺不能代偿性分泌物增加，血钙继续降低，当总血钙 <1.75～1.8mmol/L（7～7.5mg/dl），或离子钙 <1.0mmol/L（4mg/dl）时可引起神经肌肉兴奋性增高，出现抽搐（图 5 – 1）。

【临床表现】

主要为惊厥、喉痉挛和手足搐搦，并有程度不等的活动期佝偻病的表现。

1. 隐匿型 血清钙多在 1.75～1.88mmol/L，没有典型发作的症状，但可通过刺激神经肌肉而引出下列体征。①面神经征（Chvostek sign）：以手指尖或叩诊锤骤击患儿颧弓与口角间的面颊部（第Ⅶ对脑神经孔处），引起眼睑和口角抽动为面神经征阳性，新生儿期可呈假阳性；②腓反射（peroneal reflex）：以叩诊锤骤击膝下外侧腓骨小头上腓神经处，引起足向外侧收缩者即为腓反射阳性；③陶瑟征（Trousseau sign）：以血压计袖带包裹上臂，使血压维持在收缩压与舒张压之间，5 分钟内该手出现痉挛症状，属陶瑟征阳性。

2. 典型发作 血清钙低于 1.75mmol/L 时可出现惊厥、喉痉挛和手足搐搦。①惊厥：突然发生四肢抽动，两眼上窜，面肌颤动，神志不清，发作时间可短至数秒钟，或长达数分钟以上，发作时间长者可伴口周发绀。发作停止后，意识恢复，精神萎靡而入睡，醒后活泼如常，发作次数可数日 1 次或 1 日数次，甚至多至 1 日数十次。一般不发热，发作轻时仅有短暂的眼球上窜和面肌抽动，神志清楚。②手足搐搦：可见于较大婴儿、幼儿，突发手足痉挛呈弓状，双手呈腕部屈曲状，手指伸直，拇指内收掌心，强直痉挛，足部踝关节伸直，足趾同时向下弯曲。③喉痉挛：婴儿多见，喉部肌肉及声门突发痉挛，呼吸困难，有时可突然发生窒息严重缺氧，甚至死亡。三种症状以无热惊厥为最常见。

【诊断和鉴别诊断】

突发无热惊厥，且反复发作，发作后神志清醒无神经系统体征，同时有佝偻病存在，总血钙低于 1.75mmol/L，离子钙低于 1.0mmol/L。应与下列疾病鉴别。

1. 低血糖症 常发生于清晨空腹时，有进食不足或腹泻史，重症病例惊厥后转入昏迷，一般口服或静脉注射葡萄液后立即恢复，血糖常低于 2.2mmol/L。

2. 低镁血症 常见于新生儿或年幼婴儿，常有触觉、听觉过敏，引起肌肉颤动，甚至惊厥、手足搐搦，血镁常低于 0.58mmol/L（1.4mg/dl）。

3. 婴儿痉挛症 为癫痫的一种表现。起病于 1 岁以内，呈突然发作，头及躯干、上肢均屈曲，手握拳，下肢弯曲至腹部，呈点头哈腰状抽搐和意识障碍，发作数秒至数十秒自停，伴智能异常，脑电图有特征性的高辐异常节律波出现。

4. 原发性甲状旁腺功能减退 表现为间歇性惊厥或手足搐搦间隔几天或数周发作 1 次血磷升高 >3.2mmol/L（10mg/d），血钙降至 1.75mmol/L（7mg/dl）以下，碱性磷酸酶正常或稍低，颅骨 X 线可见基底核钙化灶。

5. 中枢神经系统感染 脑膜炎、脑炎、脑脓肿等大多伴有发热和感染中毒症状，精神萎靡，食欲差等。体弱年幼儿反应差，有时可不发热。有颅内压增高体征及脑脊液改变。

6. 急性喉炎 大多伴有上呼吸道感染症状，也可突然发作，声音嘶哑伴犬吠样咳嗽及吸气困难，无低血钙症状，钙剂治疗无效。

【治疗】

1. 急救处理 应立即吸氧，迅速控制惊厥或喉痉挛，可用 10% 水合氯醛，每次 40 ~ 50mg/kg，保留灌肠；或地西泮每次 0.1 ~ 0.3mg/kg 肌内注射或静脉注射。

2. 钙剂治疗 尽快给予 10% 葡萄糖酸钙 5 ~ 10ml 加入 10% 葡萄糖液 5 ~ 20ml，缓慢静脉注射或滴注，迅速提高血钙浓度，惊厥停止后服钙剂，不可皮下或肌内注射钙剂以免造成局部坏死。

3. 维生素 D 治疗 急诊情况控制后，按维生素 D 缺乏性佝偻病补充维生素 D 治疗。

第六节　蛋白质 - 能量营养不良

蛋白质 - 能量营养不良（protein - energy malnutrition，PEM）是由于缺乏能量和（或）蛋白质所致的一种营养缺乏症，主要见于 3 岁以下婴幼儿。临床上以体重明显减轻、皮下脂肪减少和皮下水肿为特征，常伴有各器官系统的功能紊乱。急性发病者常伴有水、电解质紊乱，慢性者常有多种营养素缺乏。临床常见三种类型：能量供应不足为主的消瘦型；以蛋白质供应不足为主的水肿型以及介于两者之间的消瘦－水肿型。

【病因】

1. 摄入不足　小儿处于生长发育的阶段，对营养素尤其是蛋白质的需要相对较多，喂养不当是导致营养不良的重要原因，如母乳不足而未及时添加其他富含蛋白质的食品、奶粉配制过稀、突然停奶而未及时添加辅食、长期以淀粉类食品（粥、米粉、奶糕）喂养等。较大儿童的营养不良多为婴儿期营养不良的继续，或因不良的饮食习惯如偏食、挑食、吃零食过多、不吃早餐等引起。

2. 消化吸收不良　消化吸收障碍如消化系统解剖或功能上的异常（包括唇裂、腭裂、幽门梗阻等）、迁延性腹泻、过敏性肠炎、肠吸收不良综合征等均可影响食物的消化和吸收。

3. 需要量增加　急、慢性传染病，如麻疹、伤寒、肝炎、结核病的恢复期、生长发育快速阶段等均可因需要量增多而造成营养相对缺乏，糖尿病、大量蛋白尿、发热性疾病、甲状腺功能亢进、恶性肿瘤等均可使营养素的消耗量增多而导致营养不足。先天不足和生理功能低下如早产、双胎因追赶生长而需要量增加可引起营养不良。

【病理生理】

1. 新陈代谢异常

（1）蛋白质：由于蛋白质摄入不足或蛋白质丢失过多，使体内蛋白质代谢处于负平衡。当血清总蛋白浓度 $<40g/L$、清蛋白 $<20g/L$ 时，便可发生低蛋白性水肿。

（2）脂肪：能量摄入不足时，体内脂肪大量消耗以维持生命活动的需要，故血清胆固醇浓度下降。肝脏是脂肪代谢的主要器官，当体内脂肪消耗过多，超过肝脏的代谢能力时可造成肝脏脂肪浸润及变性。

（3）糖类：由于摄入不足和消耗增多，故糖原不足和血糖偏低，轻度时症状并不明显，重者可引起低血糖昏迷，甚至猝死。

（4）水、盐代谢：由于脂肪大量消耗，故细胞外液容量增加，低蛋白血症可进一步加剧而呈现水肿。PEM 时 ATP 合成减少可影响细胞膜上钠－钾－ATP 酶的运转，钠在细胞内潴留，细胞外液一般为低渗状态，易出现低渗性脱水、酸中毒、低血钾、低血钠、低血钙和低镁血症。

（5）体温调节能力下降：营养不良患儿体温偏低，可能与热能摄入不足、皮下脂肪菲薄、散热快、血糖降低、氧耗量低、脉率和周围血循环量减少等有关。

2. 各系统功能低下

（1）消化系统：由于消化液和酶的分泌减少、酶活力降低、肠蠕动减弱、菌群失调，致消化功能低下，易发生腹泻。

（2）循环系统：心脏收缩力减弱，心排血量减少，血压偏低，脉细弱。

（3）泌尿系统：肾小管重吸收功能减低，尿量增多而尿比重下降。

（4）神经系统：精神抑郁但时有烦躁不安、表情淡漠、反应迟钝、记忆力减退、条件反射不易建立。

（5）免疫功能：非特异性（如皮肤黏膜屏障功能、白细胞吞噬功能、补体功能）和特异性免疫功能均明显降低。患儿结核菌素等迟发性皮肤反应可呈阴性，常伴 IgG 亚类缺陷和 T 细胞亚群比例失调等。由于免疫功能全面低下，患儿极易并发各种感染。

【临床表现】

体重不增是营养不良的早期表现。随营养失调日久加重，体重逐渐下降。患儿主要表现为消瘦，皮下脂肪逐渐减少以至消失，皮肤干燥、苍白、皮肤逐渐失去弹性、额部出现皱纹如老人状、肌张力逐渐降低、肌肉松弛、肌肉萎缩呈"皮包骨"时、四肢可有挛缩。皮下脂肪层消耗的顺序首先是腹部，其次为躯干、臀部、四肢，最后为面颊。皮下脂肪层厚度是判断营养不良程度的重要指标之一。营养不良初期，身高并无影响，但随着病情加重，骨骼生长减慢，身高亦低于正常。轻度营养不良，精神状态正常，但重度可有精神萎靡，反应差，体温偏低，脉细无力，无食欲，腹泻、便秘交替。合并血浆清蛋白明显下降时，可有凹陷性水肿、皮肤发亮，严重时可破溃、感染，形成慢性溃疡。重度营养不良可有重要脏器功能损害，如心脏功能下降，可有心音低钝、血压偏低、脉搏变缓、呼吸浅表等。

【并发症】

常见的并发症有营养性贫血，以小细胞低色素性贫血最为常见，贫血与缺乏铁、叶酸、维生素 B_{12}、蛋白质等造血原料有关。营养不良可有多种维生素缺乏，尤以脂溶性维生素 A、D 缺乏常见。在营养不良时，维生素 D 缺乏的症状不明显，在恢复期生长发育加快时症状比较突出。约有 3/4 的患儿伴有锌缺乏，由于免疫功能低下，故易患各种感染（如反复呼吸道感染、鹅口疮、肺炎、结核病、中耳炎、尿路感染等），婴儿腹泻常迁延不愈加重营养不良，形成恶性循环。营养不良可并发自发性低血糖，患儿可突然表现为面色灰白、神志不清、脉搏减慢、呼吸暂停、体温不升，但一般无抽搐，若不及时诊治，可致死亡。

【实验室检查】

血清清蛋白浓度降低是最重要的改变，但其半衰期较长（19～21 天）故不够灵敏。视黄醇结合蛋白（半衰期 10 小时）、前白蛋白（半衰期 1.9 天）、甲状腺结合前白蛋白（半衰期 2 天）和转铁蛋白（半衰期 3 天）等代谢周期较短的血浆蛋白质具有早期诊断价值。胰岛素样生长因子 1（IGF1）不仅反应灵敏且受其他因素影响较小，是诊断蛋白质营养不良的较好指标。营养不良小儿牛磺酸和必需氨基酸浓度降低，而非必需氨基酸变化不大。血清淀粉酶、脂肪酶、胆碱酯酶、转氨酶、碱性磷酸酶、胰酶和黄嘌呤氧化酶等活力均下降，经治疗后可迅速恢复正常；胆固醇、各种电解质及微量元素浓度皆可下降；生长激素水平升高。

【诊断】

根据小儿年龄及喂养史，有体重下降、皮下脂肪减少、全身各系统功能紊乱及其他营养素缺乏的临床症状和体征，典型病例的诊断并不困难。轻度患儿易被忽略，需通过定期生长监测、随访才能发现。确诊后还需详细询问病史和进一步检查，以确定病因。诊断营养不良的基本测量指标为身长和体重。5 岁以下营养不良的体格测量指标的分型和分度如下。

1. 体重低下（underweight） 体重低于同年龄、同性别参照人群值的均值减 2SD 以下为体重低下。如低于同年龄、同性别参照人群值的均值减 2SD～3SD 为中度；在均值减 3SD 以下为重度。该项指标主要反映慢性或急性营养不良。

2. 生长迟缓（stunting） 其身长低于同年龄、同性别参照人群值的均值减 2SD 为生长迟缓。如低于同年龄、同性别参照人群值减 2SD～3SD 为中度；低于均值减 3SD 以下为重度。此指标主要反映慢性长期营养不良。

3. 消瘦（wasting） 体重低于同性别、同身高参照人群值的均值减 2SD 为消瘦。如低于同性别、同身高参照人群值的均值减 2SD～3SD 为中度；低于均值减 3SD 为重度。此项指标主要反映近期、急性营养不良。

临床常综合应用以上指标来判断患儿营养不良的类型和严重程度。以上三项判断营养不良的指标可以同时存在，也可仅符合其中一项。符合一项即可进行营养不良的诊断。

【治疗】

营养不良的治疗原则是积极处理各种危及生命的并发症、祛除病因、调整饮食、促进消化功能。

1. 处理危及生命的并发症 严重营养不良常发生危及生命的并发症，如腹泻时的严重脱水和电解质紊乱、酸中毒、休克、肾衰竭、自发性低血糖、继发感染及维生素 A 缺乏所致的眼部损害等。有真菌感染的患儿，除积极给予支持治疗外，要及时进行抗真菌治疗及其他相应的处理。

2. 祛除病因 在查明病因的基础上，积极治疗原发病，如纠正消化道畸形、控制感染性疾病、根治各种消耗性疾病、改进喂养方法等。

3. 调整饮食 营养不良患儿的消化道因长期摄入过少，已适应低营养的摄入，过快增加摄食量易出现消化不良、腹泻，故饮食调整的量和内容应根据实际的消化能力和病情逐步完成，不能操之过急。轻度营养不良可从每日 250～330kJ/kg（60～80kcal/kg）开始，中、重度可参考原来的饮食情况，从每日 165～230kJ/kg（40～55kcal/kg）开始，逐步少量增加，若消化吸收能力较好，可逐渐加到每日 500～727kJ/kg（120～170kcal/kg），并按实际体重计算热能需要。母乳喂养儿可根据患儿的食欲哺乳，按需哺喂；人工喂养儿从给予稀释奶开始，适应后逐渐增加奶量和浓度。除乳制品外，可给予蛋类、肝泥、肉末、鱼粉等高蛋白食物，必要时也可添加酪蛋白水解物、氨基酸混合液或要素饮食。蛋白质摄入量从每日 1.5～2.0g/kg 开始，逐步增加到 3.0～4.5g/kg，过早给予高蛋白食物可引起腹胀和肝肿大。食物中应含有丰富的维生素和微量元素。

4. 促进消化 其目的是改善消化功能。

（1）药物：可给予 B 族维生素和胃蛋白酶、胰酶等以助消化。蛋白质同化类固醇制剂如苯丙酸诺龙能促进蛋白质合成，并能增加食欲，每次肌注 10～25mg，每周 1～2 次，连续 2～3 周；用药期间应供给充足的热量和蛋白质。对食欲差的患儿可给予胰岛素注射（降低血糖，增加饥饿感以提高食欲）通常每日一次皮下注射正规胰岛素 2～3U，注射前先服葡萄糖 20～30g，每 1～2 周为一疗程。锌制剂可提高味觉敏感度，有增加食欲的作用，每日可口服元素锌 0.5～1mg/kg。

（2）中医治疗：中药参苓白术散能调整脾胃功能，改善食欲；针灸、推拿、抚触、捏脊等也有一定疗效。

5. 其他 病情严重、伴明显低蛋白血症或严重贫血者，可考虑成分输血。静脉点滴高能量脂肪乳剂、多种氨基酸、葡萄糖等也可酌情选用。此外，充足的睡眠、适当的户外活动、纠正不良的饮食习惯和良好的护理亦极为重要。

【预后和预防】

预后取决于营养不良的发生年龄、持续时间及其程度，其中尤以发病年龄最为重要，年龄愈小，其远期影响愈大，尤其是认知能力和抽象思维能力易发生缺陷。

本病的预防应采取综合措施。

1. 合理喂养 大力提倡母乳喂养，对母乳不足或不宜母乳喂养者应及时给予指导，采用混合喂养或人工喂养，并及时添加辅助食品，纠正偏食、挑食、吃零食的不良习惯，小学生早餐要吃饱，午餐应保证供给足够的能量和蛋白质。

2. 合理安排生活作息制度 坚持户外活动，保证充足睡眠，纠正不良的卫生习惯。

3. 防治传染病和先天畸形 按时进行预防接种，对患有唇裂、腭裂及幽门狭窄等先天畸形者应及时手术治疗。

4. 推广应用生长发育监测图 定期测量体重，并将体重值标在生长发育监测图上，如发现体重增长缓慢或不增，应尽快查明原因，及时予以纠正。

第七节　锌缺乏症

人类必需微量元素缺乏包括铁、碘、氟、锌、铬、硒、镁、钼和铜等，除铁外，锌和碘缺乏也是儿童时期较为常见的疾病。

锌为人体必需微量元素之一，主要存在于骨、牙齿、毛发、皮肤、肝脏和肌肉中，为100多种酶的关键组成成分，参与 DNA、RNA 和蛋白质的合成。儿童缺锌的主要表现为食欲不振、生长发育减慢、免疫功能低下、味觉减退和夜盲；青春期缺锌可致性成熟障碍。

【病因】

1. 摄入不足　动物性食物不仅含锌丰富而且易于吸收，坚果类（核桃、板栗、花生等）含锌也不低，其他植物性食物则含锌少，故素食者容易缺锌。全胃肠道外营养如未加锌也可致锌缺乏。

2. 吸收障碍　各种原因所致的腹泻皆可妨碍锌的吸收。谷类食物中含大量植酸和粗纤维，这些均可与锌结合而妨碍其吸收。牛乳含锌量与母乳相似，$45.9 \sim 53.5 \mu mol/L$（$300 \sim 350 \mu g/dl$），但牛乳锌的吸收率（39%）远低于母乳锌（65%），故长期纯牛乳喂养也可致缺锌。肠病性肢端皮炎（acrodermatitis enteropathica）是一种常染色体隐性遗传病，因小肠缺乏吸收锌的载体，故可表现为严重缺锌。

3. 需要量增加　在生长发育迅速阶段的婴儿，或组织修复过程中，或营养不良恢复期等状态下，机体对锌需要量增多，如未及时补充，可发生锌缺乏。

4. 丢失过多　如反复出血、溶血、大面积灼伤、慢性肾脏疾病、长期透析、蛋白尿以及应用金属螯合剂（如青霉胺）等均可因锌丢失过多而导致锌缺乏。

【临床表现】

正常人体含锌 $2 \sim 2.5g$，缺锌可影响核酸和蛋白质的合成及其他生理功能。

1. 消化功能减退　缺锌影响味蕾细胞更新和唾液磷酸酶的活性，使舌黏膜增生、角化不全，以致味觉敏感度下降，发生食欲不振、厌食、异嗜癖。

2. 生长发育落后　缺锌可妨碍生长激素轴功能以及性腺轴的成熟，表现为生长发育迟缓、体格矮小、性发育延迟和性腺功能减退。

3. 免疫机能降低　缺锌可导致 T 淋巴细胞功能损伤而容易发生感染。

4. 智能发育迟延　缺锌可使脑 DNA 和蛋白质合成障碍，脑内谷氨酸浓度降低，从而引起智能迟缓。

5. 其他　如脱发、皮肤粗糙、皮炎、地图舌、反复口腔溃疡、伤口愈合延迟、视黄醛结合蛋白减少而出现夜盲、贫血等。

【实验室检查】

1. 血清锌测定　正常最低值为 $11.47 \mu mol/L$（$75 \mu g/dl$）。

2. 餐后血清锌浓度反应试验（PICR）　测空腹血清锌浓度（A0）作为基础水平，然后给予标准饮食（按全天总热量的20%计算，其中蛋白质为10%～15%，脂肪为30%～35%，糖类为50%～60%），2小时后复查血清锌（A2），按公式 $PICR = (A0 - A2)/A0 \times 100\%$ 计算，若 $PICR > 15\%$ 提示缺锌。

3. 发锌测定　不同部位的头发和不同的洗涤方法均可影响测定结果，轻度缺锌时发锌浓度降低，严重时头发生长减慢，发锌值反而增高，故发锌不能反映近期体内的锌营养状况。

【诊断】

根据缺锌的病史和临床表现，血清锌 $< 11.47 \mu mol/L$，$PICR > 15\%$，锌剂治疗有显效等即可诊断。

【治疗】

（1）针对病因治疗原发病。

（2）饮食治疗：鼓励多进食富含锌的动物性食物如肝、鱼、瘦肉、禽蛋、牡蛎等。初乳含锌丰富。

（3）补充锌剂：常用葡萄糖酸锌，每日剂量为锌元素 0.5～1.0mg/kg，相当于葡萄糖酸锌 3.5～7mg/kg，疗程一般为 2～3 个月。长期静脉输入高能量者，每日锌用量：早产儿，0.3mg/kg；足月儿～5 岁，0.1mg/kg；>5 岁，2.5～4mg/d。

锌剂的毒性较小，但剂量过大也可引起胃部不适、恶心、呕吐、腹泻等消化道刺激症状，甚至脱水和电解质紊乱。锌中毒可干扰铜代谢，引起低铜血症、贫血、中性粒细胞减少、肝细胞中细胞色素氧化酶活力降低等中毒表现。

【预防】

元素锌每日推荐摄入量为：6 个月以下 1.5mg；6 个月～1 岁以下 8mg；1～4 岁以下 12mg；4～7 岁以下 13.5mg。提倡母乳喂养。坚持平衡膳食是预防缺锌的主要措施，戒绝挑食、偏食、吃零食的习惯。对可能发生缺锌的情况如早产儿、人工喂养者、营养不良儿、长期腹泻、大面积烧伤等，均应适当补锌。

本章小结

儿童时期是机体处于不断生长发育的阶段，所需营养物质相对较多，而小儿消化系统发育尚未成熟，应保证充足的能量供给，如摄入不足或需要量增加，会造成营养缺乏性疾病。如缺乏能量和（或）蛋白质可导致营养不良，多见于 3 岁以下婴幼儿。维生素 D 缺乏性疾病以 2 岁以下小儿居多，天然食物中维生素 D 含量很少，主要来源于皮肤的光照合成，故建议小儿多晒太阳，给予适量维生素 D 口服。人体必需微量元素缺乏，可出现各种临床症状，铁、锌缺乏是儿童时期较常见的。本章需重点掌握各种常见营养性疾病的病因、发病机制、临床诊断及治疗。尽量做到预防为主，减少疾病的发生。

思考题

1. 人工喂养的小儿如何计算每日所需的奶量？

2. 蛋白质－能量营养不良的小儿为什么出现低渗性脱水？

第六章 青春期健康与疾病

青春期是儿童过渡到成人的重要阶段，在此阶段出现了生殖系统发育以及体格生长的突增，同时还伴随着心理行为的显著变化。本章阐述了青春期启动及其调控、青春期体格及心理成长、青春期相关疾病等内容。

第一节 青春期调控

青春期发育的调控是一个错综复杂的生理学过程。由多种下丘脑神经肽协同作用调节促性腺激素释放激素（GnRH）分泌。青春期启动的触发机制尚未完全明了，其过程是受中枢神经系统调控下的多种神经内分泌因子相互作用的结果。GnRH 的分泌激增标志着青春期的启动。GnRH 通过垂体门静脉系统，刺激垂体前叶分泌促性腺激素——促卵泡激素（FSH）和黄体生成素（LH），两者作用于性腺，引发性激素的合成和配子生成，进而影响生殖。

青春期启动时，GnRH 的激活与否和抑制性输入的减少或兴奋性输入的增加以及提供这些抑制性或兴奋性输入的神经化学物质有关。青春期的启动主要是由抑制性和兴奋性两种因素通过调控网络来执行，这个调节网络有多个层次。终结果是使调控 GnRH 分泌的青春期抑制基因在青春前表达较高，促进基因表达较低，而在青春期启动时则作用相反。当然青春期启动的调控还包括激素的负反馈机制和其他内分泌因素如血糖、瘦素等都参与其中。更完整的调控网络的阐释仍需进一步的研究。

所有影响到下丘脑－垂体－性腺轴的因素都可能影响青春发育的早晚，其中遗传、营养、生活习惯、情绪及其他环境因素的影响，可以诱发性早熟或延迟性发育。男女之间有差异，不同地区、不同种族也有差异，即使在相同的生活环境条件下，同性别、同民族的青少年，他们在青春期的变化也不会完全一样。青春期的开始年龄、发育速度、成熟年龄以及发育所达到的水平都存在着较大的个体差异。据调查，热带地区的青少年发育早，寒冷地区则发育晚，可以相差几年。营养因素也有明显作用，城市的青少年营养条件往往比农村的好，发育早。而患有精神性厌食的女孩往往有闭经、性发育延迟。

在下丘脑－垂体－性腺轴这个调节反馈系统中，下丘脑分泌多种激素调节垂体的激素分泌活动，与性发育有关的激素就是促性腺激素释放激素，垂体通过分泌促卵泡激素和黄体生成素，调节睾丸和卵巢的活动，而睾丸和卵巢分泌的激素又对下丘脑－垂体进行反馈调节。其中任何一个环节激素分泌异常都可以影响青春发育。主要的内分泌激素有以下几种。

1. 促性腺激素释放激素（GnRH） GnRH 是位于下丘脑的 GnRH 神经元分泌的，是整个系统的控制中心，GnRH 的释放是间歇性脉冲释放，促进垂体合成和释放 FSH 和 LH。不同生理条件如睡眠、运动、情感、应激状态都可以影响它的释放。

2. 促性腺激素（Gn） 包括两种不同的分子，FSH 和 LH，都是由垂体前叶细胞所合成，它们的合成和分泌是受下丘脑 GnRH 脉冲的调节控制。这两种分子在睾丸细胞和卵巢细胞上都有受体，LH 促进卵泡和睾丸间质细胞发育成熟，FSH 促进排卵和产生精子。

3. 性腺激素 睾丸和卵巢受 FSH 和 LH 的刺激，分别在睾丸合成雄激素（主要是睾酮）、在卵巢合成雌激素和孕激素。雄激素对男性很重要，在胎儿期促进睾丸的分化、性腺的发育，到青春发育期则促进男性性器官发育成熟和第二性征出现，并产生精子。男性性格的产生和雄激素也有关。此外小剂量的雄激素可以促进骨骼生长，还可以使肌肉发育，但大剂量可以使骨骺闭合，影响最终身高。在女性，雌激素在胎儿期使女性内外生殖器分化，青春期促使第二性征发育刺激卵泡发育，和孕激素、FSH、LH 一起维持月经的周期和排卵。小剂量的雌激素促进软骨细胞生长，大剂量使骨骺融合。受孕期，雌、孕激素保护受精卵，促进孕妇子宫发育。性腺激素还都能影响蛋白和脂代谢。性腺激素的水平反馈到下丘脑，下丘脑可以再进行调节。

第二节 青春期生长规律

人体有两次快速生长期，一次是在婴幼儿期，另一次就是在青春期。青春期的身高呈直线加速生长，从初始加速到加速高峰大约历时 2 年，在加速高峰期最快每年身高可以增加 10cm 以上，以后逐渐减慢，直到最后停止生长。从加速生长到最后停止生长，身高增加 20～30cm。青春期总的身高获得约占成人终身高的 15%。

（一）女孩的青春期发育过程

正常女孩青春发育最早的征象一般是乳房发育，乳房在 9～10 岁开始发育。按其发育进程分为 5 期，以此作为发育成熟度的评估，这就是经典的 Tanner 分期。

1. 乳房分期

Ⅰ期（B1） 未发育状，乳房平坦。

Ⅱ期（B2） 乳房呈芽孢状隆起，其外缘在乳晕内或略超出乳晕，腺结可有轻微触痛，乳晕无着色，乳头未增大。

Ⅲ期（B3） 乳房和乳晕进一步增大，乳房和乳晕在同一丘面上，乳头开始增大突起于皮面，乳晕开始着色。

Ⅳ期（B4） 乳房和乳晕继续增大，乳晕明显着色，并可见乳窦小丘，乳晕在乳房上形成第二个丘面隆起，乳头显著增大。

Ⅴ期（B5） 乳房发育完成，如成人状，乳晕第二丘面消失。

乳房完成发育时间个体差异较大，平均 4 年左右。乳房发育至初潮出现平均大约历时 2 年，女孩在 B1～B2 期时呈现生长加速，B3～B4 期时阴毛出现，并且阴道黏膜开始有色素沉着，颜色变深，处女膜增厚、肿胀伴小阴唇着色。至 B4 期时阴道呈现透明或白色分泌物，其后初潮出现。

2. 阴毛分期

Ⅰ期（PH1） 青春发育前期，无阴毛。

Ⅱ期（PH2） 大阴唇上有少量浅色，稀疏分布的阴毛，需要仔细分辨才可见。

Ⅲ期（PH3） 毛色加深，增粗，变长并卷曲，先在大阴唇上，继之向上扩展至耻骨联合处。

Ⅳ期（PH4） 阴毛明显增多，粗细及长度接近成人，仅分布限于阴阜。

Ⅴ期（PH5） 同成人状，呈倒三角分布。

阴毛完成发育平均约需 2.5 年。阴毛和乳房发育可以是一致的，也可以呈分离状，阴毛可单独受控于肾上腺皮质的雄激素，与性腺轴无关。初潮出现提示雌激素对促性腺激素正反馈的建立，但并不表示生殖功能发育成熟。近年各国资料显示初潮年龄均有提前趋势。初潮后 1~3 年内约半数的月经周期可以是非排卵性的，随着年龄增大，排卵性周期渐增，直至完全成熟。

（二）男孩的青春期发育过程

正常男孩青春发育最早的表现是睾丸增大，随后阴囊松弛，色素沉着，阴茎增长、增粗，以及阴毛出现。按其发育进程也分为 5 期。

1. 生殖器分期

Ⅰ期（G1） 青春前期未发育状，睾丸长 <2.5cm，容积 <3ml。

Ⅱ期（G2） 睾丸开始增大，容积在 4~8ml，长度 2.5~3.3cm，阴囊皮肤变红，薄而松弛，阴茎略增大。

Ⅲ期（G3） 睾丸进一步增大，容积在 10~15ml，长度 3.3~4cm，阴囊增大，颜色变深。阴茎增长，增粗，龟头增大。

Ⅳ期（G4） 睾丸容积在 15~20ml，长度 4~4.5cm，阴茎进一步增粗，龟头显著发育，阴囊色素沉着并且皱褶增多。

Ⅴ期（G5） 睾丸容积达 25ml，长度 >4.5cm，外生殖器基本发育完成如成人状。

2. 阴毛分期

Ⅰ期（PH1） 青春前期状，无阴毛。

Ⅱ期（PH2） 先出现在阴茎根部和耻骨部位。

Ⅲ期（PH3） 阴毛向上扩展至耻骨联合上方。

Ⅳ期（PH4） 阴毛明显增多，粗细及长度接近成人，但分布仍限于耻骨联合上方。

Ⅴ期（PH5） 阴毛继续向上扩展至脐部，股内侧及大腿，整体呈菱形的成年男性阴毛分布形态。

男孩变身一般发生在 G3 后，但变异较大，故常不能作为发育时间分期的标记。首次遗精常出现在青春发动后 3~4 年，多发生在 G3 期。青春期精子的形态、数量和活力均未达到成人水平，但可以认为尿中有精子是已有生精，精子经尿道的持续流出，可作为青春早期的客观指标，而遗精是青春后期生殖轴更成熟的表现。

第三节　青春期心理行为

（一）青春期心理发育

青春期是人生最珍贵、最美好的时期，同时也是人一生中生理和心理的重大转折时期。青春期时生理发育迅猛，其突出变化是性发育的成熟以及由此引起的第二性征的出现、性意识的觉醒。由于青春期生理发育的普遍提前，导致性心理，人格发展滞后之间的矛盾越来越大。甚至有学者指出：性心理问题是青春期一切心理健康问题的源泉。正因如此，大家认为青春期是"过渡的""困难的""危险的"年龄。对于青少年来说，面对这种身心的巨大变化，会产生一些不适应、不协调、不理解的感情冲突，从而导致心理不适。如果这些心理上的不适感不能及时得到疏导和排解，将会对他们的身心健康造成危害，影响他们的生活、学习，并且会给他们今后的理想、追求和事业成功带来非常不利的影响，甚至导致心理障碍和心理疾病。

进入青春期后，由于性器官的迅速发育、性功能趋于成熟以及社会"性文化"的影响，孩子们逐渐明确意识到两性差异和两性关系，男女生的交往再也不像童年期那样"两小无猜"，这种微妙的、特殊的心理体验称为性意识。其行为表现为：①对异性带有朦胧色彩的眷恋和向往，这与成年人有意识、有步骤地以建立家庭、成为终生伴侣为目标而进行的对异性的追求所体现出的深沉、执着的情爱有着根本的区别。②随着青春期生理发育，男女生有了明显不同的性别特征，这一切引起他们对性器官、性的本源、异性之间关系的好奇，迫切需要对各种性的困惑做出解答。③青少年对性的渴望，对异性的倾慕随生理和心理的成熟日益强烈。有时会想入非非，在自己想象的情境中寻求心理的满足。有时还会有手淫行为。过去人们认为手淫只出现于男孩中，事实上女孩也有手淫的现象。④由于身体发育迅速，特别是第二性征的出现，加上知识的增加、能力的发展，青少年们的"成人感""独立感"逐渐增强。许多青少年跃跃欲试，想像成人那样品味爱情的滋味，开始对性生活的大胆实践。在青少年性心理发展的每个阶段，都会出现一些复杂与矛盾的心理，他们既关注异性的举止神态，希望得到异性的青睐，又把这种愿望埋在心底，表现出拘谨与淡漠、矜持与羞怯。他们以手淫自慰，往往是在罪恶感与快感的挣扎中进行的。传统观念认为手淫是不正常的事情，这种观念使他们对自己的行为感到羞耻，但是性的躁动又使他们处在难以抑制的状态。他们需要倾诉而又找不到知音。

（二）青春期行为异常

青春期行为异常的主要原因是由于青春期身心发育急速变化，有其显著的特点。

1. 生理和心理变化 青春期生理结构发生着巨大改变，青少年开始注意自己的外在体貌，对自身的缺陷和弱点十分敏感，容易滋生自卑、敏感、妒忌、焦虑和孤僻等心理问题。同时，由于性意识增强，对性的探究也引发内心的羞愧不安，引发心理障碍。青春期青少年一般阅历浅，经历有限，心理承受能力有限，往往难以接受突如其来的失败和挫折。

2. 社会和环境因素 涉及家庭、学习和社会等各个方面，青春期是学业最繁重的阶段，容易出现心理压力。同时，这一时期又是心理闭锁与开放相矛盾阶段，青少年需要对人际关系作出新的调整。

3. 青少年时期的心理冲突 主要表现为期望与现实的冲突以及学校教育与社会现实的冲突。青少年易于接受新生事物，具有远大的理想抱负，渴望早日成才。但现实不尽如人意时，易产生挫折感，坠入失望、迷惘、痛苦、愤懑之中。学校的学院化、理想化与社会风气之间矛盾，容易使青少年产生挫败感，对学校教育产生怀疑和失望。这些冲突激化会使青少年精神苦闷彷徨，破坏心理平衡。

4. 青春期常见心理行为问题 常有心理功能失调、性倒错、学习障碍、品行障碍和青春期精神分裂症等。青春期心理功能失调主要表现在对自己身体功能的异常关注及对某些正常疾患的过分夸大，也有表现为由于对自己身体的某些特征不满意而产生的极度焦虑。性倒错是指青春期的一些病态的性行为，例如窥阴癖、暴露癖、恋物癖、恋兽癖等，通过这类行为可以得到类似性快感的满足。其他的心理行为问题还有抑郁、离家出走、过度自卑、药物和酒精滥用、希死心理和自杀等。

第四节　青春期易伴发问题

一、青春期与胰岛素抵抗

儿童在进入青春期后常伴有胰岛素敏感性降低，胰岛素代偿性分泌增多，空腹及葡萄糖刺激后的胰岛素浓度升高，在青春期结束后胰岛素敏感性大多可恢复正常。这一在青春期发育过程中出现的暂时性生理现象称为青春期胰岛素抵抗。胰岛素抵抗也被认为是青春期发育过程中的重要内分泌改变。

青春期胰岛素抵抗是正常发育过程中的一个短暂的生理过程。临床观察表明，从儿童期进入青春早期时已出现胰岛素抵抗，在 Tanner Ⅱ 期机体对胰岛素对敏感性已明显下降，在青春发育逐步进入 Tanner Ⅲ 和 Tanner Ⅳ 期时，机体对胰岛素敏感性呈现进一步缓慢下降，而青春期进入 Tanner Ⅴ 期时，机体对胰岛素的敏感性则回升至青春期前的水平。胰岛素的敏感性在 Tanner Ⅱ ~ Ⅴ 期比儿童期约降低 30%，尤以 Tanner Ⅲ 期最为显著。而随着青春期发育完成，空腹胰岛素水平可升高至青春期前的 2 ~ 3 倍。不同性别、不同种族的青春期胰岛素抵抗程度也不同。一般认为女孩比男孩胰岛素抵抗程度为重，这一差别在每一个 Tanner 分期中均存在，尤其在 Ⅳ 期更明显。

青春期生长轴的生理性变化、青春期体脂成分的变化和性激素水平的变化是胰岛素抵抗的主要原因。

青春发育的早、中期身高增长加速，生长激素分泌脉冲频率和幅度都有提高，胰岛素样生长因子（IGF）－1、IGF－BP3 随着生长激素分泌的增多而升高，显著高于青春前期和成年期。生长激素有促进合成代谢和升高血糖的作业，是胰岛素的主要拮抗性激素。青春期生长轴的生理性上调诱发了青春期胰岛素抵抗的发生。

空腹胰岛素水平与 IGF－1 在体质指数（body mass index，BMI）低的女性相关性最强，随着脂肪比例的增加相关性下降。青春期胰岛素抵抗发生在体脂成分和激素水平变化明显的时期。进入青春期后特别是青春期女性，BMI 和体脂逐渐升高，胰岛素抵抗也随之增加。在相同 BMI 情况下，女性比男性胰岛素抵抗更明显，因为女性的体脂含量较男性相对为高。因此，体脂成分的改变可能是青春期胰岛素抵抗的潜在介导因素。

有研究认为，肾上腺来源的性激素与胰岛素抵抗可能存在一定的相关性，但确切机制尚不清楚。目前已证实无论睾酮或雌激素水平的增高均与青春期胰岛素抵抗无关。

胰岛素抵抗是 2 型糖尿病发病的重要原因，在青春进展时期胰岛素抵抗增强，因此这一时期的体型控制需要关注。

二、神经性厌食

神经性厌食（anorexia nervosa，AN）指某些原因致使进食量明显减少，造成严重的营养不良，体重减轻及内分泌功能紊乱。多发生于青年女性，在发达国家尤其常见。主要特征有：故意明显减轻体重的行为；对发胖的病态恐惧；伴有内分泌紊乱，女性表现为闭经，男性表现为性功能低下和性欲缺乏。AN 有病程慢性迁延、病死率高的特点。

【病因】

目前对神经性厌食的确切病因尚未完全明确。主要原因有社会因素、个体的易感素质和下丘脑的功能异常等。本病有一定的家族发病倾向，因此认为与遗传的性格有关。人的进食行为受下丘脑的摄食中枢和饱食中枢调控，情绪改变可能影响中枢对摄食行为的调控。由于患者进食减少，可引起一系列的生理功能障碍。

【临床表现】

常见于青春期女孩，为保持体型过分限制饮食，强烈惧怕体重增加，其体重低于同地区、同年龄、同身高的低限值，同时出现以下全身各系统并发症。

1. 内分泌系统

（1）性腺功能：患者 FSH、LH、T 及 E2 水平明显减低，且对 GnRH 刺激呈延迟反应，尤其 LH 对 GnRH 反应减弱，FSH 对 GnRH 反应正常。患者表现为青春期第二性征发育不良或继发性闭经，与下丘脑－垂体功能紊乱密切相关。同时，性激素改变也可以是体重明显减轻的结果，因此认为闭经是体重减轻、下丘脑－垂体功能紊乱和精神创伤的共同结果。显著的体重减轻可能是更重要的诱因。

（2）甲状腺功能：血 T3、T4、TSH 水平减低，尤其以 T3 水平减低明显，而反 T3 升高。脑脊液（TRH）水平减低。血 TSH 对 TRH 刺激反应减弱，患者有皮肤干燥、便秘、畏寒及心动过缓等类似甲状腺功能减退的表现。

（3）肾上腺功能：患者血和脑脊液中皮质醇水平升高，尿游离皮质醇水平升高，并伴有皮质醇昼夜节律紊乱，是机体应激性反应的表现。这种皮质醇升高不会出现库欣综合征的临床表现，可能与机体体重减轻时皮质醇的受体减少有关。

其他内分泌激素改变：血生长激素基础值升高，胰岛素样生长因子减少；血瘦素和抵抗素水平下降；血泌乳素水平无明显改变，褪黑素水平可见升高。

2. 心血管系统　心动过缓、低血压等，各种心电图异常中以窦性心律失常、窦性心动过缓或心动过速为多见，严重时可发生心力衰竭。由于慢性血容量不足和体位性血压改变，常见头晕和晕厥。

3. 消化系统　部分患者频繁呕吐，胃液反流发生胃酸侵蚀导致食管炎、食管糜烂和溃疡。部分患者有小肠功能失调。继发性营养不良的肝损害表现有糖和脂肪代谢降低，肝糖原减少、继发低血糖等。

4. 泌尿系统　肾小球滤过率和浓缩功能下降，可出现血尿素水平增高，电解质失衡，非凹陷性水肿和低钾性肾病。

5. 血液系统　严重患者可见血细胞减少，三系均可影响，骨髓检查可见特征性的再生不良、脂肪耗竭等。

6. 骨骼系统　患者易发生骨质疏松和病理性骨折。雌激素缺乏是骨矿质丢失和骨质疏松的重要危险因子，营养不良和低体重同样增加骨质疏松的发生。

【诊断】

过于担心肥胖而过分限制饮食者，出现明显消瘦，体重比原来减轻 20% 以上，伴有严重营养不良和低代谢的临床表现，需排除各种慢性消耗性疾病、吸收障碍性疾病、垂体肿瘤和精神科疾病等。

【治疗】

以综合治疗为主，包括营养支持治疗、心理治疗、抗抑郁药物治疗。目前国内外尚无疗效肯定的中枢性促进患者食欲的药物。AN 的病程长短不一，部分患者第一次发病后不久可完全缓解，但大部分患者迁延多年不愈，重者甚至死亡。

对严重患者应给予静脉营养，供给易消化食物，逐渐增加进食量，开始时进食不宜过多，以免发生消化不良和胃扩张。热卡供给初始量为维持基础代谢所需热量，在此基础上，每日增加 10% ~20% 热量，同时注意补充维生素和电解质。

有学者在 2011 年提出手术治疗 AN 并取得显著疗效，为该症的治疗提供了新思路。虽然手术带来的风险、并发症处理及手术不良反应及长期疗效有待长期观察，但该方法对重症患者提高生命质量、重返社会有深远意义，可作为难治性 AN 的治疗方法

三、其他

近数十年来，随着社会经济的发展，儿童青春发育的年龄出现了逐渐提前的趋势。这使青春期从原先儿科与成人范畴的"中间地带"，自然地进入儿科领域。同时，青春期又是一个特殊时期，是以内分泌调控为主导的生理转折过程。与青春期发育关系密切的疾病除了性

腺轴发育异常，如性分化异常、性早熟、青春期发育延迟或不良、月经异常等，还包括青春期肥胖症、生长激素缺乏的青春期问题、先天性肾上腺皮质增生症等疾病在这一特殊时期的处理。

本章小结

本章介绍了青春期调控、青春期生长规律、青春期心理行为及青春期易伴发问题等内容。重点论述了两性青春期发育的生长规律及分期。

思考题

1. 伴随着青春期体格发育的逐渐成熟，青少年的心理行为有哪些特点？
2. 如何早期识别行为异常？

第七章 新生儿与新生儿疾病

1. 掌握 新生儿定义、分类；足月儿与早产儿的特点；小于胎龄儿及巨大儿的不良
影响；窒息的定义和分度；缺氧缺血性脑病概念、分度及诊断；颅内出血
的类型，脑室周围-脑室内出血的分级；呼吸暂停的定义；胎粪吸入综合
征的临床表现及诊断；呼吸窘迫综合征的概念、临床表现和并发症；黄疸
的分类、生理性黄疸和病理性黄疸的区别；新生儿溶血的临床表现及诊
断；寒冷损伤综合征的定义、临床表现；新生儿败血症、感染性肺炎的临
床表现、诊断、鉴别诊断及治疗；新生儿坏死性小肠结肠炎的临床表现、
分期；新生儿出血症临床表现、辅助检查；新生儿低血糖症及高血糖症诊
断标准、处理原则；新生儿低钙血症的诊断标准。

2. 熟悉 按体重、体重胎龄关系及出生时间分类；新生儿各系统生理特点；胎儿宫
内生长异常情况；窒息的病因和复苏技术；颅内出血的诊断及治疗；呼吸
暂停的分类、病因及治疗；胎粪吸入综合征的发病机制及治疗；呼吸窘迫
综合征的胸片改变及分度；新生儿黄疸的代谢特点；溶血病的治疗、光疗
及换血的指征；寒冷损伤综合征的发病机制；感染性疾病的病因、病原、
发病机制；新生儿坏死性小肠结肠炎的辅助检查；新生儿出血症鉴别诊
断、治疗；新生儿低血糖症类型；新生儿低钙血症的临床表现和治疗。

3. 了解 高危新生儿；新生儿护理；导致宫内生长异常的原因；复苏流程；发病机
制；颅内出血的发病机制；呼吸暂停的发生机制；胎粪吸入综合征的鉴别
诊断；呼吸窘迫综合征的治疗；引起病理性黄疸的常见病因；溶血病的发
病机制；寒冷损伤综合征诊断及治疗；新生儿病毒感染的流行病学特点；
新生儿坏死性小肠结肠炎的治疗；新生儿出血症病因与发病机制；新生儿
低血糖症及高血糖症病因；正常新生儿钙、磷、镁代谢及调节。

第一节 概 述

新生儿学（neonatology）是研究新生儿生理、病理、疾病防治及保健等方面的医学科学。
新生儿（neonate，newborn）是指出生后脐带结扎到生后 28 天内的婴儿。围生医学
（perinatology）是研究胎儿出生前后影响胎儿和新生儿健康的一门学科。围生期（perinatal
period）是指产前、产时及产后的一个特定时期。不同国家的定义不同，目前国际上有四种定
义，我国采用的是妊娠 28 周至生后 7 天，把此期间的婴儿称围生儿（perinatal baby）。

新生儿分类有不同的方法，临床常用的有以下几种。

1. 按胎龄 胎龄是指从最后一次正常月经第一天起至分娩时止，常以周表示。按出生胎

龄新生儿可分为：①足月儿（full term infant）：指 37 周≤出生胎龄＜42 周的新生儿（260~293 天）。②早产儿（preterm infant）：指出生胎龄＜37 周的新生儿（＜259 天）。极早产儿：指出生胎龄＜28 周的新生儿，又叫超未成熟儿。晚期早产儿（late preterm infant）：指 34 周≤出生胎龄＜37 周的新生儿（239~259 天）。③过期产儿：指出生胎龄≥42 周的新生儿（≥294 天）。

2. 按出生体重 出生体重（birth weight，BW）指出生后 1 小时内的体重。按出生体重新生儿分为：①低出生体重儿（low birth weight，LBW），指出生体重＜2500g 的新生儿；极低出生体重儿（very low birth weight，VLBW），指出生体重＜1500g 的新生儿；超低出生体重儿（extremely low birth weight，ELBW），指出生体重＜1000g 的新生儿。②正常体重儿（normal birth weight，NBW），指 2500g≤出生体重≤4000g 的新生儿。③巨大儿：指出生体重＞4000g 的新生儿。

3. 按体重和胎龄的关系 按照出生体重和胎龄的关系分为：①小于胎龄儿（small for gestational age，SGA），指出生体重在同胎龄平均体重第 10 百分位以下的新生儿，有早产、足月、过期小于胎龄儿之分。②适于胎龄儿（appropriate for gestational age，AGA），指出生体重在同胎龄平均体重第 10~90 百分位的新生儿。③大于胎龄儿（large for gestational age，LGA），指出生体重在同胎龄平均体重第 90 百分位以上的新生儿。

4. 按生后周龄 按出生后时间分为：①早期新生儿（early newborn），指出生后 1 周内的新生儿。②晚期新生儿（late newborn），指出生后 2~4 周末的新生儿。

5. 高危儿（high risk infant） 指出生时已发生或可能发生危重疾病而需要监护的新生儿。常见于以下情况：①母亲疾病史：感染、糖尿病、心肺疾病、吸烟、酗酒、吸毒、母亲 Rh 阴性血型、有死胎、死产或性病史等；②母孕史：孕母年龄＞40 岁或＜16 岁，孕期有阴道流血、高血压、子痫、羊膜早破、胎盘早剥、前置胎盘等；③分娩史：难产、手术产、急产、分娩过程中使用镇痛或镇痛药物史、产程延长等；④新生儿：窒息、早产儿、多胎儿、小于胎龄儿、巨大儿、宫内感染、先天畸形等。

第二节 正常足月儿与早产儿的特点与护理

正常足月儿（normal term infant）是指出生胎龄≥37 周且＜42 周，出生体重≥2500g 且≤4000g，无畸形或疾病的活产婴儿。早产儿（preterm infant；premature infant）是指出生胎龄＜37 周的活产婴儿。近年来早产儿的发生呈逐渐上升的趋势，胎龄越小、体重越小，死亡率越高，随着救治技术的进步和提高，早产儿存活率增加，但在新生儿死亡率中早产儿仍然占很大的比例。

一、新生儿外观特点

足月儿与早产儿由于宫内生长发育成熟度不同，其外观也有很大区别（表 7-1），通过外观特点可以初步估算胎龄。

表 7-1 早产儿与足月儿特点的鉴别（外观特点）

	早产儿	足月儿
皮肤	皮肤发亮、水肿、毳毛多	肤色红润，皮下脂肪丰满，毳毛少
头发	头发乱如绒线头	头发分条清楚
耳壳	耳壳软，缺乏软骨，可折叠耳舟不清楚	软骨发育好，耳舟成形，直挺
指甲	未达指尖	达到或超过指尖
乳腺	无结节或＜4mm	结节＞4mm，平均 7mm
跖纹	足底纹理少	足纹遍及整个足底
外生殖器	男婴睾丸未降，阴囊少皱襞；女婴大阴唇不发育，不能遮盖小阴唇	男婴睾丸已降，阴囊皱襞形成；女婴大阴唇发育，可覆盖小阴唇及阴蒂

二、新生儿的生理特点

（一）体温调节

新生儿正常体表温度是 36~36.5℃，正常核心温度（直肠）36.5~37.5℃。新生儿体温调节中枢发育不成熟，体温调节功能差，产热及散热不平衡，容易发生体温波动或异常。主要有以下特点。

1. 散热易 新生儿体表面积相对较大，表皮角化层差，皮下脂肪薄，热量容易散发，尤其早产儿。

2. 产热难 产热依靠棕色脂肪化学产热，新生儿棕色脂肪含量少，尤其早产儿。出生后环境温度比宫内温度低，散热快，产热难，如保暖不当容易发生低体温，有时甚至体温不升。

3. 环境影响大 新生儿体温调节中枢发育尚不完善，汗腺发育不成熟，环境温度对体温的影响大。如果环境温度高，进水少或散热不足，可能会出现体温升高，严重者可出现脱水热。在寒冷和疾病状态下，由于热量需求高而产热低导致体温不升，严重者可出现寒冷损伤综合征。环境湿度也影响体温，不显性失水增加可增加热量消耗，最佳的环境湿度为 50%~60%。

4. 中性温度（neutral temperature） 是指机体维持体温正常所需要的代谢率和耗氧量最低时的环境温度。与出生体重、出生日龄有关，体重越小、日龄越小，需要的温度越高。新生儿出生后置于中性温度和最佳湿度的环境中有利于体温的维持，减少能量消耗。

（二）呼吸系统

1. 出生后呼吸建立 出生后肺经历由胎儿期的分泌器官向气体交换器官的转换。胎儿肺内充满液体，含量 20~30ml/kg，是肺泡细胞主动分泌的液体，其中含肺表面活性物质。胎儿在宫内呈现呼吸动作，当严重宫内窘迫引起血气改变时可刺激胎儿呼吸。启动分娩时，胎儿肺泡上皮细胞钠离子通道在氧和各种激素（儿茶酚胺、糖皮质激素、甲状腺激素等）的激活下表达迅速上调，使肺泡上皮细胞由分泌突然转变为吸收模式，肺内液体减少，经产道挤压排出一部分，其余的由肺间质内毛细血管和淋巴管吸收。刺激呼吸中枢，产生呼吸运动。如果缺乏自然分泌刺激的肺部微环境及产道挤压，肺液吸收延迟，导致新生儿短暂性呼吸急促（transitory tachypnea of newborn，TTN），选择性剖宫产儿易出现。

2. 新生儿呼吸系统的特点

（1）解剖结构特点：胸廓呈桶状，肋间肌薄弱，呼吸主要靠膈肌的升降。呼吸道管腔狭窄，黏膜柔嫩，血管丰富，纤毛运动差，易致气道阻塞、感染、呼吸困难、拒乳等。

（2）呼吸频率：安静时呼吸频率达 40 次/分左右，出生时可达 60 次/分，之后逐渐下降，1 小时后如果持续超过 60~70 次/分称呼吸急促，常由呼吸或其他系统疾病所致。

（3）呼吸形式：以腹式呼吸为主。

（4）早产儿呼吸：早产儿呼吸浅快节律不规则，易发生周期性呼吸和呼吸暂停或青紫。主要是由于早产儿呼吸中枢发育不成熟，对低氧、高碳酸血症反应不敏感；红细胞内缺乏碳酸酐酶，碳酸分解数量少，不能有效刺激呼吸中枢；肺泡数量少，毛细血管与肺泡间距离较大，气体交换率低；呼吸肌发育不全，咳嗽反射弱等。

早产儿两种常见的呼吸节律改变的情况是：周期性呼吸和呼吸暂停。周期性呼吸是指呼吸停顿 5~10 秒后再出现呼吸，不伴心率、血氧饱和度下降及青紫。呼吸暂停是指呼吸停止 >20 秒，伴心率下降到 <100 次/分，并出现青紫。其发生与胎龄有关，多发生于生后 1~2 天。

早产儿由于肺发育不成熟，缺乏肺表面活性物质，容易发生呼吸窘迫综合征，在高氧、感染及炎症损伤时易发生支气管肺发育不良。

（三）循环系统

新生儿循环具有特殊性。新生儿要经历由胎儿向新生儿转换的过程，从依赖于母体过渡到完全由婴儿独立完成循环功能，在转换过程中新生儿循环由胎儿循环迅速过渡到新生儿循环。

1. 胎儿循环的特点　胎儿循环是胎儿在母体内进行营养和气体交换的特殊循环途径，其供应组织的是混合血。胎儿血液循环有三个主要特点：①血液的气体和物质交换在胎盘中进行；②特殊的循环途径：体循环与肺循环通过卵圆孔与动脉导管两条通路直接相通；③供应组织的是氧化与还原的混合血。

2. 出生后血液循环的改变　新生儿出生后随着脐带结扎，婴儿与母体分离，血液循环发生改变。其特点是：①脐带结扎，脐循环中断；②呼吸建立，肺部膨胀，肺血管阻力下降，肺循环建立；③卵圆孔和动脉导管的关闭使体循环和肺循环分开，右心压力下降，左心压力升高，体循环压力上升；④血流多分布于躯干和内脏，四肢少。因此四肢易发凉、青紫。

当低氧、酸中毒、严重肺炎、胎粪吸入时，肺血管压力升高，等于或超过体循环压力时，可导致卵圆孔或动脉导管开放，出现右向左或双向分流，称为持续胎儿循环，即新生儿持续肺动脉高压。大部分早产儿和少数足月儿可有动脉导管开放。

3. 心率与血压　新生儿心率波动范围较大，一般在 90～160 次/分，但不稳定，睡眠时可达 70～80 次/分，哭闹时可达 180 次/分。早产儿心率偏快。

足月儿血压平均为 70/50mmHg（9.3/6.7kPa），一般收缩压 50～80mmHg（6.7～10.7kPa），舒张压 30～50mmHg（4～6.7kPa）。早产儿血压较低，出生 48 小时内平均动脉压不低于胎龄。

（四）消化系统

新生儿消化道面积相对较大，肌层薄，能适应较大量流质食物的消化吸收。胃容量小（30～90ml），呈水平位，贲门松，幽门紧，易发生溢乳。胃酸、胃酶分泌少，对淀粉、脂肪消化力差。肠道通透性大，利于吸收。肝细胞再生能力强、肝酶活性较低、屏障及解毒能力差。足月儿生后 24 小时内排出胎粪，部分 48 小时内排出，3～4 天排完，呈墨绿色稠糊状。胎粪是由胎儿肠道分泌物、胆汁及咽下的羊水等组成，呈糊状，墨绿色。

早产儿由于发育更不成熟，吸吮能力差，吞咽反射弱，胃容量小，常出现哺乳困难或乳汁吸入性肺炎。缺氧缺血、炎症、喂养不当可引起坏死性小肠结肠炎。由于胎粪形成少及肠蠕动差，常胎粪排出延迟。肝功能不成熟，肝内尿苷二磷酸葡萄糖醛酸基转移酶的量及活力不足，易发生黄疸，早产儿比足月儿持续时间长，且易发生胆红素脑病（核黄疸）。肝合成蛋白能量低导致低蛋白血症、水肿，肝糖原储备不足，可致低血糖。肝铁、维生素 D 储备少可引起营养性疾病。

（五）泌尿系统

足月儿出生时肾发育已完成，但功能尚不成熟，稀释功能与成人相似，肾小球滤过率低，按体表面积计算仅为成人的 1/4～1/2，1 岁达成人水平。不能有效地处理过多的水和溶质，易发生水肿。早产儿由于肾发育不成熟，肾功能更差，肾小管功能较弱，对醛固酮反应低下，对钠重吸收能力差，易出现低钠血症、肾糖阈低、碳酸氢根阈值极低、肾小管排酸能力差，易出现糖尿和代谢性酸中毒。

晚期代谢性酸中毒，主要是由于牛乳中蛋白质含量及酪蛋白比例高，致体内内源性氢离子增加，当超过肾小管排泄能力时引起代谢性酸中毒。多见于人工喂养的早产儿。临床表现为面色苍白、反应差、体重不增和代谢性酸中毒。

一般生后 24 小时内排尿，少数 48 小时内排尿，由于尿浓缩功能差，尿的次数多。

（六）血液系统

足月儿血容量为 85～100ml/kg，与脐带结扎时间有关。白细胞数生后第 1 天为（15～20）×10^9/L，3 天后明显下降，5 天后接近婴儿值。分类中以中性粒细胞占优势，4～6 天与淋巴细胞相近，之后以淋巴细胞为主。血红蛋白 170g/L（140～200g/L），由于血液浓缩，生后 24 小时达到峰值，第 1 周末恢复到出生水平。之后逐渐下降。胎儿血红蛋白占 70%～80%，5 周后降到 55%，逐渐被成人型血红蛋白取代。网织红细胞出生 3 天内 0.04～0.06，4～7 天降到 0.005～0.015，4～6 周回升到 0.02～0.08。凝血因子 Ⅱ、Ⅶ、Ⅸ、Ⅹ 活性较低。早产儿血容量为 85～110ml/kg。有核红细胞多，白细胞和血小板计数低于足月儿，第 3 周末嗜酸性粒细胞增多，持续 2 周左右。

新生儿贫血指生后 1 周内静脉血血红蛋白 < 140g/L（毛细血管血红蛋白高 20%）。早产儿"生理性贫血"发生早，胎龄越小，贫血持续时间越长，程度越严重。

（七）神经系统

新生儿神经系统发育不成熟，生后头围生长速率为每月 1.1cm，至生后 40 周左右逐渐减慢。脑相对较大，但脑沟、脑回未完全形成，皮层兴奋性低，睡眠时间长，一般 22 小时左右。其特点是：①脊髓相对较长，其末端在第 3、4 腰椎下缘，腰椎穿刺时应在第 4、5 腰椎间隙进针；②体温调节中枢功能不完善；③神经髓鞘发育不完善；④皮层兴奋性低，对皮层下中枢抑制弱：椎体束、纹状体发育不全，常出现不自主和不协调动作。早产儿神经系统成熟度与胎龄有关，胎龄越小，原始反射越难引出，或引出不完全。易发生脑室周围－脑室内出血及脑室周围白质软化。

新生儿出生时已具备多种暂时性原始反射，临床常查的如下。①握持反射：将手指置于婴儿掌心中，婴儿立即将其握紧。②拥抱反射：仰卧位，拍打床面后婴儿双臂伸直外展，双手张开，然后上肢屈曲内收，双手握拳呈拥抱状。③觅食反射：用左手托婴儿于半卧位，右手示指触其一侧面颊，婴儿反射的头转向该侧。④吸吮反射：将乳头或奶嘴放入婴儿口中，会出现有力的吸吮动作。正常情况下，数月后这些反射逐渐消失。正常足月儿也可出现病理反射，如凯尔尼格征（Kerning sign）、巴宾斯基征（Babinski sign）、低钙去面征（Chvostek sign）。偶尔出现阵发性踝阵挛，腹壁、提睾反射。早产儿反射弱，难引出。

（八）免疫系统

新生儿特异性免疫及非特异性免疫发育均不成熟。其特点是：①屏障功能薄弱：皮肤黏膜薄嫩，脐带残端未完全闭合，呼吸道纤毛运动差，胃酸、胆酸少，血－脑屏障发育不完善，这些都是易发感染的潜在风险因素，易发生败血症、化脓性脑膜炎。②血浆补体含量低，调理素含量低，缺乏趋化因子，白细胞吞噬作用差。缺乏 IgM 和 sIgA，因为 IgM 和 sIgA 不能通过胎盘。IgG 虽然能通过胎盘，但与胎龄有关，胎龄越小，含量越低。易患细菌感染，尤其革兰阴性杆菌。抗体免疫应答低下或迟缓。③特异性免疫功能差：由于 T 抑制细胞功能已较强，T 辅助细胞功能尚较弱，T 细胞应答能力差。

（九）新生儿几种特殊的生理状态

1. 生理性体重下降　确切原因不明。可能与饮食减少、非显性失水增加及水、钠排出有关。一般下降体重的 5%～7%，很少超过 10%，5～6 天降至最低点，7～10 天时恢复到出生时体重，早产儿恢复较慢，一般需 15 天。

2. 生理性黄疸　主要与肝葡萄糖醛酸转移酶活性差有关，其发生率和严重程度与胎龄和出生体重有关。另外，注意脐带结扎时间。

3. 上皮珠（马牙）和新生儿齿　在口腔上颚中线和牙龈部位，有上皮细胞堆积或黏液腺分泌物积留，呈黄白色米粒大小的小颗粒。几周后可自然消退，无需处理。少数新生儿出生时有早熟齿，在下切齿或其他部分都可出现，称为新生儿齿。一般不需处理，需注意脱落造成误吸。

4. 乳腺肿大　男、女足月新生儿均可发生，3~5天出现，蚕豆或核桃大小，2~3周消退，部分新生儿可能分泌出乳汁。其发生与来自母体的孕酮、雌激素和催乳素经胎盘进入胎儿有关。勿挤压以免感染。

5. 假月经　部分女婴生后5~7天阴道流出少量血性分泌物，或大量非脓性分泌物，持续1周左右。受母体激素的影响，来自母体的雌激素突然中断所致类似月经般出血。

6. 螳螂嘴　两侧颊部各有一隆起的脂肪垫，利于吸吮。

7. 新生儿红斑及粟粒疹　生后1~2天，在头面、躯干及四肢常出现大小不等的多形性斑丘疹，称新生儿红斑，1~2天后自然消失。新生儿粟粒疹是在鼻尖、鼻翼及颜面部形成的小米粒大小的黄色皮疹，脱皮后可自然消退。

三、新生儿的护理

（一）保暖

出生后立即用预热的毛巾擦干皮肤及头发，置于暖箱或辐射台维持中性温度和湿度。如无条件可给予热水袋、戴绒布帽等保暖。一般体重低于2000g的早产儿或低体温者应放于暖箱中。

（二）皮肤黏膜护理

用消毒纱布擦净头发、耳后、面部等，不主张生后立即洗澡，防止造成低体温，之后可勤洗澡，保持皮肤清洁。衣服易宽松、柔软、不用纽扣。尿布应柔软、吸湿性好。勤换尿布，排便后用温水清洗臀部，防止红臀和尿布疹。眼部护理，如有眼部分泌物可滴眼药水。口腔黏膜不易擦洗，注意鹅口疮。保持脐带残端干燥清洁，一般3~7天脱落，可碘伏消毒，脱落延迟可有肉芽组织用硝酸银烧灼，如有化脓感染，可用双氧水或碘伏消毒，适当使用抗生素。

（三）喂养

提倡早期喂哺，正常足月儿生后20~30分钟即可由母亲给予喂哺，新生儿常处于兴奋期，有利于喂哺成功，也有利于乳汁有效分泌。无母乳给予配方奶，从小量渐增，以安静、无腹胀和体重增长满意（15~30g/d，平均20g/d）为标准。早产儿因发育不成熟，喂养需注意耐受情况。尽早给予母乳喂养，根据婴儿的具体情况确定奶量及喂养方式。胎龄越小、体重越低，奶量越少。根据有无腹胀、呕吐、胃内残留及体重增长情况调整奶量及间隔时间。理想的体重增长是10~15g/（kg·d）。小于胎龄儿可加母乳强化剂。尽量给予足够的营养，以免因长期营养不足导致宫外生长迟缓，即出生后的体重、身长或头围低于相应胎龄的第10百分位。另外也要注意营养摄入过多导致远期潜在的不良影响，如心血管疾病、肥胖、糖尿病、脂质代谢障碍等。下列情况不宜早吸吮：高危新生儿、母亲曾经高危抢救、早产儿、母亲有喂养禁忌证者。

（四）呼吸管理

保持呼吸道通畅，仰卧位，肩下放置软垫，颈部展开，切忌过度伸展。呼吸暂停者可轻弹、拍打足底刺激，反复呼吸暂停可药物治疗，枸橼酸咖啡因和氨茶碱，枸橼酸咖啡因更安全。低氧血症时可给予吸氧，维持动脉血氧分压50~80mmHg（早产儿50~70mmHg）或经皮血（$TcSO_2$）氧饱和度90%~95%（29周以下的早产儿维持在85%~92%）为宜，不能维持时给予呼吸支持。

（五）预防感染

严格遵守消毒隔离制度，做好手卫生及无菌操作，避免过分拥挤，防止交叉感染和乳制

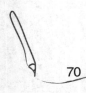

品感染。

（六）营养补充

足月儿生后应肌内注射维生素 K1 0.5 ~ 1mg，早产儿连用 3 天。生后 4 天加维生素 C 50 ~ 100mg/d，10 天后加维生素 A 500 ~ 1000U/d 及维生素 D 400 ~ 1000U/d，4 周后加铁剂，足月儿给元素铁 2mg/（kg·d），极低出生体重儿 3 ~ 4mg/（kg·d），并同时加维生素 E 25U 和叶酸 2.5mg，每周 2 次。极低出生体重儿给予重组人红细胞生成素，每周 600 ~ 750U/kg，分三次皮下注射。

（七）预防接种

1. 卡介苗 生后 3 天接种，早产儿、有皮肤病变或发热等其他病变者应延缓接种，对疑有先天免疫缺陷的新生儿，绝对禁忌接种。皮内注射 2 ~ 3 周出现红肿硬结，约 10mm × 10mm，中间逐渐形成小白色脓疱，破溃后呈溃疡，结痂脱落形成圆形瘢痕。

2. 乙肝疫苗 生后 24 小时内、1 个月、6 个月各注射乙肝疫苗 1 次，每次 5μg。母亲为乙肝病毒携带者，生后 6 小时内肌注高价乙肝免疫球蛋白 100 ~ 200μg。同时换部位接种乙肝疫苗 10μg，如母亲 HBeAg，HBV – DNA 阳性者，生后半个月再使用乙肝免疫球蛋白一次。

（八）新生儿筛查

我国目前开展的筛查项目有甲状腺功能减低症、苯丙酮尿症、半乳糖血症等。另外，还包括新生儿听力筛查。注意观察精神反应、哭声、面色，吃奶、大小便、睡眠，体温、呼吸、心率、囟门，肌张力、反射。

第三节　胎儿宫内生长异常

一、宫内生长受限和小于胎龄儿

小于胎龄儿（SGA）包括胎儿宫内生长受限（IUGR）、异常的 SGA（存在结构异常或遗传性疾病的胎儿）和正常的 SGA（遗传性体质偏小）3 种。IUGR 是指胎儿体重低于同胎龄平均体重的两个标准差或第 10 百分位以下，体重 < 2500 克。小于胎龄儿则是指出生体重低于同胎龄平均体重的两个标准差或第 10 百分位以下。

IUGR 是胎儿的发育障碍，直接受双亲遗传因素、孕妇的营养、地理环境、药物、微量元素、子宫胎盘血流量、宫内感染等多种因素的影响。IUGR 儿围生期发病率和死亡率比正常儿高 6 ~ 8 倍。越来越多的报道指出其与成年后代谢综合征有相关性。有学者认为 SGA 与宫内生长发育受限同义，但有学者反对，SGA 不是指胎儿生长，而是指婴儿出生大小，宫内生长受限指胎儿各种原因所致的宫内生长受到抑制的病理状态，SGA 可以没有宫内生长受限，而短时间的宫内生长受限也不一定呈现 SGA。

【病因与发病机制】

目前发病机制不明，可能与宫内营养不良、酸中毒、缺氧、血清胰岛素水平低、下丘脑垂体轴异常活化、皮质醇分泌增多、儿茶酚胺以及激素分泌减少有关。

影响因素来自孕母、胎盘和胎儿。母亲因素常见于年龄过小或过大、高血压、感染（弓形虫、巨细胞病毒、风疹病毒、疱疹病毒）、营养失调、酗酒、吸烟及接触有毒物质等。胎盘灌注不良、胎儿染色体异常或基因缺失等均可导致胎儿生长受限。

【临床分型】

根据重量指数和身长头围之比分为匀称型和非匀称型。重量指数计算公式为：出生体重

（g）×100/出生身长（cm）^{3}。

1. 匀称型 出生时体重、身长、头围成比例下降，体型匀称。重量指数 >2.00（胎龄≤37周），或者 >2.2（胎龄 >37周）。身长与头围之比 >1.36。常由于孕早期不良因素影响了细胞增殖，阻碍了胎儿生长。常见因素有染色体异常、遗传性疾病、宫内感染等。

2. 非匀称型 出生时重量指数 < 2.00（胎龄≤37周）或 < 2.20（胎龄 >37周）。身长与头围比 < 1.36。多由于孕晚期受不良因素影响导致生长受限，体重下降与身长、头围降低不成比例，即体重小于胎龄，而身长、头围与胎龄相符，脑发育一般不受影响。常见因素有母孕期营养因素、血管性疾病、子宫异常等。

【并发症】

宫内生长受限的新生儿由于各器官系统发育不完善或损伤，尤其早产儿，常出现一些并发症。如窒息、胎粪吸入综合征、感染、低体温、低血糖、呼吸窘迫、败血症、凝血功能障碍、红细胞增多症－高黏滞血症、坏死性小肠结肠炎、免疫功能低下等比较常见。先天性心脏病、慢性肺疾病、早产儿视网膜病超过 3 级的发生率高于适于胎龄儿。生后常出现体格发育落后、脑发育异常，如脑瘫、学习困难、心理行为异常等。成年后易出现代谢综合征（2 型糖尿病、高血压、肥胖、高血脂等）、心血管疾病、肾疾病。

【治疗】

合理的早期干预 IUGR/SGA 可减少并发症，改善预后。干预方式主要有以下几个方面。

1. 营养管理 保证最大化生长对减少神经发育不良有重要的作用。提倡早期高能量营养供给，实现头围追赶生长来促进神经系统发育。母乳喂养可以促进神经系统发育，减少代谢综合征的发生，可加用母乳强化剂。

2. 药物疗法

（1）针对神经系统后遗症的治疗：苯巴比妥的疗效存在争议，胞二磷胆碱和脑活素、神经节苷脂钠盐也用于临床治疗。还有高压氧的治疗、早期干预和教育等，根据患儿的特点和疾病制定计划。

（2）针对生长落后的干预治疗：生长激素、瘦素、白藜芦醇。

（3）针对并发症的治疗。

二、大于胎龄儿和巨大儿

大于胎龄儿指出生体重在同胎龄平均体重第 90 百分位以上的新生儿。出生体重 >4000g 的新生儿为巨大儿。近年各种原因导致的巨大儿发生率逐渐增多，国外发生率为 15.1%，国内为 7%，男多于女。巨大儿发生率上升的原因可能与生活水平提高，特别是围生期保健逐渐重视，普遍重视孕妇营养有关。巨大儿与母亲及新生儿的发病率有显著的关系。

【发病因素】

母亲和新生儿因素均可导致巨大儿的发生。常见的有糖尿病合并妊娠及妊娠期糖尿病，孕妇体质指数高和营养过剩，孕期三酰甘油水平增高，遗传因素，巨大儿是多基因遗传。另外，过期妊娠、羊水过多、环境因素、产次等也影响其发生。

【对母亲与新生儿的影响】

1. 对母亲的影响 胎儿过大增加母亲分娩的风险，如难产、产后出血及感染，增加剖宫产概率。分娩过程中易引起软产道撕裂伤，甚至子宫破裂，产后易发生阴道前后壁膨出及子宫脱垂、尿瘘、粪瘘等。

2. 对新生儿的影响 分娩过程延长、使用产钳或胎儿吸引器助产比例增高，增加了分娩风险。易发生肩难产、宫内窘迫、窒息、臂丛神经损伤、锁骨骨折等。剖宫产使发病风险增加，新生儿期易出现低血糖、电解质紊乱、红细胞增多症及高胆红素血症等。远期影响是增加了代谢性疾病的发病风险，如糖尿病、高血压、血脂异常、脂肪肝、冠心病、脑卒中等。

【预防】

巨大儿分娩时的母婴并发症显著高于非巨大儿，孕期应控制体质指数的增加，定期监测血糖、血脂水平，并进行适当运动，对可能发生巨大儿的孕妇采取一些有效措施，尽量减少巨大儿的发生。①孕期适当饮食及运动；②糖尿病的治疗与预防；③预防过期妊娠。

第四节　新生儿窒息

新生儿窒息（asphyxia）是指婴儿出生时自主呼吸不能建立或呼吸抑制者；若出生时无窒息，而数分钟后出现呼吸抑制者亦属窒息，是围生期死亡和导致儿童伤残的重要原因之一。国内报道的发病率差异较大。严重的窒息可导致呼吸衰竭，氧和二氧化碳交换能力丧失，引起低氧血症、高碳酸血症及代谢性酸中毒。

【病因】

引起窒息的原因很多，任何造成胎儿或新生儿血氧浓度降低的因素都可导致窒息，与胎儿在宫内所处环境和分娩过程有密切关系。

1. 孕母因素

（1）孕母全身性疾病：如孕母心肺功能不全、严重贫血、糖尿病、高血压、子痫、感染等。

（2）孕母产科疾病：前置胎盘、胎盘早剥、胎盘老化等。

（3）其他：孕母吸毒、吸烟或被动吸烟，孕母年龄≥35岁或<16岁，多胎妊娠等。

2. 分娩因素

（1）脐带异常：脐带过短、脐带受压、脐带脱垂、打结、绕颈或绕肢等。

（2）手术产：如高位产钳、臀位抽出术、胎头吸引等。

（3）产程中麻醉剂、镇痛剂和催产药物使用不当。

3. 胎儿因素

（1）宫内生长异常：早产儿、小于胎龄儿、巨大儿等。

（2）各种畸形：如后鼻孔闭锁、喉蹼、肺膨胀不全、先天性心脏病等。

（3）羊水或胎粪吸入阻塞呼吸道。

（4）神经系统损伤：感染、宫内窘迫等所致。

【临床表现】

1. 宫内窒息　早期有胎动增加，胎心率增快，≥160次/分；晚期胎动减少甚至消失，心率变慢或不规则，羊水被胎粪污染呈黄绿或墨绿色。出生时无自主呼吸或呼吸微弱，且合并有皮肤发绀或苍白、反应低下和肌张力改变。窒息时出现呼吸改变，包括原发和继发性呼吸暂停。原发性呼吸暂停是由于缺氧所致，胎儿或新生儿窒息缺氧时，初起1～2分钟呼吸深快，如缺氧不能及时纠正，即转为呼吸抑制和反射性心率减慢。此时患儿肌张力存在，血管轻微收缩，血压升高，循环尚好，但有紫绀，如及时给氧或予适当刺激，有时甚至在无外界帮助下仍能恢复呼吸。如原发性呼吸暂停无好转，缺氧持续存在，则转为继发性呼吸暂停，患儿出现喘息样呼吸，心率继续减慢，血压开始下降，肌张力消失，苍白，呼吸运动减弱，最终出现一次深度喘息而进入呼吸停止，如无外界正压呼吸帮助则无法恢复而死亡。

2. 出生后窒息　生后窒息及其程度按照Apgar评分标准，根据心率、呼吸、对刺激的反应、肌张力和皮肤颜色五项表现判断。Apgar评分是对刚出生婴儿窒息程度的一种简易临床评价方法，评分越高，表示窒息程度越轻。0~3分为重度窒息，4~7分为轻度窒息。生后1分钟评分可区别窒息程度，5和10分钟以后评分有助于复苏效果及预后判断。

表7-2 新生儿窒息 Apgar 评分标准

体征	评分		
	0	1	2
心率	无	<100次/分	>100次/分
呼吸	无	浅慢，不规则	正常，哭声响
肌张力	松弛	四肢略屈曲	四肢屈曲，活动
弹足底或插鼻管反应	无	有皱眉动作	哭，打喷嚏
肤色	青紫或苍白	躯干红，四肢发绀	全身红

3. 并发症 窒息缺氧可造成多脏器损伤，损伤程度与窒息程度和复苏效果有关。常见的有：①中枢神经系统损伤：缺氧缺血性脑病和颅内出血；②呼吸系统：胎粪吸入综合征、呼吸窘迫综合征及肺出血等；③循环系统：缺氧缺血性心肌损伤、持续肺动脉高压等；④泌尿系统：急性肾小管坏死、急性肾功能不全及肾静脉血栓形成等；⑤代谢方面：低血糖或高血糖、低钙血症、低钠血症、代谢性酸中毒、高乳酸血症等；⑥消化系统：应激性溃疡、坏死性小肠结肠炎等。

【辅助检查】

分娩过程中取头皮或脐静脉血进行血气分析，根据 pH 判断有无窒息及程度，pH≤7.25提示严重缺氧，需积极准备各种急救措施。生后应检测血气、血糖、凝血功能、血生化等。

【治疗】

新生儿窒息应积极、迅速有效复苏。应由产、儿科医生共同协作进行。事先必须熟悉病史和技术操作措施，充分准备好器械设备。出生后应立即评价呼吸、心率、肤色来确定复苏措施。按照 ABCDE 复苏方案进行复苏：A（air way）：尽量吸净呼吸道黏液；B（breathing）：建立呼吸；C（circulation）：维持正常循环，保证足够心排血量；D（drug）：药物治疗；E（evaluation and environment）：评估和环境（保暖）。前三项最为重要，其中 A 是根本，通气是关键，评估和保暖贯穿于整个复苏过程中。具体复苏程序如下图7-1。

1. 保暖和清理呼吸道

（1）保暖：婴儿娩出后即置于远红外或其他方法预热的保暖台上，温热干毛巾擦干头部及全身，减少散热。

（2）摆好体位，肩部以布卷垫高2~2.5cm，使颈部轻微伸仰。

（3）在娩出后立即吸净口、咽、鼻黏液，吸引时间不超过10秒，先吸口腔，再吸鼻腔黏液。如羊水有胎粪污染，吸净口鼻分泌物后心率<100次/分，无自主呼吸，肌张力低，应立即气管插管吸净气道内的胎粪。

（4）触觉刺激：婴儿经上述处理后仍无呼吸，可采用拍打足底2次和摩擦婴儿背来刺激呼吸出现。以上四个步骤要求在生后20秒钟内完成。

2. 评估和建立呼吸 婴儿经触觉刺激后，如出现规则呼吸，心率>100次/分，肤色红润或仅手足青紫者可予观察。如无规律的自主呼吸、喘息和（或）心率<100次/分，应立即用面罩复苏囊行正压通气，30秒后如心率>100次/分，出现自主呼吸者可予以观察；如无规律的自主呼吸或心率<100次/分，则行气管插管正压通气。

3. 建立循环和药物使用 如气管插管正压通气30秒后，心率<60次/分或心率在60~80次/分，应在正压通气的条件下，同时进行胸外心脏按压。常采用双拇指或中、示指按压胸骨体下1/3处，频率为120次/分，按压深度为胸廓前后径的1/3。按压30秒后，心率仍<80次/分

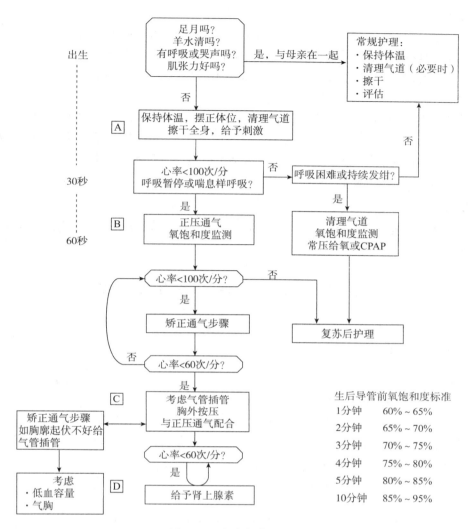

图 7-1 窒息复苏流程图

或为 0，立即给予 1∶10000 肾上腺素 0.1~0.3ml/kg，静脉或气管内注入，5 分钟后可重复使用一次。

如有急性失血或伴有有效血容量不足表现，给予扩容，可用生理盐水或全血、血浆和 5% 清蛋白等，10ml/kg，静脉输注，30 分钟输完。如疑似或血气分析证明有代谢性酸中毒，在保证通气的情况下，给予 5% 碳酸氢钠 3~5ml/kg，加等量 5% 葡萄糖后静脉输注；有循环不良或休克症状者可给多巴胺或多巴酚丁胺，2~5μg/(kg·min)，泵入，根据病情逐渐增量，最大量不超过 20μg/(kg·min)；对其母在婴儿出生前 4 小时内曾用过吗啡类麻醉药或镇痛药者，可用钠络酮每次 0.1mg/kg，静脉或肌内注射，也可气管内注入。

4. 复苏技术 在复苏过程中有如下需要熟练掌握的技术。

（1）面罩复苏囊正压通气：面罩应密闭遮盖下巴尖端、口鼻，但不盖住眼睛；加压 2 分钟以上者须插胃管，以免过多气体入胃导致腹胀，40~60 次/分，吸呼比为 1∶(1.5~2)，压力 20~40cmH₂O（2.0~3.9kPa），以胸廓起伏适中和听诊呼吸音正常为宜，呈浅呼吸状。

（2）心脏胸外按压：①采用拇指法，操作者双拇指并排或重叠于患儿胸骨体下 1/3 处，其他手指围绕胸廓托在后背；②双指法，操作者一手的两个指尖压迫胸部，用另一只手或硬垫支撑患儿背部。按压速率为 120 次/分（每按压 3 次，间断加压给氧 1 次），压下深度约为 1~2cm（胸廓前后径的 1/3），按压放松过程中，手指不离开胸壁；按压有效时应摸到股动脉搏动。

（3）喉镜下经口气管插管：在复苏过程中出现以下指征者要求在20秒钟内完成气管插管和一次吸引。插管指征包括：胎粪黏稠或声门下有胎粪颗粒需吸净者；重度窒息需较长时间加压给氧者；应用气囊面罩复苏器胸廓扩张效果不好或心率在80～100次/分、不继续增快者；疑诊膈疝儿。

5. 复苏后监护与脑复苏 应注意监护体温、呼吸、心率、血压、血气、血糖、电解质、尿量、肤色和窒息所导致的神经系统症状；注意酸碱失衡、电解质紊乱、胃肠功能等问题。严重窒息常存在缺氧性脑损害，应早期予以脑保护措施，如颅高压、惊厥控制及改善脑细胞代谢药物如脑活素、胞二磷胆碱等。

【预防】

加强围生期保健，及时处理高危妊娠，避免宫内胎儿缺氧及难产。产房内配备复苏设备，推广复苏技术。

第五节　新生儿缺氧缺血性脑病

临床讨论

> **临床案例**　患儿G1P1，生后8小时，孕40＋1周，因"胎心型宫内窘迫"行剖宫产娩出，出生体重3820g，羊水Ⅲ度污染，Apgar评分1、5、10分钟分别是3、5、8分。生后给予气管插管气囊加压给氧、心脏按压，复苏后出现反复小动作抽搐。查体：反应差，四肢末端稍发绀。前囟稍饱满，张力不高，瞳孔等大等圆，光反射敏感，心肺听诊无异常，四肢肌张力低，原始反射未引出。
>
> **问题**　试问该患儿可能发生了什么情况？如何判断？

新生儿缺氧缺血性脑病（hypoxic ischemic encephalopathy，HIE）指由于各种围生期因素引起的脑缺氧和脑血流减少或暂停而导致的新生儿脑损伤。临床上出现一系列神经系统表现，是导致儿童神经系统伤残的常见原因之一。

【病因和发病机制】

1. 病因　主要的原因是围生期窒息，生后严重的心肺疾病引起的低氧血症也可导致HIE发生。

2. 发病机制

（1）血流重分布：缺氧缺血时，全身血流重新分配，以保证重要器官的血液供应，如心、脑、肾上腺等。脑血流量虽然增加，但并非脑内各部位的供血均增加，而是代谢最旺盛部位供血增加为主，如基底核、丘脑、脑干、小脑等。脑动脉终末供血区最薄弱，代偿机制丧失脑血流减少时，这些终末供血区域首先受损。足月儿易发生在矢状旁区，早产儿易发生在脑室周围白质区。

（2）脑血流动力学改变及血管自主调节功能障碍：脑血管有自主调节的功能，但新生儿这种自主血管调节功能差，脑血流容易受血压的影响，轻微的血压波动就可能导致脑血流的增加或减少。缺氧缺血时导致血管自主调节功能障碍，形成"压力被动性脑循环"，脑血流的改变随着全身血压的变化而改变。血压高，脑血流增加，过度灌注可导致出血；血压低，脑血流减少，脑组织缺血。

（3）脑细胞能量代谢障碍：缺氧时脑组织为了维持能量供应无氧酵解增加，乳酸增加，

ATP 生成减少，细胞膜功能障碍，离子泵转运功能失调，使钠、钙、水进入细胞内，导致脑细胞水肿，钙超载，进一步损伤脑细胞。

（4）其他毒性作用：缺氧缺血使兴奋性氨基酸产生增加，再灌注产生大量的氧自由基、NO 和炎性细胞因子，这些都可加重脑细胞损伤，导致脑水肿，神经元坏死和凋亡。

【病理】

脑损伤的病理改变与缺氧缺血程度、持续时间和胎龄有关。常见的有以下几种。

1. 脑水肿 为早期改变，缺氧缺血后 36～72 小时达到高峰。脑容积增多，灰白质分界不清，脑室变窄。

2. 选择性神经元坏死 因存在损伤易感性，故出现选择性神经元坏死。主要累及大脑和小脑的皮质神经元，重者累及脑干、小脑和延髓的神经元。

3. 其他 ①基底核、丘脑损伤：常呈双侧对称性，外观如大理石样，又称大理石样变。②大脑矢状旁区损伤：多累及大脑额、中回，经旁中央区至枕后部位。③出血：为常见的损伤，可发于室管膜下、脑室、蛛网膜下、脑实质、小脑等部位。早产儿多发生脑室周围白质软化，严重缺血或出血可导致脑梗死等。

【临床表现】

主要表现为意识障碍、兴奋或抑制，易激惹或反应差，肌张力及原始反射改变，惊厥，前囟张力高，重者可出现呼吸衰竭。惊厥常发生在生后 12～24 小时，脑水肿在 36～72 小时最明显。由于选择性脑损伤的结果，凡病变在两侧大脑半球者，有前囟隆起，颅缝分离等脑水肿、颅内压增高的病变特点。而病变在丘脑、脑干等处者的特点则是惊厥持久，有瞳孔固定、无吸吮和吞咽反射等脑干功能障碍的体征，但无脑水肿、颅内压增高的表现。

由于缺氧程度不同，出现轻重不同的临床表现，根据不同临床表现把 HIE 分为轻、中、重三度。

1. 轻度 症状以出生 24 小时内最明显，主要为兴奋表现，如哭闹不安、易激惹，有自发或刺激引起的肌阵挛；前囟张力正常；瞳孔无改变；肌张力正常或增加，拥抱反射活跃，其他原始反射可正常。无惊厥，脑电图正常，症状 3 天内减轻或消失，很少留有神经系统后遗症。

2. 中度 24～72 小时症状最明显，意识淡漠，嗜睡，可出现惊厥、肌阵挛、下颌抖动；前囟正常或隆起，张力增高；瞳孔无改变或缩小，可出现周期性呼吸伴心动过缓，肌张力减低、拥抱反射、握持反射、吸吮及觅食反射减弱；脑电图呈低电压、痫样放电。1 周末可逐渐恢复，14 天内消失，但意识模糊进入浅昏迷并持续 10 天以上者预后差。

3. 重度 初生至 72 小时症状最明显，昏迷，深浅反射及新生儿原始反射均消失，肌张力低下，前囟饱满、张力增高，瞳孔不对称或散大固定无反应，有心动过缓、低血压、呼吸不规则或暂停，常呈现去大脑状态，脑电图呈现爆发抑制波形，可持续数周，死亡率高，幸存者常留有神经系统后遗症。

【辅助检查】

1. 血生化检测 血气分析可了解缺氧、酸中毒情况；肝肾功能、心肌酶检查可提示多器官功能损害情况；血清磷酸肌酶脑型同工酶（CPK－BB）可帮助判断脑组织损伤的严重度和预后。脑脊液神经元特异性烯醇化酶（NSE）含量变化：脑脊液中 NSE 含量与 HIE 患儿脑损伤的程度有关，随着 HIE 患儿脑损伤程度的加重，其脑脊液中的 NSE 含量逐渐升高。在缺氧缺血发作的第 2～4 天 NSE 达高峰，故生后 2～4 天测脑脊液中的 NSE 对判断脑损伤程度有重要价值，脑脊液中 NSE 含量可作为早期判断 HIE 脑损伤程度的灵敏而可靠的生化指标。

2. 影像学检查 头颅超声具有无创性、价廉、可在床边操作和进行系列随访等优点；彩色多普勒超声还可检测脑血流速率及阻力指数，对诊断和判断预后有一定帮助，对脑水肿的早期诊断较敏感。头颅 CT 检查对脑水肿、梗死，颅内出血类型及病灶部位等有确诊价值（图 7-2）。磁共振成像（MRI）能够清晰显示脑实质及基底核出血、脑室周围白质损伤及特殊脑损伤。有助于对某些超声和 CT 不能检测出的部位如大脑皮层矢状旁区，丘脑、基底核梗死等的诊断。单光子发射型计算机断层摄影术（SPECT）发现 HIE 病情轻重与局部脑血流（rCBF）的变化一致。脑电图可在床边进行，有助于临床确定脑病变的严重度、判断预后和对惊厥的鉴别。

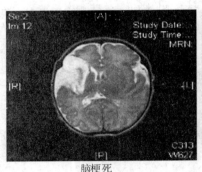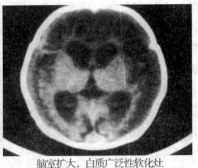

脑梗死　　　　　　　　　脑室扩大，白质广泛性软化灶

图 7-2　缺氧缺血性脑病的影像学图

【诊断】

2005 年中华医学会儿科分会新生儿学组制定了足月儿 HIE 的诊断标准，具体如下：①有明确的可导致胎儿宫内窘迫的异常产科病史，以及严重的胎儿宫内窘迫表现［胎心率 < 100 次/分，持续 5 分钟以上；和（或）羊水Ⅲ度污染］。②出生时有重度窒息，指 Apgar 评分 1 分钟 ≤3 分，并延续至 5 分钟时仍 ≤5 分，或者出生时脐动脉血气 pH ≤7.0。③出生后 24 小时内出现神经系统表现，如意识改变（兴奋、嗜睡、昏迷）、肌张力改变（增高或减低）、原始反射异常（吸吮、觅食、握持、拥抱反射减弱或消失）、惊厥、脑干症状（呼吸节律改变、瞳孔改变、对光反射迟钝或消失）和前囟张力增高。④排除低钙血症、低血糖、感染、产伤和颅内出血等为主要原因引起的抽搐，以及由遗传代谢性疾病和其他先天性疾病所引起的神经系统疾病。同时具备以上 4 条可确诊，第 4 条暂时不能确定可做拟诊病例。目前尚没有早产儿缺氧缺血性脑病的诊断标准。

根据窒息史和神经系统症状、体征，结合辅助检查结果明确诊断，对于中度以上者应多次检查、评价，以确切了解病情变化、指导治疗、判断预后。同时还应注意一些特殊情况如早产儿肌张力低下、肢体生理性颤抖，并注意与先天性脑发育异常、遗传代谢病、宫内感染、母亲用药影响等鉴别。

【治疗】

1. 支持疗法　①供氧：选择适当的给氧方法，保持 PaO_2 在 6.65~9.31kPa（50~70mmHg）、$PaCO_2$ 在 5.32kPa（40mmHg）左右，但要防止 PaO_2 过高和 $PaCO_2$ 过低。②纠正酸中毒：应改善通气以纠正呼吸性酸中毒，在此基础上方可使用碳酸氢钠纠正代谢性酸中毒，严重酸中毒时可用 5% 碳酸氢钠 2~3ml/kg 或根据血气分析结果，以 5% 葡萄糖经 1:2.5 稀释后静脉滴注。③纠正低血糖：按 6~8mg/(kg·min) 静脉输注葡萄糖，使血糖 > 3.36mmol/L（60mg/dl），但应注意防止高血糖。④纠正低血压：输入多巴胺 5~15μg/(kg·min)，可合用多巴酚丁胺 2.5~10μg/(kg·min)，应从小剂量开始逐渐增加用量。⑤补液：每日液量控制在 60~80ml/kg。

2. 控制惊厥　首选苯巴比妥。苯巴比妥负荷量为 20mg/kg，缓慢静推，若不能控制惊厥，1 小时后可加用 10mg/kg；12 小时后给予维持量，每日为 3~5mg/kg。也可使用 10% 水合氯醛每次 0.5ml/kg（50mg/kg），稀释后灌肠或胃管内注入。地西泮每次 0.1～0.3mg/kg，但需注意呼吸抑制的情况。顽固惊厥难以控制，可加用咪达唑仑，剂量每次 0.05～0.2mg/kg，2～4 小时 1 次，或持续静滴 0.01～0.06mg/（kg·h）。亦可考虑使用抗癫痫药丙戊酸钠。

3. 治疗脑水肿 出现颅内高压症状可先用呋塞米 1mg/kg，静脉推注；也可用 20% 甘露醇，首剂 0.5～0.75g/kg 静脉推注，以后可用 0.25～0.5g/kg，每 6～8 小时 1 次，严重颅高压可 4 小时 1 次，逐渐减量停药。是否使用地塞米松意见不一，多数不主张使用，剂量为每次 0.5mg/kg，每日 2 次静脉滴注，48 小时后减量，一般可使用 3～5 天。

4. 改善脑细胞代谢治疗 应在内环境稳定后使用，以使神经细胞能量代谢恢复正常和受损细胞修复与再生。常用药物为 1,6-二磷酸果糖，125～250mg/（kg·d），静滴；胞二磷胆碱 100～125mg/d 或中枢神经修复药物单唾液酸四己糖神经节苷脂（GM1），加入葡萄糖静滴。中度总疗程 10～14 天，重度可 3～4 周。

5. 恢复期高压氧治疗 对神经功能的恢复有一定作用，1～2 周为一疗程。

6. 新生儿期后的干预 尽早进行智能和体能的康复训练，有利于减少后遗症的发生，促进脑功能的发育。

【预防】

积极推广新法复苏，防止围生期窒息是预防本病的关键。

第六节 新生儿颅内出血

新生儿颅内出血（intracranial hemorrhage of the newborn）是由自身解剖生理特点及多种围生期高危因素导致的新生儿中枢神经系统出血性疾病。不同病因可发生不同部位的出血，主要类型有硬脑膜下出血、蛛网膜下隙出血、脑室周围-脑室内出血、脑实质出血、小脑出血及丘脑、基底核出血。临床表现为中枢神经系统兴奋或抑制状态，死亡率高，存活者易遗留神经系统后遗症。

【病因与发病机制】

1. 病因 常见病因主要包括：①早产；②分娩与操作：产伤，胎位不正、巨大儿、产程过短或过长，高位产钳、胎头吸引器、面罩加压给氧、头皮静脉穿刺、气管插管等操作可发生颅内出血；③其他：凝血功能障碍，血小板减少，母亲孕期服用药物（如苯妥英钠、苯巴比妥、利福平等），脑血管发育畸形，不适当的输入高渗溶液（如碳酸氢钠、葡萄糖酸钙、甘露醇等）可导致颅内出血。

2. 发病机制

（1）解剖学结构特点：胎龄 32 周以下脑室周围的室管膜下及小脑软脑膜下颗粒层存留胚胎生发层基质。其血液供应来自大脑前动脉及中动脉，管壁仅由含内皮细胞的毛细血管网组成，缺乏胶原和弹力纤维的支撑。内皮细胞含有大量的线粒体，耗氧量大，对缺氧和酸中毒敏感，易发生坏死、崩解而出血。此外，基质区域静脉系统通过 U 字形，回路汇于大脑 Galen 静脉。易因血流动力学变化而发生血流缓慢或停滞，致使毛细血管床压力增加而破裂出血，32 周以后生发基质逐渐退化，至足月时基本消失。因此，早产儿好发脑室内出血，足月儿较少见。

（2）血流动力学特点：脑血管自主调节功能受缺氧、酸中毒的影响明显，使其变成"压力被动型脑循环"，压力的变化可直接作用于末端的毛细血管，使其破裂出血。低氧和高碳酸血症使脑血管扩张，静脉淤滞，压力增高而引起栓塞和出血。因此，引起大的血压波动即可造成毛细血管破裂而导致出血，如动脉导管未闭、机械通气、扩容、严重酸中毒、吸痰、抽搐等。

【临床表现】

临床表现与出血部位和出血量有关，轻者可无症状，重者短期内可迅速死亡。主要症状和体征有：烦躁、激惹、嗜睡、昏迷；呼吸节律不规则，呼吸暂停；前囟隆起、张力高、血压高、抽搐、角弓反张、脑性尖叫；凝视、斜视、眼球震颤、瞳孔不等大、光反射消失、原始反射减弱、消失。患儿出现不明原因的低体温、贫血、黄疸、频繁呼吸暂停及休克等时要警惕颅内出血。新生儿颅内出血包括以下几种类型。

1. 脑室周围-脑室内出血（periventricular-intraventricular hemorrhage，PVH-IVH） 多见于早产儿，胎龄<32周、体重<1500g的早产儿常见。早期临床特点是呼吸窘迫，依据出血程度不同在临床上有三种表现形式：①急剧恶化型：发生在严重出血的小儿，少见。在数分钟至数小时内病情急剧进展，出现意识障碍、呼吸暂停、眼球固定、凝视、光反射消失、肌张力严重低下或周身强直性惊厥、前囟紧张、隆起、出现难以纠正的酸中毒，可短时间内死亡。②持续进展型：症状在数小时至数天持续进展。先表现为大脑皮层兴奋性增高，如烦躁不安、易激惹、脑性尖叫、肌震颤、惊厥、呕吐，继而出现皮质抑制症状，如神志异常、四肢及张力低下、运动减少、呼吸异常，可存活或进一步恶化死亡。③临床无表现型：此型最为常见，与早产儿的孕周、体重有关，绝大多数颅内出血较轻。

依据B超检查结果可分为四级：Ⅰ级：单纯室管膜下生发基质出血伴极少量脑室内出血，旁矢状面探查出血占脑室面积10%以下；Ⅱ级：出血进入脑室，所占脑室面积为10%～50%，Ⅲ级：脑室内出血伴脑室扩大，所占脑室面积大于50%；Ⅳ级：同时伴脑室旁局限或广泛的脑实质出血。

2. 硬膜下出血（subdural hemorrhage，SDH） 多因机械性损伤使上矢状窦附近出血或大脑镰及小脑幕撕裂引起。常发生于足月巨大儿，头大、胎位异常，难产或产钳助产者。临床表现：①严重后颅凹出血：由小脑镰及其附近血管损伤所致，可压迫脑干，短时间内危及生命。神经系统症状在生后即可出现，表现不安、尖叫、惊厥。由于中脑、脑桥受压，而出现娃娃眼动作，瞳孔不等大，对光反射异常，经数分钟或数小时，进行性意识障碍加重，昏迷、瞳孔固定、散大，伴心动过缓，中枢性呼吸衰竭，最终呼吸心搏停止。②后颅凹出血：较上述类型多见，由于桥静脉、小脑上静脉破裂，在此处形成硬膜下血肿。血肿大小及进展速度不同临床可有不同表现：神经系统症状出现时间不等，神经系统症状程度不同，如血肿逐渐增大，压迫脑干同样可以出现危及生命的严重后果。③大脑镰撕裂：常伴随下矢状窦的损伤，使双侧脑半球受累，出现临床神经系统症状，当出血扩展至小脑幕附近，可出现前述的类似结局。④上矢状窦损伤：此处的硬膜下可分为三种类型：出血量少，临床症状轻微，如易激惹等；生后2～3天左右出现局限性脑损伤表现，如局限性惊厥、偏瘫、动眼神经受累，眼斜等；新生儿期无异常表现，但由于慢性硬膜下渗出，至6个月左右发展为头围增大。可通过影像学检查予以定位确诊。

3. 原发性蛛网膜下隙出血（primary subarachnoid hemorrhage，SAH） 出血原发部位在蛛网膜下隙，不包括硬膜下腔的扩展，与缺氧、酸中毒、低血糖等因素有关，也可由产伤所致，出血可来自脑发育过程中软脑膜动脉间错综复杂的吻合处的小血管，也可来自蛛网膜下隙静脉。出血原因常为缺氧引起的毛细血管内血液外渗。一般分为三种类型：①出血量少，仅有极轻的或无临床征象，如易激惹，肌张力低下，多于一周内恢复；②由于出血导致惊厥，常始于生后2天，间歇性发作，发作期间表现正常。③大量蛛网膜下隙出血并急剧进展，血液存留于脑间隙及后颅凹，表现为嗜睡，反复呼吸暂停，肌张力低下，反应低下，反复惊厥，很快危及生命。通过CT检查可以确诊，表现为：脑池、脑窦、脑裂部位高密度影；颅骨内板下方沿脑沟回呈高密度影；增宽的直窦，窦汇高密度影，呈Y形；沿小脑幕上呈M形，超声对诊断蛛网膜下隙出血不敏感。

4. 小脑出血（intracerebellar hemorrhage. ICH） 如产伤、缺氧、早产儿及各种疾病病理生理过程中脑血流动力学改变等可引起 ICH。症状出现在生后 1 天至 2～3 周不等，严重者除一般神经系统症状外主要是脑干受压表现，出现严重呼吸功能障碍，短时间内死亡，早产儿较足月儿预后凶险程度更高。依据 CT 或 B 超可诊断。

5. 脑实质出血（intraparenchymal hemorrhage，IPH） 多见于足月儿，由于小静脉栓塞后毛细血管压力增高导致破裂出血。若出血位于脑干，早期可见瞳孔变化，呼吸不规则，心动过缓，前囟张力可正常。常留不同程度后遗症，如脑瘫、癫痫、精神发育迟缓等，出血部位液化形成囊肿，如囊肿与脑室相通，称为脑穿通性囊肿。

6. 其他

（1）足月儿脑室内出血：主要原因是缺氧，常有产钳、臀位产等异常分娩史。出现时间及程度与缺氧缺血性脑损伤的神经系统症状、体征难以分开。

（2）硬膜外出血：多因分娩困难、产钳助产时，较大的外力使新生硬膜外层从颅骨内板分离所致。脑干受压症状可在出生时出现，也可在数小时后出现，并出现颅压高，严重时累及脑干导致死亡。出血可为单侧或双侧，CT 检查可定位部位确诊。

【诊断】

1. 病因诊断 多种因素可导致早产儿发生脑室周围－脑室内出血，同一患者常常是多种病因共同作用而发生。

（1）血管内因素：由于在各种疾病状态下血压变化所致的脑血流增加或减少，尤其血压高低变化不定，更易诱发颅内出血。应用呼吸机，输液，应用各种血管活性药物等治疗时脑血流涨或落，异常分娩时，如胎儿头过大，头盆不称、急产、臀位产、高位产钳、多次吸引器助产使胎儿头部受挤压等，均可造成脑静脉压升高而致出血，血小板及凝血机制异常等常是新生儿颅内出血的病因。

（2）血管因素：生发基质毛细血管纤细，缺乏血管内皮层，毛细血管床组成错综复杂，此区域对氧化代谢的需求高，故对缺氧缺血性损伤有更强的易感性。血管问题在早产儿更为突出，孕周越小，体重越低，越易发生颅内出血，出血程度也越重。

（3）血管外因素：局部血管缺乏支持组织，生后细胞外容量降低使血管外组织压力降低，也可成为颅内出血的诱因。

2. 病理诊断 脑室周围－脑室内出血的基本特征是发生于室管膜下的生发基质，位于侧脑室的腹外侧。在胎儿 10～20 周时作为脑神经母细胞的发源地，并提供胶质，形成胶质细胞和星形细胞，随胎儿发育，基质渐小，至 36 周时，几乎完全消失。室管膜下生发基质的血液供应来自于大脑前动脉及中动脉，在此处形成供血丰富的毛细血管床。其特征为面积相对大而血管走形不规则，血管壁由单层细胞排列而成，易于破损。基质区域的静脉系统是由来自脑白质，脉络丛，纹状体的数条静脉在尾状核头部汇合成端静脉，通过"U"字形回路汇于 Galen 静脉。由于这种特殊走形，当血流动力学变化时易致出血及出血性脑梗死。约 80% 的生发基质出血进入侧脑室，严重者可扩散至整个脑室系统。

【并发症】

1. 出血后梗阻性脑积水 脑室内出血与凝血机制同步发生。当侧脑室血液进入第三脑室，经过狭细的中脑导水管时，可产生梗阻，导致梗阻性脑积水。梗阻性脑积水是脑室内出血后的严重并发症，脑室内大量积水使脑实质受压，甚至变得菲薄，小儿预后极差。

2. 脑室扩大所致白质损伤 Ⅲ度以上的颅内出血脑室扩大时可因挤压或影响局部血流造成脑室旁的白质损伤。损伤的最终结局分为两类，一类是脑室周围钙化，另一类是白质软化。

3. 脑室旁出血性梗死 见于较严重的脑室周围－脑室内出血，影响了局部的髓静脉血流回流而发生的静脉性梗死，易发生在侧脑室前脚附近，也可出现在脑室旁其他部位。梗死灶在后期液化成囊腔，多与脑室相通，使脑室局部变形。

4. 与脑室出血相关的其他脑实质损害　在早产儿发生严重的脑室内出血时，常伴有脑实质多灶性的严重出血，最终造成脑实质严重液化，结局十分严重。

【鉴别诊断】

根据颅内出血不同的临床表现应与相似疾病加以鉴别，如表现为缺氧则应与肺疾病和心源性疾病鉴别。颅内出血以呼吸浅表、呼吸暂停多见，肺疾病以气急、呻吟、三凹征为主，给氧后青紫缓解，心源性表现为呼吸深度增加，吸氧不能缓解。如表现为抽搐，则应与脑水肿、缺氧缺血性脑病、低血糖、低血钙、低血镁、感染、维生素 B_6 依赖、胆红素脑病（核黄疸）等鉴别。如表现为肌张力低下应与唐氏综合征（先天愚型）、重症肌无力、先天性肌迟缓综合征等鉴别。

【治疗】

目前尚无特异治疗方法，主要为对症治疗，防止继续出血及保护脑细胞。

1. 加强护理　保暖、保持安静，减少干扰，避免剧烈哭闹。抬高头位，一般保持 15°～30°，保证能量及热卡供给。液量一般控制在 50～60ml/（kg·d），有呕吐的情况酌情增加。

2. 对症治疗　有凝血障碍时，肌内或静脉注射维生素 K_1 3～5mg，并输新鲜血或血浆每次 10ml/kg。有惊厥时可给予苯巴比妥或地西泮等镇静剂。有脑水肿症状者可给予地塞米松（早产儿慎用），首剂 1～2mg 静脉注射，以后按每次 0.2～0.4mg/kg 给予，必要时慎用甘露醇。要保持呼吸道通畅，可采用不同形式氧疗，及时纠正缺氧和酸中毒，维持体内代谢平衡。为预防感染，可选用适当抗生素。酌情选用 1,6－二磷酸果糖、胞二磷胆碱、脑活素等保护脑细胞。

3. 其他　有人认为反复腰椎穿刺放脑脊液可降低颅内压、维持脑的血流灌注，并可去除血及蛋白，以减少粘连，防止脑积水，但此法尚存在争议。

4. 脑积水的治疗　尚无满意治疗方法，可口服乙酰唑胺 15mg/（kg·d），或呋塞米 1～2mg/（kg·d），但需注意水电解质的平衡。用药两周无效可停药，密切监测，必要时考虑进行外科分流术。

【预后】

预后取决于出血的时间、范围及脑实质损害的情况。

近期：Ⅰ～Ⅱ度出血绝大部分可以存活，Ⅲ～Ⅳ度出血者，病死率超过 50%，存活者半数以上可出现进行性脑室扩张。

远期：室管膜下生发基质出血发生时，胎龄越小对神经细胞、胶质细胞的形成影响越大，直接关系到脑皮质的发育，有碍于小儿的认知能力发展。严重的脑室内出血并伴有脑室旁出血性梗死或白质软化时，后遗症高达 35%～90%，表现为运动障碍、痉挛性肢体瘫痪，下肢往往重于上肢。进行性脑室扩张可使轴突的延伸及髓鞘化障碍，并影响血管发育及脑细胞的代谢，与小儿神经系统后遗症关系密切。

第七节　新生儿呼吸暂停

新生儿呼吸暂停（apnea）是指呼吸停止时间 >20 秒，常伴有血氧饱和度下降（≤80%）持续 4 秒以上，心率减慢（<100 次/分，持续 4 秒以上）及发绀。呼吸暂停可分为继发性和原发性。继发性呼吸暂停是指因各种不同基础疾病及其他附加因素所致的呼吸暂停，常见情况有组织供氧不足、感染性疾病、中枢神经受损、代谢紊乱、环境温度不稳定、高胆红素血症、气道梗阻、剧烈疼痛及母亲用过量麻醉镇痛药、ROP 检查过程中等。原发性呼吸暂停是

指由于呼吸中枢发育不完善、无明显发病因素所致的呼吸暂停,其发生与胎龄和出生体重密切相关,因此,原发性呼吸暂停多指早产儿呼吸暂停。

【病因和发病机制】

1. 早产 原发性呼吸暂停大多数发生于胎龄小于30周的早产儿。主要与早产儿中枢神经和呼吸系统发育未成熟有关。呼吸中枢的组织结构及功能不成熟,神经冲动传出较弱,任何细微的干扰均可发生呼吸调节障碍;呼吸系统解剖结构发育未完善,肺泡通气量、潮气量较小,肺代偿能力较差,肺牵张反射较弱,当呼吸负荷增加时不能有效延长吸气时间。

2. 疾病 组织供氧不足、感染性疾病、中枢神经系统功能紊乱、代谢紊乱、环境温度过高或过低、母亲用过量麻醉镇痛药和高胆红素血症并发胆红素脑病(核黄疸)等。这些因素可导致低氧血症、呼吸道狭窄或阻塞以及对呼吸中枢的抑制而引起呼吸暂停。

3. 中枢神经系统疾病 通常发生在中枢神经系统疾病如颅内出血、缺氧缺血性脑病的早期。主要是原发性脑病引起颅内压增高,压迫呼吸中枢,抑制发育不完善的呼吸中枢兴奋性,产生呼吸暂停。

【呼吸暂停的监护与评估】

有呼吸暂停的高危新生儿,尤其是小于34周的患儿都应给予心率、呼吸及血氧饱和度的监测。对有呼吸暂停的早产儿有条件应监测到生后45周。近红外光谱氧监护仪监测呼吸暂停患儿脑缺氧缺血情况。当监护仪报警时,应首先检查患者,有否呼吸暂停、心动过缓、发绀、肌张力及呼吸道梗阻等,并及时给予触觉刺激等处理,并应努力寻找呼吸暂停原因,如供氧不足、感染性疾病、中枢神经受损、代谢紊乱、环境温度不稳定、高胆红素血症、气道梗阻、剧烈疼痛及母亲用过量麻醉镇痛药等。应详尽了解病史,如胎膜早破、恶臭味羊水或母亲发热等病史,特别注意创伤性分娩、孕母过渡用药,环境温度,全面体格检查,尤其注意神经系统方面的异常体征,要特别注意携氧能力下降的临床征象,如苍白、休克或动脉导管未闭时的左向右分流。必要时辅以头颅B超、脑电图、CT、血清生化、血气、血糖或药物水平检测等。

【治疗】

呼吸暂停处理必须个体化,呼吸暂停缓解后4~5天停止治疗,治疗停止后还应监测4~5天。产前用倍他米松促进成熟有预防呼吸暂停的作用。

1. 病因治疗 积极治疗原发病。对原发病病因比较明确者应针对相应的疾病进行治疗,如有低血糖、低血钙、低血镁等情况时应及时补充。胃食管反流、先天性心肺畸形予以相应的药物和手术治疗。

2. 一般治疗 加强仪器监护和医护人员密切观察病情。对危重患儿尤其是极低出生体重儿尽可能避免打扰,减少或避免不必要的操作,保持舒适安静的环境,应将患儿头部放在中线位置,置轻度伸仰位。对缺氧的患儿给予适度的氧吸入,有些患儿适度提高血细胞比容可减少呼吸暂停的发生。

3. 避免诱发异常反射 插鼻氧管或胃管动作应轻柔,鼻饲需缓慢推注或滴注,一般环境温度调节至中性温度的低限为宜。

4. 刺激呼吸 一旦发现患儿发生呼吸暂停,应立即进行弹足底、触摸背脊、软毛刷刷头、托背加唤醒等刺激呼吸。如未能奏效,出现青紫等,应立即气囊加压给氧。自动呼吸刺激仪可通过振动自动刺激患儿足底,使患儿出现呼吸。也可让患儿睡在定时波动的水床垫上,研究发现在暖箱内放置令人愉快的香料,显示有治疗价值。

5. 药物治疗 首先,积极预防和控制病因对呼吸中枢的损害(如颅内出血、低血糖等)。其次,提高呼吸中枢的兴奋性,常用的药物如下。

（1）茶碱：可增加呼吸中枢对 CO_2 的敏感性和膈肌收缩力。新生儿常静脉用药，灌肠也是安全有效的方法之一。氨茶碱：负荷量 4~6mg/kg，静脉滴注，12 小时后给维持量每次 2mg/kg，每天 2~3 次，保持血药浓度在 5~15μg/ml，疗程 5~7 天。氨茶碱缺点是不良反应较多，有烦躁、心动过速、惊厥、尿量过多、脱水及高血糖等。

（2）咖啡因：咖啡因可以减少呼吸暂停发生次数，降低 CO_2 分压，通过提高中枢吸气作用而提高每分通气量，且不改变呼气时间。咖啡因较茶碱有更强的呼吸刺激作用，且不良反应较少。枸橼酸咖啡因可口服或静脉给药。目前咖啡因推荐负荷量为 10mg/kg（相当于 20mg/kg 的枸橼酸咖啡因）。24 小时后给维持量 2.5mg/（kg·d）（枸橼酸咖啡因为 5mg/kg），每天 1 次，静脉滴注，使血药浓度维持在 10~20μg/ml。其常见不良反应为烦躁、惊厥。

（3）纳洛酮：阿片受体拮抗剂，针对性拮抗及阻断 β-EP 对呼吸、循环及中枢系统的抑制作用。主要用于母亲产前（4~6 小时）用过麻醉剂，如哌替啶（母亲吸毒者禁用），或经氨茶碱治疗后效果不理想者，用法为 0.01~0.03mg/kg 静脉推注，继而 0.5μg/（kg·min）持续静注维持。国内主张 0.1mg/kg 静脉滴注，必要时 4~6 小时重复使用。

（4）多沙普仑：主要通过外周化学感受器作用而影响呼吸，一种较强的呼吸兴奋剂。当甲基黄嘌呤治疗呼吸暂停无效时应用，小剂量（0.5~1.0mg/kg）可刺激外周化学感受器，从而提高每分钟通气量、潮气量，大剂量时能对中枢系统产生兴奋作用。其半衰期为 8~10 小时。目前推荐剂量为 1~2.5mg/（kg·h），持续静脉给药。当呼吸暂停发作频率减少时，可减量到 0.5~0.8mg/（kg·h），但只有静脉持续用药时，才能达到有效浓度。新生儿慎用。

6. 无创呼吸支持及机械通气　鼻塞持续正压呼吸可增加功能气量和肺容积，对频发的阻塞性或混合性呼吸暂停有很好的防治效果。压力一般用 0.29~0.48kPa（3~5cm H_2O），吸入氧浓度 0.25~0.40。有时，高流量（1~2.5L/min）鼻导管给氧也可达到与持续气道正压通气（CPAP）相似的疗效。无创呼吸支持方法（NIPPV）可用于治疗早产儿呼吸暂停。经鼻持续正压通气（NCPAP）能减少插管引起的相应并发症。经上述处理后，呼吸暂停仍频繁发生者需用气管插管和机械通气。

【出院计划和随访】

治疗呼吸暂停患儿的重要举措是决定何时停止呼吸兴奋药的应用以及是否需要在出院前撤除呼吸兴奋药，给予家庭监护仪，或两者皆是。

1. 停药　如果呼吸暂停已消失且患儿体重为 1800~2000g，可考虑停止呼吸兴奋药治疗；当患儿呼吸暂停消失 7 天即停止治疗，而无须考虑年龄；如患儿停止呼吸兴奋药治疗后仍持续无症状，无须考虑后续治疗，可出院。

2. 重新治疗　如果停药后呼吸暂停再发，应重新予呼吸兴奋药治疗并作出决定是否带药出院或延长住院时间。为了缩短住院时间而及早携带监护出院是可以接受的。对于在家中使用呼吸兴奋药并进行家庭监护尚有争议。治疗性的呼吸兴奋药水平维持至胎龄 52 周，然后停止该药予监护记录。如监护记录为正常，治疗停止；如果监护记录为异常，患儿需重新予呼吸兴奋药治疗且持续监护，另一方法可在 4 周内停止呼吸兴奋药治疗。

3. 家庭呼吸暂停监护　家庭呼吸暂停监护的应用仍存争议。目前尚无停止呼吸暂停监护的标准，合理的家庭呼吸暂停监护应用适应证包括下列 4 种：①与喂养无关的明显的呼吸暂停；②针对呼吸暂停的家庭呼吸兴奋药治疗；③气管造口术后；④家庭氧疗时，当决定用家庭监护仪时，最恰当的监护仪是有记录和存储波形功能的仪器。

【预后】

预后取决于呼吸暂停的原因。由于发育未成熟而致的呼吸暂停预后好，而由于 IVH 所致预后较差。在多数患儿，呼吸暂停消失后不伴长期后遗症。

第八节　胎粪吸入综合征

胎粪吸入综合征（meconium aspiration syndrome，MAS）又称胎粪吸入性肺炎，是由胎儿在宫内或产时吸入混有胎粪的羊水而引起，以呼吸道机械性阻塞及化学性炎症为主要病理特征，以生后出现呼吸窘迫为主要表现的临床综合征。多见于足月儿或过期产儿。

【发病机制】

胎儿在宫内或分娩过程中由于缺氧导致肛门括约肌松弛而排出胎粪，使羊水污染胎粪，同时，缺氧使胎儿产生呼吸运动（喘息），将胎粪吸入气管内或肺内，或在胎儿娩出建立有效呼吸后，使其吸入肺内。孕母、胎儿和胎盘等因素都可引起胎儿缺氧。

【临床表现】

1. 症状　患儿症状的轻重与吸入羊水的性质（混悬液或块状胎粪等）和量的多少有关。常于生后开始出现呼吸急促（>60 次/分）、发绀、鼻翼扇动和吸气性三凹征等呼吸窘迫表现，少数患儿也可出现呼气性呻吟。重症 MAS 患儿多伴有新生儿持续肺动脉高压（persistent pulmonary hypertension of newborn，PPHN），主要表现为持续而严重的发绀，其特点为：当 $FiO_2 > 0.6$，发绀仍不能缓解；哭闹、哺乳或躁动时发绀加重；发绀程度与肺部体征不平行。

 知识链接

新生儿持续肺动脉高压

新生儿持续肺动脉高压（PPHN）是由多种病因引起的新生儿出生后肺循环压力和阻力持续增高，而发生心内水平［通过卵圆孔和（或）动脉导管水平］的右向左或双向分流，导致出现严重低氧血症，造成多器官系统由于缺氧和酸中毒引起的功能障碍，严重者可死亡。分为两型，即原发性 PPHN 和继发性 PPHN。原发性 PPHN 可能与慢性宫内缺氧或先天因素（先天性膈疝等）有关；而任何宫内或出生后引起低氧、酸中毒的因素均可引起继发性 PPHN，与其相关的疾病有：胎盘功能不全，过期产，羊水过少，孕母服用某些药物如阿司匹林、吲哚美辛，严重窒息、羊水或胎粪吸入综合征、呼吸窘迫综合征（RDS），先天性心脏病、细菌性肺炎、高黏滞血症、新生儿硬肿症等。

2. 体征　可见皮肤、脐带、指（趾）甲有胎粪污染痕迹，呼吸系统体格检查可见鼻翼扇动、发绀、三凹征等表现，胸廓前后径增加，早期两肺有鼾音或粗湿啰音，以后出现中、细湿啰音；如呼吸窘迫突然加重，并伴有呼吸音明显减弱，应考虑气胸可能；部分伴有 PPHN 的患儿胸骨左缘第 2 肋间可闻及收缩期杂音。

3. 分型　临床根据症状轻重分三型，①无症状型：吸入胎粪量少或出生后被吸出，无明显症状。②普通型：呼吸急促，发绀，病程 1~2 周。③重型：生后呼吸困难持续 >48 小时，需要机械通气才能维持血 pH >7.2 和 PaO_2 和 $PaCO_2$ 正常。发病 1 周~10 天后转入慢性期。

严重 MAS 可并发红细胞增多症、低血糖、低钙血症、缺氧缺血性脑病、多器官功能障碍及肺出血等。

【辅助检查】

1. 实验室检查　血气分析：pH 及 PaO_2 降低，$PaCO_2$ 增高；血常规、血糖、血钙和相应血生化检查；气管内吸引物及血液的培养。

2. X 线检查　两肺透光度增强伴有节段性或小叶性肺不张，也可仅有弥漫性浸润影或并发纵隔气肿、气胸等。但部分 MAS 患儿胸片的严重程度与临床表现并非正相关。

3. 超声波检查 心脏彩色多普勒有助于 PPHN 的诊断。

【诊断】

1. 多为足月儿或过期产儿，有宫内窘迫史或产时窒息史。

2. 吸入被胎粪污染的羊水 ①分娩时可见羊水混有胎粪；②患儿皮肤、脐带和指、趾甲床留有胎粪污染的痕迹；③口、鼻腔吸出物中含有胎粪；④气管插管时声门处或气管内吸出物可见胎粪（即可确诊）。

3. 生后数小时出现呼吸急促（>60 次/分）、发绀、鼻翼扇动、三凹征、肺部湿啰音。

4. 胸部 X 线表现为肺气肿、节段性肺不张和斑片状阴影，或弥漫性渗出影，可出现纵隔气肿、气胸等气漏征象。

【鉴别诊断】

1. 新生儿呼吸窘迫综合征 早产儿多见，无明显的羊水或胎粪污染及吸入史。胸部 X 线特征表现为两肺透亮度降低、广泛毛玻璃样改变。泡沫试验、L/s 比值测定有助鉴别。

2. 新生儿湿肺 无羊水污染及吸入史。症状轻，胸部 X 线片显示肺泡、叶间或胸腔积液。

3. 先天性心脏病 MAS 患儿出现心脏杂音和青紫时常合并 PPHN，需与先天性心脏病相鉴别，可行①高氧 - 高通气试验（hyperoxic hyperventilation test）：在气管插管纯氧下复苏囊通气，频率为 60~80 次/分，通气 10~15 分钟，如 PaO_2 前后上升 30mmHg（4kPa）或经皮血氧饱和度（$TcSO_2$）升高 8%，则提示 PPHN 存在。②动脉导管前、后血氧差异试验：是指右桡动脉或颞动脉和左桡动脉、脐动脉或下肢动脉的 PaO_2 或 $TcSO_2$ 的差值，前者 >15mmHg（2kPa），后者 >4% 表明动脉导管水平有右向左分流。但没有差值不能排除 PPHN，因卵圆孔水平也可有右向左分流。

4. 严重肺部疾病 肺部病变影响到通气/血流比值时也可以出现青紫或心脏杂音，高氧试验（hyperoxia test）：吸入纯氧 15 分钟，如 PaO_2 或 $TcSO_2$ 明显升高，则提示肺实质病变。

【治疗】

1 促进气管内胎粪排出 可采用体位引流、拍叩和震动胸部等方法。对病情较重且生后不久的 MAS 患儿，可气管插管后进行吸引，胎粪黏稠者也可气管内注入 0.5ml 生理盐水后再行吸引，以减轻 MAS 的病变程度及预防 PPHN 发生。

2. 对症治疗

（1）氧疗：当 PaO_2 <60mmHg（8.0kPa）或 $TcSO_2$ <90% 时，应根据患儿缺氧程度选用鼻导管、面罩或头罩等吸氧方式，以维持 PaO_2 60~80mmHg（8.0~10.6kPa）或 $TcSO_2$ 90%~95% 为宜。若患儿已符合上机标准，应尽早机械通气治疗。

（2）纠正酸中毒：①纠正呼吸性酸中毒：可经口、鼻或气管插管吸引，保持气道通畅，必要时进行正压通气；②预防和纠正代谢性酸中毒：纠正缺氧，改善循环，当血气结果中碱剩余为 -6~-10 时，应在保证通气的前提下予以碱性药物。

（3）维持正常循环：出现低体温、苍白和低血压等休克表现者，应用血浆、全血、5% 清蛋白或生理盐水等进行扩容，同时静脉点滴多巴胺和（或）多巴酚丁胺等。

（4）其他：①限制液体入量；②抗生素：继发细菌感染者，可根据血、气管内吸引物细菌培养及药敏结果应用抗生素；③肺表面活性物质：目前有应用其治疗 MAS 的临床报道，但病例数较少，确切疗效尚有待证实；④预防肺气漏：需机械通气者，PIP 和呼气末正压通气（PEEP）不宜过高；⑤气胸治疗：应紧急胸腔穿刺抽气，可立即改善症状，必要时行胸腔闭式引流；⑥其他：保温、镇静，满足热量需要，维持血糖和血钙正常等。

（5）PPHN治疗：①碱化血液：采用人工呼吸机进行高通气，维持动脉血气：pH 7.45～7.55，$PaCO_2$ 25～35mmHg（3.3～4.7kPa），PaO_2 80～100mmHg（10.6～13.3kPa）或 $TcSO_2$ 96%～98%，从而降低肺动脉压力。但由于低碳酸血症可能会增加早产儿脑室周围白质软化的发生机会，治疗中应避免造成过度的低 $PaCO_2$。②血管扩张剂：磷酸二酯酶抑制剂如西地那非、米力农等，可选择性扩张肺血管，用于新生儿 PPHN。③一氧化氮吸入：NO 是血管舒张因子，使肺动脉压力下降，而动脉血压不受影响，可作为 PPHN 的治疗方法。④其他：在PPHN 的治疗中，高频震荡通气取得了一定效果，体外膜肺（ECMO）对严重 MAS（并发PPHN）疗效较好。

【预防及预后】

积极防治胎儿宫内窒迫和产时窒息；尽量避免过期产；及时纠正低氧血症和混合性酸中毒对预防 PPHN 至关重要。应告知家长可能需要随访心脏和肺功能及并发症的远期预后。

第九节　新生儿呼吸窘迫综合征

临床讨论

临床案例　患儿生后7小时，30＋6周自然分娩出生，生后3小时出现呻吟、呼吸急促，伴有口周发绀，听诊双肺呼吸音弱，可见三凹征，病情进行性加重。

问题　该患儿可能的诊断是什么，需做什么检查明确诊断？

新生儿呼吸窘迫综合征（respiratory distress syndrome of newborn，NRDS）主要是由于缺乏肺表面活性物质引起，表现为进行性呼吸困难，出现嗜伊红透明膜和肺不张为病理特征，又称肺透明膜病（hyaline membrane disease，HMD）。以早产儿多见，足月儿也有发生。发病率与胎龄和出生体重成反比。

【病因和发病机制】

NRDS 的原发病因是肺表面活性物质（PS）缺乏，还常常伴有胸壁顺应性过度。

这两个因素都可导致进行性肺膨胀不全和有效的功能残气量减少。肺表面活性物质由肺泡上皮的 Ⅱ 型细胞产生。肺泡上皮 Ⅱ 型细胞对缺氧很敏感，围生期缺氧可使这类细胞数量减少。胚胎期高胰岛素血症可使其成熟延迟。生前给予类固醇激素可促进其成熟。表面活性物质的组成主要包括磷脂（75%）和蛋白质（10%），由 Ⅱ 型肺泡细胞内特异性的板层小体产生和储存。这种脂蛋白分泌到呼吸道，其作用是减少表面张力和保持肺泡在生理压力下的膨胀。在表面活性物质缺乏时，小呼吸道（肺泡）萎陷，每次呼气时都引起进行性膨胀不全。由于发育不成熟胸壁结构比较软弱，开放萎陷呼吸道时所用的较大负压，不但没能扩张顺应性减低的肺，反而引起了胸壁的回缩和变形。小于30周的 NRDS 患儿由于缺乏表面活性物质，不能产生扩张肺脏所需的胸内压，出生后很快就出现呼吸衰竭。存在卵圆孔和动脉导管未闭者，出生后很快就通过卵圆孔出现显著的右向左分流，导致动、静脉血混合加重缺氧，18～34 小时以后，由于肺血管张力下降而加重动脉导管未闭（PDA）的左向右分流，导致肺水肿和肺泡气体交换障碍。在各种易感因素的作用下使肺泡极度不成熟而表面活性物质缺乏，引起渐进性肺不张，于是产生换气不足与低氧血症，其后产生的酸血症可诱发肺动脉收缩、肺部血流及代谢减低，而表面活性物质的形成更加减少，导致恶性循环。

1. NRDS 的易感因素　早产，剖宫产，窒息，孕母糖尿病、高血压，家族易感因素（如 SP－A、SP－B 缺乏），多胎妊娠，新生儿溶血性疾病，低体温，营养不良等。

2. 对抗 NRDS 的保护性因素 宫内应激产生糖皮质激素及儿茶酚胺，胎膜早破促进应激素产生，孕母吸毒及吸烟、酗酒，性别（男多于女，雄激素诱导的肺表面活性物质合成延迟），种族（不同种族 NRDS 的发生率不同，黑人婴儿 RDS 发生率较白人婴儿低），产前使用糖皮质激素等。

【病理】

肺外观大小正常，肺呈深红色，质韧如肝，入水下沉。切面呈深红色，肺组织切片在显微镜下呈广泛的肺不张，肺泡间壁相互贴近。肺中仅有少量扩张的肺泡，其壁附有一层嗜伊红均匀而无结构的物质，即透明膜。有时可见部分透明膜游离于肺泡中，肺泡管和细支气管可能扩张，壁上也附有透明膜。在肺泡和间质中可见到大单核和多核细胞的侵入。存活 32 小时以上者常并发肺炎，而透明膜已被吸收或呈疏松颗粒状碎片。电子显微镜下透明膜为无结构的薄膜，肺泡 II 型细胞胞浆内板层小体成为空泡，缺少表面活性物质。

【临床表现】

多为早产儿，或者有围生期窒息的病史。出生后 2~7 小时出现呼吸困难，呼吸急促（>60 次/分），浅快而不规则，有时可有呼吸暂停、呼气性呻吟，并进行性加重。体格检查：口周、肢端皮肤发绀，鼻翼扇动，胸廓扁平。听诊双肺呼吸音弱，可有细湿性啰音，可见吸气性三凹征，四肢松软。一般 24~48 小时病情最重，存活 3 天以上者病情逐渐恢复。生后 12 小时以后出现呼吸窘迫，不考虑本病。恢复期容易合并动脉导管开放而出现动脉导管未闭的一系列症状。

【并发症】

NRDS 的并发症与早产有关。急性肺部并发症包括感染、气胸、肺间质肺气肿及肺出血。急性肺外部并发症包括脑室内出血及动脉导管未闭。慢性并发症包括早产儿视网膜病变、神经系统后遗症、支气管肺发育不良及声门下狭窄等。

【辅助检查】

1. X 线胸片 典型的胸片表现为双肺弥漫性网状颗粒模糊影或斑点状阴影，伴有支气管充气影，充气的支气管突出于塌陷的肺泡中。按 X 线严重程度分为四级（表 7-3，图 7-3）。

表 7-3 NRDS 胸部 X 线表现分级

分级	特点
1 级	细小的颗粒状影，在心缘内的支气管充气影
2 级	广泛的网状颗粒阴影，支气管充气影超出心缘
3 级	更广泛的高密影，更广泛的支气管充气影，达支气管第 2、3 级分支，心缘仍可分辨
4 级	整个肺野模糊不清，缺乏支气管充气影，不能分辨心缘，白肺表现

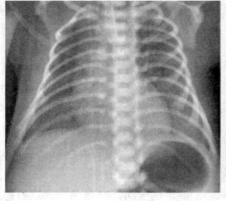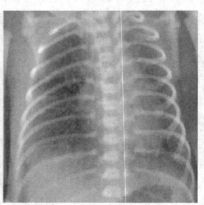

图 7-3 NRDS 的 X 线胸片

2. 实验室检查

（1）肺成熟度评价：①泡沫试验：取患儿胃液或气道吸引物 1ml 加 95% 乙醇 1ml，振荡 15 秒，静置 15 分钟后沿管壁有多层泡沫形成可除外 NRDS，如无泡沫可考虑 NRDS，两者之间为可疑。②L/S 值：测定羊水或患儿气管吸引物中 L/S，如 ≥2 提示肺成熟，1.5 ～2 可疑，< 1.5 未成熟。

（2）血气分析：间断动脉采血的方法。维持动脉血 PaO_2 50 ～ 70mmHg（6.7 ～ 9.3kPa），$PaCO_2$ 45 ～60mmHg（6 ～8kPa），pH >7.25，血氧饱和度 88% ～95%。

（3）血糖及电解质水平检测：在初期可高可低，必须进行严密监测以评估葡萄糖输入量。低血糖本身也可引起呼吸急促和呼吸窘迫。在给予胃肠外补液时，包括血钙在内的血电解质水平应该每 12 ～24 小时检测 1 次。

3. 心脏超声 可用来确诊动脉导管未闭，判断治疗效果。还可以排除明显的先天性心脏病。

【诊断】

早产儿，或有影响 PS 成熟风险的新生儿，生后不久出现进行性呼吸困难，血气提示低氧血症、高碳酸血症，胸片有典型的 NRDS 改变。

【鉴别诊断】

1. 湿肺 为自限性疾病，多见于足月儿，是由于肺液吸收功能暂时低下，积聚于淋巴管、静脉、间质、叶间胸膜和肺泡等处，影响气体交换。生后数小时出现呼吸快（60 ～80 次/分）、吃奶、反应好，哭声响亮，重的可有发绀、呻吟，呼吸音减弱，可闻及湿啰音。X 线检查以肺泡、间质、叶间胸膜积液为特征，严重时合并胸腔积液。一般对症治疗 2 ～3 天症状消失缓解，重的需呼吸支持。

2. B 组链球菌肺炎 由 B 组链球菌感染引起的宫内感染所致，临床表现及 X 线表现与 NRDS 难以区别。前者母亲妊娠晚期多有感染史、羊膜早破或羊水有异味，母血或宫颈拭子培养有 B 组链球菌生长，抗生素治疗有效。

3. 膈疝 表现为生后出现阵发性呼吸急促或发绀，腹部凹陷，患侧胸部呼吸音减弱甚至消失，可闻及肠鸣音；X 线胸片可见患侧胸部有充气的肠曲或胃泡影及肺不张，纵隔向对侧移位。

【治疗】

治疗的目的是保证通气换气功能正常，待自身 PS 产生增加，机械通气和 PS 使用是治疗的重要手段。

1. 一般治疗 ①保温；②监测：体温、呼吸、心率、血压和血气；③保证液体及营养供应：充足的营养供给来保证合理的体重增加；④纠正酸中毒；⑤抗生素：若合并感染，应根据细菌培养和药敏结果选择相应抗生素；⑥吸氧：轻症可选用鼻导管、面罩、头罩或鼻塞吸氧，维持 PaO_2 50 ～80mmHg（6.7 ～10.6kPa）和 $TcSO_2$ 90% ～95% 为宜。⑦镇静：常用苯巴比妥，严重者可用吗啡、芬太尼或劳拉西泮镇静或镇痛。

2. 表面活性物质治疗 使用表面活性物质（PS）替代治疗 NRDS，或在产房内预防性应用，猪肺磷脂，剂量每次 200mg/kg。给药次数根据病情需要而定，如吸入氧浓度 >0.4 或平均气道压 >0.78kPa（8cmH$_2$O），可考虑重复给药，有些重症病例需给 2 ～3 次，再次给药的剂量为 100mg/kg，间隔 6 ～12 小时，气管插管内滴入。

3. 呼吸支持

（1）CPAP 和经鼻同步间歇正压指令通气：经鼻呼气末正压或者鼻咽导管呼气末正压早期使用可延迟或防止使用气管内插管。尽早使用肺表面活性物质治疗，随后撤管，给予 NCPAP，显著减少了后期机械通气的需要。

（2）气管内插管和机械通气：主要用于出现能引起呼吸性酸中毒的窒息或低氧血症的 NRDS 患儿。机械通气初始设置为：频率为 30 ～60 次/分，吸 - 呼比为 1:2，根据患儿的大小和疾病的严重程度调整 PIP 在 $18 \sim 30 cmH_2O$（$1.8 \sim 2.9 kPa$），PEEP 为 $4 \sim 5 cmH_2O$（$0.4 \sim 0.5 kPa$）。用最低的吸入气压力和氧浓度来最大限度地减少肺实质组织损伤。

4. 动脉导管开放的处理

（1）限制液入量：利尿、限液以减少肺动脉的分流量，减少肺内液体积聚。

（2）药物关闭动脉导管：①吲哚美辛：首剂 10mg/kg，口服，用药后 24、48 小时可再重复 1 次，每次 5mg/kg，口服。副作用是尿量减少、肾功能损害、出血倾向等，停药后可恢复。②布洛芬：与吲哚美辛作用相同，且副作用小。首剂 10mg/kg，口服，用药后 24、48 小时再重复 1 次，每次 5mg/kg。胎龄 < 27 周者慎用。

（3）手术关闭动脉导管：对于药物治疗无效，或无法口服药物治疗，而血流动力学变化大，影响心肺功能严重，难以撤机者，可考虑手术关闭动脉导管。

【预防】

1. 预防早产 做好孕期保健，选择性剖宫产者，应测定羊水中 L/S 值，判断胎肺成熟度。

2. 糖皮质激素促进胎肺成熟 孕 $24 \sim 34$ 周需提前分娩或有早产可能的，出生前 7 天给予孕母肌注地塞米松或倍他米松。

3. 预防性应用肺表面活性物质 对于较大胎龄的早产儿目前不主张使用，但胎龄 < 28 周的早产儿，建议出生后半小时内使用 PS。

第十节　新生儿黄疸

黄疸（jaundice）是新生儿期最常见的临床表现，因胆红素在体内积聚而引起的皮肤或其他器官黄染，有生理性与病理性之分。新生儿血中胆红素超过 $85 \sim 120 \mu mol/L$（$5 \sim 7 mg/dl$）即可出现肉眼可见的黄疸，若血清未结合胆红素过高，可透过血 – 脑屏障引起胆红素脑病（核黄疸）。85% 的足月儿和大部分早产儿在新生儿期会出现短时性总胆红素增高。

【新生儿胆红素代谢特点】

1. 胆红素产生相对过多 新生儿胆红素是血红素的分解产物，80% 来源于血红蛋白，20% 来源于肝和其他组织中的血红素及骨髓中红细胞前体。新生儿每天胆红素产生比成人高，约 8.8mg/kg。主要原因是：①胎儿红细胞数量相对多，血红蛋白寿命短（早产儿 <70 天，足月儿 80 天，成人 120 天）。②红细胞数相对较多且破坏亦多，红细胞寿命较成人短。③其他来源的胆红素生成较多，如肝脏和其他组织中的血红素及骨髓中的红细胞前体细胞。④血红素加氧酶在生后 $1 \sim 7$ 天内含量高，血红蛋白分解速度快，约是成人的 2 倍。

2. 胆红素与血浆清蛋白的结合力差 胆红素进入血液循环与清蛋白联接后转运到肝脏代谢。新生儿肝功能发育不成熟，清蛋白合成少，尤其早产儿，胎龄越小，清蛋白含量越低，与胆红素结合的量也越少。酸中毒可以影响胆红素与清蛋白的结合。

3. 肝细胞摄取、催化、排泄胆红素能力差 未结合胆红素进入肝脏后与 Y、Z 蛋白结合，通过尿苷二磷酸葡萄糖醛酸基转移酶（UDPGT）的催化，形成结合胆红素，其为水溶性、不能透过半透膜，经胆汁排泄到肠道。新生儿出生时肝细胞内 Y 蛋白含量极低（生后 $5 \sim 10$ 天达到正常）。UDPGT 含量也低（生后 1 周接近正常），且活性差（仅为正常的 $0 \sim 30\%$）。因此，生成结合胆红素的能力差。

4. 胆红素的肠肝循环特点 胆红素的肠肝循环是指肠道内的结合胆红素被细菌还原成尿胆原及其氧化产物，其中大部分随粪便排出，小部分被结肠吸收后，极少量由肾脏排出，余下的经门静脉至肝脏重新转变为结合胆红素，再经胆道排出。然而，新生儿出生时肠腔内具有 β – 葡萄糖醛酸苷酶，可将结合胆红素转变成未结合胆红素；肠道内正常菌群未建立，导致未结合胆红素的产生和重吸收增加。

胎粪约含胆红素 80～180mg，如排泄延迟可使胆红素重吸收增加。饥饿、缺氧、脱水、酸中毒、头颅血肿或颅内出血时更易出现黄疸或黄疸加重。

【新生儿黄疸分类】

新生儿黄疸分为生理性黄疸和病理性黄疸两种。大多数为生理性黄疸，足月儿中约 6.1% 血清胆红素水平超过 221μmol/L（12.9mg/dl），3% 超过 256μmol/L（15mg/dl）。

1. 生理性黄疸 特点是：①黄疸出现时间：足月儿生后 2～3 天出现，4～5 天达高峰，7～10 天消退，最迟不超过 2 周。早产儿生后 3～5 天出现，5～7 天达高峰，9～11 天消退，最迟可达 3～4 周。②黄染程度：足月儿 <221μmol/L（12.9mg/dl），早产儿 <256μmol/L（15mg/dl）；每日血清胆红素升高 <85μmol/L（5mg/dl）或每小时 <0.85μmol/L（0.5mg/dl）。③以未结合胆红素升高为主，肝功能正常，粪胆原（＋），尿胆素（－）。④全身情况好。⑤一般不需治疗，需治疗时，可采用药物及光疗。

2. 病理性黄疸 特点是：①黄疸出现时间：出现过早，生后 24 小时内即出现。②黄疸程度：重且呈进行性加重，血清总胆红素值已达到相应日龄及危险因素下的光疗干预标准，或每日上升超过 85μmol/L（5mg/dl），或者每小时 >0.85μmol/L（0.5mg/dl）。③黄疸持续时间长：足月儿 >2 周，早产儿 >4 周，或黄疸退而复现。④黄疸伴有其他临床症状。⑤血清结合胆红素 >34μmol/L（2mg/dl）。具备其中任何一项即可诊断为新生儿病理性黄疸。

【新生儿病理性黄疸的分类及病因】

1. 按胆红素升高的类型

（1）高未结合胆红素血症：以未结合胆红素升高为主，多见于先天性非溶血性黄疸、溶血性黄疸、母乳性黄疸等。

（2）高结合胆红素血症：以结合胆红素升高为主，如新生儿肝炎、胆道闭锁、胆汁淤积症、α1 抗胰蛋白酶缺乏症及遗传代谢病等。

（3）混合性高胆红素血症：主要是感染。

2. 按是否存在感染

（1）感染性黄疸：如新生儿败血症、新生儿肝炎等。

（2）非感染性黄疸：常见于胆道闭锁、新生儿溶血症、母乳性黄疸、遗传性疾病、药物性黄疸等。

3. 按胆红素代谢过程

（1）胆红素生成过多：由于红细胞破坏增多或肠肝循环增加，使胆红素生成增加，引起未结合胆红素增高。常见疾病有红细胞增多症、体内出血（颅内出血、头颅血肿、肺出血等）、同族免疫性溶血（ABO 血型不合、Rh 血型不合等）、感染、肠肝循环增加（先天性肠道闭锁、幽门肥厚、巨结肠、饥饿、喂养延迟等）、母乳喂养、红细胞酶缺陷（葡萄糖－6－磷酸脱氢酶、丙酮酸激酶、己糖激酶缺陷等）、红细胞形态异常（遗传性球形红细胞增多症、遗传性椭圆形红细胞增多症、遗传性口形红细胞增多症、婴儿固缩红细胞增多症等）、血红蛋白病（α 珠蛋白生成障碍性贫血、血红蛋白 H－Poole 和血红蛋白 Hasharon 等）、其他（维生素 E 缺乏、低锌血症等）。

（2）肝脏胆红素代谢异常：由于肝细胞摄取和结合胆红素能力低下，使血清非结合胆红素增高。常见疾病有窒息、缺氧、酸中毒、感染、遗传代谢性疾病［克里格勒－纳贾尔综合征（Crigler－Najjar syndrome）、吉尔贝综合征（Gilbert syndrome）、Lucey－Driscoll syndrome 等］，药物（磺胺、水杨酸盐、维生素 K_3、吲哚美辛、毛花苷丙、噻唑类利尿剂等）、其他（甲状腺功能减低症、垂体功能低下、唐氏综合征、巨结肠、肠狭窄或闭锁等）。

（3）胆红素排泄障碍：是由于肝细胞和（或）胆道对胆汁分泌和（或）排泄障碍所致，

引起高结合胆红素血症，如同时有肝细胞功能损伤，可伴有非结合胆红素增高。常见疾病有新生儿肝炎、先天性代谢缺陷病（α_1 抗胰蛋白酶缺乏症）、半乳糖血症、果糖不耐受症、酪氨酸血症、糖原贮积症IV型及脂质贮积症（尼曼-皮克病、戈谢病等）、先天性非溶血性结合胆红素增高症（Dubin-Johnson 综合征）、胆道阻塞（先天性胆道闭锁和先天性胆总管囊肿，胆汁黏稠综合征，肝和胆管肿瘤等）等。

新生儿黄疸由于病因多，发病机制复杂，应仔细询问病史和体格检查，全面的实验室检测，做出准确诊断，有时需要影像学检查及肝组织活检协助诊断（图7-4）。

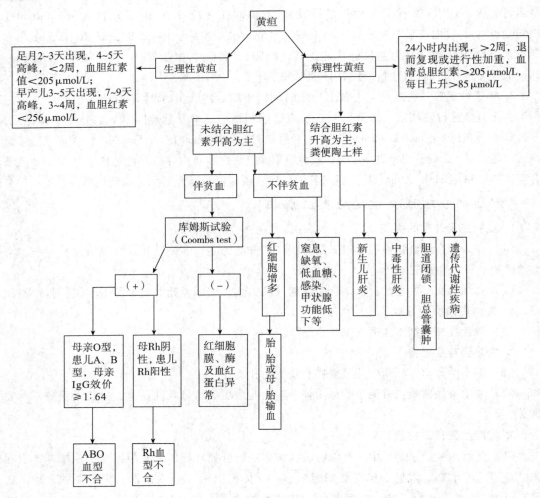

图7-4　黄疸的诊断流程

第十一节　新生儿溶血病

临床讨论

　　临床案例　患儿38＋2周经阴道产娩出，生后15小时，面颊、胸腹部出现明显黄疸，其母血型O型Rh阳性，父亲血型B型Rh阳性，患儿血型未测。

　　问题　1. 该患儿黄疸为生理性还是病理性？

　　　　　　2. 可能病因是什么？要做什么检查明确？

新生儿溶血病（hemolytic disease of newborn，HDN）是指因母、婴血型不合而引起的同族免疫性溶血。目前已发现的人类 26 个血型系统中，以 ABO 血型不合最多见，其次是 Rh 血型不合，偶见 MN 血型不合。

【病因和发病机制】

1. ABO 溶血　主要发生在母亲 O 型，而胎儿 A 或 B 型，如母亲 AB 型或胎儿 O 型则不发生 ABO 溶血。ABO 溶血的特点是：①多发生于第一胎：因为母亲在第一胎妊娠前已受到自然界 A 或 B 血型物质（某些植物、寄生虫、伤寒疫苗、破伤风及白喉类毒素等）的刺激产生抗 A 或抗 B 抗体（IgG）。②发病率低：母亲体内抗体经胎盘入胎儿体内，因为胎儿红细胞抗原性不同，产生的抗体量也不同，血浆和组织中存在的 A 和 B 血型物质可与来自母体的抗体结合使血中抗体减少，因此，在母子 ABO 血型不合者中只有 1/5 发生 ABO 溶血病。

2. Rh 溶血　Rh 血型系统有 6 种抗原，即 D、d、E、e、C、c（d 抗原未测出）。其抗原性强弱依次是 D＞E＞C＞c＞e，以 RhD 溶血最常见，其次为 RhE。传统的将红细胞上缺乏 D 抗原称为 Rh 阴性，而具有 D 抗原称为 Rh 阳性。要强调一点，如果母亲有 D 抗原而缺乏其他 Rh 系统中的抗原，而胎儿具有那种抗原也可以引起溶血。其特点是：①一般不发生在第一胎：Rh 阴性母亲首次妊娠，妊娠末期或胎盘剥离（包括流产及刮宫）时，Rh 阳性的胎儿血（＞0.5～1ml）进入母血中，经过 8～9 周产生 IgM 抗体（初发免疫反应），此抗体不能通过胎盘，以后虽可产生少量 IgG 抗体，但胎儿已经娩出，故不会引起溶血。然而，如果母亲再次妊娠（与第一胎血型相同），怀孕期如有少量（0.05～0.1ml）胎儿血进入母体循环，几天内便可产生大量 IgG 抗体（次发免疫反应），该抗体可通过胎盘引起胎儿溶血。②Rh 阴性母亲既往输过 Rh 阳性血的第一胎可发生溶血。极少数 Rh 阴性母亲从未接触过 Rh 阳性血，但其第一胎也发生溶血，可能是由于 Rh 阴性孕妇的母亲为 Rh 阳性，其母怀孕时已使孕妇致敏，故其第一胎发病（外祖母学说）。③抗原性最强的 RhD 血型不合者仅有 1/20 发病，主要由于母亲对胎儿红细胞 Rh 抗原的敏感性不同。

【病理生理】

ABO 溶血症状较少，一般只有黄疸。Rh 溶血可导致胎儿严重贫血，严重者可因贫血、心力衰竭和低蛋白血症引起胎儿水肿。髓外造血增加出现肝脾肿大，出生时黄疸不明显，胆红素在宫内被母体代谢掉，出生后黄疸明显，未结合胆红素透过血-脑屏障，使基底核等处神经细胞黄染，引起胆红素脑病。

【临床表现】

1. 黄疸　生后 24～48 小时内出现，进行性加重，大多数 Rh 溶血 24 小时内即出现并迅速加重，ABO 溶血多于第 2～3 天出现。未结合胆红素为主，粪胆原（＋），尿胆红素（－），严重时可引起胆汁淤积而导致结合胆红素增高。

2. 贫血　重度 Rh 溶血可有严重的贫血，或者伴心力衰竭，出生时可有胎儿水肿。部分患儿可发生晚期贫血，因抗体持续存在，于生后 3～6 周发生贫血。

3. 肝、脾大　多见于 Rh 溶血患儿，因贫血增加髓外造血所致。ABO 溶血少见。

【辅助检查】

1. 血型测定　检测母婴血型，证实是否存在血型不合。

2. 血常规　溶血时红细胞和血红蛋白减少，网织红细胞增高（＞6%），有核红细胞增多（＞10/100 个白细胞）。

3. 胆红素测定　血清总胆红素水平增高，以未结合胆红素增加为主。

4. 致敏红细胞和血型抗体测定

（1）改良直接抗人球蛋白试验：即改良库姆斯（Coombs）试验，如有红细胞凝集为阳性，表明红细胞已致敏。该项为确诊试验，Rh 溶血阳性率高，而 ABO 溶血阳性率低。

（2）抗体释放试验：如有红细胞凝集为阳性。这是检测致敏红细胞的敏感试验，也为确诊试验。Rh 和 ABO 溶血病一般均为阳性。

（3）游离抗体试验：如有红细胞凝集为阳性，表明血清中存在游离的 ABO 或 Rh 血型抗体，并可能与红细胞结合引起溶血。此试验有助于估计是否继续溶血及换血后的效果，但不是确诊试验。

5. 脑干听觉诱发电位（BAEP） 对早期预测胆红素脑病（核黄疸）及筛查感音神经性听力缺失有益。血清胆红素对中枢神经系统的毒性作用可通过 BAEP 的 Ⅰ、Ⅲ、Ⅴ 波的波峰潜伏期及 Ⅰ ~ Ⅲ、Ⅲ ~ Ⅴ 的峰间潜伏期延长判断。

6. 头颅 MRI 检查 对胆红素脑病早期诊断有重要价值，表现为双侧苍白球的对称性 T1 加权高信号，是急性期胆红素脑病的特异性改变。与远期预后无关。数周后逐渐消失，恢复正常或稍低信号，若相应部位出现 T2 加权高信号，即慢性期胆红素脑病的 MRI 改变，提示远期预后不好。

【诊断】

1. 产前诊断 既往有不明原因的死胎、流产、新生儿重度黄疸史的孕妇及其丈夫均应进行 ABO、Rh 血型测定，血型不合者进行孕妇血清抗体动态监测。孕妇血 IgG 抗 A 或抗 B > 1:64，提示有可能发生 ABO 溶血病。Rh 阴性的孕妇在妊娠 16 周时监测血中 Rh 抗体作为基础值，以后每 2 ~ 4 周监测 1 次。当抗体效价上升，提示可能发生 Rh 溶血。

2. 生后诊断 黄疸出现早，迅速进行性加重，有母婴血型不合，改良库姆斯（Coombs）试验和抗体释放试验有 1 项阳性者即可诊断。

【鉴别诊断】

1. 先天性肾病 与重度溶血发生胎儿水肿的鉴别。先天性肾病除了全身水肿外，还有低蛋白血症和蛋白尿，但无病理性黄疸和肝、脾大。

2. 新生儿贫血 一些宫内或分娩过程中失血的新生儿也可表现为贫血，如胎-胎输血或母-胎输血、胎盘早剥、头颅血肿等。但一般无重度黄染及血型不合，溶血试验阴性。

3. 生理性黄疸 ABO 溶血病有时表现为慢性溶血过程，黄疸出现不是很严重，与生理性黄疸相似，血型不合和溶血试验可予以鉴别。

【治疗】

1. 产前治疗

（1）提前分娩：既往有输血、死胎、流产和分娩史的 Rh 阴性孕妇，本次妊娠 Rh 抗体效价逐渐升至 1:32 或 1:64 以上，用分光光度计测定羊水胆红素增高，且胎肺已成熟（羊水 L/S > 2）可考虑提前分娩。

（2）血浆置换：血 Rh 抗体效价明显增高（>1:64），但不宜提前分娩的孕妇，可进行血浆置换，临床已极少用。

（3）宫内输血：对胎儿水肿或胎儿 Hb < 80g/L，胎肺未成熟者，可将与孕妇血清不凝集的浓缩红细胞在 B 超引导下经脐血管穿刺后直接注入，以纠正贫血。

（4）其他：预产期前 1 ~ 2 周口服苯巴比妥，诱导胎儿肝酶成熟。胎儿受累严重者可通过母亲或胎儿注射丙种球蛋白，抑制血型抗体所致的红细胞破坏。

2. 新生儿治疗

（1）光照疗法：即光疗，是降低血清非结合胆红素简单而有效的方法。

指征：根据患儿胎龄、是否存在高危因素及生后日龄，参考光疗干预表进行光疗。一般足月儿血清胆红素 >205μmol/L（12mg/dl）均可给予光疗，早产儿治疗更积极，极低和超低出生体重儿可预防性光疗。对高危新生儿可放宽指征，如窒息、低蛋白血症、感染、酸中毒等。间接胆红素升高达以下水平时可行光疗。

设备：常用的有光疗箱、光疗灯和光疗毯等。其工作原理是在光作用下非结合胆红素转变为水溶性异构体，即光红素，不经肝脏代谢直接经胆汁和尿液排出。波长 425～475nm 的蓝光和波长 510～530nm 的绿光效果最好。有单面及双面光照，光照强度 160～320W，双面光优于单面光，光疗时间可连续或间断光疗，视病情而定，连续光疗不宜超过 4 天。光照时婴儿双眼用黑色眼罩保护，尿布遮盖会阴、肛门部，余均裸露。

副作用：发热、腹泻及皮疹，一般不重，可继续光疗。光照期间不显性失水增多，增加液体入量20%，防止脱水及低血糖，补充核黄素（维生素 B_2，每次 5mg，每日 3 次，光疗后每日 1 次，连用 3 天）和钙剂。当血清结合胆红素 >34μmol/L（2mg/dl），并且血清谷丙转氨酶和碱性磷酸酶增高时，光疗可使皮肤呈青铜色，即"青铜症"，应停光疗，青铜症可自行消退。

（2）药物治疗：光疗同时，采取以下治疗措施：①碱化血液：使血 pH 略偏于碱性，可给5%碳酸氢钠每次 3～5ml/kg，或根据血气结果给药。②补充清蛋白：1g/kg，连用 2～3 次，以增加其与未结合胆红素的联结，减少胆红素脑病（核黄疸）的发生；或输血浆 10～20ml/kg。③酶诱导剂：苯巴比妥钠（鲁米钠）5mg/（kg·d），分 2～3 次口服，共 4～5 天；或尼可刹米 100mg/（kg·d），分 3 次口服，共 4～5 天。④给予丙种球蛋白：1g/kg，于 6～8 小时内静滴，早期应用临床效果较好。⑤其他：肠道益生菌、茵栀黄等。

（3）换血疗法：主要是通过换血，换出血中部分抗体和致敏红细胞，减轻溶血，换出血中大量的胆红素，防止发生胆红素脑病，纠正贫血，改善供氧，防止心力衰竭。

换血疗法的指征：产前确诊新生儿溶血病，出生时脐血总胆红素 >68μmol/L，血红蛋白低于 120g/L，水肿、肝脾肿大及心力衰竭者；生后 12 小时内血清胆红素 >171μmol/L，或每小时上升 >12μmol/L（0.7mg/dl）者；24～48 小时 >256μmol/L 者；光疗 4～6 小时后，每小时胆红素上升速率 >85μmol/L者，或已达到 342μmol/L 者；不论血清胆红素的高低，出现早期胆红素脑病症状者；早产儿，合并缺氧、酸中毒或前一胎有严重溶血、死胎者，应放宽指征。符合其中 1 项即可考虑换血。

 知识链接

胆红素脑病

新生儿血－脑屏障发育不完善，未结合胆红素容易透过血－脑屏障导致神经毒性，临床分为四期：警告期、痉挛期、恢复期和后遗症期。胆红素脑病（核黄疸）四联症是指手足徐动、眼球运动障碍、听觉障碍、牙釉质发育不全。另外常存在智力低下。

换血的方法：①血源准备：Rh 血型不合溶血病，选用 Rh 系统与母亲相同，ABO 系统与新生儿相同，紧急情况下可选 O 型血。ABO 溶血病时，则用 AB 型血浆和 O 型红细胞混合血，或用 O 型血；有明显贫血和心力衰竭者，可用血浆减半的浓缩红细胞。②换血量：一般为患儿血量的 2 倍，约 150～180ml/kg，可换出 85% 的致敏红细胞和 60% 的胆红素及抗体。③换血途径：经外周动静脉同步换血或脐动静脉同步换血。换血时间为 3～4 小时。④换血后处理：继续蓝光照射并检测胆红素的变化，换血后 2～4 小时可发生胆红素反弹现象；预防性使用抗生素、止血药物，检测内环境，换血后需禁食 6～8 小时。⑤换血中常见的不良反应：低钙血症、代谢性酸中毒、血小板减少、低钾血症、低血糖、高血压、心力衰竭、贫血、低体温、水肿等。

【预防】

目前常用的预防方法是对 RhD 阴性的妇女在流产或分娩 RhD 阳性胎儿后，72 小时内肌内注射抗 D 球蛋白 300μg，以中和进入母血的 Rh 抗原。

第十二节　新生儿寒冷损伤综合征

新生儿寒冷损伤综合征（neonatal cold injury syndrome，NCIS）简称新生儿冷伤。新生儿硬肿症（sclerema neonatorum）是由于寒冷和（或）多种疾病所致，以皮肤、皮下脂肪变硬，兼有水肿为特点的一组症候群。是新生儿期的危重急症。可继发播散性血管内凝血（DIC）、肺出血、休克及多器官功能衰竭。冬春寒冷季节多发，早产儿发病率高。

【病因和发病机制】

1. 内在因素

（1）新生儿体温调节功能差：①新生儿体温调节中枢功能发育不成熟，温度低时，增加产热和减少散热的能力差使体温低；②新生儿体表面积相对较大，皮肤薄，皮下血管丰富，易于散热；③能源贮备少，产热不足，代偿产热能力差；④躯体小，总液体含量少，体内储存热量少，对失热的耐受力差。

（2）新生儿皮下脂肪组成及代谢特点：①棕色脂肪含量少：新生儿缺乏寒战反应，寒冷时主要靠脂肪代谢产热，棕色脂肪是主要的产热脂肪，分布于颈、肩、腋下、中心动脉、肾和肾上腺周围。新生儿棕色脂肪含量少，早产儿更少，产热能力差。②新生儿全身皮下脂肪少，易于散热。③皮下脂肪（白色脂肪）中饱和脂肪酸含量高，其熔点高，低体温时易于凝固，出现皮肤硬肿。

（3）新生儿红细胞相对较多，血液黏滞易引起微循环障碍。

2. 外在因素

（1）寒冷：出生体重越低，胎龄越小，对环境温度要求越高。寒冷可使血管收缩，导致肺动脉高压、右向左分流、低氧血症、酸中毒、低血糖、低蛋白血症、心肺功能抑制。

（2）摄入量不足，产热来源受到影响。

（3）某些疾病：严重感染、重症肺炎、败血症、窒息、心力衰竭、休克等使能源物质消耗增多，热量摄入不足，缺氧加重能源物质的氧化产能障碍，故产热能力不足。颅脑疾病可抑制未成熟的体温调节中枢，使调节功能降低，体温降低，发生皮肤硬肿。

（4）多器官损害：低体温及皮肤硬肿使周围循环阻力下降，血液瘀滞、组织缺氧，中心血液循环量减少，心率减慢，尿量减少，呼吸减慢或暂停，易发生呼吸性酸中毒，毛细血管通透性增加，出现水肿。血细胞比容和血液黏稠度增高，血小板及肝素样物质减少，引起凝血障碍，诱发肺出血和 DIC 等。

【临床表现】

多发生于重症感染或寒冷季节，生后 7 天内，早产儿多见。低体温和皮肤硬肿是主要临床表现。

1. 低体温　新生儿低体温指体温 < 35℃。体核温度（肛门内 5cm 处的温度）常在 35℃以下，轻症在 30~35℃，重症在 30℃以下。四肢甚至全身冰冷，常伴有心率减慢。

2. 全身症状　反应低下、吸吮差或拒乳、不哭或哭声低弱、活动减少、呼吸暂停等。

3. 皮肤硬肿　皮脂硬化和水肿，皮肤红、肿、硬、冷。皮肤紧贴皮下组织，不能移动，橡皮样感觉，暗红色或青紫色，伴水肿者可有指压凹陷。硬肿呈对称性、发生顺序依次为：下肢、臀部、面颊、上肢、全身。硬肿面积可按头颈部 20%、双上肢 18%、前胸及腹部

14%、背部及腰骶部14%、臀部8%及双下肢26%计算。严重的硬肿可妨碍关节活动，胸部受累可致呼吸困难。

4. 并发症 常并发肺炎、肺出血、DIC、败血症、休克、急性肾衰竭等。

【诊断】

寒冷季节或环境温度低，保温不足，或患有可诱发本病的疾病，体温降低，皮肤硬肿即可诊断。

1. 实验室检查 根据需要检查动脉血气分析、血糖、血电解质、尿素氮、肌酐、DIC 筛查试验，心电图，胸片等。

2. 分度 临床根据体温及硬肿范围分为轻、中、重三度（表 7 – 4）。

表 7 – 4　临床分度

分度	体温（℃）	皮肤硬肿范围	器官功能
轻度	≥35	<20%	无明显变化
中度	<35	20%～50%	器官功能低下
重度	<30	>50%	器官功能障碍

【鉴别诊断】

1. 新生儿水肿 局限性水肿常发生于女婴会阴部，数日可自愈。早产儿下肢常见凹陷性水肿，可延及手背、眼睑或头皮，可自行消退。新生儿 Rh 溶血病或先天性肾病水肿较严重，并有各自的临床特点。

2. 新生儿皮下坏疽 由金黄色葡萄球菌感染所致。寒冷季节，有难产或产钳分娩者多发。多见于身体受压（枕、背、臀部）或破损（如产钳）部位，表现为局部皮肤变硬、发红、略肿，边界不清并迅速蔓延，病变中央初期较硬，之后软化，先呈暗红色以后变为黑色，重者可有出血和溃疡形成，亦可融合成大片坏疽。

【治疗】

1. 复温 对低体温患儿是治疗关键，复温期间注意监护生命体征，包括血压、心率、尿量、液量、呼吸等。

（1）轻、中度（＞35℃）：产热良好，患儿置预热至30℃的温箱内，通过温箱自动调温装置或人工调节箱温于30～34℃，使患儿6～12小时恢复正常体温。

（2）重度：体温＜30℃或产热衰竭者，先以高于患儿体温1～2℃的暖箱温度（不超过34℃）开始复温或辅以温水浴疗法（水温39～40℃、每次15分钟，每天1～2次），浴后立即擦干放于红外辐射抢救台快速复温，床温从30℃开始，根据患儿体温恢复情况逐步调高床面温度（最高35℃）待体温恢复正常。

2. 热量及液体补充 开始每天 210kJ/kg（50kcal/kg），并迅速增至每日 419～502kJ/kg（100～120kcal)/kg，经口给予，喂养困难者部分或完全静脉营养，静滴葡萄糖6mg/（kg·min），重症伴尿少、无尿或明显心肾功能损害时，严格限制输液速度和液量。

3. 纠正器官功能紊乱

（1）循环障碍：有循环障碍或休克体征时在维持心功能的前提下及时扩容，纠正酸中毒，心率低者首选多巴胺5～10μg/（kg·min），泵入。酚妥拉明每次0.3～0.5mg/kg，每4小时一次。也可选用山莨菪碱（654－2），0.5～1mg/kg，15～20分钟重复1次。纳洛酮每次0.01～0.03mg/kg 对抗休克、缓解肺水肿有益。

（2）弥散性血管内凝血（DIC）：在高凝状态时立即用肝素，病情好转后逐步延长时间到停用，两剂肝素后应给予新鲜血浆。

（3）急性肾衰竭：尿少或无尿者在保证循环血量的前提下给予呋塞米 0.5～1mg/kg，限制液量，防止高血钾。

（4）肺出血：早期给予气管插管，进行正压通气，同时给予血凝酶，或凝血酶原复合物及纤维蛋白原，并治疗肺出血原因。

4. 控制感染　根据并发感染性质选用敏感、肾毒性小的抗生素。

5. 其他　可用丹参注射液，中药浴。有缺氧者进行氧疗。大剂量维生素 E 5mg/kg 有抗氧化作用，稳定细胞膜的结构和功能。

【预防】

做好围生期保健，避免早产、低出生体重及产伤、妊娠并发症。冬季保暖，产房温度不应低于 24℃，生后立刻擦干皮肤，用预热的被包裹；尽早喂养，保证足够热量；积极防治感染、颅内出血、畸形、窒息、产伤等诱发硬肿症的疾病。

第十三节　新生儿感染性疾病

一、新生儿败血症

新生儿败血症是新生儿时期的一种严重感染性疾病，病原体侵入血液循环并生长繁殖、产生毒素而造成的全身感染。

【病因与病理生理】

1. 早发型败血症　发生于生后 5～7 天内，常表现为多系统的暴发性疾病，尤以呼吸系统的症状最为明显。一些病原体包括梅毒螺旋体、病毒、李斯特菌、念珠菌可通过胎盘经血行感染胎儿。早发型败血症一般起病较急，病情较重，可迅速发展为败血症性休克，死亡率高。

2. 晚发型败血症　常见于生后 1 周，患儿通常有明显的局部症状，最常见的是脑膜炎合并败血症。病原体可来自于自然分娩时母亲的产道，也可来源于出生后的人体接触或受污染的设施，水平传播是引起晚发型败血症的重要途径。

3. 院内获得性败血症　此型败血症在高危新生儿中发生。其发病机制与患儿的潜在疾病、虚弱、新生儿重症监护过程中有创性监护和其他技术的应用等。早产儿由于本身疾病及免疫防御功能发育不成熟而不能有效局限和清除细菌，故易被感染。

4. 病原学　导致新生儿的病原体因感染的时间而变化。早发型及晚发型败血症通常由阴道菌群所致，B 组链球菌（GBS）为最常见的病原体，其次为革兰阴性肠道菌群，特别是大肠埃希菌。其他病原体包括李斯特菌、葡萄球菌、肠球菌等。院内获得性败血症在各个监护室各有不同，主要包括表皮葡萄球菌、革兰阴性杆菌（如假单胞菌、克雷伯菌、沙雷菌及变形杆菌）及真菌等。

5. 高危因素　早产及低出生体重、胎膜早破、母亲围生期发热（>38℃）或感染、羊水异常、出生时复苏、多胎妊娠、免疫缺陷，均可能存在屏障功能差，皮肤角质层薄、黏膜柔嫩易损伤，淋巴结发育不全，缺乏吞噬细菌的过滤作用，不能将感染局限于淋巴结。

【临床表现】

1. 体温不规则　体温过高或体温过低。

2. 行为改变　反应差，嗜睡、激惹，肌张力改变，活动减少，可表现为化脓性脑膜炎的症状。

3. 皮肤　呈外周低灌注状态，皮肤发绀、色斑、瘀斑、皮疹、硬化，或黄疸。

4. 喂养困难　喂养不耐受，呕吐，腹泻（水样便）伴或不伴肠型。

5. 呼吸循环障碍　呼吸急促，呼吸困难，频繁呼吸暂停，心动过速或低血压。

6. 代谢紊乱　低血糖或高血糖及代谢性酸中毒。

【辅助检查】

（1）血培养　是诊断败血症的金标准。

（2）联合应用白细胞分类计数及 C 反应蛋白是败血症筛查最好的办法。白细胞计数 $< 5 \times 10^9/L$ 为白细胞减少：< 3 天者白细胞计数 $> 25 \times 10^9/L$，> 3 天者白细胞计数 $> 20 \times 10^9/L$ 为白细胞增多。白细胞减少者更应警惕败血症发生。血小板 $< 100 \times 10^9/L$ 有意义。25% 新生儿败血症血小板减少，随着感染进展，阳性率还会增加。

（3）血培养阳性，呼吸暂停、持续昏睡等临床症状持续存在需行腰椎穿刺检查脑脊液，以明确是否存在化脓性脑膜炎。

（4）腹泻患儿应行粪便培养。尿培养在早发新生儿败血症中阳性率不高，晚发败血症阳性率较高，故有人主张生后 72 小时内尿培养不应作为诊断新生儿败血症的常规检查。

（5）频繁呼吸暂停及呼吸困难患儿行胸部 X 线检查。

【诊断和鉴别诊断】

1. 诊断

（1）血培养或无菌体液培养出致病菌。

（2）如果血培养出条件致病菌，则必须与另次血、无菌体液或导管头培养出同种细菌。

2. 鉴别诊断

（1）新生儿白血病：可有白细胞增多明显，发热、皮肤出血点、呼吸不规则、皮肤花纹等循环系统症状，骨髓穿刺可鉴别。

（2）新生儿低血糖：血糖低可有反应差、嗜睡、少动等症状，血糖检测及静脉补充葡萄糖后症状缓解，可予以鉴别。

【治疗】

1. 一般处理　保暖、补液、纠正缺氧、酸中毒，黄疸重者应及时光疗预防胆红素脑病（核黄疸）。休克者应给予生理盐水扩容，必要时使用血浆或清蛋白（1g/kg）扩容，如纠正酸中毒、扩容后无改善，可静脉滴多巴胺 $5 \sim 10 \mu g/(kg \cdot min)$。

2. 应用抗生素治疗

（1）治疗适应证：没有明显高危因素，但败血症临床症状持续存在；存在高危因素，且败血症筛查阳性；胎龄小于 35 周，伴高危因素。

（2）抗生素选择

1）根据当地监护室病原体对抗生素敏感性经验选择抗生素，但最后应根据药敏结果选择抗生素，抗生素治疗必需覆盖革兰阳性菌和革兰阴性菌。

2）针对革兰阳性菌的抗生素：①青霉素与青霉素类：如为链球菌感染，首选青霉素 G；对葡萄球菌，青霉素普遍耐药，宜用耐青霉素如苯唑西林、氯唑西林。②第一、二代头孢菌素：头孢唑林主要针对革兰阳性，但不易通过血 - 脑屏障。第二代中常用头孢呋辛，对革兰阳性菌比第一代稍弱。③万古霉素：主要针对耐甲氧西林葡萄球菌。万古霉素应用 72 小时，监测血药浓度，谷浓度应 $< 10mg/ml$。

3）针对革兰阴性菌的抗生素：①第三代头孢菌素：常用头孢噻肟、头孢哌酮（不易通过血 - 脑屏障）、头孢曲松（可作为化脓性脑膜炎的首选抗生素，新生儿黄疸慎用）。②哌拉西林：对革兰阴性菌及 B 族链球菌均敏感，易进入脑脊液。③氨苄西林：广谱青霉素，但因对大肠埃希菌耐药率高，建议对该菌使用其他抗生素。

4）抗生素的联合应用：可选用两种抗生素。国外的早发败血症常联合应用青霉素类和氨基糖苷类。青霉素 G 或氨苄西林，主要针对 B 族链球菌和李斯特菌（革兰阳性杆菌），国内因葡萄球菌最常见，故用耐青霉素为宜。对原因不明的可用青霉素类加第三代头孢类，对重症患儿尤其是院内感染者宜改用耐青霉素类。

（3）疗程

1）如果 72 小时血培养阴性，且无败血症的临床症状和体征，可停用抗生素。

2）尽管血培养阴性，但临床存在败血症的临床症状和体征，治疗 7～10 天。

3）血培养阳性，但无脑膜炎者，疗程 7～10 天。

4）合并脑膜炎：血培养阴性后 14 天。

【预后】

早期积极治疗的足月儿死亡率＜10％，随胎龄减小，死亡率增加，尽管无脑膜炎，但血培养阳性的败血症患儿神经发育不良的危险性增加。

二、新生儿化脓性脑膜炎

 临床讨论

　　临床案例　20 天女孩。发热、呕吐 2 天。患儿系足月剖宫产，产前无宫内窘迫，无窒息抢救史。2 天前出现发热，体温在 38.5～39℃，伴呕吐，呈喷射状。吃奶差，无抽搐。查体：反应差，前囟门膨隆，四肢肌张力略高。脑脊液白细胞计数 $65×10^6/L$，中性白细胞 0.85。

　　问题　该患儿可能是什么病？临床应该与哪些疾病相鉴别？

新生儿化脓性脑膜炎指出生后 4 周内化脓菌引起的脑膜炎症。临床症状不典型，颅内压增高出现较晚，常缺乏脑膜刺激征，早期诊断困难。

【病因与感染途径】

1. 病原菌　大部分化脓性脑膜炎的病原菌与败血症一致，但有些脑膜炎可无败血症，而由病原菌直接侵入脑膜或仅只有短暂的菌血症。各地不太一致，一般以 B 族链球菌、大肠埃希菌、李斯特菌、克雷伯肠杆菌、沙门菌、变形杆菌等多见。引起脑膜炎的大肠埃希菌 70％～85％ 具有 K_1 抗原，K_1 抗原对吞噬作用有抵抗力。脑脊液中 K_1 抗原的存在，其量及持续时间与疾病的轻重、预后病死率和后遗症均有直接相关。

2. 感染途径

（1）产前感染：极罕见。母患李斯特菌感染伴有菌血症时，该菌可通过胎盘导致流产、死胎、早产，化脓性脑膜炎偶可成为胎儿全身感染的一部分。

（2）产时感染：患儿多有胎膜早破、产程延长、难产等生产史。大肠埃希菌类、B 族链球菌可由母亲的直肠或阴道上行污染羊水或通过产道时胎儿吸入或吞入，多在生后 3 天内发生肺炎、败血症，约 30％ 发生化脓性脑膜炎。

（3）产后感染：病原菌可由呼吸道、脐部、受损皮肤与黏膜、消化道、结合膜等侵入血液循环再到达脑膜。部分水生菌可在含微量硫、磷的蒸馏水中繁殖，如雾化器、吸痰器、呼吸机、暖箱的水槽等被污染，可引起新生儿室脑膜炎的流行。

【病理】

脓性渗出物布满脑膜及脑室内室管膜。所有死亡患儿几乎均有脑室膜炎，尤其是大肠埃希菌引起者。死亡患儿常有脑积水，可由于第四脑室的正中孔一侧孔被渗出物堵塞，亦可由于吸收脑脊液的蛛网膜颗粒受损造成交通性脑积水。

【临床表现】

1. 一般表现 精神、面色欠佳，哭声微弱，拒乳、体温异常，与败血症类似，但病情更重，进展更快。

2. 特殊表现

（1）神志异常：嗜睡、尖叫、惊跳，可突然出现尖叫。

（2）眼部异常：两眼无神、双目发呆、凝视、眼球向下呈落日状。瞳孔对光反射迟钝或大小不等。

（3）颅内压增高征：前囟紧张、饱满，骨缝可进行性增宽。

（4）惊厥：可仅眼睑抽动或者面肌肉小抽动如吸吮状，亦可阵发性面色改变、呼吸暂停。

（5）败血症的特殊表现：如黄疸、肝大、腹胀、休克等同时出现。李斯特菌脑膜炎患儿皮肤可出现典型的红色粟粒样小丘疹。

【诊断】

对于存在高危因素及典型临床表现的新生儿需警惕脑膜炎的发生。

1. 脑脊液检查

（1）常规及生化：①压力 $>2.94 \sim 7.84kPa$；②外观不清或混浊，早期偶可清晰透明，但培养基甚至涂片可发现细菌；③白细胞计数常 $>20 \times 10^6/L$，多核白细胞 $>60\%$；④蛋白常 $>1.5g/L$，若 $>6.0g/L$，预后差，脑积水发生率高；⑤葡萄糖常 $<1.1 \sim 2.2mmol/L$ 或低于当时血糖的 50%。

（2）涂片及培养：大肠埃希菌、B 族链球菌易找到细菌。B 族链球菌涂片阳性可达 85%，革兰阴性可达 78%。

2. 血培养 阳性率可达 $45\% \sim 85\%$，尤其是早发型败血症未用过抗生素者，同时做尿培养。

3. B 超及 CT 检查 对确定有无脑室炎、硬脑膜下积液、脑脓肿、脑囊肿、脑积水等均有帮助。

【鉴别诊断】

1. 新生儿缺氧缺血性脑病 存在明确的围生期缺氧史，可有反应差、嗜睡、前囟门饱满、惊厥、原始反射减弱等症状，颅脑超声可见脑水肿。但患儿脑脊液常规白细胞正常，可予以鉴别。

2. 遗传代谢病 部分有机酸或氨基酸代谢通路异常，可导致患儿存在神经系统症状，如惊厥，智力、运动发育落后，但遗传代谢病通常伴有面容特殊、存在特殊气味等。可通过遗传代谢病筛查明确诊断。

【并发症】

1. 脑室膜炎 诊断标准：①脑室液细菌培养或涂片获阳性结果，与腰椎穿刺液一致；②脑室液白细胞 $>50 \times 10^9/L$，以多核细胞为主；③脑室液糖 $<1.66/mmol/L$ 或蛋白 $>0.4g/L$；④腰椎穿刺液已接近正常，但脑室液仍有改变。确诊只需满足第一条，或者第二条加上第三或四条。

2. 硬脑膜下积液 诊断标准：硬脑膜下腔的积液如果超过 2ml，蛋白定量 $>0.6g/L$，红细胞 $<100 \times 10^6/L$。常由肺炎链球菌、流感杆菌所致。

3. 脑积水 感染后由于增生的纤维组织阻塞了脑脊液的循环孔道，多见于第四脑室孔及脑底部的蛛网膜下隙粘连而发生脑积水。颅脑 B 超可表现为额角上外侧部圆形扩大，颞角扩大，脑室周围密度减低。

【治疗】

1. 控制感染

（1）抗生素应早期、足量、足疗程、静脉给予。

（2）选择易通过血 - 脑屏障的抗生素，杀菌剂优选。

（3）病原菌未明时可选择青霉素加氨苄青霉素、青霉素加头孢三嗪或头孢噻肟。

（4）病原菌明确时应参照细菌药物敏感试验选用抗生素。

2. 其他对症及支持疗法

（1）保证营养和能量的供应，维持水电解质平衡。

（2）处理高热、惊厥、感染性休克等。

（3）可多次输注新鲜血浆或血，静注丙种球蛋白支持治疗。

【预后】

抽搐持续时间长，病情重者预后差，死亡率高、后遗症重。常见的后遗症为智力低下、癫痫、脑积水、失明、失听、肢体瘫痪、脑神经麻痹、性格及行为障碍等。患儿经正规治疗后，生活质量将得到大幅度提高。

三、新生儿感染性肺炎

新生儿肺炎可发生在宫内、分娩中或生后，由细菌、病毒、原虫及真菌等不同病原体引起。

【病因】

1. 宫内感染性肺炎　主要病原体为病毒，如风疹病毒、巨细胞病毒、单纯疱疹病毒等。

2. 分娩过程中感染性肺炎　常见病原体为大肠埃希菌、肺炎球菌、克雷伯菌，也可能是病毒、支原体。羊膜早破、产程延长、分娩时消毒不严、孕母有绒毛膜炎、泌尿生殖器感染、胎儿分娩时吸入污染的羊水或母亲宫颈分泌物，均可致胎儿感染。

3. 出生后感染性肺炎　①与呼吸道感染患者接触；②血行感染：常为败血症一部分；③医源性途径：通过医用器械或医护人员手传播。病原菌以金黄色葡萄球菌、大肠埃希菌多见。广谱抗生素使用过久易发生念珠菌肺炎。

【临床表现】

1. 宫内感染性肺炎　临床表现差异大。多在生后 24 小时内发病，表现气促、呻吟、发绀、呼吸困难、体温不稳，肺部查体可闻及呼吸音粗糙、减低或湿啰音。严重者可出现呼吸衰竭、心力衰竭、DIC 或持续肺动脉高压。血行感染者常缺乏肺部体征而表现为黄疸、肝脾肿大和脑膜炎等多系统受累。病毒感染者 1 周左右逐渐出现呼吸困难，并进行性加重，可发展为慢性肺疾病。X 线胸片显示为间质性肺炎。细菌性肺炎为支气管肺炎表现。

2. 分娩过程中感染性肺炎　发病时间因不同病原体而异，一般在出生数日至数周后发病。细菌性感染在生后 3~5 小时发病，Ⅱ型疱疹病毒感染多在生后 5~10 天出现症状。生后立即进行胃液涂片找白细胞和病原体，或取标本、进行涂片、培养。

3. 出生后感染性肺炎　表现为发热、体温不升、反应差等全身症状。呼吸系统表现为气促、鼻翼扇动、发绀、吐沫、三凹征阳性。肺部体征早期不明显，病程中可出现双肺细湿啰音。呼吸道合胞病毒可表现为喘息、肺部听诊可闻及哮鸣音。金黄色葡萄球菌肺炎易合并脓气胸。不同病原体感染所致肺炎 X 线胸片改变不同。细菌性肺炎常表现为两肺弥漫性模糊影，密度不均；金黄色葡萄球菌合并脓胸、气胸或肺大疱时可见相应 X 线改变；病毒性肺炎以间质病变、两肺膨胀过度、肺气肿为主。

【辅助检查】

1. 血液检查 细菌感染者白细胞总数升高；病毒感染者、体弱儿及早产儿白细胞总数多降低。

2. X 线检查 胸片可显示肺纹理增粗，有点状、片状阴影，有的融合成片；可有肺不张，肺气肿。

3. 病原学检查 取血液、脓液、气管分泌物做细菌培养、病毒分离；免疫学方法监测细菌抗原、血清检测病毒抗体及衣原体特异性的 IgM 等有助诊断。

【诊断和鉴别诊断】

根据母亲病史、患儿呼吸道及全身症状及 X 线片可做出诊断。需要与新生儿呼吸窘迫综合征、湿肺等鉴别。

（1）湿肺：多见于足月儿或近足月的剖宫产儿。生后数小时内出现呼吸增快（>60~80次/分），吃奶好、哭声响亮及反应好，重者也可有发绀及呻吟等。听诊呼吸音减低，可闻及湿啰音。X 线胸片显示肺气肿、肺门纹理增粗和斑点状云雾影，常见毛发线（叶间积液）。对症治疗即可，一般 2~3 天症状缓解消失。

（2）新生儿呼吸窘迫综合征：多见于早产儿，生后数小时即出现呼吸困难进行性加重，呻吟、吸气凹陷，听诊呼吸音弱。X 线胸片显示双肺透过度减低，可与肺炎鉴别。

【治疗】

1. 呼吸道管理 雾化吸入，体位引流，定期翻身、拍背，及时吸净口鼻分泌物，保持呼吸道通畅。

2. 供氧 有低氧血症或高碳酸血症时可根据病情和血气分析结果选用鼻导管、面罩、鼻塞持续正压通气（CPAP）给氧，或机械通气治疗，使血气维持在正常范围。

3. 抗病原体治疗 细菌性肺炎可参照败血症章节选用抗生素。衣原体肺炎首选红霉素；巨细胞病毒肺炎可用更昔洛韦；单纯疱疹病毒性肺炎可用阿昔洛韦。

4. 支持疗法 纠正循环障碍和水、电解质及酸碱平衡紊乱，输液速度应慢，以免发生心力衰竭及肺水肿。保证足够热量，酌情静脉输注血浆、清蛋白和免疫球蛋白，以提高机体的免疫功能。

四、巨细胞病毒感染

巨细胞病毒（cytomegalovirus，CMV）感染是一种 DNA 病毒——巨细胞病毒感染所致，属疱疹科病毒，是引起先天性感染的常见病原体。

【病因和病理生理】

（1）CMV 可通过各种分泌物如唾液、泪腺、精液、尿液、宫颈分泌物、血液（白细胞）和乳汁传播。胎儿被感染后会产生病毒血症，病毒经血行播散，到达主要的靶器官包括中枢神经系统、眼、肝脏、肺和肾脏。

（2）CMV 可在分娩时（宫颈感染）、经母乳喂养或经输血传播感染新生儿。

（3）母亲社会经济地位低、滥用药物成瘾或性乱者，所生新生儿 CMV 感染率较高。早产儿感染较足月儿多见。输血也是新生儿 CMV 干扰的高危因素。

（4）CMV 感染后典型的病理改变为局灶性坏死、炎症反应、产生含有核内包涵体的巨细胞和多核巨细胞。

【临床表现】

1. 隐形感染 CMV 感染病例中，隐形感染是有临床症状的 10 倍。

2. 低出生体重 孕妇 CMV 感染时即使胎儿未被感染，其所生婴儿也常为低体重儿和小于胎龄儿。

3. 典型巨细胞病毒包涵体病 临床表现包括宫内发育迟缓、肝脾肿大伴黄疸、肝功能异常、血小板减少伴有或无紫癜，严重的中枢神经系统疾病包括小头畸形、大脑内钙化、脉络膜视网膜炎、进行性感觉神经性耳聋，溶血性贫血，肺炎等。

4. 后遗症 包括智力发育迟缓、学习困难和感觉神经性耳聋。

【辅助检查】

（1）暴露后 3～12 周尿和唾液培养阳性或 PCR 阳性（灵敏度 89%、特异度 96%）。

（2）抗 CMV IgM 敏感性和特异性不高。

（3）新生儿抗 CMV IgG 阳性、母亲血清学阴性，提示医院获得性感染。

【鉴别诊断】

1. 垂直传播 沙眼衣原体肺炎、呼吸道合胞病毒。

2. 输血获得性感染 细菌或病毒性感染。

【处理】

目前无特异性治疗，对症治疗及良好的护理很重要。

1. 垂直传播 洗手可防止生殖道分泌物感染。

2. 输血获得性感染 输注 CMV 阴性血液、去白浓缩细胞或冷冻的去甘油化的浓缩红细胞等。

3. 控制传染 感染患儿接触隔离。

4. 药物治疗 更昔洛韦对巨细胞病毒有一定的作用，应用指征：有中枢神经系统累及的症状性先天性 CMV 感染的新生儿，以防听力损害恶化；有明显活动期症状的 CMV 感染的患儿，如肺炎、肝炎、脑炎和视网膜脉络膜炎等；对于无症状的 CMV 感染，甚至轻症的 CMV 病患儿，尤其生后感染者，可先不治疗，需临床密切观察。对于两个系统以上受损的患儿，或症状明显的 CMV 患儿，可每次使用 7.5mg/kg，12 小时 1 次。用药期间监测血常规和肝肾功能，如果肝功能恶化或血小板计数下降低于 25×10^9/L、粒细胞计数下降至 0.5×10^9/L 或减少到用药前的 50% 应立即停药。若需要再次更昔洛韦治疗，可使用原剂量或减量。缬更昔洛韦可口服，副作用较更昔洛韦小。

【随访】

长期进行听力检查，对神经发育和牙齿发育进行随访。先天性巨细胞包涵体病死亡率高，存活者遗留神经系统后遗症多，后天性 CMV 感染多为自限性，以后好，无预防母亲 CMV 感染的方法。

五、先天性梅毒

 临床讨论

临床案例 10 分钟男孩。因反应差 10 分钟入院。患儿系第 1 胎第 1 产，足月顺产，产前无宫内窘迫，产时羊水清，生后 1 分钟、5 分钟 Apgar 评分均为 10 分。查体：反应差，哭声弱，手足褪皮，前囟门平坦，张力不高，双肺呼吸音清晰，腹胀明显，肝脏右肋下 4cm，脾肋下 3cm。四肢肌张力略低。原始反射减弱。辅助检查：血常规示白细胞计数 6.0×10^9/L，血小板计数 31×10^9/L。

问题 该患儿可能是什么病？接下来还要做哪些检查？

先天性梅毒又称胎传梅毒，是梅毒螺旋体由母体经过胎盘进入胎儿血液循环中所致的疾病。

【病理】

胎儿的感染与母亲梅毒的病程及妊娠期是否治疗有关。主要病理改变为血管炎、组织坏死和纤维化。先天性梅毒常影响胎盘、肺、脾、胰、心脏、皮肤、骨及软骨等多个脏器、组织。

【临床表现】

1. 早期先天性梅毒

（1）全身症状：多为早产儿、低体重儿和小于胎龄儿，可有发热、贫血、肝脾大表现。

（2）皮肤黏膜损害：皮疹为散发或者多发性，呈多种形状，如圆形、椭圆形或红色浸润性斑块，外周有丘疹，带有鳞屑。多见于口周、臀部、手掌、足底，重者全身分布。口周皮损呈放射状裂纹，具有特征性，持续多年，愈合后遗留放射状瘢痕，具有诊断价值。

（3）骨损害：主要为长骨多发性、对称性损害，表现为骨、软骨炎，骨膜炎，肢体剧烈疼痛可致假性瘫痪。

（4）鼻炎：表现为鼻塞、张口呼吸，或有脓血样分泌物，如损及鼻骨及鼻软骨，可致鼻根下陷成马鞍鼻。

（5）中枢神经系统梅毒：症状多在3个月后出现，可表现为发热、呕吐、前囟门突起或紧张，颈强直、惊厥等。未治疗的梅毒性脑膜炎常并发交通性脑积水。

（6）其他：可有梅毒性肾炎、脉络膜视网膜炎、青光眼、心肌炎、指甲炎、甲沟炎等。

2. 晚期先天性梅毒 2岁以后出现，可发生结节性梅毒疹和梅毒瘤，楔状齿、马鞍鼻、膝关节肿痛、积液，耳聋、智力低下等。

3. 隐性先天性梅毒 指无临床症状和体征，仅血清学反应呈阳性者。

【辅助检查】

1. 梅毒螺旋体检查 取胎盘、脐带或皮肤黏膜损害处渗出物涂片，显微镜下找螺旋体，阳性率低。

2. 血清学试验

（1）非特异性试验：常用快速血浆反应素（RPR）试验和性病实验室（VDRL）试验。对梅毒的筛查、早期梅毒和各期梅毒的诊断、再感染及判断疗效均有意义。

（2）特异性试验：即梅毒螺旋体抗原试验。包括螺旋体荧光抗体吸收（FTA－ABS）试验，梅毒螺旋体血细胞凝集试验（TPHA），梅毒螺旋体乳胶凝集（TPPA）试验。

（3）脑脊液检查：对梅毒患儿应常规进行腰椎穿刺。脑脊液如有异常，无论临床有无症状，均可诊断为神经梅毒。

（4）X线检查：胸片显示肺部浸润性炎症，骨骼主要为骨膜炎、骨髓炎、骨质破坏及日后锯齿状改变。

【诊断与鉴别诊断】

（1）根据母亲病史，临床表现，实验室检查和X线检查进行诊断。

（2）应与弓形虫、巨细胞病毒、风疹病毒感染，大疱性表皮松解症，败血症等鉴别。

【治疗】

1. 一般措施 严格隔离。孕妇一经查出患有梅毒，并未接受过正规治疗者，应立即开始治疗。

2. 先天性梅毒的治疗 青霉素是首选药物。水剂青霉素G 10万～15万U/（kg·d），前7天按10万U/（kg·d），分2次，肌注或静滴，之后15万U/（kg·d），分3次，共10～14天；或普鲁卡因青霉素5万U/（kg·d），每日肌注1次，共10天；或卞星青霉素5万U/（kg·d），单次肌注。脑脊液正常者，主要选用卞星青霉素G或普鲁卡因青霉素G。脑脊液异常者，选用青霉素G

5 万 U/(kg·d)，肌注或静滴 10～15 天，或普鲁卡因青霉素 G 5 万 U/(kg·d)，肌注，共 10 日。

【随访】

1. 预后 在宫内或生后早期经青霉素充分治疗，预后良好。治疗过晚可能常有严重的内脏损害，病死率高，神经梅毒可留有后遗症，如慢性脑膜炎、痉挛性瘫痪、惊厥、智力低下、耳聋及视神经萎缩等。

2. 随访 治疗疗程后第 2、4、6、9、12 个月复查血清试验，治疗晚的随访时间更长，直至 VDRL 持续下降至阴性。神经梅毒 6 个月后复查脑脊液，若效价未出现 4 倍下降，视为治疗失败或再感染。重复治疗剂量加倍。

第十四节　新生儿坏死性小肠结肠炎

新生儿坏死性小肠结肠炎（NEC）是围生期的多种致病因素导致的肠道疾病。多在生后 2 周内发病，严重威胁新生儿的生命。临床上以腹胀、呕吐、血便为主要表现，腹部 X 线片以肠道充气、肠壁囊样积气为特点。NICU 住院患儿总发病率为 1%～5%，其中 60%～90% 患儿为早产儿，出生体重越低，死亡率越高。

【病因和发病机制】

发病原因可能与下列因素有关。

1. 早产 由于肠道功能不成熟、血供调节能力差、胃酸低、肠蠕动弱，食物易滞留及发酵，致病菌易繁殖，而肠道对各种分子和细菌的通透性高；肠道内 SIgA 低下，也利于细菌侵入肠壁繁殖。该病的危险性与胎龄呈负相关。

2. 肠道缺氧和缺血 新生儿窒息、缺氧、呼吸窘迫、先天性心脏病、低体温、换血、严重感染、腹泻、血液浓缩以及呼吸衰竭等引起低氧血症或低血容量休克，使血压下降，心搏血量减少。机体为保证脑、心等重要器官的供血，体内血液重新分配，导致肠道、皮肤、肾脏供血减少。由于肠道缺血，肠道分泌保护性黏液减少而引起肠黏膜损伤，使肠道内细菌侵入而坏死。

3. 肠道喂养 多发生于人工喂养的早产儿。由于免疫球蛋白 A（IgA）主要来自母乳，因此人工喂养儿肠道黏膜缺乏 IgA 的保护，为病原菌的繁殖提供了必需物质；高浓度食物或药物导致肠黏膜渗透性改变并直接损伤肠黏膜；母乳喂养可显著降低坏死性小肠结肠炎的危险性。应用配方奶者的发病率远远多于母乳喂养者。

4. 感染 坏死性肠炎与感染有关，病原多为细菌，以产气杆菌、大肠杆菌、沙门菌、链球菌、金黄色葡萄球菌为主。另外，临床也有部分病例在患流行性腹泻或无任何诱因下发生本病。

【临床表现】

发病日龄与出生体重和胎龄相关，胎龄越不成熟，起病越晚。足月儿发病日龄为生后 3～4 天，而胎龄 <28 周者发病日龄为生后 3～4 周。NEC 的临床表现轻重差异很大，既可表现为全身非特异性败血症症状，也可表现为典型肠道症状，如腹胀、呕吐、腹泻或血便三联征。

1. 肠道症状 腹胀、腹部触痛、血便（可能潜血阳性）、呕吐或胃管内抽出胆汁样液体，如伴发腹膜炎可有腹壁红肿、腹部肿块。

2. 非特异症状 高或低血糖、呼吸窘迫或氧的需求增加、呼吸暂停频率增加、反应差、败血症样临床症状、休克或外周循环灌注差。

【临床分期】

临床分为三期：

Ⅰ期：疑似坏死性小肠结肠炎。ⅠA期：症状轻微，非特异性；ⅠB期：ⅠA加上肉眼血便。

Ⅱ期：确诊坏死性小肠结肠炎。ⅡA期：临床症状不重；ⅡB期：临床中度异常。

Ⅲ期：晚期坏死性小肠结肠炎。ⅢA期：病情严重但未穿孔；ⅢB期：病情严重合并穿孔。

【辅助检查】

1. 血电解质、血常规、血气分析的检查 低钠血症、高钾和低钙血症常见，代谢性酸中毒提示肠道显著缺血或坏死。

2. 凝血功能检查 凝血酶原时间（PT）、活化部分凝血活酶时间（APTT）、D-二聚体、纤维蛋白降解产物、纤维蛋白原等指标的检测。

3. 血培养 如果存在临床指征，行腰穿脑脊液检查、脑脊液培养。

4. 腹部平片 立位腹平片，正位和侧位，每6~8小时检查1次，随后12~24小时，直到正常。可有肠管僵硬、肠壁积气、门静脉积气、游离气体等征象。

【诊断和鉴别诊断】

下列4项特征具备2项可考虑临床诊断：①腹胀；②血便；③嗜睡、呼吸暂停，肌张力低下；④肠壁积气。若无NEC放射影像学及组织学证据，则视为可疑。应与败血症、喂养不耐受、CPAP导致的腹胀、蛋白过敏、肛裂、肠套叠、肠梗阻等疾病鉴别。

【治疗】

1. 内科治疗

（1）常规治疗：Ⅰ期NEC患儿需绝对禁食72小时，并给予胃肠减压和静脉抗生素治疗。目前推荐氨苄西林与三代头孢菌素合用，若病程进展至Ⅱ期或Ⅲ期，加用克林霉素或甲硝唑，以覆盖厌氧菌。Ⅱ期NEC患儿最初治疗与Ⅰ期患儿基本相同。若生命体征平稳，胃肠道临床表现迅速改善，治疗可持续7~10天，若生命体征不稳定，有酸中毒或腹膜炎体征至少需治疗14天。Ⅲ期NEC极易发生小肠结肠坏死和胃肠道穿孔。抗生素治疗与前两期相同。应连续进行腹部X线检查（每6~8小时1次），观察有无气腹征，及时发现肠穿孔。

（2）治疗多脏器功能不全：需密切检测心、肺和血流功能，以避免重要脏器供血不足，保证肠道供血，阻止小肠、结肠坏死。如发生DIC且出血明显，可静脉输注新鲜冻血浆和血小板改善血容量的同时治疗凝血障碍。

（3）机械通气：所有心血管功能状态极其不稳定及出现呼吸暂停、高碳酸血症（$PaCO_2$ >50mmHg）或低氧血症的患儿，均需要气管插管和机械通气，有助于纠正低氧血症。

2. 外科治疗 20%~40%病例需要外科治疗，应尽早请外科会诊。手术适应证：气腹、腹膜炎、药物治疗无效。

【并发症和预后】

肠狭窄是最常见的并发症，发生于30%存活的坏死性小肠结肠炎患儿。远期并发症：手术部位的瘘管形成、胃酸分泌过多、营养吸收不良、短肠综合征、胆汁淤积、神经发育不良等。

第十五节 新生儿出血症

新生儿出血症又称维生素K缺乏性出血症、新生儿自然出血、新生儿低凝血酶原血症等。主要由于维生素 K 缺乏，体内维生素 K 依赖因子（Ⅱ、Ⅶ、Ⅸ、Ⅹ）凝血活性低下所致的出血性疾病。出血可发生在任何部位，但最严重的是颅内出血，及时补充维生素 K 是防治新生儿出血症的根本措施。

【病因和发病机制】

（1）维生素 K 不易通过胎盘，母体内的维生素 K 很少进入胎儿体内，而胎儿肝酶系统不成熟，本身合成维生素 K 功能差，故导致新生儿血维生素 K 水平较低，出生后易发生出血倾向。

（2）人乳中维生素 K 含量（15μg/L）明显低于牛乳（60μg/L），故母乳喂养儿发生新生儿出血症机会明显高于牛奶喂养儿。

（3）肠道合成维生素 K 有赖于正常菌群的建立，新生儿出生时肠道无细菌存在，随着喂养开始益生菌才逐渐定植于肠道。

（4）存在胆汁淤积和肝炎综合征时，可影响肠黏膜对维生素 K 的吸收或合成。

（5）母亲产前应用某些抗惊厥及抗凝药物，可加速维生素 K 降级。

维生素 K 缺乏引起出血，是因某些凝血因子（Ⅱ、Ⅶ、Ⅸ、Ⅹ）和对血液凝固起重要调节作用的蛋白（蛋白 C、S）的凝血生物活性直接依赖于维生素 K 的存在。

【临床表现】

1. 早发型　发生于 24 小时内（包括分娩时）的新生儿出血症，较罕见，多与母亲产前应用某些影响维生素 K 代谢的药物有关。出血程度不一，从皮肤出血，到颅内出血均可存在。

2. 经典型　发生在生后 1~7 天的新生儿出血症。较常见，症状有自限性，预后良好。出血部位以脐残端、胃肠道、穿刺处最常见。

3. 迟发型　多数发生在 2 周至 2 个月，出血之前无任何先兆，多以突发性颅内出血为首发临床表现，病死率和致残率高。主要发生在母乳喂养儿，也可继发于胆道疾患、慢性腹泻和长期应用抗生素，也可见于长期接收肠外高营养患儿。

【辅助检查】

1. 凝血功能检测　包括凝血酶原时间（PT）、活化部分凝血活酶时间（APTT）或白陶土部分凝血活酶时间（KPTT）、凝血酶时间（TT）。维生素 K 缺乏时，PT、APTT 或 KPTT 延长，TT 正常。

2. PIVKA－Ⅱ测定　PIVKA－Ⅱ是无活性的凝血酶原前体蛋白，为反映患儿机体维生素 K 缺乏状况和评估维生素 K 疗效准确而简便的生化指标。一般 >2μg/L 为阳性。

3. 维生素 K 测定　新生儿出血症患儿血清维生素 K_1 水平一般 <200ng/L。

【诊断和鉴别诊断】

新生儿出血症的诊断主要依据病史特点、临床表现、实验室检查和维生素 K 治疗效果等，其中 PIVKA－Ⅱ是诊断的金标准，直接测定血清维生素 K 也是诊断的可靠指标。应特别与新生儿咽下综合征、新生儿消化道出血及先天性血小板减少性紫癜、坏死性小肠结肠炎等疾病鉴别。

【预防和治疗】

活产新生儿出生后应立即应用维生素 K 是预防新生儿出血症的根本措施。给予过量的维生素 K_1 不但不能相应提高其预防效果，反而使副作用增加。给足月儿肌注维生素 K_1 1mg（早产儿 0.5mg）后，即使实际吸收量仅为 1/10 也可以满足需要量，且能维持有效血浓度 7~10 天。

对已发生出血者，应立即肌内注射维生素 K_1 1～2mg。出血较重，出现失血性休克者，应立即输注新鲜全血或血浆 10～20ml/kg，以提高血中有活性的凝血因子的水平、纠正低血压和贫血，同时应用凝血酶原复合物，静脉注射。如有消化道出血，应暂时禁食，静脉补充营养，存在颅内出血、颅内压增高时，酌情使用脱水剂。

第十六节　新生儿低血糖症和新生儿高血糖症

一、新生儿低血糖症

新生儿低血糖症是足月儿或早产儿血浆葡萄糖＜2.2mmol/L（40mg/dl）。

知识链接

新生儿糖代谢特点

新生儿出生时因环境寒冷、呼吸作功和肌肉活动，所需能量值明显增加，要求更多的能量储备以维持血糖水平。出生后最初能量代谢反应是糖酵解，出生24小时内肝糖原水平明显降低。由于新生儿基础代谢是葡萄糖利用比成人大2倍，因此必须以糖异生补充糖酵解。新生儿出生时已开始动员脂肪分解，血浆游离脂肪酸可增加3倍并持续较高水平。生长激素、高血糖素和儿茶酚胺水平增高可促进脂肪动员分解和葡萄糖异生作用。游离脂肪酸和酮体代谢有稳定血糖作用，与以下因素有关：①心脏、肝、肌肉和脑组织可节省葡萄糖的利用；②可促进肝的糖原异生。

【**病因和发病机制**】

1. 糖原和脂肪储备不足　糖原储备是新生儿出生后1小时内能量的主要来源。糖原储备主要发生在妊娠的最后4～8周，因此，早产儿和IUGR能量储备可受到影响，胎龄越小，糖原储备越少，而出生后所需能量又相对较高，糖异生途径中的酶活力也低。如生后喂养延迟至6～8小时，将有30%的婴儿血糖降至2.78mmol/L以下，10%降至1.67mmol/L以下。

2. 消耗过多　应激状态下，如窒息、严重感染等，儿茶酚胺分泌增加，血中高血糖素、皮质醇类物质水平增高，血糖增高，继之糖原耗竭，血糖水平下降。无氧酵解使葡萄糖利用增多，也可引起低血糖。低体温、先天性心脏病等，常由于热量摄入不足，葡萄糖利用增加，可致低血糖。

3. 高胰岛素血症　糖尿病孕妇有波动的高血糖症，引起胎儿高血糖，继而引起胎儿胰腺B细胞增生，出生后，高胰岛素血症持续存在并引起低血糖症。

4. 持续性低血糖　先天性遗传代谢病、先天性垂体功能低下、葡萄糖转运缺陷、内分泌疾病可导致持续或反复低血糖。

【**临床表现**】

新生儿低血糖症常缺乏特异性表现，无症状性较症状性低血糖症多10～20倍。主要表现为哭声异常、呼吸暂停、青紫发作、喂养困难、呻吟、呼吸急促，低体温，肌张力低下，激惹，震颤、嗜睡、惊厥，出汗，心动过速等。

【**类型**】

1. 早期过渡型　多发生在窒息、重度溶血病、母亲糖尿病和延迟开奶者，经纠正后，血糖可于12小时达正常水平。

2. 继发型 由某些原发病如窒息、硬肿症、败血症、低钙血症、中枢神经系统缺陷或突然中断高浓度葡萄糖液引起，和原发低血糖不易区别，注意监测血糖。

3. 暂时性低血糖 发生于母亲患妊娠高血压综合征或双胎儿，小于胎龄儿，早期可出现症状，需积极治疗，在新生儿期可发生多次低血糖。

4. 严重反复发作型 多由先天性遗传代谢病或内分泌疾病引起，有原发病的临床表现，如甲状腺功能亢进、胰岛素瘤、脑垂体发育不良等，患儿对治疗的反应差。

【诊断】

1. 病史 母亲糖尿病史，妊娠高血压病，患儿有红细胞增多症、ABO 或 Rh 血型不合溶血病、围生期窒息、感染，尤其是早产儿、SGA，存在开奶晚、摄入量不足等情况。

2. 临床表现 有上述症状，经滴注葡萄糖液症状好转者或出现其他原因无法解释的神经系统症状，均应考虑本病。

3. 血糖测定及其他检查 应于生后 1 小时内检测血糖。诊断不明者需要同时查血型、离子、尿常规、酮体，必要时行心电图、X 线胸片或超声心动图检查。

【治疗】

血糖浓度低于 2.6mmol/L 需干预治疗。

（1）无症状且可以耐受肠内喂养患儿，可以开始喂养、逐步增加喂养量，喂养 30 分钟后复查血糖。

（2）有症状的患儿，需提高葡萄糖输注浓度，给予 10% 葡萄糖 2ml/kg，静推 1～2 分钟，随后，保持在 4～6mg/（kg·min）输注，并在适当的时候开始肠内营养。

（3）无症状但不能耐受肠内营养者，开始给予葡萄糖 4～6mg/（kg·min）输注，每 1～2 小时检测血糖，直到稳定，如果血糖不正常，提高葡萄糖输注速度，每次增加值为 1～2mg/（kg·min），每 3～4 小时增加 1 次。如果葡萄糖输注速度达到 12mg/（kg·min），症状仍存在，或者血葡萄糖 <2.8mmol/L（50mg/dl），给予氢化可的松 5mg/kg，静脉输注或口服。

【预后】

无症状低血糖症预后好。早产儿、SGA 和伴有原发疾病的患儿预后以本身情况和原发病的严重程度而定。典型和严重反复发作型，持续低血糖时间较长者，对智力发育影响是肯定的。新生儿期惊厥发作者预后不好。

二、新生儿高血糖症

新生儿高血糖症是指足月儿血浆葡萄糖 >7mmol/L（125mg/dl），早产儿血浆葡萄糖 >8.4mmol/L（150mg/dl），极不成熟儿的高血糖症与病死率、颅内出血发生率、发育迟缓的增加有关。

【病因】

1. 血糖调节功能不成熟 由于胰岛 B 细胞功能不完善，对输入葡萄糖反应不灵敏和胰岛素的活性较差有关。胎龄越小、体重越低，生后日龄越小，对糖的耐受性越差。极低出生体重儿即使输注糖速率在 4～6mg/（kg·min）时易发生高血糖。同时新生儿本身胰岛细胞功能不完善，对高血糖反应迟钝，胰岛素对葡萄糖负荷反应低下，存在相对性胰岛素抵抗，引起肝脏产生葡萄糖和胰岛素浓度及输出之间失衡，是新生儿高血糖的内在因素。

2. 应激性 在窒息、寒冷损伤、严重感染、创伤等危重状态下，血中儿茶酚胺、皮质醇、高血糖素水平显著升高，糖异生作用增强而引起高血糖。

3. 新生儿暂时性高血糖 又称新生儿假性糖尿病，发病机制尚不清楚，多见于小于胎龄儿，生后 6 周内发病，病程短，治愈后不复发。

4. 真性糖尿病 新生儿少见，约 1/3 的患儿有糖尿病家族史，多见于 SGA。

【临床表现】

血糖低于11.1mmol/L（200mg/dl），多数新生儿无症状。血糖持续增高显著或持续时间长的患儿可发生高渗血症、高渗性利尿，出现脱水、烦渴、多尿等症状。有眼闭合不全，伴惊恐状。体重下降，血浆渗透压增高。新生儿因颅内血管壁发育较差，出现严重高渗血症时，颅内血管扩张，易发生颅内出血。

【辅助检查】

1. 血浆葡萄糖水平　注意不要在输注葡萄糖的血管中采集标本。

2. 尿糖　即使血浆葡萄糖水平＜8.4mmol/L（150mg/dl），尿糖也可以阳性。

3. 全血细胞计数和分类　作为败血症的筛查检查。

4. 血培养和尿培养　怀疑败血症和要给予抗生素治疗前检查。

5. 血清电解质　渗透性利尿可导致电解质丢失和脱水。

6. 血清胰岛素水平　通常减低。

7. 血清或尿C－肽水平　在胰岛素依赖型糖尿病患儿其水平可降低甚至消失。

8. 放射学　评估败血症时可行X线胸片检查。

9. 颅脑超声　怀疑有颅内出血时可行该检查。

【鉴别诊断】

（1）极早产儿葡萄糖不耐受，与胎龄成反比。

（2）应激（窒息、手术、颅内出血、败血症）。

（3）药物（激素）。

（4）胰腺发育不良，多伴有先天性心脏病。

【治疗】

1. 即刻处理

（1）复测血糖，证实确实存在高血糖。

（2）是否存在败血症或其他应激情况，尽可能给予处理。

2. 一般治疗

（1）血糖＜200mg/dl（11.1mmol/L），一般不需要处理。

（2）极低出生体重儿可降低葡萄糖输注速率，或降低静脉脂肪乳输注。

（3）尽可能停用升高血糖的药物。

（4）如果多尿应检测尿量、电解质。

（5）血糖持续性＞250mg/dl（13.9mmol/L），给予胰岛素每小时0.04～0.1U/kg，静脉输注，每小时检测血糖，根据结果调整胰岛素用量，维持血糖在150～200mg/dl（8.3mmol/L～11.1mmol/L）。

第十七节　新生儿低钙血症

当血钙低于1.8mmol/L（7.0mg/dl）或游离钙低于0.9mmol/L（3.5mg/dl）时称为低钙血症。

【病因】

1. 早期低钙血症　出生72小时内出现，见于低体重儿，存在窒息、呼吸窘迫综合征、败血症、低血糖等并发症，母亲患糖尿病、妊娠期高血压疾病，及甲状旁腺功能亢进者。

2. 晚期低钙血症　指生后72小时至3周发生的低血钙，多为足月儿。主要发生于人工喂养儿，因牛乳、代乳品中钙/磷比例低，不利于钙的吸收，相对高的磷酸盐摄入和新生儿相对低的肾小球廓清能力，导致高磷酸血症，使血钙降低。

3. 其他 过度通气导致的呼气性碱中毒，或使用碳酸氢钠等碱性药物，可使血中游离钙变为结合钙；换血或输注库存血，血液中抗凝剂枸橼酸钠结合血中游离钙，使血中游离钙降低；长期使用利尿剂可导致高钙尿症，使血钙降低。出生后 3 周发生的低血钙见于维生素 D 缺乏或先天性甲状旁腺功能低下的婴儿。

【临床表现】

主要是神经、肌肉的兴奋性增高，症状轻重不同。表现为惊跳、手足抽搐、震颤、惊厥等。新生儿抽搐发作时常伴有不同程度的呼吸改变，心率增快或发绀，及胃肠平滑肌痉挛引起的呕吐、血便等症状。最严重的呼吸暂停及喉痉挛。发作间期一般情况良好，但肌张力稍高，踝阵挛阳性，腱反射增强。生后早期发生低血钙者，血磷正常或升高，可伴低血糖，晚期发病者，血钙低，血磷高，早产儿长期肠外营养者可发生代谢性骨病。心电图示 Q－T 间期延长。

【鉴别诊断】

1. 症状和体征鉴别诊断 应与低血糖症、低镁血症、颅内出血、败血症（脑膜炎）等鉴别。

2. 病因学鉴别诊断 母亲角度应考虑胰岛素依赖性糖尿病、甲状旁腺功能亢进、维生素 D 或镁缺乏、应用抗惊厥药物等。婴儿角度应考虑出生时窒息、早产、钙镁吸收不良、甲状旁腺激素合成障碍，用含磷剂灌肠，严重腹泻、光疗、换血、给予碱性液体等因素。

【治疗】

1. 预防

（1）尽量减少低钙血症的危险因素。

（2）早期喂养与胎龄相适应的配方乳，肠外营养加钙剂。

2. 有症状者

（1）10～20mg/kg 元素钙（每毫升 10% 葡萄糖酸钙或 10% 氯化钙分别提供 9mg 和 27mg 的元素钙）：加入葡萄糖液中缓慢输注，最好给予心电监护，必要时可重复。

（2）如果存在低镁血症，给予相应治疗。

（3）症状缓解或游离钙正常后，给予含钙的配方乳或合适的奶制品喂养。

3. 无症状者

（1）口服 50～75mg/kg 元素钙，直到钙离子正常，然后减半，口服 2 天停止。

（2）配方乳喂养患儿，可给予数周的低磷配方乳。

（3）某些疾病有时可能需要长期钙和维生素 D 治疗。

【预后】

1. 近期 主要取决于临床症状（如惊厥、青紫、心动过缓、低血压等）。

2. 远期 与原发病有关（如迪格奥尔格综合征）的神经发育延迟和心血管异常。

第十八节 新生儿脐部疾病

一、新生儿脐炎

脐炎是指细菌入侵脐残端，并且在其繁殖所引起的急性炎症。

【病因】

最常见的是金黄色葡萄球菌，其次为大肠埃希菌、铜绿假单胞菌、溶血性链球菌等。脐带创口未愈合时，异物刺激可引起脐部慢性炎症而形成肉芽肿。

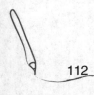

【临床表现】

轻者脐轮与脐周皮肤轻度红肿，可伴有少量浆液性分泌物。重者脐部及脐周明显红肿发硬，脓性分泌物较多，常有臭味。可向其周围皮肤扩散成腹壁蜂窝织炎、皮下坏疽，或向邻近腹膜蔓延而导致腹膜炎，也可沿脐动脉管腔蔓延引起败血症或顺动脉附近蔓延发展为阴囊或大腿深部脓肿；如动脉壁的结缔组织广泛受累可导致腹膜炎。也可造成多发性肝脓肿、化脓性血栓性静脉炎，以后可发展为门静脉高压症、肝硬化。

【诊断和鉴别诊断】

脐部的炎症症状结合脐部分泌物细菌培养即可做出诊断。应与以下疾病鉴别：

1. 卵黄管未闭（脐肠瘘） 口服活性炭后，若出现于脐孔即可确诊，也可由脐孔注入造影剂，作 X 线检查可见其进入回肠。

2. 脐窦 脐部常有较小圆形红色黏膜突出，用探针可发现有窦，也可注入造影剂后作 X 线检查，可见其盲端。

3. 脐尿管瘘 注入造影剂后作侧位 X 线检查，可见其进入膀胱，也可静脉注射亚甲蓝（美蓝），若见蓝色尿液从脐部排出即可确诊。

【治疗】

轻者脐周无扩散者局部用 2% 碘酒及 75% 乙醇清洗，每日 2～3 次。有全身症状者，除局部消毒，可根据涂片结果选用适当抗生素治疗，以后结合临床疗效及药敏试验决定如何用药。

【预防】

断脐应严格无菌，生后勤换尿布，保持脐部清洁、干燥。作脐血管插管时，必须严格无菌。

二、新生儿脐疝

脐疝为新生儿常见的一种预后良好的先天性发育缺陷，主要是腹腔脏器由脐环处向外突出到皮下形成。

【病因及病理】

新生儿断脐后，由于双侧腹直肌前后鞘在脐部尚未合拢，脐孔附近组织张力较松软，当腹压增高时，腹腔脏器即由此部位向外突起，形成一个腹壁憩室，疝囊为腹膜及其外层的皮下组织与皮肤。囊内多为大网膜及小肠肠曲，与囊壁一般无粘连，疝囊直径多在 1cm 左右，偶有较大者可超过 3～4cm。

【临床表现】

腹部中央以脐为中心突出一疝囊，囊外正常皮肤覆盖，呈圆形或卵圆形软囊，哭闹或直立时因腹压增高而突起较大，安静或卧位时则还纳入腹腔，软囊消失，皮肤正常，以指端压迫疝囊容易使其还纳，并可听到气过水声。当小儿哭闹时，在疝囊表面可感到张力感及冲击感。安静下用指端探入脐孔内，能清晰触及光滑的疝环边缘，并可估计其直径。脐疝突起或还纳时，患儿均无痛苦，不易发生嵌顿。

【治疗】

脐疝较小者多能自愈，不须治疗，且很少发生并发症。哭闹时突出明显者，可以用胶布加压粘贴法，胶布 1～2 周更换一次，注意保护皮肤及局部清洁。经保守治疗后，4 岁以上脐疝仍不能愈合者，可手术修补。

第十九节　产伤性疾病

一、头颅血肿

【病因】

头颅血肿是因产伤导致顶枕部骨膜下血管破裂出血引起血肿。因受骨缝限制出血局限于颅骨之间。常见的病因是胎头吸引术或产钳术头皮接触处骨膜下出血。

【临床表现】

常见为顶部不对称性边缘清晰的局限性肿块。肿块不超过骨缝。局部皮肤颜色正常。因积血，所以肿块有囊样感。部分患儿伴有血肿下颅骨骨折，X线片可证实，也可并发颅内出血。

【治疗】

因很少合并感染，无需抽取积血，多能在6~8周自动吸收。积血多时，血红蛋白分解增多，可使新生儿黄疸加重及引起贫血，必要时可输血。

二、锁骨骨折

锁骨呈横"S"形，其内侧三分之二向前凸出而外侧三分之一向后方凸出。锁骨细长而弯曲，分娩时肩胛带受压可在两个不同弯曲的交界点发生骨折。

【病因】

锁骨骨折与出生体重有关，随体重增加，肩娩出困难机会增多。肩娩出困难时容易出现锁骨损伤。产伤性锁骨骨折均发生在患儿娩出时的前肩一侧。臀位时急于将胎儿娩出，对上肢牵引不当。头位产有肩娩出困难时，若牵引时用力不当也可导致锁骨骨折。

【临床表现】

患儿症状多不明显，易漏诊，多于摄片时发现。部分患儿可出现上臂活动减少或被动活动时哭闹，查体可发现双侧锁骨不对称，病侧有增厚模糊感，局部软组织肿胀、有压痛、骨摩擦音，甚至可扪及骨痂硬块，患侧拥抱反射减弱或消失，X片可确诊。

【治疗】

青枝骨折一般不需治疗；对于完全性骨折，随着小儿生长发育，肩部增宽，错位及畸形均可自行消失，也可以在患侧腋下置一软垫，患肢以绷带固定于胸前，2周后可愈合。

三、臂丛神经麻痹

【病因】

臂丛神经麻痹的发生与难产、巨大儿、臀位、肩关节娩出困难等因素有关。分娩时有肩关节娩出困难，出现肩部固定而头部过度牵拉，或臀位时头部固定而肩部过度牵拉都能导致臂丛神经过度牵拉，导致臂丛神经干的部分或全部撕裂。

【临床表现和分型】

临床表现为神经根型分布的运动与感觉障碍。产伤性颈丛损伤可分为臂丛上部损伤、臂丛中部损伤、臂丛下部损伤。

1. 臂丛上部损伤　又称 Duchenne – Erb 麻痹，由于第5、6颈神经根最易受损。故此型最多见。患侧上肢下垂、内收，不能外展及外转。肘关节表现为前臂内收，伸直，不能旋后或弯曲。腕、指关节屈曲，拥抱反射不对称。

2. 臂丛中部损伤 颈 7 神经根损伤，桡神经所支配的肌肉麻痹，前臂、腕、手的伸展动作丧失或减弱，而肱三头肌、拇指伸肌为不完全麻痹。

3. 臂丛下部损伤 颈 8 至胸 1 神经根受累，腕部屈肌及手肌无力，握持反射减弱，临床上较少见。如第 1 胸椎根的交感神经纤维受损，可引起霍纳综合征，表现为瞳孔缩小、眼裂变窄。

【治疗和预后】

臂丛瘫痪的早期治疗为保守治疗，功能的恢复依赖于臂丛神经损伤程度。若损伤为神经功能性麻痹，数周内可完全恢复。生后第 1 周开始作按摩及被动运动，大部分病例可于治疗后 2～3 个月内获得改善和治愈，如为神经撕裂则留有永久麻痹。

 本章小结

本章介绍了正常足月儿与早产儿的特点与护理、胎儿宫内生长异常、新生儿窒息、新生儿缺氧缺血性脑病、新生儿颅内出血、新生儿呼吸暂停、胎粪吸入综合征、新生儿呼吸窘迫综合征、新生儿黄疸、新生儿溶血病、新生儿寒冷损伤综合征、新生儿感染性疾病、新生儿坏死性小肠结肠炎、新生儿出血症、新生儿低血糖和新生儿高血糖症、新生儿低钙血症、新生儿脐部疾病、产伤性疾病等内容。

 思考题

1. 新生儿缺氧缺血性脑病的诊断标准是什么？
2. 生理性黄疸与病理性黄疸的区别有哪些？
3. 新生儿硬肿症的主要临床表现有哪些？
4. 新生儿败血症高危因素有哪些？
5. 新生儿坏死性小肠结肠炎的临床分期？
6. 新生儿出血症临床表现及治疗？
7. 新生儿低血糖症及高血糖症的诊断标准？

第八章 遗传代谢性疾病

遗传性疾病是人体由于遗传物质结构或功能改变所导致的疾病，简称遗传病（geneticdisease）。虽然每种遗传病的发病率较低，但由于其种类繁多，总的患病率并不低。据有关资料统计有 20% ~ 25% 的人患遗传病或与遗传相关的疾病，且遗传病和先天畸形已成为儿童死亡的主要原因之一。

第一节 概 述

遗传物质包括细胞中的染色体（chromosome）及其基因（gene）或 DNA，染色体是细胞遗传物质（基因）的载体。人类细胞染色体数为 23 对（46 条），其中 22 对男性和女性都一样的常染色体（autosome）；一对是决定性别的，为性染色体（sexchromosome）。正常男性的染色体核型为 46，XY；正常女性的染色体核型为 46，XX。而正常人每一个配子（卵子和精子）含有 22 条常染色体和一条性染色体 X 或 Y，即 22 + X 或 22 + Y 的一个染色体组（chromsome set），称为单倍体（haploid）。

人体细胞的遗传物质信息几乎全部编码在组成染色体的 DNA 分子长链上，DNA 分子是由两条多核苷酸链依靠核苷酸碱基之间的氢键相连接而成的双螺旋结构。其中一条核苷酸链的腺嘌呤（A）、鸟嘌呤（G）必定分别与另一条上的胸腺嘧啶（T）、胞嘧啶（C）连接，互补成对的 A 和 T、G 和 C 即称为互补碱基对（bp）。在 DNA 长链上，每三个相邻的核苷酸碱基组成的特定顺序（密码子）即代表一种氨基酸，即 DNA 分子贮存的遗传信息。单倍体染色体所具有的遗传信息即全部 DNA 分子称为基因组（genome）。人的基因组 DNA 大约有 30 亿个碱基对，组成约 10 万个左右结构基因。每个基因在染色体上都有特定的座位（locus）。

基因是指能够表达和产生一定功能产物的核酸序列（DNA 或 RNA），有三个基本特性：一是基因可自体复制，即 DNA 的复制，使遗传的连续性得到保持；二是基因决定性状，即基因通过转录和翻译决定多肽链氨基酸的顺序，从而决定某种酶或蛋白质的性质，而表达某一性状；三是基因突变（genemutation），即 DNA 分子中的碱基序列发生变异，导致组成蛋白质的氨基酸发生改变，并可进行自体复制，其遗传性状亦因此不同，临床上就有可能出现遗传性疾病。

根据遗传物质的结构和功能改变的不同，可将遗传病分为三大类：基因病（gene disorders）、染色体病（chromosome disorders）和体细胞遗传病（somatic genetic disorders）。

1. 基因病 遗传物质的改变仅涉及基因水平，称为基因病。分为几种情况。

（1）单基因病：指一对主基因突变导致的疾病，其遗传符合孟德尔定律。如果致病基因位于常染色体上，杂合状态下发病的称为常染色体显性（AD）遗传病；杂合状态下不发病，纯合状态下才发病的称常染色体隐性（AR）遗传病。如果致病基因位于 X 染色体上，依传递方式不同，可分为 X 连锁显性或隐性遗传病。

（2）线粒体病：线粒体中所含的 DNA，含多个环状双链结构的 DNA 分子（mtDNA）编码多种 tRNA，rRNA 及与细胞氧化磷酸化有关的酶，是独立于细胞核染色体外的遗传物质，称线粒体基因组，这些基因突变所导致的疾病，称线粒体基因病。由于精子不含 mtDNA，其表达是经母系遗传的。

（3）分子病：是调控生物大分子（如蛋白质分子）合成的基因突变导致生物大分子结构或数量改变所致的疾病，可涉及血红蛋白（如血红蛋白病、地中海病）、血浆蛋白（血友病、肝豆状核变性等）、细胞受体蛋白（遗传性高脂蛋白血症等）、膜转运蛋白（先天性葡萄糖、半乳糖吸收不良综合征、胱氨酸尿症等）和酶蛋白（半乳糖血症、苯丙酮尿症等）。

（4）多基因遗传病：由多对基因与环境因素共同作用产生的遗传病。这些基因单独对遗传性状的作用较小，称为微效基因（minorgene），几种微效基因累加起来，就产生明显的表型效应，如高血压、糖尿病等。

2. 染色体病 是由于人类染色体数目异常或结构畸变（structural aberration）所引起的疾病，可分为常染色体病和性染色体病两大类。

3. 体细胞遗传病 是体细胞中的遗传物质改变所引起的疾病。如各种肿瘤的发病都涉及特定组织细胞中的染色体和癌基因或抑癌基因的变化，故属体细胞遗传病。某些先天性畸形亦属此范畴领域。

第二节 染色体病

染色体病是由于先天性染色体数目和（或）结构畸变而形成的疾病，常造成机体多发畸形、智力低下、生长发育迟缓和多系统的功能障碍，又称染色体畸变综合征（chromosomal aberration syndrome）。

正常情况下体细胞具有分别来自父、母双方的两个染色体组（单倍体，n），即 23 对染色体，称为二倍体（diploid，2n）。按照各对染色体的大小、着丝粒位置的不同，可将染色体分为 A ~ G 7 个组，将一个细胞的全部染色体按标准配对排列进行分析诊断，即是核型分析（karyotype analysis）。

一、概述

1. 染色体畸变 人类染色体的畸变包括染色体数目异常和结构畸变两大类。

（1）染色体数目异常：是由于染色体在减数分裂或有丝分裂时不分离，而使 46 条染色体固有数目增加或减少。如果是整个染色体组增减，产生整倍体变异，形成整倍体（euploid）。有 3 个或 3 个以上染色体组的体细胞或个体又称多倍体（polyploid），按多倍体的染色体组数，可称为"三倍体"（triploid，3n）和"四倍体"（tetraploid，4n）。多倍体的遗传信息极度异常，多在胚胎期死亡而流产，临床上较为罕见。如果是个别染色体的增减，产生非整倍体变异，形成非整倍体（aneuploid）。常见的是在二倍体基础上，少数染色体的增加形成超二倍体（hyperdiploid）或减少形成亚二倍体（hypodiploid）。亚二倍体中比二倍体染色体数

（2n）少一条染色体的形成该号染色体的单性体（monosomy），由于基因组的严重失衡，机体难以存活。染色体单体生存的唯一例证是Turner综合征，核型为45，X。超二倍体中比二倍体染色体数（2n）增加一条染色体形成该号染色体的三性体（trisomy），是最常见的染色体数目畸变的类型。如果染色体不分离发生在受精卵形成后的卵裂过程中的有丝分裂不分离，或是某一染色体向某一极移动时由于某种原因而行动迟缓，不能进入子细胞，滞留在细胞质中，被分解而丢失产生嵌合体（mosaic），即体内存在两种或两种以上的细胞系。

（2）染色体结构畸变：发生的基础是断裂，断裂后未能在原位重接，导致染色体重排，引起各种类型的染色体结构畸变。临床上常见的结构畸变有：缺失（deletion）、易位（translocation）、倒位（inversion）、插入（insertion）、环状染色体（ring chromosome）和等臂染色体（isochromosome）等。断裂的片段形成易位后，基因没有缺失或增加的称平衡易位（balanced translocation）。临床无症状，但这种平衡易位染色体携带者的子代易患染色体病。

2. 染色体畸变的原因　①母亲妊娠年龄过大；②放射线；③病毒感染；④化学因素；⑤遗传因素。

3. 染色体病的临床特征

（1）常染色体病：即常染色体数目异常或结构畸变所产生的综合征。其共同的特征为：①生长发育迟缓；②智能发育落后；③多发性先天畸形：内脏畸形、骨骼畸形、特殊面容、皮肤纹理改变。最常见的是21－三体综合征，其次是18－三体综合征，13－三体综合征及5P－综合征等。

（2）性染色体病：即性染色体X或Y数目异常或结构的畸变。一般没有常染色体病严重，常伴有性征发育障碍或异常，最常见的是特纳（Turner）综合征、克兰费尔特（Klinefelter）综合征，其次尚有XYY、多X等。

4. 染色体核型分析的指征　若出现以下情况则需考虑进行染色体核型分析检查：①怀疑患有染色体病者；②有多种先天性畸形；③明显生长发育障碍或智能发育障碍；④性发育异常或不全；⑤孕母年龄过大、不孕或多次自然流产史；⑥有染色体畸变家族史。

二、21－三体综合征

21－三体综合征（21 trisomy syndrome）又称唐氏综合征，曾称先天愚型，是人类最早发现且最常见的常染色体病。

【遗传学基础】

细胞遗传学特征是第21号染色体呈三体征（trisomy 21），其发生主要是由于生殖细胞在减数分裂形成配子时，或受精卵在有丝分裂时21号染色体发生不分离，使胚胎体细胞内存在一条额外的21号染色体。

【临床表现】

本病主要特征为智能落后、特殊面容和生长发育迟缓，并可伴有多种畸形。

1. 智能落后　绝大部分患儿都有不同程度的智能发育障碍，随年龄的增长日益明显。嵌合体型患儿若正常细胞比例较大，则智能障碍较轻。

2. 生长发育迟缓　患儿出生的身长和体重均较正常儿低，生后体格发育、动作发育均迟缓，身材矮小，骨龄落后于实际年龄，出牙迟且顺序异常；四肢短，韧带松弛，关节可过度弯曲；肌张力低下，腹膨隆，可伴有脐疝；手指粗短，小指尤短，中间指骨短宽，且向内弯曲。

3. 特殊面容　出生时即有明显的特殊面容，表情呆滞，眼裂小、眼距宽，双眼外眦上斜，可有内眦赘皮；鼻背低平，外耳小；硬腭窄小，常张口伸舌，流涎多；头小而圆，前囟大且关闭延迟；颈短而宽。

4. 皮纹特点 可有通贯手，第 5 指有的只有一条指褶纹。

5. 伴发畸形 约 50% 患儿伴有先天性心脏病，其次是消化道畸形。先天性甲状腺功能减低症和急性淋巴细胞性白血病的发生率明显高于正常人群，免疫功能低下，易患感染性疾病；外生殖器发育一般正常，但男孩可有隐睾、小阴茎，无生殖能力，女孩性发育延迟，少数可有生育。

【实验室检查】

1. 细胞遗传学检查 根据核型分析可分为三型。

（1）标准型：占患儿总数 95% 左右，其核型为 47，XY（或 XX），+21。父母核型大都正常，仅极少数为家族遗传（母亲是 21 - 三体患者）。

（2）易位型：占 2.5% ～ 5%，染色体总数为 46 条，其中一条是额外的 21 号染色体的长臂与一条近端着丝粒染色体长臂形成的易位染色体，即发生于近着丝粒染色体的相互易位，称罗伯逊易位。

（3）嵌合体型：此型占 2% ～ 4%，由于受精卵在早期分裂过程中发生了 21 号染色体不分离，患儿体内存在两种细胞系，一为正常细胞，一为 21 - 三体细胞，形成嵌合体，其核型为 46，XY（或 XX)/47，XY（或 XX），+21。此型患儿按其异常细胞所占比例临床症状轻重不同。

2. 分子细胞遗传学检查 用荧光素标记的 21 号染色体的相应片段序列的探针，与外周血中的淋巴细胞或羊水细胞进行原位杂交（FISH 技术），在本病患者的细胞中呈现三个 21 号染色体的荧光信号。

【诊断与鉴别诊断】

典型病例根据特殊面容、智能与生长发育落后、皮纹特点等不难作出临床诊断，但应作染色体核型分析以确诊，并确定型别。嵌合型、新生儿或症状不典型者，更需核型分析确诊。

本病应与先天性甲状腺功能减低症鉴别，后者有颜面黏液性水肿、头发干燥、皮肤粗糙、喂养困难、便秘腹胀等症状，可测血清 TSH、T4 和核型分析进行鉴别。

【遗传咨询】

标准型 21 - 三体综合征的再发风险为 1%，孕母年龄愈大，风险率愈高。女性患者中少数有生育能力的，子代发病率为 50%。

对高危孕妇可作羊水细胞或绒毛膜细胞染色体检查进行产前诊断。目前还可在孕中期筛查相关血清标记物。常用的三联筛查：甲胎蛋白（AFP）、游离雌三醇（FE_3）和绒毛膜促性腺激素（HCG）的检测。21 - 三体综合征胎儿的孕母血清 AFP 和 FE_3 低于平均水平，HCG 高于平均水平，对孕 15 ～ 21 周孕妇检测三项指标，结合孕母年龄，可计算其本病的危险度，其检出率在 48% ～ 83%，假阳性率为 5%。

【治疗】

目前尚无有效的治疗方法，应注重对患儿的训练与教育，辅用丁 - 氨酪酸、谷氨酸、叶酸、维生素 B_6，以促进智能发育和体能改善。

三、先天性卵巢发育不全综合征

本病由 Turner 于 1938 年首先报道，故称为特纳（Turner）综合征。1959 年 Ford 等证实该病因性染色体 X 呈单体性所致。患者的性腺发育障碍，卵巢被条索状纤维组织所取代。特纳（Turner）综合征的表型是女性，在活产女婴中约占 0.4%。其发生率低是因为 X 单体的胚胎不易存活，约 99% 的病例发生流产。该病也是人类唯一能生存的单体综合征。

特纳（Turner）综合征主要临床特征为：生长迟缓，身材矮小（成人期身高 135 ～

140cm）；颈短或有颈蹼，后发际低；盾形胸，乳头间距宽；多痣和肘外翻；青春期无性征发育、原发性闭经、外生殖器呈幼稚型、婚后不育。患者常伴有其他先天畸形，如主动脉缩窄、肾脏畸形（马蹄肾、易位肾等），指（趾）甲发育不良，第 4、5 掌骨较短、胫骨前突如镰刀状等。新生儿期即呈现身长、体重落后，颈部皮肤松弛，手、足背先天性淋巴性水肿。大多数患儿智能正常，但也有的学习能力较差。

患儿血清雌二醇水平低，卵泡刺激激素（FSH）、黄体生成素（LH）明显增高。确诊必需作染色体检查，其核型有以下几种类型：①单体型：45，X，是最多见的一型，具有典型症状。②嵌合型：45，X0/46，XX，若以 46，XX 细胞为主，症状多数较轻。约 20% 可有青春期发育，月经来潮，部分可有生育能力，但其自然流产率和死胎率均高，且子代患染色体畸变的风险率亦高。③X 染色体结构畸变型：一条 X 染色体长臂或短臂缺失，如 46，Xdel（Xq）或 46，Xdel（Xp）；还有 X 等臂染色体。

本病的治疗以改善其成人期最终身高和性征发育，保证患儿心理健康为目的。争取早期确诊，尽早使用基因重组人生长激素，每晚 0.15U/kg 皮下注射，可使患儿身高明显增长。若其骨龄落后明显，可合并使用司坦唑醇（stanozolol）每日 25～50µg/kg 口服，效果更好。同时定期检测甲状腺功能和骨龄发育情况。当骨龄达 12 岁以上时，可开始给予口服小剂量雌激素治疗，以促进乳房和外生殖器发育。

四、先天性睾丸发育不全综合征

先天性睾丸发育不全综合征（Klinefelter syndrome）又称原发性小睾丸症，是男性不育的常见原因之一。患者体细胞中有一条额外的 X 染色体，影响了睾丸的正常发育。其发生率在男婴中约 1‰。

患儿表型为男性，身材瘦高，青春期性发育障碍，睾丸小而硬，婚后不育。部分患者有皮肤细嫩，须毛少，声音高尖，甚至乳房发育。大多数患儿智能正常，但性格内向孤僻；少数有智能低下和精神异常。血清睾酮水平低下，FSH、LH 水平增高，睾丸活检可见曲精管玻璃样变。染色体核型大都为 47，XXY（占 80%），其他尚有 46，XY/47，XXY；46，XY/48，XXXY 等嵌合型，少数为 48，XXXY；49，XXXXY 或 50，XXXXYY 等。

本病若及早确诊，自幼开始强化教育和训练，促进智能发育及正常性格形成。到 11～12 岁时，可采用长效睾酮制剂，如庚酸睾酮治疗，开始剂量每 3 周肌注 50mg，每隔 6～9 个月增加 50mg，直至成人维持量，每 3 周 200mg。

第三节 遗传代谢病

遗传代谢病（inheritedmetabolicdisorders）是因维持机体正常代谢所必需的某些由多肽和（或）蛋白组成的酶、受体、载体及膜泵生物合成发生遗传缺陷，即编码这类多肽（蛋白）的基因发生突变而导致的疾病。大多为单基因病，属常染色体隐性遗传。早在 1908 年，Garrod 将这类遗传性疾病称之为先天性代谢缺陷（inborn errorsofmetabolism）。近几十年来，随着人们对该病认识的加深以及各种实验分析技术的发展，使得先天性代谢缺陷病的诊断率明显上升，目前已达 4000 余种。

一、概述

（一）遗传代谢病的种类

此类疾病病种繁多，涉及各种生化物质在体内的合成、代谢、转运和储存等多方面的先天缺陷。根据累及的生化物质，可分为以下几类。

1. 糖代谢缺陷 半乳糖血症、果糖不耐症、糖原累积病、蔗糖和异麦芽糖不耐症、乳酸及丙酮酸酸中毒等。

2. 氨基酸代谢缺陷 苯丙酮尿症、酪氨酸血症、黑酸尿症、白化病、枫糖尿症、异戊酸血症、同型胱氨酸尿症、先天性高氨血症、高甘氨酸血症等。

3. 脂类代谢缺陷 如肾上腺脑白质营养不良、GM1 神经节苷脂病、GM2 神经节苷脂病、中链脂肪酸酰基辅酶 A 脱氢酶缺乏、尼曼匹克病和戈谢病等。

4. 金属代谢病 如肝豆状核变性（Wilson 病）和门克斯病（Menkes disease）等。

（二）遗传代谢病的代谢紊乱

本病的代谢紊乱表现为以下几个方面：①代谢终末产物缺乏，正常人体所需的产物合成不足或完全不能合成，临床上出现相应症状，如缺乏葡萄糖－6－磷酸酶的糖原累积症、肝糖原分解葡萄糖不足、在饥饿或进食延迟时出现低血糖。②受累代谢途径的中间和（或）旁路代谢产物蓄积，引起相应的细胞、器官肿大，出现不良反应和代谢紊乱，如苯丙酮尿症、半乳糖血症等。③代谢途径受阻，物质的供能和功能障碍导致供能不足，如糖代谢缺陷、先天性高乳酸血症等。

（三）遗传代谢病常见的症状与体征

本病的临床症状多种多样，随年龄不同尚有差异，全身各器官均可受累（表 8 - 1）。大多有神经系统受累的表现以及消化系统的症状，此外还有代谢紊乱、容貌异常、毛发皮肤色素改变、尿液的特殊气味等（表 8 - 2）。

表 8 - 1　遗传代谢病常见临床表现

累及系统	临床表现
神经系统	智能障碍、激惹或淡漠、惊厥、运动障碍、嗜睡昏迷、肌张力改变
消化系统	喂养困难、食欲不振、恶心呕吐、黄疸肝大、腹胀腹泻、肝功异常
代谢紊乱	低血糖、高氨血症、代谢性酸中毒、酮中毒、乳酸酸中毒
呼吸循环	呼吸窘迫、心力衰竭、心律异常

表 8 - 2　尿液具有特殊气味的代谢病

疾病	排泄过多的代谢物	气味
苯丙酮尿症	苯乙酸	霉臭味或鼠尿味
枫糖尿症	支链 α - 酮酸	焦糖味
异戊酸血症	异戊酸	汗脚臭味
高甲硫氨尿症	α - 酮基 α - 甲基丁酸	腐败奶油或卷心菜味
三甲基氨尿症		腐鱼臭味
酪氨酸血症		恶臭、鱼臭、洋白菜臭味

（四）遗传代谢病的诊断

有赖于各项实验室检查。根据临床特点和病史，由简到繁，由初筛到精确，选择相应的实验检查。

1. 尿液的检查 ①尿的色泽与气味：有些代谢产物从尿液中大量排出，可使尿液呈现特殊的颜色和气味。如尿黑酸呈蓝－棕色；卟啉则呈红色。如前所述，尿液的特殊气味更有提示作用（表 8 - 2）。②尿液中还原物试验：尿液中的半乳糖、果糖、葡萄糖、草酸、4 - 羟基苯丙酮酸等还原物质均可检出，为进一步选择检查提供帮助。③尿液筛查试验，常用的有三氯化铁试验、二硝基苯肼（DNPH）试验、硝普盐试验、甲苯胺蓝试验（表 8 - 3）。

表8-3　遗传代谢病的尿筛查

病种	三氯化铁试验	二硝基苯肼试验	硝普盐试验	甲苯胺蓝试验
苯丙酮尿症	绿色	+	-	-
酪氨酸血症	淡绿色	+	-	-
枫糖尿症	海蓝	+	-	-
组氨酸血症	棕绿	±	-	-
丙酸血症	紫色	+	-	-
甲基丙二酸尿症	紫色	+	-	-
同型胱氨酸尿症	-	-	+	-
胱氨酸尿症	-	-	+	-
黏多糖病	-	-	-	+

2. 血液生化检测　如血糖、血电解质、肝肾功能、胆红素、血氨、血气分析等项检查。

3. 氨基酸分析　可进行血、尿液氨基酸分析，指征是：①家族中已有确诊为遗传性代谢病患者或类似症状疾病患者；②高度怀疑为氨基酸、有机酸代谢缺陷者（有代谢性酸中毒、酮尿症、高氨血症、低血糖、血及尿肌酐含量降低、尿路结石等）；③不明原因的脑病（昏睡、惊厥、智能障碍等）；④疾病饮食治疗监测。

4. 有机酸分析　人体内的有机酸来源于碳水化合物；脂肪酸、氨基酸代谢以及饮食、药物等，可通过尿液、血浆、脑脊液等进行有机酸分析，以尿液最为常用。其指征大致同氨基酸分析：①不明原因的代谢异常；②疑诊为有机酸或氨基酸病；③疑为脂肪酸代谢及能量代谢障碍；④不明原因的肝大、黄疸等；⑤不明原因的神经肌肉疾病；⑥多系统进行性损害等。

目前根据国家《母婴保健法》的规定：已对先天性甲状腺功能减低症、苯丙酮尿症展开新生儿期筛查，以期尽早确诊和治疗。有的地区开展了血红蛋白病、有机酸尿症的高危筛查，并正逐步扩大筛查范围。

二、苯丙酮尿症

苯丙酮尿症（phenylketonuria，PKU）是一种常见的氨基酸代谢病，是由于苯丙氨酸代谢途径中的酶缺陷，使得苯丙氨酸不能转变为酪氨酸，导致苯丙氨酸及其酮酸蓄积并从尿中大量排出。临床主要表现为智能低下，惊厥发作和色素减少。本病属常染色体隐性遗传。其发病率随种族而异，美国约为1/14 000，日本1/60 000，我国1/16 500。

【发病机制】

苯丙氨酸（phenylalanine，PA）是人体必需的氨基酸之一，正常小儿每日需要的摄入量为200～500mg，其中1/3供合成蛋白，2/3则通过肝细胞中苯丙氨酸羟化酶（phenylalanine hydroxylase，PAH）的作用转化为酪氨酸，以合成甲状腺素、肾上腺素和黑色素等。苯丙氨酸转化为酪氨酸的过程中，除需PAH外，还必须有四氢生物蝶呤（tetrabiopterin，BH_4）作为辅酶参与。人体内的BH_4是由鸟苷三磷酸（GTP），经过鸟苷三磷酸环化水合酶（GTP-CH）、6-丙酮酸四氢蝶呤合成酶（6-PTS）和二氢生物蝶呤还原酶（DHPR）等一系列酶的催化而合成。PAH、GTP-CH、DHPR 三种酶的编码基因分别定位于12q24.1、14q11，4p15.1-p16.1；而对6-PTS编码基因的研究尚在进行中。上述任一编码基因的突变都有可能造成相关酶的活性缺陷，致使苯丙氨酸发生异常累积。

本病分为典型型和BH_4缺乏型两类：①典型PKU是由于患儿肝细胞缺乏PAH，不能将苯丙氨酸转化为酪氨酸，因此苯丙氨酸在血、脑脊液、各种组织和尿液中的浓度极度增高，同时经旁路代谢产生大量的苯丙酮酸、苯乙酸、苯乳酸和对羟基苯乙酸，并从尿中排出。由于酪氨酸生成减少，致使甲状腺素、肾上腺素和黑色素等合成不足，而蓄积的高浓度的苯丙氨酸及其旁路代谢产物导致细胞受损。②BH₄ 缺乏型是由于 GTP - CH、6 - PTS 或 DHPR 等任何一种酶缺乏所导致，BH₄ 是苯丙氨酸、酪氨酸和色氨酸等芳香氨基酸在羟化过程中所必需的共同的辅酶，BH₄ 的缺乏不仅苯丙氨酸不能转变成酪氨酸，而且造成酪氨酸不能转变成多巴胺，色氨酸不能转变成 5 - 羟色胺。多巴胺、5 - 羟色胺均为重要的神经递质，其缺乏可加重神经系统的损害，故 BH₄ 缺乏型 PKU 的临床症状更重，治疗亦不易。

本病绝大多数为典型 PKU，约 1% 左右为 BH₄ 缺乏型，其中约半数系 6 - PTS 缺乏所致。

【临床表现】

出生时患儿正常，随着进奶以后，一般在 3~6 个月时，即可出现症状，1 岁时症状明显。

1. 神经系统　早期可有神经行为异常，如兴奋不安、多动或嗜睡、萎靡；少数呈现肌张力增高、腱反射亢进，出现惊厥（约 25%），继之智能发育落后日渐明显，80% 有脑电图异常。BH₄ 缺乏型的神经系统症状出现较早且较严重，常见肌张力减低、嗜睡、惊厥，如不经治疗，常在幼儿期死亡。

2. 外貌　因黑色素合成不足，在生后数月毛发、皮肤和虹膜色泽变浅。皮肤干燥，有的常伴湿疹。

3. 其他　由于尿和汗液中排出苯乙酸，呈特殊的鼠尿臭味。

【诊断】

本病为少数可治性遗传性代谢病之一，上述症状经饮食控制治疗后可逆转，但智能发病后难以转变，应力求早期诊断治疗，以避免神经系统的不可逆损伤。由于患儿早期症状不典型，必须借助实验室检测。

1. 新生儿期筛查　新生儿喂奶 3 日后，采集足跟末梢血，吸在厚滤纸上，晾干后邮寄到筛查中心。当苯丙氨酸含量 >0.24mmol/L（4mg/dl），即两倍于正常参考值时，应复查或采静脉血定量测定苯丙氨酸和酪氨酸。正常人苯丙氨酸浓度为 0.06~0.18mmol/L（1~3mg/dl），而患儿血浆苯丙氨酸可高达 1.2mmol/L（20mg/dl）以上，酪氨酸正常或稍低。

2. 尿三氯化铁试验　用于较大婴儿和儿童的筛查。将三氯化铁滴入尿液，如立即出现绿色反应，则为阳性，表明尿中苯丙氨酸浓度增高。此外，二硝基苯肼试验（DNPH）也可以测尿中苯丙氨酸，黄色沉淀为阳性。

3. 血浆氨基酸分析和尿液有机酸分析　可为本病提供生化诊断依据，同时也可鉴别其他的氨基酸、有机酸代谢病。

4. 尿蝶呤分析　应用高压液相层析（HPLC）测定尿液中新蝶呤和生物蝶呤的含量，鉴别各型 PKU。典型 PKU 患儿尿中蝶呤总排出量增高，新蝶呤与生物蝶呤比值正常；DHPR 缺乏的患儿蝶呤总排出量增加，四氢生物蝶呤减少；6 - PTS 缺乏的患儿则新蝶呤排出量增加，其与生物蝶呤的比值增高；GTP - CH 缺乏的患儿其蝶呤总排出量减少。

5. 酶学诊断　PAH 仅存在于肝细胞，需经肝活检测定，不适用于临床诊断。其他 3 种酶的活性可采用外周血中红、白细胞或皮肤成纤维细胞测定。

6. DNA 分析　该技术近年来广泛用于 PKU 诊断、杂合子检出和产前诊断。但由于基因的多态性，分析结果务须谨慎。

【治疗】

诊断一旦明确，应尽早给予积极治疗，主要是饮食疗法。开始治疗的年龄愈小，效果愈好。

1. 低苯丙氨酸饮食　主要适用于典型 PKU 以及血苯丙氨酸持续高于 1.22mmol/L（20mg/dl）的患者。由于苯丙氨酸是合成蛋白质的必需氨基酸，完全缺乏时亦可导致神经系统损害，因此对婴儿可喂给特制的低苯丙氨酸奶粉，到幼儿期添加辅食时应以淀粉类、蔬菜、水果等低蛋白食物为主。苯丙氨酸需要量，2 个月以内需 50 ~ 70mg/（kg·d），3 ~ 6 个月约 40mg/（kg·d），2 岁为 25 ~ 30mg/（kg·d），4 岁以上 10 ~ 30mg/（kg·d），以能维持血中苯丙氨酸浓度在 0.12 ~ 0.6mmol/L（2 ~ 10mg/dl）为宜。饮食控制至少需持续到青春期以后。

2. BH₄、5 - 羟色胺和 L - DOPA　主要用于 BH_4 缺乏型 PKU，除饮食控制外，需给予此类药物。

【预防】

避免近亲结婚。开展新生儿筛查，以早期发现，尽早治疗。对有本病家族史的孕妇必须采用 DNA 分析或检测羊水中蝶呤等方法对其胎儿进行产前诊断。

三、肝豆状核变性

肝豆状核变性（hepatolenticulardegeneration，HLD）又称 Wilson 病，是一种遗传性铜代谢缺陷病，属常染色体隐性遗传。其特点是由于铜沉积在肝、脑、肾和角膜等组织，而引起一系列临床症状。发病率约为 1/30 万。

【发病机制】

本病致病基因定位在 13q14.3。其发病机制迄今未明，现认为其基本代谢缺陷是肝脏不能正常合成血浆铜蓝蛋白，铜与铜蓝蛋白的结合力下降以致自胆汁中排出铜量减少。人铜蓝蛋白 *ATP7B* 基因位于 3q23 - 25，其基因突变与本病相关，目前发现 6 种移码突变导致编码蛋白功能障碍，铜蓝蛋白无法与铜结合。

铜是人体所必需的微量元素之一。人体新陈代谢所需的许多重要的酶，如过氧化物歧化酶、细胞色素 C 氧化酶、酪氨酸酶、赖氨酸氧化酶和铜蓝蛋白等，都需铜离子的参与合成。但机体内铜含量过多，高浓度的铜会使细胞受损和坏死，导致脏器功能损伤。其细胞毒性可能是铜与蛋白质、核酸过多结合，或使各种膜的脂质氧化，或是产生了过多的氧自由基，破坏细胞线粒体、过氧化物小体、溶酶体等。因此，铜缺乏或过量贮积都会造成疾病。人体内铜的稳定是通过肠道吸收和胆汁排出两者间的动态平衡维持的。肝脏是铜代谢的主要器官，食物中的铜有 40% ~ 60% 在小肠上段被吸收，经门静脉进入肝脏，肝细胞靠其溶酶体合成铜蓝蛋白，每日有 0.5 ~ 1mg 铜合成铜蓝蛋白，并分泌入胆汁由粪便排出，每日由胆汁排出铜 1.2 ~ 1.7mg。尿中排出量约为 0.07mg。

铜蓝蛋白是由 1046 个氨基酸残基组成的单链糖蛋白，每一分子中结合有 6 ~ 7 个铜离子，在酶催化过程中作为一种氧化酶，可使二价铁氧化为三价铁，促进转铁蛋白合成，并可催化肾上腺素、5 - 羟色胺和多巴胺的氧化反应。正常人血浆中，90% ~ 95% 的铜结合在铜蓝蛋白之中，小儿血液中铜蓝蛋白的含量为 200 ~ 400mg/L。仅少量与白蛋白或氨基酸结合，即非铜蓝蛋白铜，是铜在血液和各组织间转运的主要形式。

人体内总铜量（约 100mg）的 8% 贮存于肝脏内，居各脏器之首，其次为脑、心、肾等组织。正常成人肝铜中约 80% 与金属硫因（一种小分子蛋白）相结合而贮存于细胞浆内，其余则与各种肝脏酶结合存在。

当这种机制发生缺陷时，铜自胆汁中排出锐减，而肠道吸收铜功能正常，大量铜贮积在肝细胞中，最终导致肝功能异常和肝硬化。同时由于肝脏合成铜蓝蛋白速度减慢，血液中铜蓝蛋白降低，而非铜蓝蛋白铜增高，致使由尿中排出增加。同时铜由血循环再转移到体内其他各组织中，逐渐沉积在脑、肾、肌和眼等组织中，造成细胞损伤，临床出现各系统被累及的错综复杂的相应症状。

【病理】

肝细胞最初呈现脂肪浸润改变，以门静脉区周围为显著。在电镜下可见线粒体形状、大小不一，基质密度增加，内外层膜分离和嵴间距增宽，同时可见基质内有空泡状或结晶状包涵体。溶酶体内含有脂质颗粒，过氧化酶形态不一，且其基质呈颗粒状或絮状。随病程进展，肝组织出现纤维化和肝硬变改变。脑的病变主要位于基底神经节的豆状核及尾状核，脑胶质细胞内及毛细血管周围可见铜沉积。肾脏可见肾小管上皮细胞变性，胞浆内有铜沉积。角膜铜颗粒主要沉积于周边部分，形成环状，称 K－F 环。

【临床表现】

该病的发病年龄、临床表现有明显的个体差异，与地理环境、饮食结构、基因突变在不同组织的表达不同等有关。患儿肝内铜的贮积在婴儿期即已开始，大都在学龄期发病，但亦有早在 3 岁或晚至成人期发病的。整个病程大致可分为 3 个阶段：首先是从出生后开始的无症状期，除轻度尿铜增高外一切正常，甚少被发现。以后随着肝细胞中铜贮积量的增加，逐渐出现肝脏损害。继而铜开始在脑、眼、肾和骨骼沉积，发生肝外组织损害。

1. 肝脏损害　肝脏是最常见的受累器官，多表现为慢性肝炎、肝硬化，反复出现疲乏、食欲差、呕吐、黄疸、水肿或腹水等。有少数表现为急性肝炎，甚至迅速发展至急性肝功能衰竭。轻者仅见肝脾大而无临床症状。约15%的患儿在出现肝病症状前或同时发生溶血性贫血，一般是一过性的，但亦可发生严重溶血合并暴发性肝功能衰竭，甚至死亡。溶血原因是由于大量铜由肝脏释放入血液循环，直接损伤红细胞膜所致。此时患儿常无 K－F 环出现，因此对凡是非球形红细胞性溶血性贫血，且 Coombs 试验阴性的患儿都应注意排除本病的可能性。除溶血外，患儿尿铜明显增高，血清铜蓝蛋白低下。

2. 神经精神损害　神经系统损害仅次于肝损害，其症状出现亦多晚于肝损害。早期主要是构语困难（讷吃）、动作笨拙或震颤、不自主运动、表情呆板、肌张力改变等，到晚期精神症状更为明显，常有行为异常和智能障碍。颅脑 CT 和 MRI 可显示基底核低密度灶或异常信号，严重时可累及丘脑、脑干和小脑。

3. 肾脏损害　大都继发于肝损害，少数可作为首发症状，主要表现为肾小管重吸收功能障碍，如蛋白尿、糖尿、氨基酸尿和肾小管性酸中毒表现，少数患儿可有范科尼综合征（Fanconi syndrome）症状。

4. 其他损害　角膜 K－F 环常随神经系统症状出现，是本病特有的体征，初期需用裂隙灯检查。部分患儿有骨骼系统损害，发生背部或关节疼痛，双下肢弯曲，可有自发性骨折。X 线检查常见骨质疏松、关节间隙变窄或骨赘生等病变。

少数患者可并发甲状旁腺功能减低、葡萄糖不耐受、胰酶分泌不足、体液或细胞免疫功能低下等。

【实验室检查】

主要是血清铜蓝蛋白降低，血清中非铜蓝蛋白的铜增多，尿铜排出量增加，肝含铜量增加。

1. 血清铜蓝蛋白测定　正常小儿为 200～400mg/L（或血清铜氧化酶测定为 0.25～0.49OD）；患儿通常低于200mg/L（或 <0.25OD）甚至在 50mg/L 以下。但有 5％的患儿正常或在正常低限。

2. 24 小时尿铜排出量测定　正常小儿尿铜低于 40μg/24 小时；患儿明显增高，常达 100～1000μg/24 小时。由于其他原因所致肝病，包括慢性活动性肝炎、胆汁滞留、肝硬化等，亦常有尿铜排出量增高，在诊断时应予以鉴别。该项指标对估价治疗效果和指导药物剂量颇有帮助。

3. 肝细胞含铜量测定　上述铜生化测定未能确诊的病例，可采用肝穿刺方法测定肝组织内的铜含量。正常人肝含铜量多在 20μg/g（干重）以下，患儿可高达 200～3000μg/g（干重）。采集肝标本时须注意勿被污染，送检标本量应 >5mg，以保证检测数据可靠。肝铜量增高还可见于肝内、外胆管阻塞性胆汁潴留、胆汁性肝硬化，应予以区别。

4. 基因诊断 一般可用 PCR 技术检测出突变。亦可应用 RFLP 法进行 DNA 分析来早期诊断。

【诊断】

对具有典型症状和 K-F 环、血清铜蓝蛋白低下的患儿即可作出诊断。对早期无症状的患儿，可选择相应的实验室检测以助诊断。

【治疗】

本病是可治性的，治疗愈早，预后愈好。治疗原则是减少铜的摄入和增加铜的排出，避免铜在体内的沉积，以恢复和改善正常功能。

1. 低铜饮食 每日食物中含铜量不应 >1mg，不宜进食动物内脏、鱼虾海鲜、坚果、巧克力和蘑菇等含铜量高的食品。

2. 促进铜排出 D-青霉胺（D-penicillamine）是目前最常用的药物，能与铜离子络合，促进尿铜排出。剂量为每日 20mg/kg，分次口服。治疗期间应监测尿铜，第 1 年内要求每日尿铜排出量 >2mg。一般在治疗数周后神经系统症状可改善，而肝功能好转常需 3~4 个月的治疗，可根据尿铜及临床症状调整用药。因青霉胺可能拮抗维生素 B_6，故应每日补充维生素 $B_6$25mg。青霉胺的副作用为药物疹、血小板减少、肾病、关节炎等，其发生率不高。若不能使用，可考虑用二巯基丙醇。

3. 减少铜吸收 口服锌制剂可促进肝和肠黏膜细胞合成分泌金属硫因，与铜离子结合后减少肠铜离子吸收。与青霉胺联合使用，但两药须间隔 2~3 小时，以免疗效降低。

4. 其他治疗 神经系统症状可对症处理，如用左旋多巴、苯海索等。肝、肾、骨关节等病症根据病情适当治疗。对本病所致的急性肝功能衰竭或失代偿性肝硬化患儿，经上述各种治疗无效时可考虑进行肝移植。

四、糖原贮积症

糖原贮积症（glycogen storage disease，GSD）是一组由于先天性酶缺陷所导致的糖代谢障碍疾病。在欧洲其发病率 1/（2 万~2.5 万）。糖原合成和分解代谢中至少有 8 种必需的酶参与，由于这些酶缺陷所造成的临床疾病有 12 型，其共同的生化特征是糖原贮存异常，绝大多数为糖原在肝脏、肌肉、肾脏等组织中贮积量增加，仅少数糖原贮积量正常，但糖原分子结构异常。以 I 型最多见，系因缺乏葡萄糖-6-磷酸酶所致。I 型与 III、IV、VI、IX 型以肝脏病变为主，II、V、VII 型则以肌肉组织受损为主（表 8-4）。除 IX 型为 X-连锁隐性遗传外，其余均为常染色体隐性遗传病。

表 8-4 主要的各型糖原贮积症的特征

型号和病名	酶缺陷	基因座位	主要受累组织	临床表现	治疗
GSD I 型	葡萄糖-6-磷酸酶	17	肝、肾	生长迟缓，矮身材，骨龄落后，肝大，腹部膨隆，低血糖，高血脂，高乳酸血症，血小板功能不良，出血倾向	少量多次进食，高糖饮食，生玉米，淀粉 2g/kg 混悬液每 4~6 小时
GSD II 型（Pompe 病）	a-1,4-葡萄糖苷酶（酸性麦芽糖酶）	17q21-q23	心、肝、肌肉	婴儿型：心脏扩大，心力衰竭，喂养困难，舌大，肌张力低下，肝大；幼儿型：肌张力低下，乏力，发育迟缓，心脏可增大；成人型：进展缓慢的全身性肌病	目前无有效治疗

续表

型号和病名	酶缺陷	基因座位	主要受累组织	临床表现	治疗
GSD Ⅲ 型 （Cod 病）	脱支酶	1p21	肝、肌肉	同 GSD Ⅰ 型相似，但较轻，有生长迟缓、肝脾大、酸中毒、低血糖、肌无力等	少量多次及高蛋白饮食
GSD Ⅳ 型 （Andersen 病）	分支酶	3p12	肝	肝脾大，进行性肝硬化	目前无有效的疗法
GAD Ⅴ 型 （McArdle 病）	肌磷酸化酶	11q13 - qter	肌肉	运动后肌痛，肌痉挛，间歇性肌球蛋白尿（红葡萄酒样），继发性肾衰竭	一般支持治疗，避免剧烈运动
GSD Ⅵ 型 （Hers 病）	肝磷酸化酶	14q21 - q22	肝	肝大，生长迟缓，症状轻，偶见空腹低血糖	少量多次进食，高血糖饮食
GSD Ⅶ 型 （Tarui 病）	肌磷酸果糖激酶	lcen - q32	肌、红细胞	与 Ⅴ 型相似，运动时耐力减低，较 Ⅴ 型明显，运动后肌痉挛，肌痛，肌球蛋白尿，可伴溶血性贫血、高尿酸血症等	避免剧烈运动
GSD Ⅸ 型	肝磷酸化酶激酶	Xp22	肝	肝大，偶见轻度低血糖症	多数无需特殊治疗，预后较好
GSD O 型	糖原合成酶		肝	类似酮症型低血糖症状，智能落后	目前无有效疗法

【临床表现】

患儿临床表现轻重不一，呈娃娃脸，肌张力低下，智能发育多数正常，重症在新生儿期即可出现严重低血糖、酸中毒、呼吸困难和肝肿大等症状，少数可出现低血糖惊厥。患儿有高乳酸血症、高尿酸血症。

Ⅰ型糖原贮积症血生化检测大都有程度不等的低血糖和乳酸血症，血清丙酮酸、三酸甘油酯、磷脂、胆固醇和尿酸等均增高。多数患儿肝功能正常。糖代谢功能试验：①糖耐量试验因患儿胰岛素分泌不足，呈现典型糖尿病特征；②胰高血糖素或肾上腺素试验不能使患儿血糖明显上升，且注射胰高血糖素后，乳酸明显增高。Ⅰ型糖原贮积症的确诊应以肝组织的糖原定量和葡萄糖 - 6 - 磷酸酶活性测定为依据，其他各型亦依酶学检查确诊。

五、黏多糖病

黏多糖病（mucopolysaccharidosis，MPS）是由于溶酶体中某些酶的缺乏使不同的酸性黏多糖不能完全降解，在各种组织内沉积而引起的不完全相同的一组疾病。多以骨骼的病变为主，还可累及中枢神经系统、心血管系统以及肝、脾、关节、肌腱、皮肤等。黏多糖实名为氨基葡聚糖，是骨基质和结缔组织细胞内的主要成分，它是由糖醛酸和 N - 乙酰氨基己糖胺或其硫酸酯组成的双糖单位的重复序列大分子，是多阴离子多聚体的糖胺多糖，其中的主要成分有硫酸皮肤素（DS）、硫酸类肝素（HS）、硫酸角质素（KS）、硫酸软骨素（CS）和透明质酸（HA）等。这些多糖的降解必须在溶酶体中进行。目前已知有 10 种溶酶体糖苷酶、硫酸酯酶和乙酰转移酶参与其降解过程，任何一种酶的缺陷都会造成氨基葡聚糖链的分解障碍而积聚体内，并自尿中排出。根据临床表现和酶缺陷，MPS 可分为 Ⅰ ～ Ⅶ 等 6 型，其中 Ⅴ 型已改称为 IH 及 IS 型，每型又有若干亚型，各型 MPS 的特征见表 8 - 5。以 Ⅰ 型为多见，临床表现亦最典型。除 Ⅱ 型为 X - 连锁隐性遗传外，其余均为常染色体隐性遗传病。

表 8－5　各型黏多糖病的主要特征

型别（病名）	酶缺陷（基因座位）	尿排黏多糖成分	临床表现
Ⅰ 型 　ⅠH（Hurler） 　ⅠS（Scheie） 　ⅠH/S（Hurler/Scheie）	α－L－艾杜糖醛酸苷酶（4p16，3）	DS，HS	生长落后，智能落后，肝脾大，骨关节畸形，心血管病变，头大，面容丑陋，角膜白斑，耳聋，多发骨发育不良（如脊椎椎体为杵状、鸟嘴状，肋骨成浆形，如飘带状等），病情以 ⅠH 最重，ⅠS 最轻，ⅠH/ⅠS 为中间型
Ⅱ 型（Hunter） 　Ⅱ A（重型） 　Ⅱ B（轻型）	硫酸艾杜糖硫酸酯酶（Xq27－q28）	DS，HS	生长落后，智能落后，面容丑陋，关节强直，多发骨发育不良较 ⅠH 轻，Ⅱ B 型较 Ⅱ A 型为轻
Ⅲ 型（Sanfilippo） 　Ⅲ A 　Ⅲ B 　Ⅲ C 　Ⅲ D	 硫酰胺酶 a－N－乙酰己糖苷酶 乙酰 CoA－e－葡萄糖胺－N－乙酰转移酶 N－乙酰葡萄糖胺－6－硫酸硫酸酯酶（12q14）	HS	面容丑陋，骨畸形较 Ⅰ、Ⅱ 型为轻，逐渐出现生长落后，神经系统功能迅速退变，严重智能落后，有肝脾大，关节僵直等
Ⅳ 型（Morquio） 　Ⅳ A 　Ⅳ B	 半乳糖胺－6－硫酸硫酸酯酶 （16q24.3）β－半乳糖苷酶（3p21.3）	KS，CS	智能正常，身材矮小，关节松弛，骨畸形明显，面部发育不良，角膜混浊，耳聋，轻度肝脾增大
Ⅵ 型（Maroteaux－Lamy）	芳香基硫酸酯酶（5q13～q14）	DS，HS	临床有两型，A 型类似 ⅠH 型，但智能正常；B 型无明显骨骼畸形
Ⅶ 型（Sly）	β－葡萄糖醛酸酶（7q21.1～q22）	HS，DS，CS	与 ⅠH 型相似，但智能轻度异常或正常

　　黏多糖病的临床诊断根据其临床表现、X 线骨片的特点和尿中排出不同的黏多糖增多。甲苯胺蓝呈色法可作为本病的筛查试验，也可用醋酸纤维薄膜电泳来区分尿中排出的黏多糖类型，并协助分型。各型 MPS 的确切诊断需测定白细胞或皮肤成纤维细胞特异酶的活性。

　　该病一般无药物治疗。特异的治疗是骨髓移植，以替代黏多糖病各型酶的缺乏，酶替代和基因疗法正在研究中。各型黏多糖病大部分可进行羊水细胞 cDNA 基因分析作产前诊断。

 本章小结

　　本章介绍了遗传性疾病，包括 21－三体综合征、苯丙酮尿症、肝豆状核变性、苯丙酮尿症等疾病的发病机制、病理、临床表现、实验室检查及诊断治疗等相关内容。

 思考题

1. 21－三体综合征的主要临床表现有哪些？

2. 苯丙酮尿症如何诊断？

第九章 免疫性疾病

学习要求

1. **掌握** 免疫性疾病的临床表现、诊断、鉴别诊断及治疗。
2. **熟悉** 免疫性疾病的病因、发病机制及病理。
3. **了解** 小儿免疫系统发育特点。

第一节 原发性免疫缺陷病

免疫缺陷病（immunodeficiency，ID）是指因免疫细胞（淋巴细胞、吞噬细胞和中性粒细胞）和免疫分子（可溶性因子白细胞介素、补体、免疫球蛋白和细胞膜表面分子）发生缺陷引起的机体抗感染免疫功能低下的一组临床综合征。免疫缺陷病可为遗传性，即相关基因突变或缺失所致，称为原发性免疫缺陷病（primaly immunodeficiency，PID）；也可为出生后环境因素影响免疫系统，如感染、营养紊乱和某些疾病状态所致，称为继发性免疫缺陷病（secondary immunodeficiency，SID）；因其程度较轻，又称为免疫功能低下（imniuno - compromise）。由人类免疫缺陷病毒（human immunodeficiency virus，HIV）感染所致者，称为获得性免疫缺陷综合征（acquired immunodeficlency syndrome，AIDS）。

【分类】

按国际免疫协会 PID 专家委员会 1999 年以分子学发病机制为基础的分类分为①特异性免疫缺陷病（包括联合免疫缺陷病、抗体缺陷为主的免疫缺陷病、T 细胞缺陷为主的免疫缺陷病、伴有其他特征的免疫缺陷病）；②免疫缺陷合并其他先天性疾病；③补体缺陷病；④吞噬细胞缺陷病。

1. 联合免疫缺陷病（combined immunodeficiency disease，CID） 该组疾病中 T 细胞和 B 细胞均有明显缺陷，临床表现为婴儿期致死性感染，细胞免疫和抗体反应均缺陷；外周血淋巴细胞减少，尤以 T 细胞为着（表 9 - 1）。

表 9 - 1 联合免疫缺陷病

	血清 Ig	B 细胞	T 细胞	病因	遗传	其他表现
1. 严重型（SCID）						
（1）T⁻ B⁺						
X - 连锁	↓	→/↑	↓↓	IL - 2, 4, 7, 9, 15R 突变	XL	
AR	↓	→/↑	↓↓	JaK3 突变	AR	
（2）T⁻ B⁻						
RAG1/2 缺陷	↓	↓↓	↓↓	RAG1/2 基因突变	AR	
ADA 缺陷	↓	↘	↘	dATP 毒性	AR	
网状发育不良	↓	↓↓	↓↓	干细胞缺陷	AR	全血减少

续表

	血清 Ig	B 细胞	T 细胞	病因	遗传	其他表现
2. 高 IgM 综合征	IgM/D↑→ IgG，A，E↓↓	IgA， G↓↓	→	CD40 配体基因突变	XL	血 PMNs↓血小板↓ 溶血性贫血胃肠及 肝脏受累
3. 嘌呤核苷磷酸化 酶（PNP）缺陷	→/↓	→	↘	dGTP 毒性	AR	自身免疫性溶血， 神经系统障碍
4. MHC Ⅱ 缺陷	→/↓		→CD4↓	转录因子 CIIT 或 RFX-5 突变	AR	
5. CD3γ/CD3ε	→		→	CD3γ/CD3ε 转录缺陷	AR	
6. ZAP-70 缺陷	→		→	ZAP 激酶基因突变	AR	
7. TAP-2 缺陷	→		CD8↓	TAP-2 基因突变	AR	

注：↓下降，→正常，↘逐渐下降，XL：X-连锁遗传，AR：常染色体隐性遗传，ADA：腺苷脱氨酶，RAG：重组活化基因

2. 以抗体缺陷为主的免疫缺陷病　抗体缺陷可能是 B 细胞本身发育障碍，也可能是缺陷的 TH 细胞不能向 B 细胞提供协同信号所致。主要临床表现是化脓性感染（表 9-2）。

表 9-2　以抗体缺陷为主的免疫缺陷病

	Ig	B	病因	遗传	其他表现
XLA	↓↓	↓↓	Btk 突变	XL	
非 XL 高 IgM	IgM/D↑ 其他↓↓	IgM/D→ 其他↓↓		AR	PMN↓　血小板↓ 溶血性贫血，胃肠 道和肝脏受累
Ig 重链缺失	IgG 亚类↓ IgA2，E↓	→/↓	14q32 缺失	AR	
k 链缺失	IgK↓ 抗体反应→↓	→/k⁺↓	2p11 点突变	AR	
选择性 IgG 亚类缺陷	IgG 亚类↓	→/不成熟	同种型分化障碍	不明	
抗体缺陷 （Ig 正常）	→	→	不明	不明	
CVID	↓↓	→/↓	各异/不明	不明	
IgA 缺陷	IgA/IgA2↓	→/sIgA⁺↓	IgA⁺B 细胞分化障碍	各异	自身免疫性或过敏性疾病
婴儿暂时性低 IgG 血症	IgG/IgA↓→		分化障碍；辅助功能 成熟延迟	不明	家族中常有 PID 患者
AR 无丙种球蛋 白血症	↓↓	↓↓	前 B-B 细胞分化障碍	AR	

注：XLA：X-连锁无丙种球蛋白血症，CVID：常见变异型免疫缺陷病，Igk：免疫球蛋白 k 链

3. T 淋巴细胞缺陷为主的免疫缺陷病　是一组新近才发现的，其分子遗传学和病因学尚不清楚的疾病，包括 CD4、CD7、IL-2、IL-5、T 细胞信息传递障碍和钙内流机制失调。

4. 伴有其他特征的免疫缺陷病　这类疾病除免疫缺陷外，尚有其他突出的临床表现（表9-3）。

表 9 – 3　伴有其他特征的免疫缺陷病

	Ig	B	T	病因	遗传	其他表现
湿疹血小板减少免疫缺陷	IgM↓，↓多糖抗体↓IgA/E↑		→	WASP 基因突变，细胞骨架功能缺陷	XL	血小板↓，小血小板，湿疹，淋巴瘤，自身免疫病
共济失调毛细血管扩张症	IgA/E↓ IgG 亚类↓IgM↑抗体缺陷		→	ATM 基因突变，细胞周期异常所致染色体不稳定	AR	共济失调，毛细血管扩张症，甲胎蛋白↑，淋巴系统增生，恶性肿瘤放射性敏感性增强
胸腺发育不全	→/↓		↓/→	持续基因缺陷	AD	

注：↓下降，→正常，↘逐渐下降，XL：X－连锁遗传，AR：常染色体隐性遗传，AD：常染色体显性遗传低钙血症，颈面畸形

5. 补体缺陷　补体由 9 个活性成分（C1～C9）和 5 个调节蛋白（C1 抑制物、C4 结合蛋白、备解素、H 因子和 I 因子）组成。C1 由 3 个亚单位组成：C1q、C1r 和 C1s。D、I、H 和 B 因子参与补体旁路系统，上述成分均可发生缺陷。除 C1 抑制物为常染色体显性遗传和备解素为 X－连锁遗传外，其他补体成分缺陷均为常染色体隐性遗传。奈瑟菌感染、系统性红斑狼疮样综合征和其他化脓性感染是补体系统缺陷的共同临床表现，C1 抑制物缺乏者伴有遗传性血管性水肿。

6. 吞噬细胞数量和功能缺陷　吞噬细胞缺陷病见表 9 – 4。

表 9 – 4　吞噬细胞数量和功能缺陷

	受累细胞	功能缺陷	遗传	表现
严重先天性中性粒细胞减少	PMN	－	AR	G－CSF 受体严类突变，部分患者发生骨髓功能衰竭或急粒
周期性粒细胞减少		－	AR	网状细胞，血小板和其他白细胞可受累
白细胞黏附分子缺陷 1	主要为 PMN，Mφ	趋化、黏附、吞饮功能↓	AR	脐带脱落迟缓，慢性皮肤溃疡，牙龈炎，白细胞增多，T，NK 细胞功能不全
白细胞黏附分子缺陷 2	主要为 PMN	趋化性	AR	伤口不易康复，慢性皮肤溃疡，牙龈炎，白细胞增多，短臂，智力低下，Bomboy 血型
Chediak – Higashi 综合征	主要为 PMN，Mφ，NK	趋化性	AR	眼－皮肤白斑，有核细胞颗粒，嗜血综合征
特异性颗粒缺乏	PMN	趋化性	AR	双叶核 PMN
Schwachman 综合征	PMN	趋化性	AR	贫血，血小板减少，胰腺功能不全，软骨发育不良，低 Ig 血症
慢性肉芽肿病	PMN，Mφ	杀伤力	XL/AR	慢性化脓性感染，肉芽肿形成
中性粒细胞 G6PD	PMN，Mφ	杀伤力	XL	贫血
髓过氧化物酶缺陷	PMN	杀伤力	AR	化脓性感染
IFN－γ 受体缺陷	PMN，Mφ，I，NK	杀伤力	AR	分枝杆菌感染

【临床表现】

1. 反复和慢性感染

（1）感染发生的年龄：起病年龄 40% 于 1 岁以内，1～5 岁占 40%，6～16 岁占 15%，仅 5% 发病于成人。T 细胞缺陷和联合免疫缺陷病发于出生后不久，以抗体缺陷为主者，因存在母体抗体，在生后 6～12 个月才发生感染。

（2）感染的部位：呼吸道最常见；其次为胃肠道；皮肤感染可为脓疖、脓肿或肉芽肿。也可为全身性感染，如败血症、脓毒血症、脑膜炎和骨关节感染。

（3）感染的病原体：抗体缺陷易发生化脓性感染。T细胞缺陷则易发生病毒、结核杆菌和沙门菌属等细胞内病原体感染；此外，也易发生真菌和原虫感染。补体成分缺陷好发生奈瑟菌属感染。中性粒细胞功能缺陷时的病原体常为金黄色葡萄球菌。

（4）感染的过程：常反复发作或迁延不愈，治疗效果欠佳，尤其是抑菌剂疗效更差，必需使用杀菌剂，剂量偏大，疗程较长才有一定疗效。

2. 肿瘤和自身免疫性疾病 随年龄增长易发生自身免疫性疾病和肿瘤，尤其是淋巴系统肿瘤。以B细胞淋巴瘤多见（50%），淋巴细胞白血病（12.6%）、T细胞和霍奇金病（8.6%）、腺癌（92%）和其他肿瘤（19.2%）也可发生。原发性免疫缺陷病伴发的自身免疫性疾病包括溶血性贫血、血小板减少性紫癜、系统性血管炎、系统性红斑狼疮、皮肌炎、免疫复合物性肾炎、1型糖尿病、免疫性甲状腺功能低下和关节炎等。

3. 其他临床表现 尚可有其他的临床特征。了解这些特征有助于临床诊断。如WAS的湿疹和出血倾向、胸腺发育不全的特殊面容、先天性心脏病和难以控制的低钙惊厥等。

【诊断】

1. 病史

（1）过去史：脐带延迟脱落是LADI的重要线索。严重麻疹或水痘病程提示细胞免疫缺陷。了解有无引起继发性免疫缺陷病的因素、有无输血、血制品和移植物抗宿主反应（GVHR）史。详细记录预防注射，特别是灰髓炎活疫苗接种后有无麻痹发生。

（2）家族史：应对患儿家族进行家系调查。了解有无过敏性疾病、自身免疫性疾病和肿瘤患者，有助于对现证者的评估。

2. 体格检查 严重或反复感染可致体重下降、发育滞后现象、营养不良、轻－中度贫血和肝脾大。B细胞缺陷者的周围淋巴组织如扁桃体和淋巴结变小或缺如。X－连锁淋巴组织增生症则出现全身淋巴结肿大。可存在皮肤疖肿、口腔炎、牙周炎和鹅口疮等感染证据。

3. 实验室检查 反复不明原因的感染和阳性家族史提示原发性免疫缺陷病的可能性，确诊该病必须有相应的实验室检查依据。实验室检查时，可分为3个层次进行：①初筛试验；②进一步检查；③特殊或研究性实验（表9－5）。

表9－5　免疫缺陷病的实验室检查

初筛试验	进一步检查	特殊/研究性实验
B细胞缺陷		
IgG、M、A水平	B细胞计数（CD19或CD20）	进一步B细胞表型分析、淋巴结活检
同族凝集素	IgG亚类水平	抗体反应（φx174，KLH）
嗜异凝集素	IgD和IgE水平	体内Ig半衰期
抗链球菌溶血素O（ASO）抗体	抗体反应（破伤风、白喉、风疹、流感杆菌疫苗）	体外Ig合成
分泌型IgA水平	抗体反应（伤寒、肺炎球菌疫苗）	B细胞活化增殖功能
	侧位X线片咽部腺样体影	基因突变分析
T细胞缺陷		
外周淋巴细胞计数及形态	T细胞亚群计数（CD3，CD4，CD8）	进一步T细胞表型分析
胸部X片胸腺影	丝裂原增殖反应或混合淋巴细胞培养，	细胞因子及其受体测定（如IL－2，IFN－γ，TNF－α）
迟发皮肤过敏试验（腮腺炎、念珠菌、破伤风类毒素、毛霉菌素、结核菌素或纯衍生物）	HLA配型染色体分析	细胞毒细胞功能（NK，CTL，ADCC）酶测定ADA，PNP皮肤、胸腺活检，胸腺素测定，细胞活化增殖功能，基因突变分析

初筛试验	进一步检查	特殊/研究性实验
吞噬细胞		
计数	化学发光试验	粘附分子测定（CD11b/CD18，选择素配体）
WBC 及形态学	WBC 动力观察体	移动和趋化性、变形性、豁附和凝集功能测定
NBT 试验	特殊形态学	氧化代谢功能测定
IgE 水平	吞噬功能测定	酶测定（MPO，G6PD，NADPH 氧化酶）
	杀菌功能测定	基因突变分析
补体缺陷		
CH50 活性	调理素测定	补体旁路测定
C3 水平	各补体成分测定	补体功能测定（趋化因子，免疫黏附）
C4 水平	补体活化成分测定（C3a，C4a，C4d，C5a）	同种异体分析

注：ADA：腺苷脱氨酶，ADCC：抗体依赖性杀伤细胞，CTL：细胞毒性 T 细胞，G6PD：葡萄糖 - 6 - 磷酸脱氧酶，KLH：锁孔虫戚血兰素，MPO：髓过氧化酶，NADPH：烟酰胺腺苷 2 核苷磷酸，NBT：四唑氮兰，NK：自然杀伤细胞，PNP：蝶呤核苷磷酸酶，ψx：嗜菌体

【治疗】

1. 一般治疗 加强护理，包括预防和治疗感染。一旦发现感染灶应及时治疗，有时需用长期抗感染药物预防性给药。T 细胞缺陷患儿，不宜输血或新鲜血制品，以防发生 GVHR。若必需输血或新鲜血制品时，应先将血液进行放射照射，剂量为 2000 ~ 3000rad。供血者应作 CMV 筛查。避免作扁桃体和淋巴结切除术，脾切除术视为禁忌。若患儿尚有一定抗体合成能力，可接种死疫苗，如百白破三联疫苗。严重免疫缺陷患者禁用活疫菌，以防发生疫苗诱导的感染。

2. 替代治疗

（1）静脉注射丙种球蛋白（IVIG）：治疗指征仅限于低 IgG 血症。剂量为每月 1 次静注 IVIG100 ~ 600mg/kg，持续终身。

（2）高效价免疫血清球蛋白（special immune serum globulins，SIG）：包括水痘 - 带状疱疹、狂犬病、破伤风和乙型肝炎的 SIG，用于预防高危患儿。

（3）血浆：除有 IgG 外，尚含有 IgM、IgA、补体和其他免疫活性成分，剂量为 20ml/kg，必要时可加大剂量。

（4）其他替代治疗：①新鲜白细胞：吞噬细胞缺陷患者伴严重感染时。②细胞因子治疗：如胸腺素类、转移因子、IFN - γ、IL - 2 等。③酶替代治疗：腺苷脱氨酶（ADA）缺陷者，可输注红细胞（其中富含 ADA）或牛 ADA - 多聚乙二烯糖结合物肌注，效果优于红细胞输注。

3. 免疫重建

（1）胸腺组织移植：包括胎儿胸腺组织移植和胸腺上皮细胞移植，其疗效不肯定，且约 1/10 接受胸腺移植的患者发生淋巴瘤，目前已较少使用。

（2）干细胞移植：①胎肝移植；②骨髓移植（BMT）；③脐血干细胞移植；④外周血干细胞移植目前尚处于实验阶段。

4. 基因治疗 基因治疗原发性免疫缺陷病尝试已经历多年，取得一定成效，总的来说基因治疗尚处于探索和临床验证阶段。

第二节　继发性免疫缺陷病

继发性免疫缺陷病（SID）是出生后因不利的环境因素导致免疫系统暂时性功能障碍，

一旦不利因素被纠正，免疫功能即可恢复正常。SID 的发病率远高于 PID，且为可逆性。引起 SID 的常见因素见表 9 - 6。

表 9 - 6　导致继发性免疫缺陷病的因素

常见因素	常见疾病
营养紊乱	蛋白质热能营养不良，铁缺乏症，锌缺乏症，维生素 A 缺乏症，肥胖症
免疫抑制剂	放射线，抗体，糖皮质激素，环孢素，细胞毒性药物，抗惊厥药物
遗传性疾病	染色体异常，染色体不稳定综合征，酶缺陷，血红蛋白病，张力性肌萎缩症，先天性无脾症，骨骼发育不良
肿瘤和血液病	组织细胞增生症，类肉瘤病，淋巴系统肿瘤，白血病，霍奇金病，淋巴组织增生性疾病，再生障碍性贫血
感染	细菌感染，真菌感染，病毒感染，寄生虫感染
其他	糖尿病，蛋白质丢失性肠病，肾病综合征，尿毒症，外科手术和外伤

最常见的 SID 的临床表现为反复呼吸道感染，包括反复上呼吸道感染、支气管炎和肺炎，亦有胃肠道感染者，一般症状较轻，但反复发作。反复感染尤其是胃肠道感染可引起更严重的营养吸收障碍而加重营养不良；感染本身也可直接引起免疫功能的进一步恶化。如此，形成"营养不良 - 免疫功能下降感染加重营养不良"的恶性循环，构成了儿童时期重要的疾病谱。SID 的治疗原则是治疗原发性疾病。

获得性免疫缺陷综合征（acqulred mmunodeficiency syndrome，AIDS），即艾滋病，是由人类免疫缺陷病毒（human immunodeficiency virus，HIV）所引起的一种传播迅速、病死率极高的感染性疾病。

【病因】

HIV 属 RNA 反转录病毒，直径 100～200nm，目前已知 HIV 有两个型：HIV - I 和 HIV - II。

【流行病学】

1. 传染源　患者和无症状病毒携带者是本病的传染源，特别是后者。

2. 儿童 HIV 感染的传播方式　①母婴传播；②血源传播；③其他途径：如性接触传播、人工授精等。

【发病机制】

HIV 产生的反转录酶能以病毒 RNA 为模板，反转录产生 cDNA，然后整入宿主细胞 DNA 链中，随着宿主细胞 DNA 的复制而得以繁殖。病毒感染靶细胞后 1～2 周内芽生脱落而离开原细胞侵入新的靶细胞，使得人体 CD4$^+$T 淋巴细胞遭受破坏。近年研究发现 HIV 侵入 CD4$^+$T 淋巴细胞时，必须借助融合素（Fusin），可使 CD4$^+$T 淋巴细胞融合在一起，使未受 HIV 侵犯的 CD4$^+$T 淋巴细胞与受害的 CD4$^+$T 淋巴细胞融合而直接遭受破坏。由于 CD4$^+$T 淋巴细胞被大量破坏，丧失辅助 B 淋巴细胞分化的能力，使体液免疫功能亦出现异常，表现为高免疫球蛋白血症、出现自身抗体和对新抗原反应性降低。

【病理】

HIV 感染后可见淋巴结和胸腺等免疫器官病变。淋巴结呈反应性病变和肿瘤性病变两种。

【临床表现】

1. 无临床表现（N）　儿童无任何感染的症状和体征，或仅有轻微临床表现中的一个情况。

2. 轻微临床表现（A）　儿童具有下列 2 个或更多的表现，但无中度和严重临床表现期的情况：淋巴结病（>0.5cm，发生在 2 个部位以上，双侧对称分布）；肝大；脾大；皮炎；腮腺炎；反复或持续性上呼吸道感染、鼻窦炎或中耳炎。

3. 中度临床表现（B） 除 A 类的表现外，尚有以下表现。

（1）贫血（Hb＜80g/L），中性粒细胞减少（＜1×10^9/L），或血小板减少（＜100×10^9/L），持续 30 天。

（2）细菌性脑膜炎、肺炎或败血症（纯培养）。

（3）6 个月婴儿持续 2 个月以上的口腔念珠菌病。

（4）心肌病。

（5）发生于出生后 1 个月内的巨细胞病毒感染，反复和慢性腹泻，肝炎。

（6）单纯疱疹病毒性口腔炎，1 年内发作 2 次以上；单纯疱疹病毒性毛细支气管炎、肺炎或食管炎发生于出生 1 个月内。

（7）带状疱疹至少发作 2 次或不同皮损部位。

（8）平滑肌肉瘤伴有 EB 病毒感染。淋巴样间质性肺炎或肺淋巴样增生综合征。

（9）肾病。

（10）诺卡菌属感染，持续发热 1 个月以上。

（11）弓形虫感染发生于出生 1 个月内。

（12）播散性水痘

4. 严重临床表现（C）

（1）严重反复和多发性细菌感染，如脓毒血症、肺炎、脑膜炎、骨关节感染和深部脓肿，不包括中耳炎、皮肤黏膜脓肿和导管插入引起的感染。

（2）念珠菌感染累及食管、气管、支气管和肺；深部真菌感染，呈播散性（肺、肺门和颈淋巴结以外的区域）。

（3）隐球菌感染伴持续腹泻 1 个月以上。

（4）巨细胞病毒感染发生于出生 1 个月内，累及肝、脾和淋巴结以外的区域。

（5）脑病：以下表现之一，至少持续 2 个月，找不到其他原因者。①发育滞后或倒退，智能倒退；②脑发育受损；头围测定证实为后天性小头畸形或 CT/MRI 证实为脑萎缩；③后天性系统性运动功能障碍：瘫痪、病理性反射征、共济失调和敏捷运动失调，具有其中 2 项者。

（6）单纯疱疹病毒性黏膜溃疡持续 1 个月以上，或单纯疱疹病毒性支气管炎、肺炎或食管炎发生于出生 1 个月以后。

（7）组织胞浆菌病累及肺、肺门和颈淋巴结以外的区域。

（8）卡波西肉瘤：淋巴瘤（伯基特淋巴瘤或免疫母细胞性、B 细胞性、大细胞性或免疫学表型不明性）。

（9）结核病，肺外播散型。

（10）卡氏肺囊虫性肺炎。

（11）进行性多发性白质性脑病；

（12）沙门菌属（非伤寒）脓毒血症，反复发作。

（13）脑弓形虫感染发生于出生 1 个月以后。

（14）消耗综合征：体重持续丧失基线的 10%，或大于 1 岁者的体重一年龄曲线下降 25 个百分位，或出生 1 个月后体重 – 身高曲线下降 5 个百分位；同时伴有慢性腹泻（每天至少 2 次稀便持续 1 个月以上），或发热 1 个月以上（持续或间歇性）。

【实验室检查】

1. 病原学诊断

（1）病毒抗体检测：是初筛试验的主要手段，包括①初筛试验：血清或尿的酶联免疫吸附试验，血快速试验。②确认试验：蛋白印迹试验或免疫荧光检测试验。

（2）病毒分离：目前常采用的方法是将受检者周围血单个核细胞（PBMCs）与经植物血凝素（PHA）激活3天的正常人PBMCs共同培养（加入IL-210U/ml）。3周后观察细胞病变，检测反转录酶或P_{24}抗原或病毒核酸（PCR），确定有无HIV。

（3）抗原检测：主要是检测病毒核心抗原P_{24}，一般在感染后1~2周内即可检出。

（4）病毒核酸检测：利用PCR或连接酶链反应（LCR）技术，可检出微量病毒核酸。

2. 免疫缺陷的实验诊断

（1）血淋巴细胞亚群分析 $CD4^+/CD8^+$ 倒置，自然杀伤细胞活性降低，皮肤迟发性变态反应减退或消失，抗淋巴细胞抗体和抗精子抗体、抗核抗体阳性。$β_2$微球蛋白增高，尿中新蝶呤升高。

（2）各种机会性感染病原的检诊：应尽早进行，以便及时明确感染病原，实施针对性治疗。

【诊断】

1. 小儿无症状HIV感染

（1）流行病史：①HIV感染母亲所生的婴儿；②输入未经HIV抗体检测的血液或血液制品史。

（2）临床表现：无任何症状、体征。

（3）实验室检查：≥18个月儿童，HIV抗体阳性，经确认试验证实者；患儿血浆中HIV RNA阳性。

（4）确诊标准：①≥18个月小儿，具有相关流行病学史，实验室检查中任何一项阳性可确诊；②＜18个月小儿，具备相关流行病学史，2次不同时间的血浆样本HIV RNA阳性可确诊。

2. 小儿AIDS

（1）流行病学史：同无症状HIV感染。

（2）临床表现：不明原因的持续性全身淋巴结肿大（直径＞1cm）、肝脾大、腮腺炎；不明原因的持续发热超过1个月；慢性反复发作性腹泻；生长发育迟缓；体重下降明显（3个月下降＞基线10%）；迁延难愈的间质性肺炎和口腔真菌感染；常发生各种机会感染等。与成人AIDS相比，小儿AIDS的特点为：①HIV感染后，潜伏期短，起病较急，进展快；②偏离正常生长曲线的生长停滞是小儿HIV感染的一种特殊表现；③易发生反复的细菌感染，特别是对多糖荚膜细菌更易感染；④慢性腮腺炎和淋巴细胞性间质性肺炎常见；⑤婴幼儿易发生脑病综合征，且发病早、进展快、预后差。

（3）实验室检查：HIV抗体阳性并经确认试验证实，患儿血浆中HIV RNA阳性；外周血 $CD4^+T$ 淋巴细胞总数减少，$CD4^+T$ 细胞占淋巴细胞数百分比减少（表9-7）。

（4）确诊标准：患儿具有一项或多项临床表现，≥18个月患儿HIV抗体阳性（经确认实验证实）或HIV RNA阳性者；＜18个月患儿2次不同时间的样本HIV RNA阳性者均可确诊。有条件者应做 $CD4^+T$ 细胞计数和百分比以评估免疫状况（表9-7）。

表9-7 AIDS患儿 $CD4^+$ 细胞计数和 $CD4^+T$ 细胞百分率与免疫状况分类

免疫学分类	＜1岁（%）	1~5岁（%）	6~12岁（%）
无抑制	≥1500/mm³（≥25）	≥1000/mm³（≥25）	≥500/mm³（≥25）
中度抑制	750~1499/mm³（15~24）	500~999/mm³（15~24）	200~499/mm³（15~24）
重度抑制	＜750/mm³（＜15）	＜500/mm³（＜15）	＜20/mm³（＜15）

【治疗】

1. 抗反转录病毒治疗的指征 最近新的抗反转录病毒药物的出现，使 HIV 感染的治疗已发生很大变化。所有抗反转录病毒药物均可用于儿童病例，目前使用抗病毒药物的指征为 HIV 感染的临床症状，包括临床表现 A、B 或 C；CD4$^+$T 细胞绝对数或百分率下降，达到中度或严重免疫抑制；年龄在 1 岁以内的患儿，无论其临床、免疫学或病毒负荷状况；年龄 >1 岁的患儿，无临床症状者，除非能明确其临床疾病进展的危险性极低或存在其他需延期治疗的因素，也主张早期治疗。一旦发现以下情况即开始治疗：HIV RNA 复制物数量极高或进行性增高；CD4$^+$T 细胞绝对数或百分率很快下降，达到中度免疫学抑制；出现临床症状。

2. 抗病毒治疗

（1）核苷类反转录酶抑制剂：如齐多夫定（zidovudine，AZT）、二脱氧肌苷（DDD）、拉米夫定（lamivudine，STC）和司坦夫定（stavudius，d4T），此类药物能选择性地与 HIV 反转录酶结合，并渗入正在延长的 DNA 链中，使 DNA 链中止，从而抑制 HIV 的复制和转录。

（2）非核苷类反转录酶抑制剂：如奈韦拉平（nevirapine，NVP），delavirdirie（DLR），其主要作用于 HIV 反转录酶的某个位点，使其失去活性，从而抑制 HIV 复制。

（3）蛋白酶抑制剂：如沙奎那韦（saquinavir）、茚地那韦（indinavir，IDV）、奈非那韦（rifonavir）和利托那韦（ritonavir），其机制通过抑制蛋白酶即阻断 HIV 复制和成熟过程中所必需的蛋白质合成，从而抑制 HIV 的复制。

3. 免疫学治疗 基因重组 IL－2 与抗病毒药物同时应用对改善免疫功能是有益的，IL－2 是另一个有治疗价值的细胞因子，体外实验表明 IL－2 能增强免疫细胞杀伤被 HIV 感染细胞的能力。

4. 支持及对症治疗 包括输血及营养支持疗法，补充维生素特别是维生素 B$_{12}$和叶酸。

5. 抗感染和抗肿瘤治疗 发生感染或肿瘤时对应治疗。

第三节 风湿热

临床讨论

临床案例 患儿，女，8 岁，4 周前因猩红热用青霉素治疗 1 周好转，2 周后再次发热，体温 39℃，伴关节游走性疼痛，乏力。查体：面色苍白，心率 160 次/分，心前区可闻及Ⅲ/6 级收缩期杂音。辅助检查：抗链球菌溶血素 O（ASO）水平增高，白细胞计数增高，红细胞沉降率增快。

问题 诊断及诊断依据？应完善哪些相关检查？鉴别诊断及治疗？

风湿热（rheumatic fever）是常见的风湿性疾病，要表现为心脏炎、游走性关节炎、舞蹈病、环形红斑和皮下小结，可反复发作。心脏炎是最严重的表现，急性期可危及患儿生命，反复发作可致永久性心脏瓣膜病变，影响日后劳动力。本病 3 岁以下少见，好发年龄为 6～15 岁；一年四季均可发病，以冬春多见；无性别差异。

【病因和发病机制】

1. 病因 A 组乙型溶血性链球菌咽峡炎后的晚期并发症。

2. 发病机制

（1）分子模拟：机体的抗链球菌免疫反应可与人体组织产生免疫交叉反应，导致器官损害，是风湿热发病的主要机制。

（2）自身免疫反应：免疫复合物病、细胞免疫反应异常。

（3）遗传背景：有人发现 HLA－B35、HLA－DR2、HLA－DR4 和淋巴细胞表面标记 D8/17$^+$ 等与发病有关，但还应进一步进行多中心研究才能证实该病是否为多基因遗传病和相应的相关基因。

（4）毒素：A 组链球菌还可产生多种外毒素和酶类，直接对人体心肌和关节有毒性作用，但并未得到确认。

【病理】

1. 急性渗出期 受累部位如心脏、关节、皮肤等结缔组织变性和水肿，淋巴细胞和浆细胞浸润；心包膜纤维素性渗出，关节腔内浆液性渗出。本期持续约 1 个月。

2. 增生期 主要发生于心肌和心内膜（包括心瓣膜），特点为形成风湿小体（Aschoff 小体），小体中央为胶原纤维素样坏死物质，外周有淋巴细胞、浆细胞和巨大的多核细胞（风湿细胞）。本期持续 3～4 个月。

3. 硬化期 风湿小体中央变性和坏死物质被吸收，炎症细胞减少，纤维组织增生和瘢痕形成。此期持续 2～3 个月。

【临床表现】

1. 前驱感染 急性风湿热发生前 1～5 周有链球菌咽峡炎病史。

2. 一般表现 急性起病者发热在 38～40℃，无一定热型，1～2 周后转为低热。隐匿起病者仅为低热或无发热。其他表现有精神不振、疲倦、胃纳不佳、面色苍白、多汗、鼻出血、关节痛和腹痛等，个别有胸膜炎和肺炎。

3. 心脏炎 40%～50% 的患者累及心脏，是唯一的持续性器官损害。首次风湿热发作时，一般于起病 1～2 周内出现心脏炎的症状。初次发作时以心肌炎和心内膜炎最多见，同时累及心肌、心内膜和心包膜者，称为全心炎。

（1）心肌炎：轻者可无症状，重者可伴不同程度的心力衰竭；安静时心动过速，与体温升高不成比例；心脏扩大心尖搏动弥散；心音低钝，可闻奔马律；心尖部轻度收缩期吹风样杂音，75% 的初发患儿主动脉瓣区可闻舒张中期杂音。X 线检查心脏扩大，心脏搏动减弱；心电图示 PR 间期延长，伴有 T 波低平和 ST 段异常，或有心律失常。

（2）心内膜炎：主要侵犯二尖瓣和（或）主动脉瓣，造成关闭不全。二尖瓣关闭不全表现为心尖部 2～3/6 级吹风样全收缩期杂音，向腋下传导，有时可闻二尖瓣相对狭窄所致舒张中期杂音；主动脉瓣关闭不全时胸骨左缘第三肋间可闻及舒张期叹气样杂音。多次复发可造成心瓣膜永久性瘢痕形成，导致风湿性心瓣膜病。

（3）心包炎：积液量很少时，临床上难以发现，可有心前区疼痛，有时于心底部听到心包摩擦音。积液量多时心前区搏动消失，心音遥远，有颈静脉怒张、肝大等心脏压塞表现。X 线检查心影向两侧扩大呈烧瓶形；心电图示低电压，早期 ST 段抬高，随后 ST 段回到等电线，并出现 T 波改变；超声心动图可确诊少量心包积液。临床上有心包炎表现者，提示心脏炎严重，易发生心力衰竭。

3. 关节炎 约占急性风湿热总数的 50%～60%，典型病例为游走性多关节炎，以膝、踝、肘、腕等大关节为主。表现为关节红、肿、热、痛，活动受限。受累关节持续数日后自行消退，不留畸形，此起彼伏，可延续 3～4 周。

4. 舞蹈病 占风湿热患儿的 3%～10%，也称 Sydenham 舞蹈病。表现为全身或部分肌肉的无目的不自主快速运动如伸舌歪嘴、挤眉弄眼、耸肩缩颈、语言障碍、书写困难、细微动作不协调等，兴奋或注意力集中时加剧，入睡后即消失。患儿常伴肌无力和情绪不稳定。舞蹈病常在其他症状出现后数周至数月出现；如风湿热其他症状较轻，舞蹈病可能为首发症状。

舞蹈病病程1~3个月，个别病例在1~2年内反复发作。少数患儿遗留不同程度神经精神后遗症，如性格改变、偏头痛、细微运动不协调等。

5. 皮肤症状

（1）环形红斑：环形或半环形边界明显的淡色红斑，大小不等，中心苍白，出现在躯干和四肢近端，呈一过性，或时隐时现呈迁延性，可持续数周。

（2）皮下小结：见于5%的患儿，常伴有严重心脏炎，呈坚硬无痛结节，与皮肤不粘连，直径0.1~1.0cm，出现于肘、膝、腕、踝等关节伸面，或枕部、前额头皮以及胸、腰椎脊突的突起部位，经2~4周消失。

【辅助检查】

1. 链球菌感染证据 咽拭子培养可发现A组乙型溶血性链球菌，链球菌感染一周后血清抗链球菌溶血素O（ASO）效价开始上升，两个月后逐渐下降。80%风湿热患儿ASO升高，同时测定抗脱氧核糖核酸酶B（Anti－DNase B）、抗链球菌激酶（ASK）、抗透明质酸酶（AH）则阳性率可提高到95%。

2. 风湿热活动指标 白细胞计数和中性粒细胞增高、红细胞沉降率（血沉）增快、C－反应蛋白（CRP）阳性、$\alpha2$球蛋白和黏蛋白增高等

【诊断和鉴别诊断】

1. Jones诊断标准 1992年修改的Jones诊断标准包括3个部分：①主要指标；②次要指标；③链球菌感染的证据。在确定链球菌感染证据的前提下，有两项主要表现或一项主要表现伴两项次要表现即可作出诊断（表9－8）。

表9－8 风湿热的诊断标准

主要表现	次要表现	链球菌感染证据
心脏炎	发热	咽拭培养阳性或决速链球菌抗原试验阳性
多关节炎	关节痛	抗链球菌抗体滴度升高
舞蹈病	红细胞沉降率（血沉）增高	
环形红斑	CRP阳性	
皮下小结	PR间期延长	

注：主要表现为关节炎者，关节痛不再作为次要表现；主要表现为心脏炎者，PR间期延长不再作为次要表现。在有链球菌感染证据的前提下，存在以下3项之一者亦应考虑风湿热：①排除其他原因的舞蹈病；②无其他原因可解释的隐匿性心脏炎；③以往已确诊为风湿热，存在一项主要表现，或有发热和关节痛，或急性期反应物质增高，提示风湿热复发

2. 鉴别诊断

（1）幼年类风湿性关节炎：3岁以下起病，常侵犯指趾小关节。反复发作后遗留关节畸形，X线骨关节摄片可见关节面破坏、关节间隙变窄和邻近骨骼骨质疏松。

（2）急性化脓性关节炎：为全身脓毒血症的局部表现，中毒症状重，好累及大关节，血培养阳性，常为金黄色葡萄球菌。

（3）急性白血病：除发热、骨关节疼痛外，有贫血、出血倾向、肝、脾及淋巴结大。骨髓检查可予鉴别。

（4）非特异性肢痛：又名"生长痛"，多发生于下肢，夜间或入睡尤甚，喜按摩，局部无红肿。

（5）感染性心内膜炎：先天性心脏病或风湿性心脏病合并感染性心内膜炎时，易与风湿性心脏病伴风湿活动相混淆，贫血、脾大、皮肤瘀斑或其他栓塞症状有助诊断，血培养可获阳性结果，超声心动图可看到心瓣膜或心内膜有赘生物。

（6）病毒性心肌炎：病毒性心肌炎杂音不明显，较少发生心内膜炎，较多出现期前收缩

等心律失常，实验室检查可发现病毒感染证据。

【治疗】

1. 休息 急性期无心脏炎患儿卧床休息2周；心脏炎无心力衰竭患儿卧床休息4周，随后于4周内逐渐恢复活动；心脏炎伴充血性心力衰竭患儿则需卧床休息至少8周，在以后2~3个月内逐渐增加活动量。

2. 清除链球菌感染 应用青霉素彻底清除链球菌感染。青霉素过敏者可改用其他有效抗生素如红霉素等。

3. 抗风湿热治疗 心脏炎时宜早期使用糖皮质激素，泼尼松每日2mg/kg，最大量≤60mg/d，分次口服，2~4周后减量，总疗程8~12周。无心脏炎的患儿可用阿司匹林，每日100mg/kg，最大量≤3g/d，分次服用，2周后逐渐减量，疗程4~8周。

4. 其他治疗 有充血性心力衰竭时应视为心脏炎复发，及时给予大剂量静脉注射糖皮质激素，如甲基泼尼松龙每日1次，剂量为10~30mg/kg，共1~3次。应慎用或不用洋地黄制剂，以免发生洋地黄中毒。予以低盐饮食，必要时氧气吸入、利尿剂和血管扩张剂。舞蹈病时可用苯巴比妥、地西洋等镇静剂。关节肿痛时应予制动。

【预防和预后】

风湿热预后主要取决于心脏炎的严重程度、首次发作是否得到正确抗风湿热治疗以及是否正规抗链球菌治疗。心脏炎者易于复发，预后较差，尤以严重心脏炎伴充血性心力衰竭的患儿为甚。

每3~4周肌内注射苄星青霉素120万U，预防注射期限至少5年，最好持续至25岁；有风湿性心脏病者，宜作终身药物预防。

第四节 幼年特发性关节炎

幼年特发性关节炎（juvenile idiopathic arthritis，JIA）以慢性关节滑膜炎为主要特征，伴全身多脏器功能损害。近10多年国际风湿病联盟儿科委员会专家组经过多次讨论，将"儿童时期（16岁以下）不明原因关节肿胀，持续6周以上者"，命名为幼年特发性关节炎（JIA）。各地分类的比较见表9-9。

表9-9 幼年特发性关节炎分类与美国和欧洲分类的比较

美国风湿病学会（ACR）	欧洲风湿病联盟（EULAR）	国际风湿病联盟（ILAR）
幼年类风湿关节炎（JRA）	幼年慢性关节炎（JCA）	幼年特发性关节炎（JIA）
全身型	全身型	全身型
多关节炎型	多关节炎型JCA	多关节炎型（RF阴性）
	幼年类风湿关节炎	多关节炎型（RF阳性）
少关节炎型	少关节炎型	少关节炎型
		持续型
		扩展型
	银屑病性关节炎（JPsA）	银屑病性关节炎
	幼年强直性脊柱炎（JAS）	与附着点炎症相关的关节炎
		其他关节炎

【病因和发病机制】

病因至今尚不明确。JIA的发病机制可能为：各种感染性微生物的特殊成分作为外来抗原，作用于具有遗传学背景的人群，激活免疫细胞，通过直接损伤或分泌细胞因子、自身抗体触发异常免疫反应，引起自身组织的损害和变性。尤其是某些细菌、病毒的特殊成分（如HSP）可作为超抗原，直接与具有特殊可变区 β 链（Vβ）结构的 T 细胞受体（TCR）结合而激活 T 细胞，激发免疫损伤。自身组织变性成分（内源性抗原）如变性 IgG 或变性的胶原蛋白，也可作为抗原引发针对自身组织成分的免疫反应，进一步加重免疫损伤。

【分类和临床表现】

1. 全身型关节炎（systemic JIA）

（1）定义：每日发热至少 2 周以上，伴有关节炎，同时伴随以下（2）~（5）项中的一项或更多症状。发热呈弛张高热，每天体温波动在 36 ~ 40℃。关节症状主要是关节痛或关节炎，发生率在 80% 以上，为多关节炎或少关节炎，常在发热时加剧，热退后减轻或缓解。

（2）短暂的、非固定的红斑样皮疹，特点为随体温升降而出现或消退。

（3）淋巴结肿大。

（4）肝脾大。

（5）浆膜炎：如胸膜炎及心包炎。

（6）应排除下列情况：①银屑病患者；②8 岁以上 HLA – B27 阳性的男性关节炎患儿；③家族史中一级亲属有 HLA – B27 相关的疾病（强直性脊柱炎、与附着点炎症相关的关节炎、急性前色素膜炎或骶髂关节炎）；④两次类风湿因子阳性，两次间隔为 3 个月。

2. 多关节型，类风湿因子阴性（polyarticular JIA，RF negative）

（1）定义：发热最初 6 个月有 5 个关节受累，类风湿因子阴性。

（2）应排除下列情况：①银屑病患者；②8 岁以上 HLA – B27 阳性的男性关节炎患儿；③家族史中一级亲属有 HLA – B27 相关的疾病（强直性脊柱炎、与附着点炎症相关的关节炎、急性前色素膜炎或骶髂关节炎）；④两次类风湿因子阴性，两次间隔为 3 个月；⑤全身型 JIA。

本型任何年龄都可起病，但起病有两个高峰，即 1 ~ 3 岁和 8 ~ 10 岁。女孩多见。受累关节≥5 个，多为对称性，大小关节均可受累。颞颌关节受累时可致张口困难，小颌畸形。10% ~ 15% 患者最终出现严重关节炎。

3. 多关节型，类风湿因子阳性（polyarticular JIA，RF positive）

（1）定义：发热最初 6 个月有 5 个关节受累，类风湿因子阳性。

（2）应排除下列情况：①银屑病患者；②8 岁以上 HLA – B27 阳性的男性关节炎患儿；③家族史中一级亲属有 HLA – B27 相关的疾病（强直性脊柱炎、与附着点炎症相关的关节炎、急性前色素膜炎或骶髂关节炎）；④全身型 JIA。

本型发病亦以女孩多见。多于儿童后期起病，本型临床表现基本上与成人 RA 相同。关节症状较类风湿因子阴性组重，后期可侵犯髋关节，最终约半数以上发生关节强直变形而影响关节功能。除关节炎表现外，可出现类风湿结节。

4. 少关节型（oligoarticular JIA）

（1）定义：发病最初 6 个月有 1 ~ 4 个关节受累。疾病又分两个亚型：①持续型少关节型 JIA，整个疾病过程中关节受累均在 4 个以下；②扩展型少关节型 JIA，在疾病发病后 6 个月发展成关节受累≥5 个，约 20% 患儿有此情况。

（2）应排除下列情况：①银屑病患者；②8 岁以上 HLA – B27 阳性的男性关节炎患儿；③家族史中一级亲属有 HLA – B27 相关的疾病（强直性脊柱炎、与附着点炎症相关的关节炎、急性前色素膜炎或骶髂关节炎）；④两次类风湿因子阳性，两次间隔为 3 个月；⑤全身型 JIA。

本型女孩多见，起病多在 5 岁以前。多为大关节受累，膝、踝、肘或腕等大关节为好发部位，常为非对称性。虽然关节炎反复发作，但很少致残。20% ~ 30% 患儿发生慢性虹膜睫状体炎而造成视力障碍、甚至失明。

5. 与附着点炎症相关的关节炎（enthesitis related JIA，ERA）

（1）定义：关节炎合并附着点炎症或关节炎或附着点炎症，伴有以下情况中至少2项①骶髂关节压痛或炎症性腰骶部及脊柱疼痛，而不局限在颈椎；②HLA－B27 阳性；③8 岁以上的男性患儿；④家族史中一级亲属有 HLA－B27 相关的疾病（强直险脊柱炎、与附着点炎症相关的关节炎、急性前色素膜炎或骶髂关节炎）。

（2）应排除下列情况：①银屑病患者；②两次类风湿因子阳性，两次间隔为 3 个月；③全身型 JIA。

本型以男孩多见，多于 8 岁以上起病。四肢关节炎常为首发症状，但以下肢大关节如髋、膝、踝关节受累为多见，表现为肿、痛和活动受限。

骶髂关节病变可于病初发生，但多数于起病数月至数年后才出现。典型症状为下腰部疼痛，初为间歇性，数月或数年后转为持续性，疼痛可放射至臀部，甚至大腿。直接按压骶髂关节时有压痛。随着病情发展，腰椎受累时可致腰部活动受限，严重者病变可波及胸椎和颈椎，使整个脊柱呈强直状态。在儿童常只有骶髂关节炎的 X 线改变，而无症状和体征。

6. 银屑病性关节炎（psoriatic JIA）

（1）定义：1 个或更多的关节炎合并银屑病，或关节炎合以下任何 2 项：①指（趾）炎；②指甲凹陷或指甲脱离；③家族史中一级亲属有银屑病。

（2）应排除下列情况：① 8 岁以上 HLA－B27 阳性的男性关节炎患儿；②家族史中一级亲属有 HLA－B27 相关的疾病（强直性脊柱炎、与附着点炎症相关的关节炎、急性前色素膜炎或骶髂关节炎）；③两次类风湿因子阳性，两次间隔为 3 个月；④全身型 JIA。

本型儿童时期罕见。发病以女性占多数。女与男之比为 2.5 : 1。表现为一个或几个关节受累，常为不对称性。大约半数以上患儿有远端指间关节受累及指甲凹陷。关节炎可发生于银屑病发病之前或数月、数年后。40％ 患者有银屑病家族史。发生骶髂关节炎或强直性脊柱炎者，HLA－B27 阳性。

7. 未定类的幼年特发性关节炎（undefined JIA） 不符合上述任何一项或符合上述两项以上类别的关节炎。

【诊断与鉴别诊断】

1. 辅助诊断 实验室检查的任何项目都不具备确诊价值，但可帮助了解疾病程度和除外其他疾病。

（1）炎症反应的证据：红细胞沉降率（血沉）明显加快，但少关节型患者的红细胞沉降率（血沉）结果多数正常。在多关节型和全身型患者中急性期反应物（C 反应蛋白、IL－1和 IL－6 等）水平增高，有助于随访时了解病程。

（2）自身抗体：①类风湿因子（RF）：RF 阳性提示严重关节病变及有类风湿结节。RF阴性中约 75％ 患儿能检出隐匿型 RF，对 JIA 患者的诊断有一定帮助。②抗核抗体（ANA）：40％ 的患儿出现低中效价的 ANA。

（3）其他检查：①关节液分析和滑膜组织学检查。②血常规：常见轻中度贫血，外周血白细胞总数和中性粒细胞分类增高。③X 线检查：早期（病程 1 年左右）X 线仅显示软组织肿胀，关节周围骨质疏松，关节附近呈现骨膜炎。晚期才能见到关节面骨破坏，以手腕关节多见。④其他影像学检查：骨放射性核素扫描、超声波和 MRI 均有助于发现骨关节损害。

2. 诊断依据 JIA 的诊断主要依靠临床表现，采用排除诊断法。

（1）定义：16 岁以下儿童不明原因关节肿胀，持续 6 周以上者，诊断为幼年特发性关节炎。必须除外下列鉴别诊断中的疾病。

（2）分类：参考上述各型幼年特发性关节炎的分类定义。

3. 鉴别诊断

（1）以高热、皮疹等全身症状为主者应与以下疾病相鉴别。

全身感染：败血症、结核、病毒感染。

恶性病：白血病、淋巴瘤、恶性组织细胞病、其他恶性肿瘤。

（2）以外周关节受累为主者：应与风湿热、化脓性关节炎、关节结核、创伤性关节炎鉴别。

（3）与其他风湿性疾病合并关节炎相鉴别：SLE、MCTD、血管炎综合征（过敏性紫癜、川崎病）。

（4）JIA 需与以下疾病相鉴别：脊髓肿瘤、腰椎感染、椎间盘病变、先天性髋关节病变以及溃疡性结肠炎、局限性小肠炎、银屑病和瑞特综合征（Reiter syndrome）合并脊柱炎。

【治疗】

JIA 的治疗原则：控制病变的活动度，减轻或消除关节疼痛和肿胀；预防感染和关节炎症的加重；预防关节功能不全和残疾；恢复关节功能及生活与劳动能力。

1. 一般治疗　除急性发热外，不主张过多地卧床休息。定期进行裂隙灯检查以发现虹膜睫状体炎。心理治疗也重要，应克服患儿因慢性疾病或残疾造成的自卑心理，鼓励参加正常活动和上学。

2. 药物治疗

（1）非甾体类抗炎药（non - steroidal anti - inflammatory drugs，NSAIDs）：以肠溶阿司匹林（ASP）为代表，推荐剂量为每天 60～90mg/kg，分 4～6 次口服。有效血浓度为 20～30mg/dl，1～4 周内见效，病情缓解后逐渐减量，最后以最低临床有效剂量维持，可持续数月至数年。不良反应包括胃肠道反应，肝、肾功能损害，变态反应（过敏反应）等。近年由于发现 ASP 的不良反应较多，其他 NSAID 的使用逐渐增多，如萘普生（每天 10～15mg/kg，分 2次）、布洛芬（30～40mg/kg，分 2～3 次）、双氯芬酸钠或尼美舒利（nimesulide）等。

（2）缓解病情抗风湿药（disease modifying anti - rheumatic drugs，DMARDs）：即二线药物，因为应用这类药物至出现临床疗效之间所需时间较长，故又称慢作用抗风湿药（slow acting anti - rheumatic drugs，SAARDs）。

羟氯喹（hydroxychloroquine）：剂量为 5～6mg/（kg·d），不超过 0.25g/d，分 1～2 次服用。疗程 3 个月至 1 年。不良反应可有视网膜炎、白细胞减少、肌无力和肝功能损害。

柳氮磺胺吡啶（sulfasalazine）：剂量为 50mg/（kg·d），服药 1～2 个月即可起效。副作用包括恶心、呕吐、皮疹、哮喘、贫血、溶血、骨髓抑制、中毒性肝炎和不育症。

其他：包括青霉胺（d-periicillamine）、金制剂（glod）如硫代苹果酸金钠（myochrysine）。

（3）肾上腺皮质激素：糖皮质激素不作为首选或单独使用的药物，应严格掌握指征。临床应用适应证如下。

多关节型：对 NSAIDs 和 DMARDs 未能控制的严重患儿，加用小剂量泼尼松隔日顿服，可使原来不能起床或被迫坐轮椅者症状减轻，过着基本正常的生活。

全身型：NSAIDs 物或其他治疗无效的全身型可加服泼尼松 0.5～1mg/（kg·d）（≤40mg/d），一次顿服或分次服用。一旦体温得到控制时即逐渐减量至停药。

少关节型：不主张用肾上腺皮质激素全身治疗，可酌情在单个病变关节腔内抽液后，注入醋酸氢化可的松混悬剂局部治疗。

虹膜睫状体炎：轻者可用扩瞳剂及肾上腺皮质激素类眼药水点眼。对严重影响视力患者，除局部注射肾上腺皮质激素外需加用泼尼松口服。虹膜睫状体炎对泼尼松很敏感，无需大剂量。

对银屑病性关节炎不主张用肾上腺皮质激素。

（4）免疫抑制剂：①甲氨蝶呤（methotraxate，MTX）：剂量为 $10mg/m^2$，每周 1 次顿服。服药 3～12 周即可起效。MTX 不良反应较轻，有不同程度胃肠道反应、一过性转氨酶水平升高、胃炎和口腔溃疡、贫血和粒细胞减少。长期使用可能发生 B 细胞淋巴瘤。对多关节型安全有效。②其他免疫抑制剂：可选择使用环孢素 A、环磷酰胺（CTX）、来氟米特和硫唑嘌呤、雷公藤多苷。但其有效性与安全性尚需慎重评价。

（5）其他：大剂量 IVIG 治疗难治性全身发病型 JIA 的疗效尚未能得到确认。抗肿瘤坏死因子（TNF）－α 单克隆抗体对多关节型 JIA 有一定疗效。

（6）中药制剂等。

3. 理疗（physical therapy） 对保持关节活动、肌力强度是极为重要的。尽早开始保护关节活动及维持肌肉强度的锻炼，有利于防止发生或纠正关节残废。

【预后】

并发症主要是关节功能丧失和虹膜睫状体炎所致的视力障碍。有研究认为 IgM 型 RF 阳性效价越高预后越差。另外，目前有报道 JIA 可能发生严重并发症，即巨噬细胞活化综合征（macrophage activation syndrome，MAS），这种疾病常急性发作，多见于男性患者，临床表现为快速进展的肝功能衰竭、脑病、全血细胞减低、紫癜、瘀斑、黏膜出血，甚至可死亡。

第五节　过敏性紫癜

临床讨论

　　临床案例 患儿，女，8 岁，皮疹伴右踝关节疼痛 3 余天，腹痛便血 1 天。查体：面色苍白，口唇苍白，双下肢可见对称分布、高出皮肤压不褪色的暗红色出血性皮疹，腹软，脐周压痛（＋），反跳痛（－），右踝关节肿胀，活动受限。辅助检查：ASO 正常，白细胞计数正常，贫血，血小板正常，凝血正常，便常规潜血（＋＋＋）。

　　问题 该患儿考虑什么疾病？鉴别诊断及治疗？

过敏性紫癜（anaphylactoid purpura）又称亨－舒综合征（henoch－schonlein syndrome，henoch－schonlein purpura，HSP），是以小血管炎为主要病变的系统性血管炎。临床特点为血小板不减少性紫癜，常伴关节肿痛、腹痛、便血、血尿和蛋白尿。多发生于 2～8 岁的儿童，男孩多于女孩；一年四季均有发病，以春秋二季居多。

【病因和发病机制】

本病的病因尚未明确，虽然食物过敏（蛋类、乳类、豆类等）、药物（阿司匹林、抗生素等）、微生物（细菌、病毒、寄生虫等）、疫苗接种、麻醉、恶性病变等与过敏性紫癜发病有关，但均无确切证据。约 50% 过敏性紫癜患儿有链球菌性呼吸道感染史，另有报道 30% 过敏性紫癜肾炎患儿肾小球系膜有 A 组溶血性链球菌抗原（肾炎相关性血浆素受体，NAPlr）沉积；而非过敏性紫癜肾炎的 NAP1r 沉积率仅为 3%。表明 A 组溶血性链球菌感染是诱发过敏性紫癜的重要原因。

过敏性紫癜的发病机制可能为各种刺激因子，包括感染原和过敏原作用于具有遗传背景的个体，激发 B 细胞克隆扩增，导致 IgA 介导的系统性血管炎。

【病理】

过敏性紫癜的病理变化为广泛的白细胞碎裂性小血管炎，以毛细血管炎为主，亦可波及小静脉和小动脉。血管壁可见胶原纤维肿胀和坏死，中性粒细胞浸润，周围散在核碎片。间质水肿，有浆液性渗出，同时可见渗出的红细胞。

【临床表现】

1. 皮肤紫癜 反复出现皮肤紫癜为本病特征，多见于四肢及臀部，对称分布，伸侧较多，分批出现，面部及躯干较少。初起呈紫红色斑丘疹，高出皮面，压之不褪色，数日后转为暗紫色，最终呈棕褐色而消退。少数重症患儿紫癜可融合成大疱伴出血性坏死。部分病例可伴有荨麻疹和血管神经性水肿。

2. 胃肠道症状 一般以阵发性剧烈腹痛为主，常位于脐周或下腹部，疼痛，可伴呕吐，但呕血少见。部分患儿可有黑便或血便，偶见并发肠套叠、肠梗阻或肠穿孔者。

3. 关节症状 可出现膝、踝、肘、腕等大关节肿痛，活动受限。关节腔有浆液性积液，但一般无出血，可在数日内消失，不留后遗症。

4. 肾脏症状 30%～60%病例有肾脏受损的临床表现。多数患儿出现血尿、蛋白尿和管型尿，伴血压增高及水肿，称为紫癜性肾炎；少数呈肾病综合征表现。虽然有些患儿的血尿、蛋血尿持续数月甚至数年，但大多数都能完全恢复，少数发展为慢性肾炎，死于慢性肾衰竭。

5. 其他表现 偶可发生颅内出血，导致惊厥、瘫痪、昏迷、失语。出血倾向包括鼻出血、牙龈出血、咯血、睾丸出血等。偶尔累及循环系统发生心肌炎和心包炎，累及呼吸系统发生喉头水肿、哮喘、肺出血等。

【辅助检查】

1. 血象检查 白细胞计数正常或增加，中性粒细胞和嗜酸性粒细胞计数可增高；一般无贫血；血小板计数正常甚至升高，出血和凝血时间正常，血块退缩试验正常，部分患儿毛细血管脆性试验阳性。

2. 尿常规 可有红细胞、蛋白、管型，重症有肉眼血尿。

3. 大便潜血试验阳性。

4. 免疫检查 红细胞沉降率（血沉）轻度增快；血清 IgA 升高，IgG 和 IgM 正常，亦可轻度升高；C3、C4 正常或升高；抗核抗体及类风湿因子阴性。

5. 腹部超声波检查 有利于早期诊断肠套叠，头颅 MRI 对有中枢神经系统症状患儿可予确诊，肾脏症状较重和迁延者可行肾穿刺以了解病情，给予相应治疗。

【诊断和鉴别诊断】

典型病例诊断不难，若临床表现不典型，皮肤紫癜未出现时，容易误诊为其他疾病，需与特发性血小板减少性紫癜、风湿性关节炎、败血症、其他肾脏疾病和外科急腹症等鉴别。

【治疗】

1. 一般治疗 卧床休息，积极寻找和去除致病因素，如控制感染，补充维生素。有荨麻疹或血管神经性水肿时，应用抗组胺药物和钙剂。腹痛时应用解痉剂，消化道出血时应禁食，可静脉滴注西咪替丁每日 20～40mg/kg，必要时输血。

2. 糖皮质激素和免疫抑制剂 急性期对腹痛和关节痛可予缓解，但不能预防肾脏损害的发生，亦不能影响预后。泼尼松每日 1～2mg/kg，分次口服，或用地塞米松、甲泼尼松龙每日（5～10mg/kg）静脉滴注，症状缓解后即可停用。重症过敏性紫癜肾炎可加用免疫抑制剂如环磷酰胺、硫唑嘌呤或雷公藤多苷片。

3. 抗凝治疗

（1）阻止血小板聚集和血栓形成的药物：阿司匹林每日 3～5mg/kg，或每日 25～50mg，每天 1 次服用；双嘧达莫每日 3～5mg/kg，分次服用。

（2）肝素：每次 0.5～1mg/kg，首日 3 次，次日 2 次，以后每日 1 次，持续 7 天。

（3）尿激酶：每日 1000～3000U/kg 静脉滴注。

4. 其他 钙通道拮抗剂如硝苯地平每日 0.5～1.0mg/kg，分次服用；非甾体类抗炎药如吲哚美辛每日 2～3mg/kg，分次服用，均有利于血管炎的恢复。中成药如贞芪扶正冲剂、复方丹参片、银杏叶片，口服 3～6 个月，可补肾益气和活血化瘀。

第六节 川崎病

川崎病称为黏膜皮肤淋巴结综合征（mucocutaneous lymphnode syndrome MCLS），15%～20% 未经治疗的患儿发生冠状动脉损害。本病呈散发或小流行，四季均可发病。发病年龄以婴幼儿多见，80% 在 5 岁以下。男：女为 1.5：1。

【病因和发病机制】

1. 病因 病因不明，流行病学资料提示立克次体、丙酸杆菌、葡萄球菌、链球菌、反转录病毒、支原体感染为其病因，但均未能证实。

2. 发病机制 本病的发病机制尚不清楚。推测感染原的特殊成分，如超抗原（热休克蛋白 65，HSP_{66} 等）可不经过单核 - 巨噬细胞，直接通过与 T 细胞抗原受体（TCR）Vβ 片段结合，激活 $CD30^+$T 细胞和 CD40 配体表达。在 T 细胞的诱导下，B 淋巴细胞多克隆活化和凋亡减少，产生大量免疫球蛋白（IgG、IgM、IgA、IgE）和细胞因子（IL - 1、IL - 2、IL - 6、TNF - α）。抗中性粒细胞胞浆抗体（ANCA）、抗内皮细胞抗体和细胞因子损伤血管内皮细胞，使其表达细胞间黏附分子 - 1（ICAM - 1）和内皮细胞性白细胞黏附分子 - 1（EIAM - 1）等黏附分子，导致血管壁进一步损伤。

【病理】

病理过程可分为四期：

Ⅰ期 1～9 天，小动脉周围炎症，冠状动脉主要分支血管壁上的小营养动脉和静脉受到侵犯。

Ⅱ期 12～25 天，冠状动脉主要分支全层血管炎，血管内皮水肿、血管壁平滑肌层及外膜炎性细胞浸润。弹力纤维和肌层断裂，可形成血栓和动脉瘤。

Ⅲ期 28～31 天，动脉炎症渐消退，血栓和肉芽形成，纤维组织增生，内膜明显增厚，导致冠状动脉部分或完全阻塞。

Ⅳ期 数月至数年，病变逐渐愈合，心肌瘢痕形成，阻塞的动脉可能再通。

【临床表现】

1. 主要表现

（1）发热：39～40℃，持续 7～14 天或更长，呈稽留或弛张热型，抗生素治疗无效。

（2）球结合膜充血：于起病 3～4 天出现，无脓性分泌物，热退后消散。

（3）唇及口腔表现：唇充血皲裂，口腔黏膜弥漫充血，舌乳头突起、充血，呈草莓舌。

（4）手足症状：急性期手足硬性水肿和掌跖红斑，恢复期指、趾端甲下和皮肤交界处出现膜状脱皮，指、趾甲有横沟，重者指、趾甲亦可脱落。

（5）皮肤表现：多形性皮斑和猩红热样皮疹，常在第一周出现。肛周皮肤发红、脱皮。

（6）颈淋巴结肿大：单侧或双侧，坚硬有触痛，但表面不红，无化脓。病初出现，热退时消散。

2. 心脏表现 于病程第 1～6 周可出现心包炎、心肌炎、心内膜炎、心律失常。发生冠状动脉瘤或狭窄者，可无临床表现，少数可有心肌梗死的症状。冠状动脉损害多发生于病程第 2～4 周，但也可发生于疾病恢复期。

3. 其他 可有间质性肺炎、无菌性脑膜炎、消化系统症状（腹痛、呕吐、腹泻、麻痹性肠梗阻、肝大、黄疸等）、关节痛和关节炎。

【辅助检查】

1. 血液检查 血白细胞计数增高，以中性粒细胞为主，伴核左移。轻度贫血，血小板早期正常，第 2～3 周时增多。红细胞沉降率（血沉）增快，C 反应蛋白水平、血浆纤维蛋白原水平和血浆黏度增高，血清转氨酶水平升高。

2. 免疫学检查 血清 IgG、IgM、IgA、IgE 和血循环免疫复合物水平升高；TH_2 类细胞因子如 IL－6 水平明显增高，总补体和 C3 水平正常或增高。

3. 心电图 早期非特异性 ST－T 变化；心包炎时可有广泛 ST 段抬高和低电压；心肌梗死时 ST 段明显抬高、T 波倒置及异常 Q 波。

4. 胸部平片 可示肺部纹理增多、模糊或有片状阴影，心影可扩大。

5. 超声心动图 急性期可见心包积液，左室内径增大，二尖瓣、主动脉瓣或三尖瓣反流；可有冠状动脉异常，如冠状动脉扩张（直径 >3mm，≤4mm 为轻度；4～7mm 为中度）、冠状动脉瘤（≥8mm）、冠状动脉狭窄。

6. 冠状动脉造影 观察冠状动脉病变程度，指导治疗。

【诊断和鉴别诊断】

1. 诊断标准 发热 5 天以上，伴下列 5 项临床表现中 4 项者，排除其他疾病后，即可诊断为川崎病。

（1）四肢变化：急性期掌跖红斑，手足硬性水肿；恢复期指趾端膜状脱皮。

（2）多形性红斑。

（3）眼结合膜充血，非化脓性。

（4）唇充血皲裂，口腔黏膜弥漫充血，舌乳头突起、充血呈草莓舌。

（5）颈部淋巴结肿大。

注：如 5 项临床表现中不足 4 项，但超声心动图有冠状动脉损害，亦可确诊为川崎病。

2. IVIG 非敏感型川崎病 多数认为，川崎病患儿在发病 10 天内接受 IVIG 2g/kg 治疗，无论一次或分次输注 48 小时后体温仍高于 38℃，或给药 2～7 天（甚至 2 周）后再次发热，并符合至少一项川崎病诊断标准者，可考虑为 IVIG 非敏感型川崎病。

3. 鉴别诊断 需与渗出性多形红斑、幼年特发性关节炎全身型、败血症和猩红热相鉴别。

【治疗】

1. 阿司匹林 每日 30～50mg/kg，分 2～3 次服用，热退后 3 天逐渐减量，2 周左右减至每日 3～5mg/kg，维持 6～8 周。如有冠状动脉病变时，应延长用药时间，直至冠状动脉恢复正常。

2. IVIG 剂量为 1～2g/kg 于 8～12 小时静脉缓慢输入，宜于发病早期（10 天以内）应用，可迅速退热，预防冠状动脉病变发生。部分患儿对 IVIG 效果不好，可重复使用 1～2 次，但 1%～2% 的病例仍然无效。

3. 糖皮质激素 因可促进血栓形成，易发生冠状动脉瘤和影响冠脉病变修复，故不宜单独应用。IVIG 治疗无效的患儿可考虑使用糖皮质激素，剂量为每日 2mg/kg，用药 2～4 周。

4. 其他治疗

（1）抗血小板聚集：除阿司匹林外可加用双嘧达莫，每日 3～5mg/kg。

（2）对症治疗：根据病情给予对症及支持疗法，如补充液体、保护肝脏、控制心力衰竭、纠正心律失常等，有心肌梗死时应及时进行溶栓治疗。

（3）心脏手术 严重的冠状动脉病变需要进行冠状动脉搭桥术。

5. IVIG 非敏感型川崎病的治疗

（1）继续 IVIG 治疗：首剂 IVIG 后仍发热者，应尽早再次应用 IVIG，可有效预防 CAL。建议再次使用剂量为 2g/kg 一次性输注。

（2）糖皮质激素联用阿司匹林治疗：有学者建议 IVIG 非敏感型川崎病可以在 IVIG 使用基础上联合使用糖皮质激素加阿司匹林。

【预后】

川崎病为自限性疾病，多数预后良好。未经有效治疗的患儿，15%～25% 发生冠状动脉瘤，更应长期密切随访，每 6～12 个月一次。冠状动脉瘤多于病后 2 年内自行消失，但常遗留管壁增厚和弹性减弱等功能异常。大的动脉瘤常不易完全消失，常致血栓形成或管腔狭窄。

 本章小结

本章介绍了免疫性疾病，包括小儿免疫系统发育特点以及原发性免疫缺陷病、继发性免疫缺陷病的发病机制、病理、临床表现、实验室检查及诊断治疗等相关内容。

 思考题

1. HIV 感染的主要临床表现有哪些？
2. 风湿热如何诊断和鉴别诊断？
3. 过敏性紫癜的临床表现及治疗？

第十章 消化系统疾病

学习要求

1. **掌握** 消化系统疾病的临床表现、诊断、鉴别诊断及治疗。
2. **熟悉** 消化系统疾病的病因、发病机制。
3. **了解** 小儿消化系统解剖生理特点。

第一节 儿童消化系统解剖生理特点

（一）口腔

口腔是消化道的起端，具有吸吮、吞咽、咀嚼、消化、味觉、感觉和语言等功能。足月新生儿出生时已具有较好的吸吮及吞咽功能。新生儿及婴幼儿口腔黏膜薄嫩，血管丰富，涎腺不够发达，口腔黏膜干燥，易受损伤和局部感染；3~4个月时唾液分泌开始增加。婴儿口底浅，尚不能及时吞咽所分泌的全部唾液，常发生生理性流涎。

（二）食管

食管从第6颈椎水平咽部开始，中途通过上、后纵隔、膈肌终止于胸11水平，与胃贲门相连。食管长度在新生儿为8~10cm，1岁时为12cm，5岁时为16cm，学龄儿童为20~25cm，成人为25~30cm。婴儿食管横径为0.6~0.8cm，幼儿为1cm，学龄儿童为1.2~1.5cm。食管pH通常在5.0~6.8。新生儿和婴儿的食管呈漏斗状，黏膜纤弱、腺体缺乏、弹力组织及肌层尚不发达，食管下段括约肌发育不成熟，控制能力差，常发生胃食管反流。婴儿吸奶时常吞咽过多空气或换尿布时腹压增高，易发生溢奶。

（三）胃

胃是消化道膨大的部分，形态和大小随着内容物的多少而不同。胃在大体解剖上有两壁、两缘和两口。两壁即胃的前、后壁；两缘即胃大弯、胃小弯，小弯最低处有明显的转角称为角切迹；两门指的是幽门和贲门。胃容量在新生儿时为30~60ml，1~3个月时为90~150ml，1岁时为250~300ml，5岁时为700~850ml，成人约为2000ml。哺乳后不久幽门即开放，胃内容物陆续进入十二指肠，故实际胃容量不受上述容量限制。婴儿胃略呈水平位，当开始行走时其位置变为垂直。盐酸和各种酶的分泌均较成人为少，且酶活性低下，消化功能差。胃平滑肌发育尚未完善，在充满液体食物后易使胃扩张。由于贲门和胃底部肌张力低，幽门括约肌发育较好，故易发生幽门痉挛而出现呕吐。胃排空时间随食物种类不同而异，稠厚含凝乳块的乳汁排空慢；水的排空时间为1.5~2小时；母乳2~3小时；牛乳3~4小时；早产儿胃排空更慢，易发生胃潴留。早产儿的胃排空较足月儿慢，妊娠32~39周的新生儿则能够适应能量密度的增加而降低胃的排空速率，渗透压的变化值在279~448mmol/L等的配方奶粉不会改变胃的排空速率。

（四）肠

小肠和大肠是消化道中最长的部分，其上端起自幽门，下端达直肠、肛门。儿童肠管相对比成人长，一般为身长的 5~7 倍（成人仅为 4 倍），或为坐高的 10 倍。小肠和大肠的主要功能为对各种营养素的消化、吸收，对液体和电解质的吸收、转运，以及各种重要的免疫和屏障功能。婴幼儿肠黏膜肌层发育差，肠系膜柔软而长，结肠无明显结肠带与脂肪垂，升结肠与后壁固定差，易发生肠扭转和肠套叠。肠壁薄故通透性高，屏障功能差，加之口服耐受机制尚不完善，肠内毒素、消化不全产物等过敏原可经肠黏膜进入体内，引起全身感染和变态反应性疾病。胃肠动力功能是低体重儿喂养不耐受的主要问题。小于 34 周胎龄儿的肠神经系统发育落后，小肠动力紊乱，影响营养物的吸收、防御功能不成熟、肠道微生物和毒素透过肠道屏障移位，引起炎症级联反应，导致新生儿坏死性小肠结肠炎（NEC）。由于婴儿大脑皮层功能发育不完善，进食时常引起胃-结肠反射，产生便意，所以排便次数多于成人。大肠又称结肠（colon），包括盲肠、升结肠、横结肠、降结肠、乙状结肠和直肠。全部形成一个长方形框架，将小肠襻紧紧围绕其中。成人结肠长 120~150cm、新生儿约 60cm。食糜在小肠停留 1~6 小时后，以液体状态进入盲肠，至此消化过程已全部完成。阑尾附着于盲肠下端的后内侧，开口于回盲瓣下方 2.5cm 处，形如蚯蚓，其位置的高低个体差异悬殊，婴儿阑尾及其开口相对宽大，易于排空，故阑尾炎的发病率低。但因大网膜短，局限能力差，发生阑尾炎后易造成弥漫性腹膜炎。升结肠大多位于腹膜后，与腹后壁固定较差，是婴儿易发生肠套叠的解剖因素。乙状结肠为降结肠的延续与直肠相连，肠管的长度个体差异较大，如乙状结肠过长、系膜根部较窄时，容易发生肠扭转。

（五）肝

年龄愈小，肝脏相对愈大。正常新生儿至 1 周岁，在右锁骨中线上、肋缘下 1~3cm 可触及肝，3 岁以内大部分在右肋缘下 1~2cm，4 岁以后在肋弓以下不易扪及，仅少数能触及 1cm 以下的肝缘。在剑突下，从生后到 7 岁可触及 2~2.5cm 的肝脏。婴儿肝结缔组织发育较差，肝细胞再生能力强，不易发生肝硬变，但易受各种不利因素的影响，如缺氧、感染、药物中毒等均可使肝细胞发生肿胀、脂肪浸润、变性、坏死、纤维增生而肿大，影响其正常功能。婴儿时期胆汁分泌较少，故对脂肪的消化、吸收功能较差。

（六）胰腺

出生后 3~4 个月时胰腺发育较快，胰液分泌量也随之增多，出生后一年，胰腺外分泌部分生长迅速，为出生时的 3 倍。胰液分泌量随年龄生长而增加，至成人每日可分泌 1~2L。酶类出现的顺序为：胰蛋白酶最先，而后是糜蛋白酶、羟基肽酶、脂肪酶，最后是淀粉酶。新生儿胰液所含脂肪酶活性不高，直到 2~3 岁时才接近成人水平。婴幼儿时期胰液及其消化酶的分泌易受炎热天气和各种疾病的影响而被抑制，容易发生消化不良。

（七）肠道细菌

在人体与外界相通的腔道和体表寄居着大约 100 万亿、1150 余种细菌，这些菌群与宿主处于共生状态，是细菌与人类经过亿万年互为环境、同步进化的结果。一方面，宿主为正常菌群的生存和繁殖提供了场所和营养，并且不对它们引起强烈的免疫反应（免疫耐受）；另一方面，正常菌群则对宿主发挥着防御感染、维护屏障、免疫、代谢和营养等必要的生理功能。

在母体内，胎儿肠道是无菌的，生后数小时细菌即侵入肠道，主要分布在结肠和直肠。肠道菌群受食物成分影响，单纯母乳喂养儿双歧杆菌占绝对优势，人工喂养和混合喂养儿肠内的大肠杆菌、嗜酸杆菌、双歧杆菌及肠球菌所占比例几乎相等。正常肠道菌群对侵入肠道的致病菌有一定的拮抗作用。婴幼儿肠道正常菌群脆弱，易受许多内外界因素影响而菌群失调，导致消化功能紊乱。

（八）健康婴儿粪便

食物进入消化道至粪便排出时间因年龄而异：母乳喂养的婴儿平均为 13 小时，人工喂养者平均为 15 小时，成人平均为 18～24 小时。

1. 人乳喂养儿粪便 为黄色或金黄色，多为均匀膏状或带少许黄色粪便颗粒，或较稀薄、绿色、不臭，呈酸性反应（pH 4.7～5.1）。平均每日排便 2～4 次，一般在添加辅食后次数即减少。

2. 人工喂养儿粪便 人工喂养的婴儿粪便为淡黄色或灰黄色，较干稠，呈中性或碱性反应（pH 6～8）。因牛乳含蛋白质较多，粪便有明显的蛋白质分解产物的臭味，有时可混有白色酪蛋白凝块。排便 1～2 次/日，易发生便秘。

3. 混合喂养儿粪便 喂食母乳加牛乳婴儿的粪便与喂牛乳者相似，但较软、黄，添加淀粉类食物可使粪便增多，稠度稍减，稍呈暗褐色，臭味加重。添加各类蔬菜、水果等辅食时粪便外观与成人粪便相似，初加菜泥时，常有少量绿色便排出。排便次数每日 1 次左右。

第二节　口　炎

一、鹅口疮

临床讨论

　　临床案例　患儿，女，7 个月，因"奶量下降伴吃奶易哭吵 3 天"就诊，不伴发热，无腹胀及呕吐。查体：口腔黏膜见有较多乳白色膜状物附着，以两侧颊黏膜为多，不易拭去。血常规示白细胞 12×10^9/L，中性粒细胞 35%，淋巴细胞 65%；血红蛋白 107g/L；血小板 138×10^9/L。

　　问题　该患儿可能是什么疾病？临床该与哪些疾病相鉴别？

鹅口疮可发生于任何年龄的人，但以婴幼儿最为常见，尤其是长期腹泻、营养不良、长期或反复使用广谱抗生素的婴幼儿。鹅口疮表现为口腔黏膜附着薄层白色乳凝状物，多分布于口腔颊黏膜、舌面及上腭等处，可蔓延至咽部、扁桃体、牙龈。将这些白色斑片用力擦掉后可暴露出糜烂的黏膜伴有轻度出血。

【病因】

鹅口疮是由白色念珠菌感染引起的。它呈圆形或卵圆形，直径 3～6μm，革兰阳性，以出芽方式繁殖。白色念珠菌为双相菌，正常情况下一般为酵母相，致病时转化为菌丝相。在正常情况下，白色念珠菌呈卵圆形酵母相，只存在于角质细胞表层，并不穿入其中，侵袭力不强，而与机体处于共生状态而不会引起疾病。当机体免疫功能处于抑制状态或者正常菌群相互制约作用失调的时候（例如创伤应激、抗生素应用、细胞毒药物使用、皮质激素应用、营养失调、免疫功能缺陷等），白色念珠菌则由酵母相转为菌丝相，并在局部芽生方式大量生长繁殖。

【发病机制】

白色念珠菌的侵袭机制包括：①由宿主细胞诱导的细胞内吞作用；②由白念珠菌丝激活

的渗透作用。白色念珠菌的侵袭过程与其形态转换密切相关。首先白色念珠菌形成芽管并借助于宿主胞壁最外层的黏附素等结构黏附于宿主细胞表面,之后芽管逐渐向菌丝转变并穿入细胞内生长,侵袭力较强。白色念珠菌通过与宿主细胞相结合,产生延伸菌丝穿透细胞入侵组织,最终导致宿主细胞膜被中断和破坏。然而,菌丝的生长也不是不可阻挡的,菌丝会引起上皮细胞的免疫反应,其通过分泌促炎细胞因子,吸引巨噬细胞和中性粒细胞将入侵的白色念珠菌吞噬和杀死。

【临床表现】

鹅口疮多见于婴幼儿患者,临床主要表现为口腔黏膜、咽、舌、牙龈等处出现边界清楚的乳白色假膜,并可成片出现,用棉签拭去假膜后可见糜烂充血的基底面,在假膜外围可伴有红晕。若病灶累及口角可出现口角糜烂、皲裂等情况,患儿多伴有疼痛感而有厌食食欲差症状,也可出现哭闹不安情况。

【辅助检查】

1. 直接涂片法　用生理盐水或氢氧化钾溶解后直接检查白色念珠菌是临床最常用检验方法,阳性检出率约为60%。该检查方法的最大优点就是简便快捷。

2. 革兰染色法　阳性检出率约为80%。取分泌物涂片固定,经革兰染色并在显微镜下观察,可见成群革兰染色阳性的卵圆形孢子和假菌丝。

3. 真菌培养法　临床高度怀疑但多次常规检查均为阴性时可考虑真菌培养。

4. 菌种鉴别　如需确定分辨假丝酵母菌的种类则必须进行发酵试验、同化试验,并就其菌落形态特征进行鉴别。

【诊断】

婴幼儿出现食欲差或进食进奶无故哭吵则需要警惕本病,口腔检查发现典型的口腔黏膜附着乳白色膜状物,取膜状物涂片检查发现白色念珠菌菌丝,则诊断鹅口疮明确。

【治疗】

(1)治疗本病的同时要尽可能祛除白色念珠菌感染的诱因;如纠正营养不良、尽量避免使用抗生素或免疫抑制剂等。

(2)酌情选用抗真菌药物治疗:先用2%碳酸氢钠溶液清洁口腔,以改变口腔 pH 环境。然后使用(10~20)万 U/ml 的制霉菌素溶液或者 0.1% 两性霉素 B 水溶液局部涂口腔患处,2~3 次/日。

(3)支持疗法:加强护理和营养,补充 B 族维生素等。如患儿反复发作本病,可适当补充微量元素锌。

【预防】

本病容易反复发作,需要加强患儿口腔卫生管理,注意清洁母亲的乳头,患儿母亲亦应该加强个人卫生。凡是患儿口腔接触过的物品如奶嘴、汤匙、碗,都必须用开水煮沸法消毒,患儿接触过的玩具亦应消毒处理。医务人员也应该提高对本病的认识,合理使用抗生素、皮质类固醇及免疫抑制剂。

二、疱疹性口腔炎

【病因】

疱疹性口龈炎是由单纯疱疹病毒1型(HSV－1)所致的一种口腔黏膜感染性疾病。HSV－1是由被膜、衣壳、核心及囊膜组成的球形病毒,病毒核心是双链线性 DNA 组成,125~240kb。HSV－1 感染人体后主要引起唇疱疹、咽炎、角膜炎,甚至能引起散发性脑炎等严重疾病。患儿主要通过飞沫、唾液及疱疹液而直接获得感染，也可以通过餐具、玩具和衣物等间接获得感染。

【发病机制和病理生理】

单纯疱疹病毒初次侵入人体后发生暂时性病毒血症，绝大多数感染者（约 90% 以上）仅表现为无临床症状的隐性感染，但是 HSV-1 病毒 DNA 或其片段已整合于宿主细胞染色体上，并随细胞分裂而传给子代细胞，并在子代细胞中表达 HSV-1 的部分基因。单纯疱疹病毒持续地存在人体内。当机体免疫功能处于抑制状态时，病毒的潜伏状态被活化并产生了感染性病毒颗粒，可引起口腔黏膜出现疱疹而发病。疱疹性口腔炎在病理上表现为表皮内水疱、表皮坏死、多核上皮巨细胞、嗜酸性核内包涵体和显著中性白细胞及淋巴细胞炎症浸润。

【临床表现】

患者多为 1~3 岁婴幼儿。临床症状早期表现为牙龈、唇内、舌、颊等部位口腔黏膜成簇或单个的直径约 2mm 的小疱疹，以口腔前半部为主，当疱疹破溃后露出糜烂黏膜面或形成浅表的类圆形小溃疡，可能会继发细菌感染，牙龈红肿明显，易出血。有些患儿溃疡也会累及口腔上颚及咽部。临床患儿多表现为发热、烦躁不安、食欲差或拒食、流涎等症状。

【辅助检查】

疱疹液病毒培养鉴定是确诊 HSV 感染的金标准。皮肤受损处刮片作细胞学检查如见到多核巨细胞和核内嗜酸性包涵体，或用 PCR 检测疱液中 HSV-DNA 有助于本病的诊断。血清 HSV-IgM 检测有辅助诊断价值。

【诊断和鉴别诊断】

根据典型症状和疱疹性病变病原学检查结果比较容易做出临床诊断。疱疹性口腔炎尚需与以下疾病鉴别。

1. 溃疡性口腔炎　表现为口腔散在分布的单个或多个溃疡，可伴有发热、食欲差等症状，但是溃疡性口腔炎通常没有疱疹过程，溃疡形态不规则、溃疡往往较深而与疱疹性口腔炎鉴别。

2. 疱疹性咽峡炎　流行于夏秋季，以骤起发热、拒食、流涎与吞咽时疼痛为主，偶见呕吐与腹泻，其口腔病变主要出现在咽峡及软腭，通常不累及口腔前半部分黏膜及舌部，因此鉴别较易。

3. 手足口病　本病由 EV71、CoA16 等肠道病毒感染引起，在口腔黏膜、手掌、足底出现散在水疱、丘疹，数量不等，口腔内水疱易破，形成溃疡。

4. 多形性红斑　靶形或虹膜状红斑为典型病损的急性炎症性皮肤黏膜病。口腔黏膜充血水肿，有时可见红斑及水疱，疱疹破溃后可遗留糜烂面，表面有大量渗出物形成厚的假膜。

【治疗】

1. 全身抗病毒治疗　对于原发性疱疹性口炎可口服阿昔洛韦 200mg/次，5 次/日，对于口服困难者可以考虑静脉给药。

2. 局部治疗　口腔黏膜局部用药，常使用的制剂有溶液、糊剂、散剂及含片，如复方硼酸溶液、0.1%~0.2% 洗必泰溶液含漱，酞丁胺软膏、阿昔洛韦软膏局部涂擦，锡类散、养阴生肌散局部使用，葡萄糖酸氯已定片含化等；对于复发性唇疱疹还可用氦氖激光局部照射。

3. 对症和支持疗法　病情严重者应卧床休息，进食困难者可静脉输液，补充维生素 B、C 等。

【预防】

由于 HSV 感染十分普遍，正常人群中无症状排病毒者发生率高，尤其是复发性感染病患者很多，而目前又无特异性预防方法。对患者应注意隔离，尤其是须与新生儿、皮肤湿疹患者、烧伤患者和应用免疫抑制药的患者隔离。

第三节　胃食管反流病

胃食管反流（gastroesophageal reflux，GER）是指胃内容物反流入食管。小儿大多数为生理性反流，但若反流频繁发作或持续发生，即考虑为病理性。病理性胃食管反流伴有临床症状或者出现胃镜下病变则称为胃食管反流病（GERD）。

【病因】

胃食管反流是由于食管下段括约肌（LES）的功能障碍、食管廓清能力降低、食管黏膜屏障功能破坏以及胃十二指肠功能失常所引起。

【发病机制和病理生理】

胃食管反流病的发病机制根本上就是抗食管反流的防御屏障和反流物对食管黏膜攻击作用之间失去平衡，主要为抗反流防御机制下降和反流物对食管黏膜攻击作用增强。胃食管交界处（EGJ）高压带是防御胃食管反流发生的重要屏障。EGJ抗反流屏障功能降低包括食管下段括约肌（LES）压力低下、一过性食管下段括约肌松弛（TLESR）以及胃食管交界处的组织结构异常和食管裂孔疝。近年来的研究表明，TLESR可能是GERD的主要病理生理基础，腹部LES长度<1cm也是抵御作用减弱的重要因素。在防御机制下降的基础上，反流物对食管黏膜攻击作用增强是GERD病理生理机制的另一主要方面。当胃内为酸性时，氢离子是主要的攻击因子；当胃内为碱性时，非结合胆盐和胰酶则成为主要的攻击因子。

【临床表现及并发症】

胃食管反流病临床症状复杂，通常分为食管内、外症状或典型与非典型症状。近来发现与胃食管反流病相关的症状日益增多。非典型症状和消化道外症状是当前反流性疾病研究的热点。

1. 食管内症状

（1）呕吐：小婴儿最为常见症状，通常表现为一般性溢乳，甚至有进行性喷射性呕吐表现。呕吐物多为乳汁和乳块，亦可含有黄色或草绿色胃内容物。

（2）反胃：是年长儿的主要症状。空腹时反胃为酸性胃液反流，也可有胆汁、胰液溢出。

（3）吞咽困难：由反流物刺激引起食管痉挛所致。小婴儿表现为喂食困难，有较强的进食欲望和饥饿感，但进食即有烦躁而不愿继续进食。

（4）胃灼热：是年长儿的最常见症状，多为上腹部或胸骨后温热感或烧灼感，多于餐后1~2小时出现。

（5）胸痛：也见于年长儿，疼痛位于胸骨后、剑突下或上腹部，常放射到胸、背、肩、颈、下颌、耳和上肢，向左臂放射较多，少数患者有手和上肢的麻木感。

2. 食管外症状

（1）呼吸系统症状：临床表现为反复呼吸道感染、慢性咳嗽、喘息发作、吸入性肺炎、婴幼儿窒息、早产儿呼吸暂停等。

（2）咽喉部症状：小婴儿表现为咳嗽、喉喘鸣；年长儿常有声嘶、咽痛、咽喉炎、咽部异物感等表现。

（3）口腔症状：反流物刺激损伤口腔黏膜可导致口腔反复溃疡、龋齿、多涎等表现。

3. 全身症状　临床最多表现为贫血和营养不良。比较少见的症状包括：婴儿哭吵综合征和 Sandifer 综合征（类似斜颈的一种特殊的"公鸡样"的姿态，伴有胃食管反流、杵状指、蛋白丢失性肠病及贫血貌）。

【辅助检查】

1. 24 小时食管动态 pH 监测 为首选诊断方法。不仅可以发现反流，还可以区分生理性还是病理性。Boix - Ochoa 综合评分 >11.99 和酸反流指数 >4% 者诊断为病理性胃食管反流，不符合者均为阴性。

2. 24 小时食管胆汁反流监测 食管胆红素值 >0.14 提示有胆汁反流，是诊断病理性胃食管反流的客观证据。

3. 食管钡餐造影 X 线下观察 5 分钟内有 3 次以上钡剂反流至食管提示有反流，同时可排除食管裂孔疝、贲门失弛缓症、胃扭转等疾病。X 线对胃食管反流分级：0 级：无内容物反流人食管下端；Ⅰ 级：少量胃内容物反流至食管下端；Ⅱ 级：反流至食管，相当于主动脉弓平面；Ⅲ 级：反流至颈部食管；Ⅳ 级：频繁反流至咽部，且伴有食管运动障碍；Ⅴ 级：反流合并吸入气管或肺。Ⅰ ~ Ⅲ 级为轻度，Ⅳ、Ⅴ 级为重度。

4. 食管动力功能检查 食管下段括约肌压力低下、腹内段括约肌或总长度短于正常儿者常伴有胃食管反流，但压力正常并不能除外胃食管反流。

5. 食管内镜检查及黏膜活检 通过内镜及活组织检查可从病理学角度确定食管炎并判断其程度。内镜诊断及分级标准：0 级：食管黏膜无异常，即为 NERD（可有组织学改变）；Ⅰ 级：食管黏膜点状或条状发红、糜烂、无融合现象；Ⅱ 级：食管黏膜有条状发红、糜烂、融合，但融合小于周径的 2/3；Ⅲ 级：食管黏膜病变广泛发红、糜烂、融合呈全周性或有溃疡。

6. 胃 - 食管核素闪烁扫描 可帮助诊断是否存在胃食管反流，同时能够观察食管功能、胃排空情况。胃食管反流指数（RI）≥3.5%，提示病理性胃食管反流。当肺内出现标记的核素，有助于判定呼吸道症状与胃食管反流有关。

目前推荐联合应用两种以上测定方法，保证诊断的准确性。以食管吞钡造影配合食管动力检查与 24 小时食管 pH 动态监测最为常用。最近有学者开始尝试检测唾液中的胃蛋白酶来筛查胃食管反流病。选择 1 天中的 3 个时间点作为采集点，即清晨空腹、午饭后及晚饭后 1 小时。至少 1 个时间点采集的唾液样品中含有超过 250μg/ml 胃蛋白酶则为阳性结果。此检测方法有 100% 的灵敏度和 79% 的特异性，有望作为胃食管反流病的初步筛查手段。

【诊断】

（1）具有胃食管反流病的临床表现：反复呕吐、溢乳、反酸、嗳气、胃灼热、胸骨后痛、吞咽困难等症状；哮喘、反复肺炎、窒息、生长发育不良等并发症。

（2）24 小时食管 pH 监测（或）24 小时食管胆汁反流监测等两种以上检查提示存在病理性胃食管反流，并注意检查有无食管裂孔疝、贲门失弛缓症、胃扭转、心脏疾病等。

（3）胃镜下食管黏膜无损伤诊断为非糜烂性反流病（NERD），有损伤诊断为反流性食管炎（RE）或巴雷特（Barrett）食管。

【鉴别诊断】

1. 贲门失弛缓症 临床表现为间歇性吞咽困难、食物反流和下胸骨后不适或疼痛，病程长。食管钡餐造影检查可见"鸟嘴征"。食管镜可见食管扩张，贲门部闭合，但食管镜可通过。

2. 食管瘢痕狭窄 患儿多有明确吞食强酸强碱等腐蚀剂病史，临床多以吞咽困难和进食后呕吐为主要表现。钡餐造影显示食管不规则线状狭窄、管壁僵硬、黏膜消失。胃镜检查可以明确诊断。

【治疗】

凡诊断为胃食管反流病的患儿需及时进行治疗。治疗目的：缓解症状，治愈食管炎症、溃疡，预防复发，防治并发症。主要通过增加抗反流机制及消除反流物的作用进行治疗。

1. 一般治疗 包括体位治疗和饮食治疗。

（1）体位：新生儿、婴幼儿体位认为前倾俯卧30°最佳，但此体位可能增加婴儿猝死的危险。年长儿右侧卧位抬高15~20cm，以利胃排空减少反流。

（2）饮食和喂养方式：新生儿宜少量多餐。婴儿以稠奶喂养（配方奶加米糊增厚）。年长儿少量多餐，以高蛋白低脂饮食为主。

2. 药物治疗 目的在于增加食管下段括约肌（LES）压力，抑制胃酸分泌，促进食管蠕动及胃排空。

（1）促胃肠动力剂：多潘立酮，系多巴胺D2受体阻滞剂，使胃肠道上部的蠕动和张力恢复正常，促进胃排空，增加胃窦和十二指肠运动，协调幽门收缩，增加食管蠕动和LES的张力。剂量：每次0.3mg/kg，每天3~4次。

（2）抑酸剂：抑制胃酸分泌的药物主要包括组胺H_2受体阻滞剂、质子泵抑制剂。可选用西咪替丁（cimetidine），每天10~15mg/kg，分4次；雷尼替丁（ranitidine），每天3~5mg/kg，每天2次；质子泵抑制剂：奥美拉唑（omeprazole），每天0.7mg/kg，一天1次。

3. 手术治疗 胃食管反流病临床内科治疗失败，需外科手术治疗患者包括以下情形：①内科治疗6~8周和严格的药物治疗无效，有严重的并发症（消化道出血、营养不良、生长迟缓）；②严重的食管炎或缩窄形成或发现有裂孔疝者；③有呼吸道并发症如呼吸道梗阻、反复吸入性肺炎或窒息、伴支气管肺发育不良者。

外科手术通过重建EGJ的抗反流屏障来达到降低酸反流的手术目的。术式选择一般首选Nissen胃底折叠术。

【预后】

儿童胃食管反流病预后相关研究比较少。国内北京儿童医院对确诊胃食管反流病的87例患儿随访观察显示累积缓解率为90%，症状缓解的中位缓解时间为6个月；有13例（14.9%）生长发育受影响；14例（16.1%）日常生活和学习受到影响。年龄及不规律治疗是影响预后的高危因素，1岁以后发病的预后明显差于1岁以内发病儿童。

第四节　胃炎和消化性溃疡

一、胃炎

胃炎（gastritis）是指由物理性、化学性或生物性有害因子作用于人体，引起胃黏膜发生炎症性改变的一种疾病。根据病程分急性和慢性两种。后者发病率高。

【病因和发病机制】

1. 急性胃炎（acute gastritis） 急性胃炎多为继发性，常见有以下原因。

（1）由严重感染（败血症）、休克、颅内损伤严重烧伤、呼吸衰竭和其他危重疾病所致的应激反应（又称胃肠功能衰竭）。

（2）摄入由细菌及其毒素污染的食物。

（3）服用对胃黏膜有损害的药物，如阿司匹林等非甾体类抗炎药。

（4）食物过敏。

（5）胃内异物。

（6）情绪波动、精神紧张和各种因素所致的变态反应等。

2. 慢性胃炎（chronic gastritis） 慢性胃炎是有害因子长期反复作用于胃黏膜引起损伤的结果。小儿慢性胃炎中以浅表性胃炎最常见，萎缩性胃炎极少。病因迄今尚未完全明确，可能与以下因素有关。

（1）幽门螺杆菌（helicobacter pylori，Hp）的胃内感染：近年已证实为主要病因，在活动性、重度胃炎中 Hp 检出率达 90% ～100%。

（2）胆汁反流：胆盐刺激减低了胃黏膜对离子通透的屏障功能，胃液中氢离子得以反弥散进入胃黏膜引起炎症。

（3）长期服用刺激性食物和药物：如粗糙、过硬、过冷、过热、辛辣的食品；经常暴饮、暴食、饮浓茶、咖啡及阿司匹林等非甾体类抗炎药及激素类药物。

（4）精神神经因素：持续精神紧张、压力过大，可使消化道激素如胃泌素等分泌异常。

（5）多种慢性病影响：如慢性肾炎、尿毒症、重症糖尿病、肝胆系统疾病、类风湿性关节炎、系统性红斑狼疮等。

（6）其他因素：如 X 线照射、胃窦内容物滞留、遗传、免疫营养等因素均与发病有关。

【临床表现】

1. 急性胃炎 发病急骤，轻者仅有食欲不振、腹痛、恶心、呕吐；严重者可出现呕血、黑便、脱水、电解质及酸碱平衡紊乱，有细菌感染者常伴有发热等全身中毒症状。

2. 慢性胃炎 常见症状为反复发作、无规律性的腹痛，疼痛经常出现于进食过程中或餐后，多数位于中上腹部、脐周，部分患儿部位不固定；轻者为间歇性隐痛或钝痛，严重者为剧烈绞痛。常伴有食欲不振、恶心、呕吐、腹胀，继而影响营养状况及生长发育。胃黏膜糜烂出血者伴呕血、黑便。

【辅助检查】

1. 纤维胃镜检查 是最有价值的安全可靠的诊断手段。可直接观察胃黏膜病变，根据病变程度不同，可见黏膜广泛充血、水肿、糜烂、出血，有时可见黏膜表面的黏液斑或反流的胆汁。幽门螺杆菌感染胃炎时，还可见到胃窦黏膜疣状的小结节样增生。同时可取病变部位组织进行幽门螺杆菌检查。

2. X 线钡餐造影 多数胃炎病变在黏膜表层，钡餐造影难有阳性发现；胃窦部有浅表炎症者有时可呈现胃窦部激惹症，黏膜纹理增粗、迂曲、锯齿状，幽门前区呈半收缩状态，可见不规则痉挛收缩。气、钡双重造影效果较好。

3. 幽门螺杆菌检测方法

（1）胃黏膜组织切片染色与培养：是最准确的诊断方法。

（2）尿素酶试验：将活检胃黏膜放入上述试剂中，如胃黏膜含有幽门螺杆菌则试剂变为红色，此法快速、简单，特异性和敏感性可达 90% 以上。

（3）血清学检测：可测得抗幽门螺杆菌抗体，但是 IgM 抗体也可在清除了几个月后仍保持阳性，限制其诊断意义。

（4）核素标记尿素呼吸试验：其特异性和敏感性均达 90% 以上，^{13}C 无放射性更适合小儿应用。

【病理】

1. 急性胃炎 表现为上皮细胞变性、坏死，固有膜大量中性粒细胞浸润，无或极少有淋巴细胞、浆细胞，腺体细胞呈不同程度变性坏死。

2. 慢性胃炎 浅表性胃炎见上皮细胞变性，小凹上皮细胞增生，固有膜炎症细胞主要为淋巴细胞、浆细胞浸润。萎缩性胃炎主要为固有腺体萎缩，肠腺化生及炎症细胞浸润。

【诊断和鉴别诊断】

根据病史、体检、临床表现、纤维胃镜和病理学检查，基本可以确诊。由于引起小儿腹痛的病因很多，急性发作的腹痛必须注意与外科急腹症、肝、胆、胰、肠等腹内脏器的器质性疾病以及腹型过敏性紫癜鉴别，慢性反复发作的腹痛应与肠道寄生虫、肠痉挛、功能性腹痛等疾病鉴别。

【治疗】

1. 急性胃炎 去除病因，积极治疗原发病，避免服用一切刺激性食物和药物，及时纠正水、电解质紊乱；有上消化道出血者应卧床休息，保持安静，监测生命体征及呕吐与黑便情况，静滴 H_2 受体阻滞剂，如西咪替丁、雷尼替丁，或质子泵抑制剂奥美拉唑，以及黏膜保护剂，可用局部黏膜止血的方法，输血、血浆；细菌感染者应用有效抗生素。

2. 慢性胃炎

（1）去除病因，积极治疗原发病。

（2）饮食治疗：养成良好的饮食习惯和生活规律。饮食定时定量，避免服用刺激性食品和对胃黏膜有损害的食物和药物。

（3）药物治疗：①黏膜保护剂；② H_2 受体阻滞剂；③胃肠动力药：腹胀、呕吐或胆汁反流者加用多潘立酮；④有幽门螺杆菌感染者应进行规范的抗幽门螺杆菌治疗（见消化性溃疡病治疗）。

二、消化性溃疡

消化性溃疡（peptic ulcer）是指胃和十二指肠的慢性溃疡，也可发生在与酸性胃液相接触的其他胃肠道部位。各年龄均可发病，学龄儿童多见；婴幼儿多为继发性溃疡，常有明确的原发疾病，胃溃疡和十二指肠溃疡发病率相近；学龄前和学龄期儿童多为原发性溃疡，以十二指肠溃疡多见。男孩多于女孩，常有明显的家族史。

【病因和发病机制】

原发性消化性溃疡病因与诸多因素有关，确切发病机制至今尚未全阐明。目前认为溃疡的形成是由于对胃和十二指肠黏膜有损害作用的侵袭因子（酸、胃蛋白酶、胆盐、药物、微生物及其他有害物质）与黏膜自身的防御因素（黏膜屏障、黏液重碳酸盐屏障、黏膜血流量、细胞更新、前列腺素、表皮生长因子等）之间失去平衡的结果。一般认为，与酸增加有关因素对十二指肠溃疡的意义较大，而组织防御因素对胃溃疡有更重要的意义。

继发性溃疡是由于全身疾病引起的胃、十二指肠黏膜局部损害，见于各种危重疾病所致的应激反应（见急性胃炎病因）。

【病理】

十二指肠溃疡好发于球部，偶尔位于球后以下的部位称球后溃疡。多为单发，也可多发。胃溃疡多发生在胃窦、胃体交界的小弯侧，少数可发生在胃窦、胃体、幽门前方或幽门管内。溃疡大小不等，深浅不一，胃镜下观察呈圆形或不规则圆形，也有呈椭圆形或线形，底部有灰白苔，周围黏膜充血、水肿。球部因黏膜充血、水肿，或因多次复发后，纤维组织增生和收缩而导致球部变形；有时出现假憩室。胃和十二指肠同时有溃疡存在时称复合溃疡。光镜下溃疡由外向内可分四层：急性炎性渗出物、坏死层、肉芽组织、瘢痕组织。

【临床表现】

症状与体征由于溃疡在各年龄阶段的好发部位、类型和演变过程不同，临床症状和体征也有所不同，年龄愈小，症状愈不典型，不同年龄患者的临床表现有各自的特点。

1. 新生儿 继发性溃疡多见，常见原发病有早产儿缺氧、窒息、败血症、低血糖、呼吸窘迫综合征和中枢神经系统疾病等，常表现急性起病，呕血、黑便。生后 2～3 天亦可发生原发性溃疡，突然出现消化道出血、穿孔或两者兼有。

2. 婴儿期 继发性溃疡多见，发病急，首发症状为消化道出血和穿孔。原发性以胃溃疡多见，表现为食欲差、呕吐、进食后啼哭、腹胀、生长发育迟缓，也可表现为呕血、黑便。

3. 幼儿期 胃和十二指肠溃疡发病率相等，常见进食后呕吐，间歇发作脐周及上腹部疼痛，少见成人的烧灼感，食后减轻，夜间及清晨痛醒，可发生呕血、黑便，甚至穿孔。

4. 学龄前及学龄期 以原发性十二指肠溃疡多见，主要表现为反复发作性脐周及上腹部胀痛、烧灼感，饥饿时或夜间多发、可持续数分钟至几小时；严重者可出现呕血、便血、贫血；部分有穿孔时疼痛剧烈并放射至背部或左右上腹部；也有仅表现为贫血、粪便潜血试验阳性。

【并发症】

主要为出血、穿孔和幽门梗阻，常可伴发缺铁性贫血、重症可出现失血性休克。如溃疡穿孔至腹腔或临近器官，可出现腹膜炎、胰腺炎等。如炎症和水肿较广泛，可出现急、慢性梗阻。

【辅助检查】

1. 粪便潜血试验 禁食 3 天后检查，阳性者提示溃疡有活动性。

2. 纤维胃镜检查 是当前公认的诊断溃疡病准确率最高的方法。内镜观察不仅能准确诊断溃疡，而且可估计溃疡灶大小、溃疡周围炎症的轻重、溃疡表面有无血管暴露和评估药物治疗的效果，同时又可采取黏膜活检作病理组织学和细菌学检查，还可以在胃镜下控制活动性出血。

3. 胃肠 X 线钡餐造影 虽然应用较广泛，但此诊断手段不够敏感和特异。

（1）直接征象：发现胃和十二指肠壁龛影可确诊。

（2）间接征象：溃疡对侧切迹，十二指肠球部痉挛、畸形，对本病有诊断参考价值。因小儿溃疡浅表，钡餐通过快，检出率较成人为低，且假阳性率较高，气、钡双重对比造影效果较佳。

（四）幽门螺杆菌检测

参见胃炎的辅助检查部分内容。

【诊断和鉴别诊断】

1. 诊断 由于儿童消化性溃疡的症状和体征不如成人典型，常易误诊和漏诊，故对出现剑突下有烧灼感或饥饿痛；反复发作、进食后缓解的上腹痛，夜间及清晨症状明显；与饮食有关的呕吐；粪便潜血试验阳性的贫血患儿；反复胃肠不适，且有胃溃疡尤其是十二指肠溃疡的家族史者；原因不明的呕血、便血者等，均应警惕消化性溃疡病的可能性。应及时进行胃镜检查，尽早明确诊断。

2. 鉴别诊断

（1）腹痛：应与肠痉挛、蛔虫症、腹腔内脏器感染、结石等疾病鉴别。

（2）呕血：新生儿和小婴儿呕血可见于新生儿自然出血症、食管裂孔疝、败血症等；年长儿需与肝硬化致食管静脉曲张破裂及全身出血性疾病鉴别。

（3）便血：消化性溃疡便血多为柏油样便，鲜红色便仅见于大量出血者。故应与肠套叠、梅克尔憩室、息肉、腹型过敏性紫癜及血液病所致出血鉴别。

【治疗】

原则是缓解和消除症状，促进溃疡愈合，防止复发，并预防并发症。

1. 一般治疗 如有出血时，应积极监护治疗，以防止失血性休克。应监测生命体征如血压、心率及末梢循环，禁食同时注意补充足够血容量，消化道局部（如喷药、胃镜下硬化、电凝治疗）及全身止血。如失血严重时应及时输血。培养良好的生活习惯，饮食定时定量，避免过度疲劳及精神紧张，避免食用具有刺激性、对胃黏膜有损害的食品和药物。

2. 药物治疗 原则为抑制胃酸分泌和中和胃酸，加强黏膜防御能力，抗幽门螺杆菌治疗。

（1）抗酸和抑酸剂

H_2受体阻滞剂：可直接抑制组胺、阻滞乙酰胆碱和胃泌素分泌，达到抑酸和加速溃疡愈合的目的。常用西咪替丁（cimetidine）、雷尼替丁（ranitidine），疗程均为4~8周。

质子泵抑制剂：作用于胃黏膜壁细胞，降低壁细胞中的H^+-K^+-ATP酶活性，阻抑H^+从细胞浆内转移到胃腔而抑制胃酸分泌。常用奥美拉唑（omeprazole），剂量为每日0.6~0.8mg/kg，清晨顿服。疗程2~4周。

中和胃酸的抗酸剂：常用碳酸钙、氢氧化铝、氢氧化镁等。

（2）胃黏膜保护剂

硫糖铝（sucralfate）：在酸性胃液中与蛋白形成大分子复合物，凝聚成糊状物覆盖于溃疡表面起保护作用，防止酸侵入，并可吸附胃蛋白酶和胆汁酸、抑制其活性；尚可增强内源性前列腺素合成，促进溃疡愈合，疗效相当于H_2受体阻滞剂。常用剂量为每日10~25mg/kg，分4次口服，疗程4~8周。肾功能不全者禁用。

枸橼酸铋钾（bismuth potassium citrate）：在酸性环境中沉淀，与溃疡面的蛋白质结合，覆盖其上，形成一层凝固的隔离屏障，阻止胃酸和胃蛋白酶的侵蚀；促进前列腺素分泌，更具抗幽门螺杆菌的作用。剂量为每日6~8mg/kg，分3次口服，疗程4~6周。本药有导致神经系统不可逆损害和急性肾衰竭等副作用，长期大剂量应用时应谨慎，最好有血铋浓度监测。

呋喃唑酮：能抑制体内单胺氧化酶活性，提高多巴胺活性从而抑制胃酸分泌、胃运动和扩张血管、维持胃黏膜完整性，并能减少胃酸分泌和抑制幽门螺杆菌生长。剂量每日5~10mg/kg，分3次口服，连用2周。

蒙脱石粉、麦滋林－S（marzulene－S）颗粒剂：亦具有保护胃黏膜、促进溃疡愈合的作用，可选用。

米索前列醇（misoprostol）：即前列腺素样作用，其作用机制可能与刺激黏液和碳酸氢盐分泌，或直接保护胃黏膜上皮的完整性有关。但因其副作用临床应用较少，罕见儿科应用。

3. 抗幽门螺杆菌治疗 幽门螺杆菌与小儿消化性溃疡的发病密切相关，根除幽门螺杆菌可显著降低消化性溃疡的复发率和并发症的发生率。有幽门螺杆菌感染的消化性溃疡，需用抗菌药物治疗。临床上常用的药物：枸橼酸铋钾每日6~8mg/kg；阿莫西林每日50mg/kg；克拉霉素（clarithromycin）每日15~20mg/kg；甲硝唑每日20mg/kg；呋喃唑酮每日5mg/kg，分3次口服。由于幽门螺杆菌栖居部位环境的特殊性，不易被根除，目前多主张以PPI为中心联合用药（三联）：PPI＋上述两种抗生素。以铋剂为中心药物的治疗方案为：枸橼酸铋钾4~6周＋两种抗生素（阿莫西林4周、甲硝唑2周，呋喃唑酮2周）。

4. 手术治疗 消化性溃疡一般不需手术治疗。但如有以下情况，应根据个体情况考虑手术治疗①溃疡合并穿孔；②难以控制的出血，失血量大，48小时内失血量超过血容量的30%；③幽门完全梗阻，经胃肠减压等保守治疗72小时仍无改善；④慢性难治性疼痛。手术包括迷走神经切断和幽门成形或胃窦切除术。儿童患者常常单纯缝合溃疡或穿孔处，加迷走神经切断或幽门成形术。

第五节 先天性肥厚性幽门狭窄

先天性肥厚性幽门狭窄（congenital hypertrophic pyloric stenosis）是由于幽门环肌增生肥

厚，使幽门管腔狭窄而引起的上消化道不完全梗阻性疾病。发病率为 1/3000 ~ 1/1000，占消化道畸形的第三位。第一胎多见，男性多见，男女发病率之比为 5:1，多为足月儿，未成熟儿较少见。

【病因和发病机制】

至今尚未完全清楚，一般认为可能与下列因素有关。

1. 遗传因素 本病为多基因遗传病，父或母有本病史者，其子代发病率可高达 7% 左右；母亲有本病史的子代发病机会比父亲有本病史者为高。

2. 胃肠激素及其他生物活性物质紊乱 研究发现：患儿幽门环肌中的脑啡肽、P 物质和血管活性肠肽有不同程度地减少；患儿血清胃泌素水平升高、前列腺素水平增高；使用外源性前列腺素 E 维持动脉导管开放时容易发生幽门狭窄；患儿幽门组织一氧化氮合酶减少等。

3. 先天性幽门肌层发育缺陷 在胚胎 4 ~ 6 周幽门发育过程中，肌肉发育过度，致使幽门肌尤其是环肌肥厚而致梗阻。

【病理】

幽门肌全层增生、肥厚，以环肌更为明显。幽门明显增大呈橄榄形，颜色苍白，表面光滑，质地如硬橡皮。肿块随日龄而逐渐增大。肥厚的肌层渐向胃壁移行，胃窦部界限不明显，十二指肠端则界限分明，肥厚组织突然终止于十二指肠始端，因胃强烈蠕动使幽门管部分被推入十二指肠，使十二指肠黏膜反折呈子宫颈样。幽门管腔狭窄造成食物潴留致使胃扩大、胃壁增厚，黏膜充血、水肿，可有炎症和溃疡。

【临床表现】

典型症状和体征为无胆汁的喷射性呕吐，胃蠕动波和右上腹肿块。

1. 呕吐 为本病主要症状，一般在出生后 2 ~ 4 周，少数于生后一周发病，也有迟至生后 2 ~ 3 个月发病。开始为溢乳，逐日加重呈喷射性呕吐，几乎每次奶后均吐，多于喂奶后不到半小时即吐，自口鼻涌出，吐出物为带凝块的奶汁，不含胆汁，少数患儿因呕吐频繁使胃黏膜毛细血管破裂出血，吐出物可含咖啡样物或血。患儿食欲旺盛，呕吐后即饥饿欲食。

2. 胃蠕动波 常见，但非特有体征。蠕动波从左季肋下向右上腹部移动，到幽门即消失。在喂奶时或呕吐前容易见到，轻拍上腹部常可引出。

3. 右上腹肿块 为本病特有体征，具有诊断意义，临床检出率可达 60% ~ 80%。用指端在右季肋下腹直肌外缘处轻轻向深部按扪，可触到橄榄大小、质较硬的肿块，可以移动。

4. 黄疸 1% ~ 2% 患儿伴有黄疸，间接胆红素增高，手术后数日即消失。原因不明，可能与饥饿和肝功能不成熟，葡萄糖醛酸基转移酶活性不足，以及粪便排出少，胆红素肝肠循环增加等因素有关。

5. 消瘦、脱水及电解质紊乱 因反复呕吐，营养物质及水摄入不足，并有 H^+ 和 Cl^- 的大量丢失，患儿体重不增或下降，逐渐出现营养不良、脱水、低氯性碱中毒等。晚期脱水加重，组织缺氧，产生乳酸血症，低钾血症；肾功能损害时，可合并代谢性酸中毒。

【辅助检查】

1. 腹部 B 超检查 为首选的无创检查，可发现幽门肥厚肌层为一环形低回声区，相应的黏膜层为高密度回声，并可测量肥厚肌层的厚度、幽门直径和幽门管长度，如果幽门肌厚度 ≥4mm、幽门直径 ≥13mm、幽门管长 ≥17mm，即可诊断为本病。

2. X 线钡餐检查 可用于临床和 B 超诊断不明确的病例。透视下可见胃扩张，钡剂通过幽门排出时间延长，胃排空时间延长。仔细观察可见幽门管延长，向头侧弯曲，幽门胃窦呈鸟嘴状改变，管腔狭窄如线状，十二指肠球部压迹呈"蕈征""双肩征"等为诊断本病特有的 X 线征象。

【诊断和鉴别诊断】

凡具有典型的呕吐病史者，生后 2~4 周出现，无胆汁的喷射性呕吐，进行性加重，吐后觅食，应疑及本病。若于右上腹部扪及橄榄状肿块，即可确诊。对疑似病例应与下列情况鉴别。

1. 喂养不当　由于喂奶过多、过急，或人工喂养时奶瓶倾斜将奶瓶内气体吸入胃内，或喂奶后体位放置不当等，均为新生儿呕吐的常见原因。如系喂养不当引起的呕吐，应防止喂奶过多、过急，食后抱起婴儿，轻拍后背使积存在胃内的气体排出，呕吐即可停止。

2. 幽门痉挛　与本病临床症状相似，但多在生后即出现间歇性不规则呕吐，非喷射性，量不多，无进行性加重，偶见胃蠕动波，但右上腹摸不到肿块。一般状况较好，无明显脱水、营养不良，B 超检查幽门肌层不肥厚，用阿托品、氯丙嗪等解痉镇静剂治疗，效果良好。

3. 胃食管反流　呕吐为非喷射性，上腹无蠕动波，无右上腹橄榄样肿块。采用体位疗法和稠厚食物喂养治疗可减轻呕吐。X 线钡餐检查、24 小时食管 pH 监测和食管动力功能检查等可协助确诊。

4. 胃扭转　生后数周内出现呕吐，移动体位时呕吐加剧。X 线钡餐检查可见：①食管与胃黏膜有交叉现象；②胃大弯位于小弯之上；③幽门窦的位置高于十二指肠球部；④双胃泡、双液平面；⑤食管腹段延长，且开口于胃下方。胃镜检查亦可达到诊断和治疗（胃镜下整复）的目的。

【治疗】

确诊后应及早纠正营养状态，并进行幽门肌切开术，手术方法简便，效果良好。

第六节　肠套叠

 临床讨论

> **临床案例**　8 个月，男。呕吐 3 天，每次进食后非胆汁样呕吐，血便 1 次。在当地医院门诊诊断为"急性胃肠炎"予口服补液。尿量较平日减少，既往身体健康。按时接种疫苗。否认不洁食物摄入史。查体：T 36.8℃，R 36 次/分，P 130 次/分，氧饱和度 98%，末梢毛细血管充盈时间 2 秒。脱水貌，除腹部触诊时表现不适外，无特殊阳性发现。
>
> **问题**　该患儿可能是什么病？临床应诊？与哪些疾病相鉴别？

肠套叠（intussusception）系指部分肠管及其肠系膜套入邻近肠腔所致的一种肠梗阻，是婴幼儿时期常见的急腹症之一，是 3 个月至 6 岁期间引起肠梗阻的最常见原因。60% 肠套叠患儿的年龄在 1 岁以内，但新生儿罕见。80% 患儿年龄在 2 岁以内，男孩发病率多于女孩，约为 4：1。健康肥胖儿多见，发病季节与胃肠道病毒感染流行相一致，以春季多见。常伴发于胃肠炎和上呼吸道感染。

【病因和发病机制】

肠套叠分原发性和继发性两种。95% 为原发性，多见于婴幼儿，有人认为婴儿回盲部系膜尚未完全固定、活动度较大是容易发生肠套叠的结构上因素。5% 继发性病例多为年长儿，发生肠套叠的肠管多有明显的机械原因，如梅克尔憩室翻入回肠腔内，成为肠套叠的起点。肠息肉、肠肿瘤、肠重复畸形、腹型紫癜致肠壁血肿等均可牵引肠壁而发生肠套叠。

有些促发因素可导致肠蠕动的节律发生紊乱，从而诱发肠套叠，如饮食改变、病毒感染及腹泻等。有研究表明病毒感染可引起末段回肠集合淋巴结增生，局部肠壁增厚，甚至凸入肠腔，构成套叠起点，加之肠道受病毒感染后蠕动增强而导致肠套叠发生。

【病理】

肠套叠一般是顺行的，多为近端肠管套入远端肠腔内，极少数是逆行的。依据其套入部位不同分为：①回盲型：回盲瓣是肠套叠头部，带领回肠末端进入升结肠，盲肠、阑尾也随着翻入结肠内，此型最常见，占总数的50%~60%；②回结型：回肠从距回盲瓣几厘米处起，套入回肠最末端，穿过回盲瓣进入结肠，约占30%；③回回结型：回肠先套入远端回肠内，然后整个再套入结肠内，约占10%；④小肠型：小肠套入小肠，少见；⑤结肠型：结肠套入结肠，少见；⑥多发型：回结肠套叠和小肠套叠合并存在。

肠套叠一旦形成，仅有很少部分的小肠套叠可以自行复位（暂时性小肠套叠），而对于套入结肠的或复套的一般不能自行复位，由于鞘层肠管持续痉挛，致使套入部肠管发生循环障碍，初期静脉回流受阻，组织充血水肿，静脉曲张。黏膜细胞分泌大量黏液，进入肠腔内，与血液及粪质混合成果酱样胶冻状排出。肠壁水肿、静脉回流障碍加重，使动脉受累，供血不足，导致肠壁坏死并出现全身中毒症状，严重者可并发肠穿孔和腹膜炎。

【临床表现】

1. 急性肠套叠

（1）腹痛：腹痛为阵发性规律性发作，每次间歇10~20分钟，持续数分钟或更长时间后，腹痛缓解，安静或入睡后又反复发作，伴随肠蠕动出现，阵发性腹痛系由于肠系膜受牵拉和套叠鞘部强烈收缩所致。

（2）呕吐：为早期症状，初为反射性，含乳块和食物残渣，后可含胆汁，晚期可吐粪便样液体，说明有肠管梗阻。

（3）血便：为重要症状。出现症状的最初几小时排便可正常，以后排便少或无便。约85%病例在发病后6~12小时排出果酱样黏液血便，或作直肠指检时发现血便。

（4）腹部包块：多数病例在右上腹季肋下可触及有轻微触痛的套叠肿块，呈腊肠样，光滑不太软，稍可移动。晚期病例发生肠坏死或腹膜炎时，出现腹胀、腹水、腹肌紧张和压痛，不易扪及肿块，有时腹部扣诊和直肠指检双合检查可触及肿块。

（5）全身情况：患儿在早期一般情况尚好，体温正常，无全身中毒症状。随着病程延长，病情加重，并发肠坏死或腹膜炎时，全身情况恶化，常有严重脱水、高热、嗜睡、昏迷及休克等中毒症状。

2. 慢性肠套叠 年龄愈大，发病过程愈缓慢。主要表现为阵发性腹痛，腹痛时上腹或脐周可触及肿块，不痛时腹部平坦柔软、无包块，病程有时长达十余日。由于年长儿肠腔较宽阔，可无梗阻现象，肠管亦不易坏死。呕吐少见，血便发生也较晚。

【辅助检查】

1. 腹部B超检查 在叠部位横断扫描可见"同心圆"或"靶环状"肿块图像，纵断扫描可见"套筒征"。

2. B超监视下水压灌肠 经肛门插入Foley管并将气囊充气20~40ml。将T形管一端接Foley管，侧管接血压计监测注水压力，另一端为注水口，注入37~40℃等渗盐水匀速推入肠内，可见靶环状块影退至回盲部，"半岛征"由大到小，最后消失，B超下可见"同心圆"或"套筒征"消失，回盲瓣呈"蟹爪样"运动，小肠进水，呈"蜂窝状"扩张，诊断治疗同时完成。

3. 空气灌肠 由肛门注入气体，在X线透视下可见杯口阴影，能清楚看见套叠头的块影，并可同时进行复位治疗。

4. 钡剂灌肠 可见套叠部位充盈缺损和钡剂前端的杯口影，以及钡剂进入鞘部与套入部之间呈现的线条状或弹簧状阴影。只用于慢性肠套叠疑难病例。

【诊断和鉴别诊断】

凡健康婴幼儿突然发生阵发性腹痛或阵发性规律性哭闹、呕吐、便血和腹部扪及腊肠样肿块时可确诊。肠套叠早期在未排出血便前应做直肠指检。诊断本病时应与下列疾病鉴别。

1. 细菌性痢疾 夏季发病多。排便次数多，含黏液、脓血，里急后重，多伴有高热等感染中毒症状。粪便检查可见成堆脓细胞，细菌培养阳性。但必须注意细菌性痢疾偶尔亦可引起肠套叠，两种疾病可同时存在或肠套叠继发于细菌性痢疾后。

2. 梅克尔憩室出血 大量血便，常为无痛性，亦可并发肠套叠。

3. 过敏性紫癜 有阵发性腹痛，呕吐、便血，由于肠管有水肿、出血、增厚，有时左右下腹可触及肿块，但绝大多数患儿有出血性皮疹、关节肿痛，部分病例有血尿。该病由于肠功能紊乱和肠壁血肿，亦可并发肠套叠。

【治疗】

急性肠套叠是一种危及生命的急症，复位是紧急的治疗措施，一旦确诊需立即进行。

1. 非手术疗法

（1）灌肠疗法的适应证：肠套叠在48小时内，全身情况良好，腹部不胀，无明显脱水及电解质紊乱。

（2）灌肠疗法的禁忌证：①病程已超过48小时，全身情况差，如有脱水、精神萎靡、高热、休克等症状者，对3个月以下婴儿尤应注意；②高度腹胀，腹部腹膜刺激征者且X线腹部平片可见多数液平面；③套叠头部已达脾曲，肿物硬而且张力大者；④多次复发疑有器质性病变者；⑤小肠型肠套叠。

（3）方法：包括①B超监视下水压灌肠；②空气灌肠；③钡剂灌肠复位三种。

（4）灌肠复位成功的表现：①拔出肛管后排出大量带臭味的黏液血便和黄色粪水；②患儿很快入睡，不再哭闹及呕吐；③腹部平软，触不到原有的包块；④灌肠复位后给予0.5～1g活性炭口服，6～8小时后应有炭末排出，表示复位成功。

2. 手术治疗 肠套叠超过48～72小时，或虽时间不长，但病情严重疑有肠坏死或穿孔者，以及小肠型肠套叠均需手术治疗。根据患儿全身情况及套叠肠管的病理变化选择进行肠套叠复位，肠切除吻合术或肠造瘘术等。5%～8%患儿可有肠套叠复发。灌肠复位比手术复位的复发率高。

第七节　先天性巨结肠

先天性巨结肠（congenital megacolon）又称先天性无神经节细胞症（aganglionosis）或赫什朋病（Hirschsprung disease，HD），是由于直肠或结肠远端的肠管持续痉挛，粪便淤滞在近端结肠，使该肠管肥厚、扩张。本病是婴儿常见的先天性肠道畸形，发病率为1/5000～1/2000，居先天性消化道畸形第2位，仅次于肛门直肠畸形，男女之比（3～4）:1，有遗传倾向。

【病因和病理生理】

目前认为该病发生是多基因遗传和环境因素共同作用的结果。其基本病理变化是痉挛段肠管肠壁肌间和黏膜下神经丛内缺乏神经节细胞，无髓鞘的副交感神经纤维数量增加，增粗增大，紧密交织成束；扩张段肠管肌层肥厚，黏膜炎症，可伴有小溃疡，肠壁肌间和黏膜下神经节细胞正常。

在形态学上可分为痉挛段、移行段和扩张段三部分。除形成巨结肠外，其他病理生理变化有排便反射消失等。根据病变肠管痉挛段的长度,本病可分为:①常见型(约占85%);②短段型(10%左右);③长段型(4%左右);④全结肠型(1%左右);⑤全胃肠型。

【临床表现】

1. 胎便排出延缓、顽固性便秘和腹胀 患儿生后24~48小时内多无胎便或仅有少量胎便排出,可于生后2~3天出现低位肠梗阻症状。以后即有顽固性便秘,3~7天以至于1~2周排便一次。严重者发展成不灌肠不排便。痉挛段愈长,出现便秘时间愈早,愈严重。腹胀逐渐加重,腹壁紧张发亮,有静脉扩张,可见肠型及蠕动波,肠鸣音增强,膈肌上升引起呼吸困难。

2. 呕吐、营养不良和发育迟缓 由于功能性肠梗阻,可出现呕吐,量不多,呕吐物含少量胆汁,严重者可见粪样液,加上长期腹胀,便秘使患儿食欲下降,影响营养物质吸收致发育迟缓、消瘦、贫血或有低蛋白血症伴水肿。

3. 直肠指检 直肠壶腹部空虚,拔指后由于近端肠管内积存多量粪便,可排出恶臭气体及粪便。

【并发症】

1. 小肠结肠炎 为本病的常见并发症,可见于任何年龄尤其是新生儿期。由于远端肠梗阻使结肠高度扩张,肠腔内压增高导致肠黏膜缺血,降低了黏膜的屏障作用,使粪便的代谢产物、细菌、毒素进入血液循环,患儿出现高热、高度腹胀、呕吐、排出恶臭且带血的稀便。肠黏膜缺血处可产生水肿、溃疡,引起全血便及肠穿孔。重者炎症侵犯肌层,出现浆膜充血、水肿、增厚,导致渗出性腹膜炎。由于吐泻及扩张肠管内大量肠液的积存,迅速出现脱水和酸中毒,死亡率极高。

2. 肠穿孔 多见于新生儿,常见的穿孔部位为乙状结肠和盲肠。

3. 继发感染 如败血症、肺炎等。

【辅助检查】

1. X线检查 一般可确定诊断。①腹部立位平片:多显示低位不完全性肠梗阻,近端结肠扩张,盆腔无气体或少量气体;②钡剂灌肠检查:其诊断率在90%左右,可显示典型的痉挛段,移行段和扩张段,呈"漏斗状"改变,痉挛段及其上方的扩张肠管,排钡功能差,若黏膜皱襞变粗(锯齿状变化),提示伴有小肠结肠炎。

2. 直肠、肛门测压检查 测定直肠、肛门内外括约肌的反射性压力变化,患儿内括约肌反射性松弛过程消失,直肠肛门抑制反射阴性。2周内新生儿可出现假阴性,故不适用。

3. 直肠黏膜活检 HE染色判断神经节细胞的有无,组化方法测定患儿肠壁痉挛段肠管乙酰胆碱含量和胆碱酯酶活性,患儿两者均较正常儿高出5~6倍,但对新生儿诊断率较低;还可用免疫组化法检测神经元特异性稀醇化酶等。

4. 直肠肌层活检 从直肠壁取全层肠壁组织活检,计数神经节细胞数量。患儿缺乏神经节细胞,而无髓鞘的神经纤维数量增加,形态增粗增大。

5. 肌电图检查 患儿直肠和乙状结肠远端的肌电图波形低矮,频率低,不规则,波峰消失。

【诊断和鉴别诊断】

凡新生儿生后胎粪排出延迟或不排胎粪,伴有腹胀、呕吐应考虑本病。婴幼儿有长期便秘史和腹胀等体征者应进行特殊检查。本病应与以下疾病相鉴别。

1. 新生儿期

(1)胎粪塞综合征(胎粪便秘):由于胎粪浓缩稠厚可出现一过性低位肠梗阻症状,经灌肠排出胎粪后,即可正常排便且不再复发。

（2）先天性肠闭锁：新生儿回肠或结肠闭锁，表现为低位肠梗阻症状，直肠指检仅见少量灰白色胶冻样便，用盐水灌肠亦不能排便。腹部直位平片可见整个下腹部无气，钡剂灌肠X线造影可明确诊断。

（3）新生儿坏死性小肠结肠炎：与先天性巨结肠伴发小肠结肠炎者很难鉴别。本病多为早产儿，围生期多有窒息、缺氧、感染、休克的病史，且有便血。X线平片示肠壁有气囊肿和（或）门静脉积气。

2. 婴儿和儿童期

（1）继发性巨结肠：肛门、直肠末端有器质性病变，如先天性肛门狭窄、术后瘢痕狭窄或直肠外肿瘤压迫等使排便不畅，粪便滞留，结肠继发扩张。经肛诊可以确诊。

（2）特发性巨结肠：该症与排便训练不当有关，特点是患儿直、结肠有正常的神经节细胞。表现为无新生儿期便秘史，2~3岁出现症状，慢性便秘常伴肛门污便，便前常有腹痛。肛诊感觉除直肠扩张积便外，一般触不到痉挛段，直肠肛门测压有正常阳性反射。

（3）功能性便秘：是一种原因不明的慢性便秘，分为慢传输型、出口梗阻型及混合型。表现为排便次数少、排便费力、粪质较硬或呈球状、排便不尽感，有时需借助人工方式（手抠）来协助排便。诊断需钡剂灌肠或肠镜检查排除器质性疾病。

【治疗】

应进行根治手术切除无神经节细胞肠段和部分扩张结肠。先天性巨结肠许多并发症发生在出生后2个月内，故要特别重视此期间的治疗。

1. 保守治疗 ①口服缓泻剂、润滑剂，帮助排便；②使用开塞露、扩肛等刺激括约肌，诱发排便；③灌肠：肛管插入深度要超过狭窄段，每日一次注入生理盐水，揉腹后使灌肠水与粪水排出，反复数次，逐渐使积存的粪便排出。

2. 手术治疗 包括结肠造瘘术和根治术。凡合并小肠结肠炎不能控制者、合并营养不良、高热、贫血、腹胀、不能耐受根治术者，或保守治疗无效、腹胀明显影响呼吸者，均应及时行结肠造瘘术。现多主张早期进行根治手术，一般认为体重在3kg以上，周身情况良好即可行根治术。

第八节　腹泻病

小儿腹泻（infantile diarrhea），或称腹泻病，是一组由多病原、多因素引起的以排便次数增多和粪便性状改变为特点的儿科常见病。是我国婴幼儿最常见的消化道疾病。6个月~2岁婴幼儿发病率高，1岁以内约占半数，是造成小儿营养不良、生长发育障碍和死亡的主要原因之一。

【病因】

引起小儿腹泻病的病因分为：①感染性：多见，如病毒、细菌、真菌、寄生虫等感染；②非感染性：包括饮食性、过敏性、先天酶缺陷及气候等因素引起的腹泻。

（一）易感因素

婴幼儿易患腹泻病，主要与下列因素有关。

（1）婴幼儿消化系统发育尚未成熟，胃酸和消化酶分泌少，酶活力偏低，不能适应食物质和量的较大变化；生长发育快，所需营养物质相对较多，胃肠道负担重，且婴儿食物以液体为主，进入量较多，加重了胃肠道的负担；婴幼儿水分代谢旺盛，1岁以内每日摄入及排出的水分占体内总液量的1/2（成人为1/7），对缺水的耐受力差，一旦失水容易发生体液紊乱；婴儿时期神经、内分泌、循环、肝、肾功能发育不成熟，容易发生消化道功能紊乱。

（2）机体防御功能差：①婴儿胃酸偏低，胃排空较快，对进入胃内的细菌杀灭能力较弱；②血清免疫球蛋白（尤其是 IgM、IgA）和胃肠道分泌型 IgA 均较低；③正常肠道菌群对入侵的致病微生物有拮抗作用，新生儿生后尚未建立正常肠道菌群时，或由于使用抗生素等引起肠道菌群失调时，均易患肠道感染。

（3）人工喂养母乳中含有大量体液因子（SIgA、乳铁蛋白）、巨噬细胞和粒细胞、溶菌酶、溶酶体，有很强的抗肠道感染作用，家畜乳中虽有某些上述成分，但在加热过程中被破坏，且人工喂养的食物和食具极易受污染，故人工喂养儿肠道感染发生率明显高于母乳喂养儿。

（二）感染因素

1. 肠道内感染　可由病毒、细菌、真菌、寄生虫引起，以前两者多见，尤其是病毒。

（1）病毒感染：婴幼儿腹泻由病毒感染引起。病毒性肠炎主要病原为轮状病毒（rotavirus）、诺如病毒（norovirus），其次有肠道病毒，包括柯萨奇病毒（coxsackie virus）、埃可病毒（echo virus）、肠道腺病毒（enteric adenovirus），诺沃克病毒（Norwalk virus），冠状病毒，星状和杯状病毒等。

（2）细菌感染（不包括法定传染病）

1）致腹泻大肠杆菌：根据能引起腹泻的大肠杆菌的不同致病毒性和发病机制，已知的菌株分为 5 大组：①致病性大肠杆菌（enteropathogenic E. coli，EPEC）为最早发现的致腹泻大肠杆菌。致病菌侵入肠道后，黏附在肠黏膜上皮细胞引起炎症反应，导致肠黏膜微绒毛破坏，皱襞萎缩变平，黏膜充血、水肿而致腹泻，可累及全肠道。②产毒性大肠杆菌（enterotoxigenic E. coli，ETEC）致病菌黏附在小肠上皮刷状缘，在细胞外繁殖，产生不耐热肠毒素（labile toxin，LT）和耐热肠毒素（stable toxin，ST）引起腹泻。③侵袭性大肠杆菌（enteroinvasive E. coli，EIEC）致病菌直接侵入小肠黏膜引起炎症反应，也可黏附和侵入结肠黏膜，导致肠上皮细胞炎症和坏死，引起痢疾样腹泻。该菌与志贺菌相似，两者 O 抗原有交叉反应。④出血性大肠杆菌（enterohemorrhagic E. coli，EHEC）致病菌黏附于结肠产生与志贺杆菌相似的肠毒素（vero 毒素），引起肠黏膜坏死和肠液分泌，致出血性肠炎。⑤黏附集聚性大肠杆菌（enteroadherent aggregative E. coli，EAEC）致病菌以集聚方式黏附于下段小肠和结肠黏膜致病，不产生肠毒素，不引起组织损伤。

2）空肠弯曲菌（campylobacter jejuni）：与肠炎有关的弯曲菌有空肠型、结肠型和胎儿亚型 3 种，95%～99% 弯曲菌肠炎是由胎儿弯曲菌空肠业种（空肠弯曲菌）所引起。致病菌直接侵入空肠、回肠和结肠黏膜，引起炎症性、侵袭性腹泻，某些菌株亦能产生肠毒素。

3）耶尔森菌（Yersinia virus）：除侵袭小肠、结肠壁细胞外，并产生肠毒素，引起侵袭性和分泌性腹泻。

4）其他：沙门菌（Salmonella）（主要为鼠伤寒和其他非伤寒、副伤寒沙门菌）、嗜水气单胞菌（aeromonas hydrophila）、难辨梭状芽孢杆菌（clostridium difficile）、金黄色葡萄球菌（staphylococcal aureus）、铜绿假单胞菌（bacillus pyoeyaneus）、变形杆菌（bacillus proteus）等均可引起腹泻。

（3）真菌：致腹泻的真菌有念珠菌、曲菌、毛霉菌，小儿以白色念珠菌（candida albicans）多见。

（4）寄生虫：常见为蓝氏贾第鞭毛虫、阿米巴原虫和隐孢子虫等。

2. 肠道外感染　有时亦可产生腹泻症状，如患中耳炎、上呼吸道感染、肺炎、泌尿系感染、皮肤感染或急性传染病时，可由于发热、感染原释放的毒素、抗生素治疗、直肠局部激惹（膀胱炎、阑尾周围脓肿等）作用而并发腹泻。有时病原体（主要是病毒）可同时感染肠道。

使用抗生素引起的肠道菌群紊乱除了一些抗生素可降低碳水化合物的转运和乳糖酶水平之外，肠道外感染长期、大量地使用广谱抗生素可引起肠道菌群紊乱，肠道正常菌群减少，耐药性金黄色葡萄球菌、变形杆菌、铜绿假单胞菌、难辨梭状芽孢杆菌或白色念珠菌等可大量繁殖，引起的药物较难控制的肠炎，称为抗生素相关性腹泻（antibiotic - associated diarrhea，ADD）。

（三）非感染因素

1. 饮食因素 ①喂养不当可引起腹泻多为人工喂养儿，原因为喂养不定时、饮食不当、突然改变食物品种、过早喂给大量淀粉类或脂肪类食品；母乳喂养过早添加辅食；果汁，特别是含高果糖或山梨醇的果汁；可产生高渗性腹泻；肠道刺激物（调料、富含纤维素的食物）也可引起腹泻。②过敏性腹泻，如对牛奶蛋白、大豆蛋白等过敏而引起腹泻。③原发性或继发性双糖酶（主要为乳糖酶）缺乏或活性降低，肠道对糖的消化吸收不良而引起腹泻。

2. 气候因素 气候突然变化，腹部受凉，使肠蠕动增加；天气过热，消化液分泌减少或由于口渴饮奶过多等都可能诱发消化功能紊乱致腹泻。

【发病机制】

导致腹泻的发病机制有：①肠腔内存在大量不能吸收的具有渗透活性的物质——"渗透性"腹泻；②肠腔内电解质分泌过多——"分泌性"腹泻；③炎症所致的液体大量渗出——"渗出性"腹泻；④肠道蠕动功能异常——"肠道功能异常性"腹泻等。但在临床上不少腹泻；并非由某种单一机制引起，而是在多种机制共同作用下发生的。

【临床表现】

不同病因引起的腹泻常具有各自的临床特点和不同的临床过程。故在临床诊断中常包括病程、轻重及估计可能的病原。

临床分期连续病程在2周以内的腹泻为急性腹泻，病程2周～2个月的为迁延性腹泻，慢性腹泻的病程为2个月以上。

（一）急性腹泻

1. 腹泻的共同临床表现

（1）轻型：常由饮食因素及肠道外感染引起。起病可急可缓，以胃肠道症状为主，食欲不振，偶有溢乳或呕吐，排便次数增多，但每次排便量不多，稀薄或带水，呈黄色或黄绿色，有酸味，常见白色或黄白色奶瓣和泡沫。无脱水及全身中毒症状，多在数日内痊愈。

（2）重型：多由肠道内感染引起。常急性起病，也可由轻型逐渐加重、转变而来，除有较重的胃肠道症状外，还有较明显的脱水、电解质紊乱和全身中毒症状，如发热、精神烦躁或萎靡、嗜睡，甚至昏迷、休克。

1）胃肠道症状：食欲低，常有呕吐，严重者可吐咖啡色液体；腹泻频繁，排便每日3次至数10次，多为黄色水样或蛋花样便，含有少量黏液，少数患儿也可有少量血便。

2）水、电解质及酸碱平衡紊乱：①脱水：由于吐泻丢失体液和摄入量不足，使体液总量，尤其是细胞外液量减少，导致不同程度（轻、中、重）脱水。由于腹泻患儿丧失的水和电解质的比例不尽相同，可造成等渗、低渗或高渗性脱水，以前两者多见。出现眼窝、囟门凹陷，尿少泪少，皮肤黏膜干燥、弹性下降，甚至血容量不足引起的末梢循环的改变。②代谢性酸中毒：发生的原因是由于腹泻丢失大量碱性物质；进食少，肠吸收不良，热能不足使机体得不到正常能量供应导致脂肪分解增加，产生大量酮体；脱水时血容量减少，血液浓缩使血流缓慢，组织缺氧导致无氧酵解增多而使乳酸堆积；脱水使肾血流量不足，其排酸、保钠功能低下，使酸性代谢产物滞留体内。患儿可出现精神不振，口唇樱红，呼吸深大，呼出气凉有酮味等症状，但小婴儿症状可以很不典型。③低钾血症：由于胃肠液中含钾较多（腹泻时粪便中含钾量约为 17.9±11.8mmol/L），呕吐和腹泻丢失大量钾盐；进食少，钾的摄入量不足；肾脏保钾功能比保钠差，在缺钾时仍有一定量的钾继续排出，所以腹泻病时常有体内缺钾，但在脱水未纠正前，由于血液浓缩，酸中毒时钾由细胞内向细胞外转移以及尿少而致钾排出量减少等原因，体内钾总量虽然减少，但血清钾水平多数正常。随着脱水酸中毒被纠正、排尿后钾排出增加、粪便继续失钾以及输入葡萄糖合成糖原时消耗钾等因素使血钾迅速下降，随之即出现不同程度的缺钾症状，如精神不振、无力、腹胀、心律不齐等。④低钙和低镁血症：腹泻患儿进食少，吸收不良，从粪便丢失钙、镁，可使体内钙镁减少，活动性佝偻病和营养不良患儿更多见。但是脱水、酸中毒时由于血液浓缩、离子钙增多等原因，不出现低钙的症状，待脱水、酸中毒纠正后则出现低钙症状。极少数久泻和营养不良患儿输液后出现震颤、抽搐，用钙剂治疗无效时应考虑有低镁血症可能。

2. 几种常见类型肠炎的临床特点

（1）轮状病毒肠炎：轮状病毒是秋、冬季小儿腹泻最常见的病原，故又称为秋季腹泻。呈散发或小流行，经粪-口传播，也可通过气溶胶形式经呼吸道感染而致病。潜伏期 1~3 天，多发生在 6~24 个月婴幼儿，4 岁以上者少见。起病急，常伴发热和上呼吸道感染症状，无明显中毒症。病初即有呕吐，常先于腹泻发生。排便次数多、量多，水分多，黄色水样或蛋花样便带少量黏液，无腥臭味。常并发脱水、酸中毒及电解质紊乱。本病为自限性疾病，数日后呕吐渐停，腹泻减轻，不喂乳类的患儿恢复更快，自然病程 3~8 天，少数较长。大便镜检偶有少量白细胞，感染后 1~3 天即有大量病毒自粪便中排出，最长可达 6 天。血清抗体一般在感染后 3 周上升、病毒较难分离，有条件可直接用电镜检测病毒，或用 ELISA 法检测病毒抗原、抗体，或 PCR 及核酸探针技术检测病毒抗原。

（2）诺沃克（Norwalk）病毒性肠炎：主要发病季节为 9 月~4 月，发病年龄 1~10 岁，多见于年长儿和成人。潜伏期 1~2 天，起病急慢不一。可有发热、呼吸道症状。腹泻和呕吐轻重不等，排便量中等，为稀便或水样便，伴有腹痛。病情重者体温较高，伴有乏力、头痛、肌肉痛等。本病为自限性疾病，症状持续 1~3 天。粪便及周围血象检查一般无特殊发现。

（3）产毒性细菌引起的肠炎：多发生在夏季。潜伏期 1~2 天，起病较急。轻症仅排便次数稍增，性状轻微改变；重症腹泻频繁，量多，呈水样或蛋花样混有黏液，镜检无白细胞。伴呕吐，常发生脱水、电解质和酸碱平衡紊乱。自限性疾病，自然病程 3~7 天，亦可较长。

（4）侵袭性细菌（包括侵袭性大肠杆菌、空肠弯曲菌、耶尔森菌、鼠伤寒杆菌等）：引起的肠炎全年均可发病，多见于夏季。潜伏期长短不等。常引起志贺杆菌性痢疾样病变。起病急，高热甚至可以发生惊厥，腹泻频繁，粪便呈黏液状、带脓血、有腥臭味。常伴恶心、呕吐、腹痛和里急后重，可出现严重的中毒症状如高热、意识改变，甚至感染性休克。粪便镜检有大量白细胞及数量不等的红细胞。粪便细菌培养可找到相应的致病菌。其中空肠弯曲菌常侵犯空肠和回肠，且有脓血便，腹痛剧烈，易误诊为阑尾炎，亦可并发严重的小肠结肠炎、败血症、肺炎、脑膜炎、心内膜炎、心包炎等。耶尔森菌小肠结肠炎，多发生在冬季和早春，可引起淋巴结肿大，亦可产生肠系膜淋巴结炎，甚至与阑尾炎相似，也可引起咽痛和颈淋巴结炎。鼠伤寒沙门菌小肠结肠炎，有胃肠炎型和败血症，新生儿和<1岁婴儿尤易感染，新生儿常为败血症型，常引起暴发流行。可排深绿色黏液脓便或白色胶冻样便。

（5）出血性大肠杆菌肠炎：排便次数增多，开始为黄色水样便，后转为血水便，有特殊臭味；粪便镜检有大量红细胞，常无白细胞。伴腹痛。个别病例可伴发溶血尿毒综合征和血小板减少性紫癜。

（6）抗生素诱发的肠炎：长期应用广谱抗生素可使肠道菌群失调，肠道内耐药的金黄色葡萄球菌、铜绿假单胞菌、变形杆菌、某些梭状芽孢杆菌和白色念珠菌大鼠繁殖而引起肠炎。营养不良、免疫功能低下、长期应用肾上腺皮质激素者更易发病，婴幼儿病情多较重。

1）金黄色葡萄球菌肠炎：很少为原发性，多继发于使用大量抗生素后，病程与症状常与菌群失调的程度有关，有时继发于慢性疾病的基础上。表现为发热、呕吐、腹泻、不同程度中毒症状、脱水和电解质紊乱，甚至发生休克。典型粪便为暗绿色，量多带黏液，少数为血便；粪便镜检有大量脓细胞和成簇的革兰阳性球菌，培养有葡萄球菌生长，凝固酶阳性。

2）伪膜性小肠结肠炎：由难辨梭状芽孢杆菌引起。除万古霉素和胃肠道外用的氨基糖苷类抗生素外，几乎各种抗生素均可诱发本病。可在用药1周内或迟至停药后4~6周发病，亦见于外科手术后、肠梗阻、肠套叠、巨结肠等体弱患者。本菌大量繁殖，产生毒素A（肠毒素）和毒素B（细胞毒素）2种毒素致病。主要症状为腹泻，轻症排便每日数次。停用抗生素后很快痊愈；重症频泻，黄绿色水样便，可有伪膜排出，为坏死毒素致肠黏膜坏死所形成的伪膜；黏膜下出血可引起粪便带血，可出现脱水、电解质紊乱和酸中毒。伴有腹痛、腹胀和全身中毒症状，甚至发生休克。对可疑病例可行纤维结肠镜检查。粪便厌氧菌培养、组织培养法检测细胞毒素可协助确诊。

3）真菌性肠炎：多为白色念珠菌所致，2岁以下婴儿多见，常并发于其他感染或肠道菌群失调时。病程迁延，常伴鹅口疮。排便次数增多，黄色稀便，泡沫较多带黏液，有时可见豆腐渣样细块（菌落）；粪便镜检有真菌孢子和菌丝，如芽孢数量不多，应进一步以沙氏培养基作真菌培养确诊。

（二）迁延性、慢性腹泻

病因复杂，感染、营养物质过敏、酶缺陷、免疫缺陷、药物因素、先天性畸形等均可引起。以急性腹泻未彻底治疗或治疗不当、迁延不愈最为常见。人工喂养、营养不良小儿患病率高。

为能尽早明确病因诊断，必须详细询问病史，全面体格检查，正确选用有效的辅助检查方法，如①粪便、肠道菌群分析、酸度、还原糖试验和培养；②十二指肠液检查，分析 pH、胰蛋白酶、糜蛋白酶、肠激酶及血清胰蛋白酶原以判断蛋白质的消化吸收状况，测定十二指肠液的酶、胆盐浓度以了解脂肪的消化吸收状况，还可进行细菌培养和寄生虫卵的检测；③小肠黏膜活检是了解慢性腹泻病理生理变化的最可靠方法。必要时还可做蛋白质、碳水化合物和脂肪的吸收功能试验，X线、纤维结肠镜等检查综合分析判断。

【诊断和鉴别诊断】

根据发病季节、病史（包括喂养史和流行病学资料）、临床表现和粪便性状易于做出临床诊断。必须判定有无脱水（程度和性质）、电解质紊乱和酸碱失衡，注意寻找病因。肠道内感染的病原学诊断比较困难，从临床诊断和治疗需要考虑，可先根据粪便常规检查有无白细胞将腹泻分为两组。

1. 粪便无或偶见少量白细胞者 为侵袭性细菌以外的病因（如病毒、非侵袭性细菌、寄生虫等肠道内、外感染或喂养不当）引起的腹泻，多为水样泻，有时伴脱水症状，应与下列疾病鉴别。

（1）生理性腹泻（physiologic diarrhea）多见于6个月以内婴儿，外观虚胖，常有湿疹，生后不久即出现腹泻，除排便次数增多外，无其他症状，食欲好，不影响生长发育。近年来发现此类腹泻可能为乳糖不耐受的一种特殊类型，添加辅食后，排便即逐渐转为正常。

（2）导致小肠消化吸收功能障碍的各种疾病，如乳糖酶缺乏、葡萄糖－半乳糖吸收不良、失氯性腹泻、原发性胆酸吸收不良、过敏性腹泻等，可根据各病特点进行粪便酸度、还原糖试验等检查方法加以鉴别。

2. 粪便有较多的白细胞者 表明结肠和回肠末端有侵袭性炎症病变，常由各种侵袭性细菌感染所致，仅凭临床表现难以区别，必要时应进行粪便细菌培养，细菌血清型和毒性检测，尚需与下列疾病鉴别。

（1）细菌性痢疾：常有流行病学接触史，起病急，全身症状重，排便次数多、量少，排脓血便伴里急后重，粪便镜检有较多脓细胞、红细胞和吞噬细胞，粪便细菌培养有志贺痢疾杆菌生长可确诊。

（2）坏死性肠炎：中毒症状较严重，腹痛、腹胀、频繁呕吐、高热，粪便糊状呈暗红色，渐出现典型的赤豆汤样血便，常伴休克。腹部立、卧位 X 线摄片呈小肠局限性充气扩张，肠间隙增宽，肠壁积气等。

【治疗】

原则：调整饮食，预防和纠正脱水，合理用药，加强护理，预防并发症。不同时期的腹泻病治疗重点各有侧重，急性腹泻多注意维持水、电解质平衡及抗感染，迁延及慢性腹泻则应注意肠道菌群失调问题及饮食疗法问题。治疗不当往往会得到事倍功半或适得其反的结果。

（一）急性腹泻的治疗

1. 饮食疗法 应强调继续饮食，满足生理需要，补充疾病消耗，以缩短腹泻后的康复时间，但应根据疾病的特殊病理生理状况、个体消化吸收功能和平时的饮食习惯进行合理调整。以母乳喂养的婴儿继续哺乳，暂停辅食；人工喂养儿可喂以等量米汤或稀释的牛奶或其他代乳品，由米汤、粥、面条等逐渐过渡到正常饮食。有严重呕吐者可暂时禁食 4～6 小时（不禁水），待好转后继续喂食，由少到多、由稀到稠。病毒性肠炎多有继发性双糖酶（主要是乳糖酶）缺乏，对疑似病例可暂停乳类喂养，改为豆制代乳品，或发酵奶，或去乳糖配方奶粉减轻腹泻，缩短病程，腹泻停止后继续给予营养丰富的饮食，并每日加餐一次，共 2 周。

2. 纠正水、电解质紊乱及酸碱失衡 脱水往往是急性腹泻死亡的主要原因，合理的液体疗法是降低病死率的关键。

（1）口服补液：世界卫生组织推荐的口服补液盐（oral rehydration salt，ORS）可用于腹泻时预防脱水及轻、中度脱水而无明显周围循环障碍者。轻度脱水口服液量 50～80ml/kg，中度脱水 80～100ml/kg，于 8～12 小时内将累积损失量补足；脱水纠正后，将余量用等量水稀释，按病情需要随意口服。如发现眼睑水肿可改为适温白开水口服。新生儿和有明显呕吐、腹胀、休克、心肾功能不全或其他严重并发症的患儿不宜采用口服补液。

（2）静脉补液：适用于中度以上脱水、吐泻严重或腹胀的患儿。输入溶液的量、成分和滴注时间必须根据不同的脱水程度和性质决定，同时要注意个体化，结合年龄、营养状况、自身调节功能而灵活掌握。

3. 药物治疗

（1）控制感染

1）水样便腹泻患者（约占70%）多为病毒及非侵袭性细菌所致，一般不用抗生素．应合理使用液体疗法，选用微生态制剂和黏膜保护剂，如伴有明显中毒症状不能用脱水解释者，尤其是对重症患儿、新生儿、小婴儿和衰弱患儿（免疫功能低下）应选用抗生素治疗。

2）黏液、脓血便患者（约占30%）多为侵袭性细菌感染，应根据临床特点，针对病原选用抗菌药物，再根据大便细菌培养和药敏试验结果进行调整。大肠杆菌、空肠弯曲菌、耶尔森菌、鼠伤寒沙门菌所致感染常选用庆大霉素、卡那霉素、氨苄青霉素、红霉素、氯霉素、头孢霉素、诺氟沙星、环丙沙星、呋喃唑酮、复方新诺明等。金黄色葡萄球菌肠炎、伪膜性肠炎、真菌性肠炎应立即停用原使用的抗生素，根据症状可选用万古霉素、新青霉素、利福平、甲硝唑或抗霉菌药物治疗，婴幼儿选用氨基糖苷类时应慎重。

（2）微生态疗法（microcological therapy）有助于恢复肠道正常菌群的生态平衡，抑制病原菌定植和侵袭。有利于控制腹泻。常用双歧杆菌、嗜酸乳杆菌、粪链球菌、需氧芽孢杆菌、蜡样芽孢杆菌制剂。肠道正常菌群严重紊乱患儿甚至需要 2 种以上制剂同服。

（3）黏膜保护剂（intestinal mucosa protector）能吸附病原体和毒素，维持肠细胞的吸收和分泌功能；与肠道黏液糖蛋白相互作用可增强其屏障功能，阻止病原微生物的攻击，如蒙脱石粉。

（4）避免用止泻剂（antidiarrheal agent），如洛哌丁醇，因为它抑制胃肠动力的作用，增加细菌繁殖和毒素的吸收，对于感染性腹泻有时是很危险的。

（二）迁延性和慢性腹泻治疗

因迁延性、慢性腹泻常伴有营养不良和其他并发症，病情较为复杂，必须采取综合治疗措施。积极寻找引起病程迁延的原因，针对病因进行治疗，切忌滥用抗生素，避免顽固的肠道菌群失调。预防和治疗脱水，纠正电解质及酸碱平衡紊乱。

此类患儿多有营养障碍，继续喂养（进食）对促进疾病恢复，如肠黏膜损伤的修复、胰腺功能的恢复、微绒毛上皮细胞双糖酶的产生等，是必要的治疗措施，禁食对机体有害。

（1）继续母乳喂养。

（2）人工喂养儿应调整饮食：小于 6 个月婴幼儿用牛奶加等量米汤或水稀释，或用发酵奶（即酸奶），也可用奶 – 谷类混合物。每天喂 6 次，以保证足够热量；大于 6 个月的婴儿可用已习惯的平常饮食，如选用加有少量熟植物油、蔬菜、鱼末或肉末的稠粥、面条等，由少到多，由稀到稠。

（3）碳水化合物不耐受（也称糖原性腹泻）：患儿由于有不同程度的原发性或继发性双糖酶缺乏，食用富含双糖（包括蔗糖、乳糖、麦芽糖）的饮食可使腹泻加重，其中以乳糖不耐受最多见。治疗宜采用去双糖饮食，可采用豆浆（每 100ml 鲜豆浆加 5 ~ 10g 葡萄糖）、酸奶或低乳糖或去乳糖配方奶粉。

（4）过敏性腹泻：有些患儿在应用无双糖饮食后腹泻仍不改善时，需考虑对蛋白质过敏（如对牛奶或大豆蛋白过敏）的可能性，应改用其他饮食。

（5）要素饮食：是肠黏膜受损伤患儿最理想的食物，系由氨基酸、葡萄糖、中链甘油三酯、多种维生素和微量元素组合而成。即使在严重黏膜损害和胰消化酶、胆盐缺乏情况下仍能吸收与耐受，应用时的浓度和量视患儿临床状态而定。

（6）静脉营养：少数严重患儿不能耐受口服营养物质者，可采用静脉高营养。推荐方案：10% 脂肪乳剂每日 2 ~ 3g/kg，复方氨基酸每日 2 ~ 2.5g/kg，葡萄糖每日 12 ~ 15g/kg，电解质及多种微量元素适量，液体每日 120 ~ 150ml/kg，热量每日 209 ~ 376J/kg（50 ~ 90cal/kg）。好转后改为口服。

（7）药物治疗：抗生素仅用于分离出特异病原的感染患儿，并根据药物敏感试验选用。补充适量元素和维生素，如锌、铁、烟酸、维生素 A、维生素 B_{12}、维生素 B_1、维生素 C 和叶酸等，有助于肠黏膜的修复。应用微生态调节剂和肠黏膜保护剂。

（8）中医辨证论治：有良好的疗效，并可配合中药、推拿、捏脊等。

【预防】

（1）合理喂养，提倡母乳喂养，添加辅助食品时每次限一种，逐步增加，适时断奶。人工喂养者应根据具体情况选择合适的代乳品。

（2）对于生理性腹泻的婴儿应避免不适当的药物治疗，或者由于婴儿便次多而怀疑其消化能力，进而不按时添加辅食。

（3）养成良好的卫生习惯，注意乳制品的保存和奶具、食具、便器、玩具等的定期消毒。

（4）感染性腹泻患儿，尤其是大肠埃希菌、鼠伤寒沙门菌、诺如病毒肠炎等的传染性强，集体机构如有流行，应积极治疗，做好消毒隔离工作，防止交叉感染。

（5）避免长期滥用广谱抗生素，对于即使没有消化道症状的婴幼儿，在因败血症、肺炎等肠道外感染必须使用抗生素，特别是广谱抗生素时，亦应加用微生态制剂，防止由于肠道菌群失调所致的难治性腹泻。

（6）轮状病毒肠炎流行甚广，接种疫苗为理想的预防方法，口服疫苗国内外已有应用但持久性尚待研究。

第九节　婴儿肝炎综合征

婴儿肝炎综合征（infantile hepatitis syndrome）系指一组于婴儿期（包括新生儿期）起病，具有黄疸、肝脏病理体征（肝肿大、质地异常）和肝功能损伤（主要为血清谷丙转氨酶升高）的临床症候群，又称婴儿肝病综合征。病因复杂，主要有宫内和围生期感染、先天性遗传代谢病、肝内胆管发育异常等，由环境、遗传等因素单独或共同造成病变。国外亦有将其称为特发性肝炎。随着诊断水平的不断提高，目前认识的病种也较以前显著增加。这类疾病在明确病因之前统称为婴儿肝炎综合征，一旦病因明确，即按原发病因诊断。

【病因和发病机制】

婴儿肝炎综合征的原因包括以下因素。

1. 感染　包括肝脏的原发性感染和全身感染累及肝脏。临床上所谓的 TORCH 综合征包括了主要的感染病原，即弓形虫（toxoplasma）、风疹病毒（rubella virus）、巨细胞病毒（cytomegalovirus，CMV）、单纯疱疹病毒（herpes simplex virus，HSV）以及嗜肝病毒、EB 病毒、柯萨奇病毒 B 组、埃可病毒、腺病毒等。细菌感染如金黄色葡萄球菌、大肠杆菌、沙门菌、厌氧菌、肺炎球菌、链球菌等，以及一些条件致病菌，往往在全身感染时累及肝脏。近年来梅毒螺旋体以及结核杆菌等引起的肝炎综合征仍不容忽视，人类免疫缺陷病毒（HIV）等新病原体的母婴传播引起肝炎综合征亦应引起注意。

2. 先天性代谢异常　先天代谢异常常可累及肝脏，但只有少数会引起严重的、持续的肝损害。一般来说，有代谢性累积病变都伴有显著的肝肿大，而有肝损伤者往往为中等度肝肿大。按其种类包括：

（1）碳水化合物代谢异常：如遗传性果糖不耐受症、半乳糖血症、糖原贮积症等。其中与肝炎综合征相关的糖原贮积症主要有 Ⅰ 、Ⅲ 、Ⅳ 型。

（2）氨基酸及蛋白质代谢异常：酶缺陷使正常代谢途径发生阻滞，其中遗传性酪氨酸血症、高蛋氨酸血症等，可以造成持续性肝脏损伤。

（3）脂质代谢异常：系一组遗传性疾病，由于类脂质代谢过程中某些酶的遗传性缺陷，使得原本能被该酶分解的某些类脂质沉积在单核巨噬细胞系统及其他组织内，呈现充脂性组织细胞增殖，如戈谢病、尼曼 - 皮克病、酸性脂酶缺乏症（Wolman 病）等。

（4）胆汁酸及胆红素代谢异常：如进行性家族性肝内胆汁淤积症（PFIC），包括 PFIC - 1 型：Byler 病、FIC 1 缺乏、*ATP8B1* 基因缺陷；PFIC - 2 型：BSEP 缺乏、*ABCB* 11 基因缺陷；PFIC - 3 型：*ABCB4/MDR*3 基因缺陷。Citrin 缺乏致新生儿肝内胆汁淤积症（NICCD）、Aagenaes 综合征（遗传性胆汁淤积伴淋巴水肿）、新生儿 Dubin - Johnson 综合征（MRP2 缺乏症）、Zellweger 综合征（脑 - 肝 - 肾综合征）等。

（5）α_1 - 抗胰蛋白酶缺乏症：是由于 α_1 - 抗胰蛋白酶缺乏，中和白细胞弹性蛋白凝固酶等抗蛋白酶作用减弱，使自体组织遭到破坏而致病，可造成肝细胞损伤、汇管区纤维化伴胆管增生以及胆管发育不良等类型改变。

3. 胆道闭锁、胆管扩张和肝内胆管发育不良

（1）胆道闭锁：是发生于胎儿后期、生后早期及新生儿期的一种进行性病变。由于某种原因导致肝内和肝外胆管的阻塞，使胆汁排泄的通道梗阻，并逐步形成不同程度的胆道闭锁。多数学者认为围生期感染（特别是病毒感染）所致的炎症病变是导致本病的重要因素，因胆道炎症原因造成胆道闭锁的占80%，而因先天性胆管发育不良造成胆道闭锁者仅占10%。

（2）先天性胆管扩张症：又称先天性胆总管囊肿，是一种由于多种因素参与的先天性发育畸形。胚胎时期胰胆分化异常，胆总管和胰管未能正常分离，胰液反流入胆管，胆总管远端狭窄，胆道内压力增高，Oddi 括约肌神经肌肉功能失调，是本病的综合致病因素。

（3）Caroli 病：又称先天性肝内胆管扩张症，为常染色体隐性遗传，以男性多见，一般以复发性胆管炎为主要特点。可伴有先天性肝纤维化，肝外胆管扩张或其他纤维囊性病。

（4）Alagille 综合征、新生儿硬化性胆管炎、胆管狭窄、胆汁黏稠/黏液栓等。

4. 毒性作用　如药物作用、胃肠外营养相关性胆汁淤积（parenteral nutrition - associated cholestasis，PNAC）、铝等。

5. 其他　包括肝内占位病变及累及肝脏的全身恶性疾病，如朗格汉斯细胞组织细胞增生症、噬血细胞淋巴组织细胞增生症等，以及21 - 三体综合征等染色体异常疾病。部分病例病因不明。

【病理变化】

病因虽多，但主要病理改变为非特异性的多核巨细胞形成。胆汁淤积、肝间质和门脉区有炎症细胞浸润，程度与病情轻重有关。轻者肝小叶结构正常，重者可紊乱失常，肝细胞点状或片状坏死，库普弗细胞和小胆管增生，病情进展，门脉周围可有纤维化。

【临床表现】

主要表现为黄疸。往往因为生理性黄疸持续不退或退而复现前来就诊。病史中母孕期可有感染（主要是孕早期病毒感染），或服用药物，或有早产、胎膜早破、胎儿宫内发育迟缓等病史。患儿生后可有感染如脐炎，臀炎，皮肤脓疱疹，口腔、呼吸道、消化道感染，发热等，亦可出现其他症状如低热、呕吐、腹胀等。尿色呈黄色或深黄色，染尿布，粪便由黄转为淡黄，也可能发白。可有家族肝病史或遗传疾病史。体检有肝脾肿大。多数在 3～4 个月内黄疸缓慢消退，可并发干眼病，低钙性抽搐、出血和腹泻。少数重症者病程较长可致肝硬化，肝功能衰竭，可有其他先天性畸形（脐疝、腹股沟病、先天性心脏病、幽门肥厚性狭窄等），生长发育障碍。以及与本综合征有关的原发疾病的临床表现，如消化及神经系统症状。体检中一些阳性体征对提示病因有帮助，如发现紫癜、肝肿大和脾肿大提示宫内感染、脓毒症和噬血细胞淋巴组织细胞增生症的可能；体表的畸形提示 Alagille 综合征或 21 - 三体综合征的可能；白内障提示半乳糖血症或甲状腺功能减退的可能；视网膜病变提示 TORCH 感染、视隔发育不全（SOD）或 Alagille 综合征的可能；心脏杂音提示 Alagille 综合征的可能；皮肤血管瘤提示肝血管瘤的可能。

【辅助检查】

1. 全血常规　细菌感染时白细胞计数增高，中性粒细胞分类增高并核左移，CMV 感染时，可有单个核细胞增多、血小板减少、贫血、溶血等改变。

2. 肝功能检测　结合胆红素和未结合胆红素水平可有不同程度、不同比例的增高，谷丙转氨酶升高；甲胎蛋白水平持续增高则提示肝细胞有破坏，再生增加；血清 γ - 谷氨酰转肽酶、碱性磷酸酶、5′ - 核苷酸酶等反映胆管性胆汁淤积的指标增高；反映肝细胞合成功能的指标，如凝血因子和纤维蛋白原、血清清蛋白水平等可能降低。

3. 病原学检查　病毒感染标记物和相应的病毒学、血清学检查，如肝炎病毒、CMV、EBV、HSV、风疹病毒、HIV 等；弓形虫、梅毒螺旋体检查；血培养、中段尿细菌培养等可提示相应的感染原。

4. 影像学检查　肝、胆、脾B超、肝脏CT或肝胆磁共振胆管成像（MRCP）检查，可显示相应的畸形或占位病变。

5. 肝胆核素扫描　正常^{99m}Tc–EHIDA静脉注射后迅速被肝细胞摄取，3～5分钟肝脏即清晰显影，左右肝管于5～10分钟可显影，15～30分钟胆囊、胆总管及十二指肠开始出现放射性，充盈的胆囊于脂餐后迅速收缩，肝影于12～20分钟逐渐明显消退。在正常情况下，胆囊及肠道显影均不迟于60分钟。先天性胆道闭锁时肠道内始终无放射性出现。

6. 胆汁引流　可做动态持续十二指肠引流查胆汁常规、细菌培养、胆汁中胆红素、胆汁酸检查。

7. 肝活组织病理检查　可经皮肝穿刺或腹腔镜检查获取活体组织标本。

8. 其他检查　疑似遗传代谢、内分泌疾病时，可行血糖测定、尿糖层析，T_3，T_4，TSH，α_1–抗胰蛋白酶、尿有机酸、血、尿液串联质谱氨基酸测定、血气分析，特异性酶学、染色体、基因检查等。

【治疗】

婴儿肝炎综合征在查明原因后，应按原发疾病的治疗原则进行治疗，但大多数病例在疾病早期病因较难确定，临床上往往以对症治疗为主。主要包括利胆退黄，护肝、改善肝细胞功能和必要的支持疗法。

1. 利胆退黄　可应用苯巴比妥口服具有改善与提高酶活力及促进胆汁排泄作用。也可以用中药利胆治疗（茵陈、山栀、大黄等）。

2. 护肝改善肝细胞功能　ATP、辅酶A有保护肝细胞，促进肝细胞新陈代谢的作用，也可辅以B族维生素及维生素C。促进肝细胞增生的肝细胞生长因子、保肝解毒的肝泰乐、促进肝脏解毒与合成功能的还原型谷胱甘肽、降酶作用显著的联苯双酯、甘草酸二铵及补充微生态制剂等。

3. 其他处理　补充多种维生素（包括脂溶性维生素A、D、E、K）和强化中链脂肪酸的配方奶喂养。低蛋白血症时可用清蛋白制剂；凝血因子缺乏时可用凝血酶原复合物；有丙种球蛋白低下及反复感染时可用静脉丙种球蛋白；有感染时可适当选用抗生素、抗病毒制剂如更昔洛韦、干扰素等。疑诊Citrin缺乏致新生儿肝内胆汁淤积症时，可以给予去乳糖配方奶。

4. 胆汁分流术及肝移植　如疑为胆道闭锁，则应尽早行剖腹探查或腹腔镜胆道造影，必要时行Kasai手术；肝硬化失代偿，则待条件允许时行肝移植术。

 本章小结

本章介绍了消化系统相关疾病，包括口炎、胃食管反流病、胃炎和消化性溃疡、先天性肥厚性幽门狭窄、肠套叠、先天性巨结肠、腹泻病及婴儿肝炎综合征等疾病的发病机制、病理、临床表现、实验室检查及诊断治疗等相关内容。

 思考题

1. 口炎的主要临床表现有哪些？

2. 婴儿肝炎综合征如何诊断？

3. 先天性巨结肠的临床表现及治疗？

第十一章 呼吸系统疾病

学习要求

1. **掌握** 急性感染性喉炎的临床表现；肺炎的分类；支气管肺炎的临床表现、并发症、诊断及治疗；几种不同病原体所致支气管肺炎的临床特点；支气管哮喘的临床表现、诊断及治疗原则。

2. **熟悉** 上呼吸道感染的临床表现、实验室检查及治疗；喉梗阻的分度；急性支气管炎的临床表现；支气管肺炎的病因、病理、病理生理；支气管肺炎的辅助检查及鉴别诊断；支气管肺炎的并发症；支气管哮喘的病因和危险因素及病理生理；支气管哮喘的辅助检查及鉴别诊断。

3. **了解** 小儿呼吸系统解剖、生理及免疫特点及检查方法；上呼吸道感染的病因；急性感染性喉炎的病因；急性支气管炎的病因及治疗；哮喘急性发作期和长期控制的分级和诊疗方案，哮喘危重状态的治疗。

第一节 小儿呼吸系统解剖生理特点和检查方法

小儿呼吸系统的解剖生理特点与小儿时期易患呼吸道疾病密切相关。呼吸系统以环状软骨下缘为界，分为上、下呼吸道。上呼吸道包括鼻、鼻窦、咽、咽鼓管、会厌及喉；下呼吸道包括气管、支气管、毛细支气管、呼吸性细支气管、肺泡管及肺泡。

【解剖及生理特点】

1. 上呼吸道

（1）鼻：包括外鼻和鼻腔，鼻腔相对狭窄。婴幼儿鼻黏膜柔弱且富于血管，所以容易受感染，且气候干燥时容易发生鼻出血，感染时黏膜充血肿胀，使鼻腔更狭窄甚至堵塞，导致呼吸困难及烦躁。

（2）鼻窦：是指鼻腔周围与鼻腔相通的含气骨腔，左右对称，共4对，分别为上颌窦、筛窦、额窦和蝶窦。新生儿上颌窦和筛窦极小，2岁以后迅速增大，至12岁才充分发育。额窦2~3岁开始出现，12~13岁时才发育。蝶窦3岁时才与鼻腔相通，6岁时很快增大。由于鼻窦黏膜与鼻腔黏膜相连续，鼻窦口相对大，故急性鼻炎常累及鼻窦，易发生鼻窦炎。

（3）咽：分为鼻咽、口咽和喉咽三部分。扁桃体包括咽扁桃体（即腺样体）及腭扁桃体，前者位于鼻咽顶与后壁交界处，6~12个月时发育，肥大时可堵塞鼻孔；后者位于两腭弓之间，1岁末逐渐增大，故小儿患扁桃体炎多发生在1岁以后。4~10岁发育达高峰，14~15岁逐渐退化。咽鼓管是沟通中耳鼓室与鼻咽部的通道，婴儿的咽鼓管较宽，且直而短，呈水平位，故咽部感染时易致中耳炎。

（4）喉：新生儿喉的位置相当于颈3~4的水平（成人相当于颈5~6水平），6岁时逐渐降至颈4~5水平。喉部呈漏斗形，以环状软骨下缘为标志，声门以下至环状软骨以上叫作声门下区，是呼吸道最狭窄处，此处黏膜柔嫩而富有血管，且组织结构疏松，炎症时容易水肿，导致喉梗阻。

2. 下呼吸道

（1）气管、支气管、细支气管、肺的分级：气管、支气管以下呼吸道根据气道管径由粗到细共分23级，根据气道功能不同，分为传导区、移行区和呼吸区。传导区由气管分支的前16级组成，主要功能是维持气道通畅，其中细支气管由12～16级组成，且直径小于1mm的细支气管管壁的气管软骨已消失，故呼气时易被压；移行区包括呼吸性细支气管（17～19级），是细支气管向肺泡的过渡阶段；呼吸区由肺泡管（20～22级）和肺泡囊（23级）组成，其中肺泡总数约一半来自肺泡管，肺泡囊是呼吸道分支的最后一级，为盲端。左支气管细长，由气管向侧方伸出，而右支气管短而粗，为气管直接延伸，故异物较易进入右支气管。

（2）生理特点：婴幼儿的气管、支气管较短而狭窄，黏膜柔嫩，气道因黏液腺分泌不足而较干燥，且咳嗽反射及纤毛运动较差，清除吸入的尘埃和异物颗粒能力差；肺泡的发育在2岁前完成，免疫功能较差，主要表现为吞噬细胞功能差，辅助性T细胞功能暂时性低下，使分泌型IgA、IgG，尤其是IgG2亚类含量低微；另外，弹力组织缺乏，血管丰富，间质发育旺盛，致肺含血量多而含气量少。故婴幼儿容易发生呼吸道感染，发生充血、水肿导致呼吸道阻塞。

3. 胸廓和呼吸肌 婴幼儿胸廓较短，前后径相对较长，呈桶状；肋骨呈水平位，呼吸肌发育差，主要靠膈肌呼吸，膈肌呈横位，故呈腹式呼吸。且胸壁柔软，收缩时易将肋骨拉向内，胸廓内陷。因此，呼吸时肺不能充分地扩张、通气和换气，易致缺氧和二氧化碳潴留。

【呼吸生理】

1. 呼吸频率与节律 由于胸廓解剖特点的限制，为了满足机体较高的代谢水平及氧气需要，只有浅快的呼吸频率才能达到耗能最少，所以年龄越小，呼吸频率越快。新生儿40～44次/分，<1岁30次/分，1～3岁24次/分，3～7岁22次/分，7～14岁20次/分，14～18岁16～18次/分。婴儿期呼吸中枢调节能力差，易出现节律不整。

2. 呼吸类型 婴幼儿为腹式呼吸。随年龄增长，膈肌和腹腔脏器下降，肋骨由水平位变为斜位，逐渐转化为胸腹式呼吸。7岁后接近成人。

3. 呼吸功能特点 呼吸的目的是吸进新鲜空气，排出二氧化碳，通过气体交换维持气体正常代谢。小儿肺的容量较小，其中肺活量为50～70ml/kg，潮气量为6～10ml/kg；气道管径细小，故气道阻力较大；而代谢水平及氧气需要则相对较高，容易出现氧供不足导致呼吸衰竭。

【检查方法】

1. 体格检查特殊注意内容

（1）吸气喘鸣（inspiratory wheeze）和呼气喘鸣（expiratory wheeze）：吸气时出现喘鸣音，同时伴吸气延长，是上呼吸道梗阻的表现；呼气时出现喘鸣音同时伴呼气延长，是下呼吸道梗阻的表现。

（2）肺部听诊：哮鸣音常于呼气相明显，提示细小支气管梗阻。不固定的中、粗湿啰音常来自小支气管的分泌物。于吸气相，特别是深吸气末，听到固定不变的细湿啰音提示肺泡内存在分泌物，多见于肺炎。

2. 血气分析 反映气体交换和血液的酸碱平衡状态，为诊断和治疗提供依据。小儿血气分析正常值见表11-1。当动脉血氧分压（PaO_2）<50mmHg（6.67kPa），动脉二氧化碳分压（$PaCO_2$）>50mmHg（6.67kPa），动脉血氧饱和度（SaO_2）<85%时为呼吸衰竭。

表 11 –1　小儿血液气体分析正常值

项目	新生儿	~2 岁	>2 岁
pH	7.35 ~ 7.45	7.35 ~ 7.45	7.35 ~ 7.45
PaO_2（kPa）	8 ~ 12	10.6 ~ 13.3	10.6 ~ 13.3
$PaCO_2$（kPa）	4.00 ~ 4.67	4.00 ~ 4.67	4.67 ~ 6.00
HCO_3^-（mmol/L）	20 ~ 22	20 ~ 22	20 ~ 24
BE（mmol/L）	–6 ~ +2	–6 ~ +2	–4 ~ +2
SaO_2（%）	90 ~ 97	95 ~ 97	96 ~ 98

3. 肺部影像学　胸部 X 线平片是最常用的检查。近年来 CT，特别是高分辨 CT（HRCT）、螺旋 CT（spiral CT）、磁共振（MRl）等技术使呼吸系统疾病的诊断率大为提高。

4. 支气管镜检查　可直视气管和支气管内的各种病变，还可以作活检或黏膜刷检。另外，还可以进行支气管肺泡灌洗，了解肺泡灌洗液中细胞成分、形态和生物学特征，分析各种细胞因子和炎症介质，并治疗某些疾病如大叶性肺炎等。

5. 肺功能检查　小婴儿用潮气呼吸分析法、3 岁以上患儿利用脉冲振荡（impulse oscillometry，IOS）技术进行检查，5 岁以上儿童可进行全面的肺功能检查。

第二节　急性上呼吸道感染

急性上呼吸道感染（acute upper respiratory infection，AURI）是指喉部以上的急性感染，包括鼻、鼻咽和咽部，导致急性鼻炎、急性咽炎、急性扁桃体炎等，统称为上呼吸道感染，简称上感，俗称"感冒"，是小儿最常见的疾病。

【病因】

1. 病原体　各种病毒、细菌和肺炎支原体均可引起，但 90% 以上为病毒，主要有鼻病毒（rhinovirus，RV）、冠状病毒（coronavirus）、呼吸道合胞病毒（respiratory syncytial virus，RSV）、流感病毒（influenza virus）、副流感病毒（parainfluenza virus）、腺病毒（adenovirus，ADV）、人偏肺病毒（human metapneumovirus，hMPV）、肠道病毒如柯萨奇病毒（coxsackieviruses，CV）等。病毒感染后可继发细菌感染，最常见为 β 溶血性链球菌 A 族，其次为肺炎链球菌、流感嗜血杆菌、卡他莫拉菌及葡萄球菌等。

2. 诱因　免疫低下、营养不良、缺乏锻炼、过度劳累或护理不当、气候改变和环境不良等因素容易诱发。

【临床表现】

一般病情轻重程度差别较大，年长儿症状较轻，婴幼儿则较重。潜伏期 2 ~ 3 天或更久。

1. 症状

（1）轻症：只有鼻部症状，如鼻塞、流涕、喷嚏等；还可有干咳、流泪和咽部不适等；鼻咽部感染可有发热、咽痛、淋巴结可轻度肿痛，多于 3 ~ 4 天至 1 周内自然痊愈，年长儿多见，婴幼儿可伴有呕吐、腹泻。

（2）重症：发热、头痛、乏力、烦躁、食欲差、咳嗽频繁、全身不适、睡眠不安、呕吐、腹泻、腹痛等。婴幼儿多见，起病急，体温可高达 39 ~ 40℃，热程 2 ~ 3 天至 1 周左右。可引起中耳炎、鼻窦炎、咽后壁脓肿、扁桃体周围脓肿、颈淋巴结炎、喉炎、支气管炎及肺炎等。

2. 体征　咽部充血，咽后壁淋巴组织充血、增生，扁桃体肿大，可有下颌和颈淋巴结肿大。肠道病毒感染者可见不同形态的皮疹。

3. 上感的特殊类型

（1）疱疹性咽峡炎（herpangina）：为柯萨奇 A 组病毒感染，夏秋季多见。起病急骤，症状为高热，咽痛明显以致流涎、不敢吞咽等。体征为咽部充血，咽腭弓、软腭、腭垂的黏膜上及口腔的其他部位可见直径 2～4mm 大小灰白色的疱疹，周围有红晕，1～2 天后破溃形成小溃疡。病程为 1 周左右。

（2）咽结合膜热（pharyngo-conjunctival fever）：为 3、7 型腺病毒感染，春夏季多见。以高热、咽炎、结膜炎为特征。体征为咽部充血、白色分泌物，周围无红晕，易于剥离；一侧或双侧球结膜滤泡、充血，甚至出血；颈及耳后淋巴结增大。病程 1～2 周。

【实验室检查】

1. 血常规　病毒感染者白细胞计数正常或偏低，中性粒细胞减少，淋巴细胞计数相对增高或出现异性淋巴细胞；细菌感染者白细胞计数可增高，中性粒细胞增多，核左移，胞浆可有中毒颗粒，C 反应蛋白（CRP）水平升高，降钙素原（PCT）水平升高。

2. 病原学检查　病毒感染时可行病毒分离和血清学检查、免疫荧光、免疫酶及分子生物学检查。细菌感染时，在使用抗菌药物前做咽拭子培养可发现致病菌。

【诊断】

根据临床表现可以做出临床诊断，并结合实验室检查做出病因诊断。

【鉴别诊断】

1. 流行性感冒　由流感病毒、副流感病毒引起。有明显的流行病史，常有高热、头痛、四肢肌肉酸痛等全身中毒症状。

2. 过敏性鼻炎　全身症状不重，常为喷嚏、流涕、鼻黏膜苍白水肿，病程长且反复发作，部分患儿与季节或接触过敏原有关。学龄前和学龄期儿童多见。

3. 消化系统疾病　呕吐、腹泻者需与原发性胃肠病鉴别。伴腹痛者应注意与急性阑尾炎鉴别。其特点是转移性右下腹痛，有腹膜刺激征、腰大肌试验阳性等体征，白细胞及中性粒细胞增多。

【治疗】

单纯病毒性上感属于自限性疾病，需要注意休息、室温和湿度恒定、多饮水等。

1. 抗感染治疗

（1）抗病毒药物：多采用中药治疗，也可以采用如下药物：①三氮唑核苷（病毒唑，利巴韦林，virazole）：10mg/（kg·d），口服或静脉点滴，3～5 天为一疗程。②磷酸奥司他韦：4mg/（kg·d），分 2 次口服，疗程共 5 天。

（2）抗生素：细菌感染者可选用抗生素治疗，常选用青霉素类、复方新诺明及大环内酯类抗生素，疗程 3～5 天，可根据咽拭子培养阳性结果选用合适的药物。

2. 对症治疗

（1）高热：可口服对乙酰氨基酚或布洛芬，根据病情 4～6 小时重复一次。亦可用温水浴或冷毛巾敷前额和头部，每 10 分钟更换一次，上述两种方法结合使用效果更佳。发生高热惊厥者可予以镇静、止惊等处理。

（2）咽痛：可用淡盐水或复方硼酸溶液漱口，鼻塞可用 0.5% 麻黄素滴鼻。

（3）中药治疗：根据风寒、风热、暑湿感冒三种类型予以疏风解表治疗。

【预防】

主要靠经常户外活动和体育锻炼；讲卫生，避免发病诱因；通风换气，保持适宜的温度、湿度；避免去人多拥挤的公共场所；口服中药黄芪、匹多莫德；注射疫苗等。

第三节　急性感染性喉炎

急性感染性喉炎（acute infectious laryngitis）是指喉部黏膜急性弥漫性炎症，好发于声门下部。以犬吠样咳嗽、声音嘶哑、喉鸣、吸气性呼吸困难为临床特征。冬春季节多发，且多见于 6 个月～3 岁的婴幼儿。

【病因】

常继发于上呼吸道感染（上感），亦可并发于麻疹、流行性感冒和肺炎等病程中。常见的病毒为副流感病毒、流感病毒和腺病毒，常见的细菌为金黄色葡萄球菌、链球菌和肺炎链球菌。由于小儿喉部解剖特点，炎症时易充血、水肿，神经敏感，受刺激后发生喉痉挛，而并发喉梗阻。

【临床表现】

起病急、症状重。可有发热、犬吠样咳嗽、夜间突发声音嘶哑、吸气性喉鸣和呼吸困难。严重时可出现发绀、烦躁不安、三凹征。咽部充血，间接喉镜检查可见喉部、声带、声门下黏膜有不同程度的充血、水肿。白天症状轻，夜间加重（因入睡后喉部肌肉松弛，分泌物潴留阻塞喉部，刺激喉部发生喉痉挛），喉梗阻者若不及时抢救，可窒息死亡。

按吸气性呼吸困难的轻重，将喉梗阻分为四度：Ⅰ度：患者仅于活动后出现吸气性喉鸣和呼吸困难，肺呼吸音及心率无改变；Ⅱ度：于安静时亦出现喉鸣和吸气性呼吸困难，肺部听诊可闻喉传导音或管状呼吸音，心率加快；Ⅲ度：除上述喉梗阻症状外，患儿因缺氧而出现烦躁不安，口唇及指趾发绀，双眼圆睁，惊恐万状，头面部出汗，肺部呼吸音明显降低，心率快，心音低钝；Ⅳ度：患儿渐显衰竭、昏睡状态，由于无力呼吸，三凹征可不明显，面色苍白发灰，肺部听诊呼吸音几乎消失，仅有气管传导音，心律不齐，心音钝、弱。

【诊断和鉴别诊断】

根据急性发作的犬吠样咳嗽、声音嘶哑、喉鸣、吸气性呼吸困难等临床表现可诊断，但应与白喉、喉痉挛、支气管异物等所致的喉梗阻鉴别。

【治疗】

1. 保持呼吸道通畅，缺氧者予以吸氧。

2. 控制感染　细菌感染者用静脉输入足量抗生素，病毒感染者给抗病毒治疗。

3. 糖皮质激素　有抗炎和抑制变态反应等作用，能及时减轻喉头水肿，缓解喉梗阻。可口服泼尼松，Ⅱ度以上呼吸困难者静点地塞米松、甲泼尼龙或氢化可的松。

4. 对症治疗　烦躁不安者可用异丙嗪，除镇静外还有减轻喉头水肿的作用；不宜使用氯丙嗪和吗啡。

5. 气管切开　经上述处理仍有严重缺氧征象或有Ⅲ度以上喉梗阻者，应及时行气管切开术。

第四节　急性支气管炎

急性支气管炎（acute bronchitis）或急性气管支气管炎（acute tracheobronchitis）是指由于各种致病原引起的支气管和（或）气管黏膜炎症。

【病因】

除引起上呼吸道感染的病原体外，还有百日咳杆菌、沙门菌属、白喉杆菌等，或为混合感染。此外，环境污染、空气污浊或有毒气体也刺激支气管黏膜引发炎症。

【临床表现】

大多先有上呼吸道感染症状，之后出现频繁而较深的干咳，以后有痰，轻者无发热，重者可伴有发热、呕吐、腹痛及腹泻等，通常婴幼儿症状较重。听诊双肺呼吸音粗糙，可有不固定的散在的干湿啰音，体位改变时消失。

【辅助检查】

1. 血常规、病原学检查　同上感。

2. 胸部 X 线平片　肺部纹理增粗或肺门阴影增深。

【诊断】

根据临床表现可以做出临床诊断，并结合实验室检查做出病因诊断。

【治疗】

1. 一般治疗　同上感，经常变换体位，利于排痰。

2. 控制感染　同上感，如系支原体感染，则应予以大环内酯类抗生素。

3. 对症治疗　应使痰易于咳出，故不用镇咳剂。①化痰镇咳：如愈创木酚甘油醚、N－乙酰半胱氨酸、羧甲司坦、氨溴索、复方甘草合剂等。②止喘：可雾化吸入硫酸特布他林等 β_2 受体激动剂。喘息严重者可短期使用糖皮质激素，如口服泼尼松 3~5 天。

第五节　肺炎的分类

肺炎（pneumonia）是指不同病原体或其他因素（如吸入羊水、油类或变态反应）等所引起的肺部炎症。是婴幼儿时期重要的常见病，全球 5 岁以下儿童死亡率为 14.1%，与早产儿并列成为儿童死亡的第一位原因。

【分类】

1. 病理分类　按病理形态分为大叶性肺炎、支气管肺炎、间质性肺炎、毛细支气管炎、吸入性肺炎。其中以支气管肺炎最为多见。

2. 病原体分类

（1）病毒性肺炎：呼吸道合胞病毒（RSV）、流感病毒、副流感病毒、腺病毒、麻疹病毒等。

（2）细菌性肺炎：肺炎链球菌、金黄色葡萄球菌、肺炎克雷伯杆菌等。

（3）非典型病原：肺炎支原体（MP）、肺炎衣原体（CP）等。

（4）真菌性肺炎：由白色念珠菌、肺曲菌、毛霉菌、球孢子菌、肺孢子虫等引起的肺炎。免疫缺陷病、长期使用免疫抑制剂或抗生素的患者为易感人群。

（5）非感染病因引起的肺炎：如吸入性肺炎、坠积性肺炎、嗜酸细胞性肺炎等。

3. 病程分类　①急性肺炎：病程 <1 个月；②迁延性肺炎：病程 1~3 个月；③慢性肺炎：病程 >3 个月。

4. 病情分类　①轻症：除呼吸系统外，其他系统仅轻微受累，无全身中毒症状。②重症：除呼吸系统外，其他系统严重受累，全身中毒症状明显，甚至危及生命。

5. 临床表现典型与否分类　①典型性肺炎：细菌、病毒感染的肺炎。②非典型性肺炎：支原体肺炎、衣原体肺炎等。

6. 按感染地点分类　①社区获得性肺炎（community acquired pneumonia, CAP）：指无明显免疫抑制的患儿在院外或住院 48 小时内发生的肺炎。②院内获得性肺炎（hospital acquired pneumonia，HAP)：指住院 48 小时后发生的肺炎。

临床上如果病原体明确，则按病原体分类，有助于指导治疗。否则按病理分类。

第六节　支气管肺炎

临床讨论

　　临床案例　患儿男，1 岁，主因发热 5 天，咳嗽 4 天，气促 1 天入院。伴呕吐、腹泻。查体：T 39℃，P 190 次/分，R 58 次/分，BP 90/60mmHg，略烦躁，前囟 2cm×2cm，略膨隆，呼吸稍促，口周发绀，三凹征（＋），咽部充血，扁桃体Ⅰ度肿大。双肺呼吸音粗，右肺可闻及中细湿啰音，心率：190 次/分，心音低钝，腹胀，肝右肋下 4cm 可及，脾未触及，肠鸣音 1~2 次/分。神经系统（−），毛细血管再充盈时间 2 秒，下肢水肿。

　　问题　可能诊断是什么？应如何治疗？

　　支气管肺炎（bronchopneumonia）又称小叶性肺炎，多见于婴幼儿，是小儿时期最常见的肺炎，由于小儿呼吸系统生理解剖及免疫力低下等特点，婴幼儿容易发生重症肺炎。

【病因】

　　1. 病毒　是婴幼儿的常见病原，我国的前三位分别为呼吸道合胞病毒（RSV）、人鼻病毒和副流感病毒，此外，还有流感病毒、腺病毒、巨细胞病毒、EB 病毒等。近年来新发的病毒有：肠道病毒如 EV71 等、新型冠状病毒、人禽流感病毒如 H7N9、H5N1 等。

　　2. 细菌　肺炎链球菌、流感嗜血杆菌、金黄色葡萄球菌是重症肺炎的主要病因，此外，还有大肠埃希菌、肺炎克雷伯菌和卡他莫拉菌等也是常见病因。少数是由耐甲氧西林金黄色葡萄球菌感染所致。

　　3. 非典型病原　近年来肺炎支原体感染也占相当大的比例。此外，嗜肺军团菌可能是重症肺炎的独立病原或混合病原之一。

【病理】

　　1. 一般支气管肺炎　肺泡毛细血管充血、肺泡内水肿及炎性细胞渗出为主，渗出物还可有红细胞及细菌，多见于细菌性肺炎。

　　2. 间质性肺炎　支气管壁、毛细支气管壁及肺泡壁充血、水肿、炎性细胞浸润及上皮细胞坏死，可导致管腔被黏液、纤维素、破碎的细胞阻塞引起局限性肺气肿或肺不张。多见于病毒性肺炎。

【病理生理】

　　主要变化是由于支气管、肺泡炎症引起通气和换气障碍，导致缺氧和二氧化碳潴留，从而造成一系列病理生理改变（图 11−1），加上病毒血症、菌血症导致机体代谢及器官功能障碍。

　　1. 呼吸功能不全

　　（1）低氧血症：由于通气和换气障碍，氧进入肺泡以及氧自肺泡弥散至血液均发生障碍，血液含氧量下降，动脉血氧分压（PaO_2）和动脉血氧饱和度（SaO_2）均降低。当 SaO_2 <85%，还原血红蛋白 >50g/L 时，则出现发绀。肺炎早期，以通气功能障碍为主，仅有缺氧，无明显 CO_2 潴留，为代偿缺氧，呼吸和心率增快，以增加每分钟通气量和改善通气血流比。

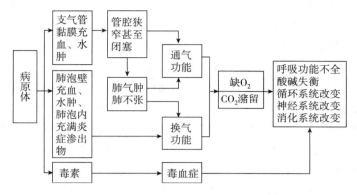

图 11 - 1 支气管肺炎的病理生理改变

（2）CO_2 潴留：由于换气功能严重障碍导致缺氧和 CO_2 潴留，此时 PaO_2 和 SaO_2 下降，$PaCO_2$ 升高，当 $PaO_2 < 50mmHg$，$PaO_2 > 50mmHg$，$SaO_2 < 85\%$ 时即为呼吸衰竭。为增加呼吸深度，以吸进更多的氧，呼吸辅助肌也参加活动，因而出现鼻翼扇动和三凹征。

2. 酸碱平衡失调及电解质紊乱

（1）代谢性酸中毒：严重缺氧时，体内需氧代谢发生障碍，无氧酵解增加，酸性代谢产物增加，加上高热、进食少、脂肪分解等因素导致。

（2）混合性酸中毒：由于二氧化碳排出受阻，可产生呼吸性酸中毒，导致混合性酸中毒。

（3）呼吸性碱中毒：6 个月以上的小儿，因呼吸代偿功能稍强，通过加深呼吸，加快排出二氧化碳导致，血 pH 变化不大，影响较小；而 6 个月以下的小儿，代偿能力较差，二氧化碳潴留往往明显，甚至发生呼吸衰竭。

（4）低钠血症：缺氧和二氧化碳潴留导致肾小动脉痉挛而引起水钠潴留，且重症肺炎缺氧时常有抗利尿激素（ADH）分泌增加；缺氧使细胞膜通透性改变、钠泵功能失调，使 Na^+ 进入细胞内，造成稀释性低钠血症。

3. 循环系统

（1）中毒性心肌炎：病原体和毒素侵袭心肌引起。

（2）肺动脉高压：缺氧使肺小动脉反射性收缩导致。

（3）心力衰竭：由上述 2 种病变及水钠潴留诱发。

（4）微循环障碍、休克、弥散性血管内凝血（DIC）：见于重症患儿。

4. 神经系统

（1）颅高压：缺氧和 CO_2 潴留使血与脑脊液 pH 降低，高碳酸血症使脑血管扩张、血流减慢、血管通透性增加，致使颅内压增加。

（2）中毒性脑病：病原体毒素作用和严重缺氧使脑细胞无氧代谢增加，造成乳酸堆积、ATP 生成减少和 $Na^+ - K^+$ 离子泵转运功能障碍，引起脑细胞内水钠潴留，形成脑水肿。

5. 胃肠道功能紊乱

（1）呕吐、腹泻、中毒性肠麻痹：低氧血症和病原体毒素可使胃肠黏膜糜烂、出血、上皮细胞坏死脱落，导致黏膜屏障功能破坏所致。

（2）消化道出血：由于毛细血管通透性增高所致。

【临床表现】

起病急骤或迟缓，发病前数日多先有上呼吸道感染，主要临床表现为发热，咳嗽，气促，肺部固定性的中、细湿啰音。

1. 主要症状 ①发热：热型不定，新生儿、重度营养不良患儿体温可不升。②咳嗽：咳嗽及咽部痰声，早期就很明显。③呼吸急促或呼吸困难。④全身症状：精神不振、食欲减退、烦躁不安，轻度腹泻或呕吐。

2. 体征 ①呼吸增快：是指平静时，<2月龄≥60次/分，2~12月龄≥50次/分，1~5岁≥40次/分，>5岁≥30次/分；呼吸困难者可见鼻翼扇动和吸气性三凹征（婴幼儿胸骨上窝、锁骨上窝及剑突下凹陷）。②发绀：口周、鼻唇沟和指趾端发绀，轻症患儿可无发绀。③肺部啰音：早期不明显，可有呼吸音粗糙、减低，以后可闻及较固定的中、细湿啰音，以背部两侧下方及脊柱两旁较多，深吸气末更为明显。肺部叩诊多正常，病灶融合时，可听到管性呼吸音，叩诊浊音，若一侧肺叩诊实音或听诊呼吸音消失，则考虑合并胸腔积液或脓胸。

3. 重症肺炎的表现

（1）消化系统：①食欲减退、呕吐和腹痛、腹泻。②中毒性肠麻痹：严重腹胀、呼吸困难，听诊肠鸣音消失。③消化道出血：呕吐咖啡样物，粪便潜血阳性或柏油样便。

（2）循环系统：①心肌炎、心包炎等。②心力衰竭：安静状态下（除外发热所致）心率加快>160次/分、呼吸增快、心音低钝、呼吸困难、发绀，烦躁不安、肝脏增大、四肢水肿、少尿。③末梢循环衰竭：DIC的表现，如血压下降，四肢凉，脉速而弱，毛细血管再充盈时间>3秒。

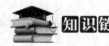 **知识链接**

毛细血管充盈试验

常用于检查肢体末梢微循环的状况。一般选择骨面较平坦处，如额部、胸骨表面、指趾端等。用手指压迫皮肤片刻，使皮肤苍白。正常时，松手后立即充盈转红，一般需要时间2秒。若转红时间显著延长，说明末梢循环障碍。原理：在血容量充足、毛细血管功能正常时，毛细血管开放，有大量血液通过，因而于表浅部位皮肤呈潮红色。对皮肤施加一定压力后，局部毛细血管血流中断，血液被挤向周围，皮肤呈白色，去除压力后，血流很快恢复，皮肤又重新变为潮红色。当血压过低、血容量不足、休克时，解除压力后毛细血管血流恢复缓慢，皮肤由白转红的时间延长。

（3）神经系统：中毒性脑病：烦躁或嗜睡等意识障碍表现、头痛、呕吐、惊厥、前囟膨隆、瞳孔及呼吸节律改变等，可伴有脑脊液压力高。如惊厥同时伴有意识障碍、偏瘫或其他神经系统定位体征等，提示合并中枢神经系统感染。

（4）抗利尿激素异常分泌综合征：①血钠≤130mmol/L，血渗透压<275mmol/L；②肾脏排钠增加，尿钠≥20mmol/L；③临床上无血容量不足，皮肤弹性正常；④尿渗透浓度高于血渗透浓度；⑤肾功能正常；⑥肾上腺皮质功能正常；⑦ADH升高，若ADH不升高，可能为稀释型低钠血症。

【并发症】

早期合理治疗者并发症少见。最多见的是肺气肿、肺不张，若迁延不愈可导致支气管扩张或肺心病。细菌性肺炎可引起脓胸、脓气胸、肺脓肿、肺大疱，多见于金黄色葡萄球菌肺炎和某些革兰阴性杆菌肺炎。重症还可并发心包炎、脓毒症、噬血细胞综合征、水电解质紊乱、酸碱失衡、DIC和呼吸衰竭而危及生命。尤其注意低钠血症、各型酸中毒等。

【辅助检查】

1. 外周血检查

（1）白细胞检查、C反应蛋白（CRP）、降钙素原（PCT）等检查意义见上感。但近来研究证实单独应用外周血白细胞计数与中性粒细胞百分比作为细菌或病毒感染的筛查工具既不敏感，也不特异，需结合临床病史及其他实验室检查综合判断。红细胞沉降率（ESR）、C反应蛋白（CRP）或血清降钙素原（PCT）浓度，也不能单独或联合用以区分细菌性或病毒性；当CRP和ESR都增高，而白细胞计数不增高时，应该考虑MP肺炎的可能。

（2）血气分析：判断重症肺炎有无呼吸衰竭、酸碱失衡。

2. 病原学检查

（1）病原体检测：利用痰、肺泡灌洗液、胸腔积液、脓液和血标本做直接涂片、染色镜检和病原培养分离及鉴定，进行初步诊断。对上述标本作细菌培养，同时进行药物敏感试验是明确细菌性致病菌最可靠的方法。

（2）细菌或病毒抗原的检测：方法有沉淀反应、协同凝集试验、免疫荧光法、对流免疫电泳、免疫酶技术等。

（3）细菌、病毒和支原体核酸的检测：根据DNA同源性的原理，应用杂交或PCR技术，通过检测病原体特异性核酸（DNA或RNA）来发现病原体。

3. 血清学检查

（1）双份血清：适用于抗原性强、病程较长的细菌感染性和某些非典型病原体感染的诊断。急性期和恢复期（14天后）双份血清抗体效价4倍以上升高可确诊，常用方法有凝集试验和沉淀反应。

（2）单份血清：包括特异性IgG和IgM检测。常用方法为ELISA和微量免疫荧光法（MIF）。

4. 胸部影像学

（1）胸部平片：早期肺纹理增强，透光度减低，以后两肺下野、中内带出现大小不等的点状或小片絮状影，或融合成片状阴影。此外，还可出现：肺间质X线征（两肺中内带纹理增多、模糊或条状阴影，甚至聚成网状）、肺气肿和肺不张征、肺门阴影增深、胸膜X线征，脓胸、脓气胸或肺大疱者则有相应的X线改变。

（2）胸部CT适应证：①临床高度怀疑肺炎而普通胸片未能显示肺炎征象；②胸片难以明确肺炎部位和范围者；③需同时了解有无纵隔内病变；④胸片显示大叶性肺炎或肺不张；⑤临床怀疑间质性肺炎；⑥鉴别诊断需要。但需注意，胸部CT扫描和胸部侧位片不宜列为常规。

【诊断和鉴别诊断】

根据发热、咳嗽、呼吸急促的症状，肺部听到固定的中、细啰音或X线有肺炎的改变均可诊断为支气管肺炎，然后尽量做出病原学诊断。WHO推荐2月龄~5岁儿童出现胸壁吸气性凹陷或鼻翼扇动或呻吟之一表现者，提示有低氧血症，为重度肺炎；如果出现中心性发绀、严重呼吸窘迫、拒食或脱水征、意识障碍（嗜睡、昏迷、惊厥）之一表现者为极重度肺炎，这是重度肺炎的简易判断标准，适用于发展中国家及基层地区。对于住院患儿或条件较好的地区，严重度评估还应依据肺部病变范围、有无低氧血症以及有无肺内外并发症表现等判断。需与以下疾病鉴别。

1. 急性支气管炎 以咳嗽为主要症状，全身状况好，肺部可闻及干、湿啰音，多不固定，随咳嗽而改变。X线示肺纹理增多、排列紊乱。

2. 支气管异物 有异物吸入史，突然出现呛咳、呼吸困难或喘息，X线提示肺不张和肺气肿。但有的病程迁延，有继发感染则类似肺炎或合并肺炎，需注意鉴别。

3. 咳嗽变异性哮喘 主要表现为反复、慢性咳嗽，无明显喘息发作，X线示肺纹理增多、排列紊乱和肺气肿。患儿具有特应性体质，肺功能激发和舒张试验等有助于鉴别。

4. 肺结核 一般有结核接触史和结核中毒症状，结核菌素试验阳性，X线示肺部有结核病灶可资鉴别。

【治疗】

采用中西医结合及综合治疗，原则为从整体出发，加强护理，保证休息、营养及液体入量，控制感染，改善通气功能，对症治疗，防止并发症。

（一）一般治疗及护理

室内空气要流通，保持一定的温度（20℃左右）、湿度（60%）。给予营养丰富的饮食，维持入量，重症患儿进食困难者，可给予肠道外营养，适当的补液有助于气道湿化。经常变换体位，以减少肺部淤血，促进炎症吸收。注意隔离，以防交叉感染。

（二）抗感染治疗

明确为细菌性肺炎时应使用抗生素。

1. 原则 在使用抗菌药物前应采集咽拭子、鼻咽分泌物或下呼吸道吸取物进行细菌培养和药物敏感试验，病原明确后，则根据药敏试验给予针对性治疗。

2. 经验性抗生素治疗（在未获培养结果前）

（1）轻症或社区获得性肺炎：3个月以下儿童有沙眼衣原体肺炎可能，5岁以上者肺炎支原体肺炎、衣原体肺炎比例较高，故均可首选大环内酯类，尤其是新一代大环内酯类，8岁以上儿童可口服多西环素或米诺环素。对4月龄~5岁患儿，可首选大剂量阿莫西林或头孢菌素，但重症患儿时，应考虑病原菌是对大环内酯类耐药的肺炎链球菌，阿奇霉素作为替代选择。

（2）重症或院内获得性肺炎：要考虑选择的抗菌药物能够覆盖肺炎链球菌、流感嗜血杆菌、卡他莫拉菌和金黄色葡萄球菌，还要考虑支原体和衣原体的可能和病原菌耐药状况。①最多见的是肺炎链球菌：选阿莫西林克拉维酸钾、阿莫西林舒巴坦、氨苄西林/舒巴坦或第二代、三代头孢菌素，备选万古霉素或利奈唑胺。②其次是金黄色葡萄球菌：选择苯唑西林或氯唑西林，万古霉素不作首选；必要时选利奈唑胺。③有结构性肺疾病或呼吸机相关性肺炎常为铜绿假单胞菌或肺炎克雷伯杆菌或大肠杆菌肺炎，选第三代头孢菌素或头孢哌酮舒巴坦，必要时选碳青霉烯类抗生素。重者且原因不明者，宜静脉联合用药，一般选β内酰胺类联合大环内酯类。④考虑合并有支原体或衣原体肺炎，可以联合使用大环内酯类＋头孢曲松/头孢噻肟。

3. 用药时间 一般应持续至体温正常后5~7天。葡萄球菌肺炎在体温正常后2~3周可停药，一般总疗程≥6周。

（二）抗病毒治疗

1. 三氮唑核苷（病毒唑） 可雾化吸入和静脉点滴，剂量为10~15mg/（kg·d），可抑制多种RNA和DNA病毒。可治疗由流感、副流感、腺病毒及RSV感染性肺炎。

2. 更昔洛韦 用于巨细胞病毒感染性肺炎。

3. 磷酸奥司他韦、扎那米韦和帕那米韦 神经氨酸酶的抑制剂，用于流感病毒感染。口服奥斯他韦2mg/（kg·次），每日2次，连服5天。

（三）糖皮质激素

糖皮质激素可减少炎症渗出，解除支气管痉挛，改善血管通透性和微循环，减轻颅内压。

使用指征：①喘憋明显伴呼吸道分泌物增多者；②中毒症状明显的重症肺炎，例如合并缺氧中毒性脑病、休克、脓毒症者，有急性呼吸窘迫综合征者；③胸腔短期有大量渗出者；④肺炎高热持续不退伴过强炎性反应者。有细菌感染者必须在有效抗菌药物使用的前提下加用糖皮质激素。可用琥珀酸氢化可的松5~10mg/（kg·d）或甲泼尼龙1~2mg/（kg·d）静脉滴注，或口服泼尼松 1 ~ 2mg/（kg·d），或地塞米松 0.2 ~ 0.4mg/（kg·d）。疗程 3 ~ 5 天。

（四）免疫疗法

重症患儿可选用大剂量免疫球蛋白静脉注射，它除了对病毒抗原直接起免疫封闭作用外，同时可通过 IgG Fc 段激活巨噬细胞而清除病毒。同时也能够迅速提高患儿血中的 IgG 水平，增强机体的抗感染和调理功能。因其具有广谱的抗菌及抗病毒或抗其他病原体的能力，故具有免疫替代和免疫调节的双重作用。

（五）液体疗法

一般肺炎可口服，不需静脉补液。因呼吸困难或全身衰弱导致难以进食或频繁呕吐者可经鼻胃管喂养，不能进食者，需静脉输液，总液量 60 ~ 80ml/（kg·d），婴幼儿用量可略偏大，年长儿则略偏小，高热及喘重或微循环功能障碍者，由于不显性失水较多，量可略大。急性期易合并钠潴留，不合并腹泻者，一般生理盐水不超过 20ml/（kg·d），通常选 4:1 或 5:1 液体，速度小于 5ml/（kg·h），热量 210 ~ 250J/（kg·d）。患儿同时有中度以上脱水者，补液总量可先按脱水分度推荐量的 1/2 ~ 2/3 给予，含钠溶液同样应酌减。当血钠 < 120mmol/L，在限液量的同时，注射高渗盐水，3% 盐水 12ml/kg，可提高血钠 10mmol/L，先给 1/2 量，2 ~ 4 小时内给予。

（六）对症治疗

1. 退热与镇静 退热方法同上感。高热伴烦躁者，给予氯丙嗪和异丙嗪每次各 0.5 ~ 1mg/kg，肌注；或给予 10% 水合氯醛、地西泮等。

2. 镇咳平喘 清除鼻腔分泌物，必要时吸痰、湿化气道、雾化吸入布地奈德 0.5 ~ 1mg/次，每日 2 ~ 4 次，可联合使用 β_2 受体激动剂和抗胆碱药。也可以短期使用肾上腺皮质激素。

3. 氧疗 有缺氧表现，如烦躁、口周发绀、下胸壁吸气性凹陷、严重贫血、呼吸呻吟和呼吸急促等时需吸氧。用鼻导管、面罩、头罩等方法，经湿化的氧气婴幼儿的流量为 0.5 ~ 1L/min，氧浓度小于 40%。重症者用面罩给氧，流量为 2 ~ 4L/min，吸入氧浓度 ≥ 50%。如果动脉血氧分压 < 60mmHg 或血氧饱和度 < 92%，可用持续气道正压通气（continuous positive airway pressure，CPAP）。

4. 腹胀的治疗 多为感染所致动力性肠麻痹所致，应禁食、胃肠减压、肛管排气，亦可使用酚妥拉明（regitine）每次 0.3 ~ 0.5mg/kg 加 5% 葡萄糖 20ml 静脉滴注，最大量 ≤ 10mg。低钾血症所致腹胀者，应补充 10% 氯化钾溶液，每次约 0.5ml/kg，每日 3 ~ 4 次。

5. 心力衰竭的治疗 除了镇静、吸氧外，强心、利尿、应用血管活性药物是关键（详见第十二章相关内容）。

6. 中毒性脑病的治疗 脱水疗法、改善通气、扩血管、止惊、糖皮质激素、促进脑细胞恢复。①脱水疗法：甘露醇：每次 0.25 ~ 1g/kg，每 6 小时 1 次。②改善通气：必要时给予人工辅助通气、间歇正压通气等。③扩血管药物：可缓解脑血管痉挛、改善脑微循环，从而减轻脑水肿，常用酚妥拉明、山莨菪碱等。④止惊：一般选用地西泮。⑤糖皮质激素：可非特异性抗炎、减少血管与血-脑屏障的通透性。选地塞米松，每次 0.25mg/kg，每 6 小时 1 次，用 2 ~ 3 天。⑥促进脑细胞恢复的药物：维生素 B_1、维生素 B_6、胞磷胆碱、三磷酸腺苷等。

（七）并发症的治疗

肺炎常见的并发症为腹泻、呕吐、腹胀及肺气肿，较重的有肺脓肿、脓胸、脓气胸，可行穿刺引流及胸腔闭式引流等。

第七节　几种不同病原体所致肺炎的特点

一、病毒性肺炎

（一）毛细支气管炎（bronchiolitis）

毛细支气管炎是由多种致病原感染引起的急性毛细支气管炎症，多见于 2 岁以下的婴幼儿，多数在 6 个月以内。也称喘憋性肺炎。持续性干咳与喘憋同时发生为本病特点。病程为 5～15 天，咳喘发生后 2～3 天内病情较重。

1. 病原体　呼吸道合胞病毒（RSV）引起，副流感病毒、腺病毒、流感病毒、呼肠病毒、鼻病毒、人类偏肺病毒、博卡病毒、肺炎支原体也可引起本病。

2. 发病机制　为免疫学机制，如抗 RSV IgE 抗体、可溶性细胞因子的释放（包括白介素、白三烯、趋化因子）导致炎症与组织破坏等。

3. 病理　毛细支气管上皮细胞坏死、黏液分泌增多、有细胞破坏物、纤维素堵塞，导致肺气肿和肺不张。炎症还可同时累及肺泡、肺泡壁及肺间质。

4. 症状　①下呼吸道梗阻症状：呼气性呼吸困难，呼气相延长伴喘鸣。呼吸困难可呈阵发性，间歇期呼气性喘鸣消失。②严重喘憋发作时，面色苍白、烦躁不安、口周和口唇发绀。③症状轻重不等，重者呼吸困难发展较快，咳嗽类似百日咳，可伴有发热。④脱水和酸碱失衡：由于过度换气引起不显性失水量增加和液体摄入量不足所致。

5. 体征　①呼吸浅而快，60～80 次/分，甚至 100 次/分以上，伴鼻翼扇动和三凹征；脉快而细，可达 160～200 次/分。②听诊肺部喘鸣音，叩诊可呈鼓音，当毛细支气管接近完全梗阻时，呼吸音明显减低或听不到。喘憋缓解期可闻及中、细湿啰音。③肝脾肿大：由于肺气肿而将肝脏和脾脏推向肋缘下所致。④重度喘憋，PaO_2 降低，$PaCO_2$ 升高，SaO_2 降低而致呼吸衰竭。

6. X 线检查　全肺不同程度的梗阻性肺气肿或肺不张；支气管周围炎及肺纹理增粗。

（二）呼吸道合胞病毒（RSV）肺炎（respiratory syncytial virus pneumonia）

本病简称合胞病毒肺炎，是常见的病毒性肺炎。RSV 只有一个血清型，但有 A、B 两个亚型，我国以 A 亚型为主，潜伏期 4～5 天。本病多见于婴幼儿，尤多见于 1 岁以内小儿。

1. 发病机制　RSV 对肺的直接侵害，引起间质性炎症，而非免疫学机制所致，与 RSV 毛细支气管炎不同。

2. 症状　咳嗽、喘息、气促，可伴有发热。轻症呼吸困难不明显；中、重症者呼吸困难较明显，出现喘憋、口唇发绀、鼻扇及三凹征。

3. 体征　肺部听诊多有中、细湿啰音，部分患儿可闻及喘鸣音。

4. X 线检查　两肺可见小点片状、斑片状阴影，部分患儿有不同程度的肺气肿。

（三）腺病毒（ADV）肺炎（adenovirus pneumonia）

一般通过呼吸道传播，多见于 6 个月～2 岁小儿，冬春季节多发。临床特点为起病急骤、高热持续时间长、中毒症状重、啰音出现较晚、X 线改变较肺部体征出现早，易合并心肌炎和多器官衰竭。目前多数 ADV 肺炎症状较轻，但易继发细菌感染。

1. 病原体　腺病毒感染，ADV 共有 60 多个血清型，引起小儿肺炎最常见的为 3、7 型，其次为 11、21 型，1、2、5、6、14 型亦可见到。腺病毒是 DNA 病毒，主要在细胞核内繁殖，除了咽、结合膜及淋巴组织外，还在肠道繁殖。

2. 病理　局灶性或融合性坏死性肺浸润和支气管炎。

3. 临床表现　①起病：潜伏期 3～8 天，急骤发热，可达 39℃ 以上，呈稽留高热或不规则热；可伴有红色丘疹、斑丘疹、猩红热样皮疹，有时有扁桃体上石灰样小白点。②呼吸系统症状：咳嗽频繁，呼吸困难和发绀在第 3～6 天开始，重者出现鼻翼扇动、三凹征、喘憋，肺部啰音出现较晚，多于高热 3～4 天后才出现，常有肺气肿征象。③循环系统症状：面色苍白或发灰，心率增快，心电图为窦性心动过速或右心负荷增加，T 波、ST 段改变及低电压等，重者可出现肝脾增大，心力衰竭。④消化系统症状：腹胀、腹泻、呕吐。⑤神经系统症状：可因脑水肿而致精神不振、嗜睡与烦躁交替、昏迷或惊厥发作等中毒性脑病的症状，还可导致腺病毒脑炎，出现脑膜刺激征。

4. X 线检查　①早期：肺纹理增多、模糊；②3～5 天出现大小不等的片状阴影或融合性病灶，以两肺下野及右上肺多见，病变不局限于某个肺叶；③肺气肿多见，少见胸膜反应。

5. 继发细菌感染者表现　①持续高热不退，症状恶化或一度好转又恶化；②痰液由白色转为黄色脓样；③身体其他部位有化脓灶；④出现脓胸；⑤外周血白细胞明显增多，有核左移；⑥胸部 X 线见病变增多或发现新的病灶。部分腺病毒肺炎可发展为闭塞性细支气管炎（bronchiolitis obliterans，BO），导致反复喘息。

二、几种特殊的细菌性肺炎

（一）肺炎链球菌肺炎（streptococcus pneumonia）

1. 病原体　肺炎链球菌，有 90 种血清型，5 岁以下最常见的血清型为 19F、19A、23F、6B、14。

2. 病理　肺泡炎为主，分为充血水肿期、红色肝变期（纤维素、红细胞、肺炎链球菌渗出）、灰色肝变期（网状纤维素中有中性粒细胞、单核细胞）、消散期（纤维素被蛋白溶解酶溶解）。

3. 临床表现　起病急骤、高热、寒战、胸痛，早期干咳，后期咳铁锈色痰，也可出现重症表现，如中毒性脑病、急性呼吸窘迫综合征、休克、脓胸、脓毒血症等，可并发坏死性肺炎和脓胸。体征为叩诊浊音、语颤增强、呼吸音减弱及管状呼吸音，消散期可听到啰音，有的病例始终没有胸部异常体征。

4. X 线检查　大叶性肺炎早期为肺纹理加深或一个肺段的阴影，以后有大片阴影均匀而致密，累及全肺叶或一个节段，也可见肺大疱、胸腔积液。支气管肺炎有其相应的 X 线改变。

（二）金黄色葡萄球菌肺炎（staphylococcal aureus pneumonia）

1. 病原体　金黄色葡萄球菌。由呼吸道入侵或经血行播散入肺。新生儿、婴幼儿发病率高，加上小儿免疫功能低下，故易发生。由于耐药金黄色葡萄球菌的菌株明显增加，特别是耐甲氧西林金黄色葡萄球菌（methicillin resistant staphylococcus aureus，MRSA）是院内感染的主要病原。目前又出现了社区获得性 MRSA（community – associated，CA – MRSA），对青霉素、红霉素、头孢菌素、克林霉素均耐药，国外已出现了耐万古霉素的金黄色葡萄球菌。

2. 病理　肺组织广泛出血性坏死和多发性小脓肿形成为特点。由于病变发展迅速，组织破坏严重，故易形成肺脓肿，胸膜下小脓肿破裂形成脓胸、脓气胸，为本病的特点。此外，还可出现肺大疱、皮下气肿、纵隔气肿，并可引起败血症及其他器官的迁徙性化脓灶，如心、脑、肝、皮肤、骨髓、关节、肾、肾上腺。

3. 临床表现　急性起病、病情严重、进展迅速，全身中毒症状明显。发热多呈弛张热型，但早产儿和体弱儿有时可无发热或仅有低热。面色苍白，烦躁不安，咳嗽，呻吟，呼吸和心率增快、发绀，有的咳黄色脓痰，有时可有猩红热样皮疹；消化系统症状有呕吐、腹泻和腹胀；重症者可发生休克。肺部体征出现比胸片改变较早，两肺可闻及散在中、细湿啰音。

4. X线检查 初期临床症状重时仅肺纹理增粗，一侧或双侧出现小片状影；后期症状好转时胸片的多形性则是其特征：可同时出现肺浸润、肺脓肿、肺大疱、脓胸或脓气胸等。

5. 实验室检查 外周血白细胞多数明显增多，中性粒细胞占比增高伴核左移和中毒颗粒。婴幼儿和重症患者可出现外周血白细胞减少，但中性粒细胞占比仍较高。痰液及胸腔穿刺液细菌培养阳性者有诊断意义。

（三）革兰阴性杆菌肺炎（Gram - negative bacillary pneumonia，GNBP）

1. 病原体 流感嗜血杆菌、肺炎杆菌、克雷伯杆菌、铜绿假单胞菌、大肠杆菌。

2. 病理 肺内浸润、实变、出血性坏死为主。

3. 临床表现 以婴幼儿为主，大多先有数日呼吸道感染症状，病情呈亚急性，但全身中毒症状明显，发热，嗜睡，常有痉挛性咳嗽，可有喘鸣，呼吸困难，面色苍白，口唇发绀。严重者甚至休克，小婴儿多并发脓胸、脑膜炎甚至脓毒症等。肺部听诊可听到湿啰音，病变融合有实变体征。病情较重，治疗困难，预后较差。

4. X线检查 基本改变为支气管肺炎征象，或呈一叶或多叶节段性或大叶性炎症阴影，易见胸腔积液。具体表现为：①肺炎杆菌肺炎可为肺段或大叶性致密实变阴影，其边缘往往膨胀凸出；②铜绿假单胞菌肺炎显示结节状浸润阴影及细小脓肿，后可融合成大脓肿；③流感嗜血杆菌肺炎可呈粟粒状阴影。④克雷伯杆菌肺炎显示小叶性及大叶性实变，发展迅速，坏死后形成肺脓肿和脓胸。

三、其他微生物所致肺炎

（一）肺炎支原体肺炎（mycoplasma pneumoniae pneunlonia）

多见于学龄儿童及青少年。占小儿肺炎的10%～20%，甚至更高。由肺炎支原体感染所致，起病缓慢，潜伏期2～3周，婴幼儿起病急，病程长，病情较重。经大环内酯类抗菌药物正规治疗7天及以上，临床征象加重、仍持续发热、肺部影像学所见加重者，可考虑为难治性支原体肺炎。

1. 症状 病初有全身不适、乏力、头痛，2～3天后出现发热，体温常达39℃左右，可持续1～3周，可伴有咽痛和肌肉酸痛。咳嗽为本病突出的症状，于病后2～3天开始，初为干咳，后转为顽固性剧咳，常有黏稠痰液，偶带血丝，少数病例可类似百日咳样阵咳，可持续1～4周。婴幼儿表现为呼吸困难、喘憋、喘鸣音较为突出。

2. 体征 肺部体征多不明显，甚至全无。少数可听到干、湿啰音，但多快消失，故体征与剧咳及发热等临床表现不一致，为本病特点之一。婴幼儿肺部啰音比年长儿多。

3. 肺外表现 皮疹、溶血性贫血、脑膜炎、心肌炎、肾炎、古兰 - 巴雷综合征。

4. X线检查 其特点可呈以下之一：①支气管肺炎改变：常为单侧性，以右肺中下肺野多见；②间质性肺炎的改变：两肺呈弥漫性网状结节样阴影；③大叶性肺炎改变：均匀一致的片状阴影；④肺门阴影增浓。上述改变可相互转化，有时一处消散，而另一处又出现新的病变，即游走性浸润，有时呈薄薄的云雾状浸润影。

（二）衣原体肺炎（chlamydial pneumonia）

衣原体肺炎是由衣原体引起的肺炎，与人类关系密切的为沙眼衣原体（CT）和肺炎衣原体（CP），偶见鹦鹉热衣原体肺炎。

1. 沙眼衣原体肺炎 ①小婴儿多见；②症状：无发热或低热，部分患儿有结膜炎，呼吸增快、明显的阵发性咳嗽，甚至发绀和呼吸暂停；③体征：肺部偶闻及干、湿啰音，甚至捻发音和哮鸣音；④X线：双侧间质性或小片状浸润，双肺过度充气。

2. 肺炎衣原体肺炎 ①学龄儿童多见；②症状：先有1～2周上感症状，之后咳嗽逐渐加重，可持续 1~2 个月或更长；③肺部偶闻及干、湿啰音或哮鸣音；④X 线：肺炎病灶多为单侧下叶浸润，也可为广泛单侧或双侧性病灶。

第八节　支气管哮喘

临床讨论

临床案例　患儿男，7 岁，主因"反复咳嗽伴喘息 1 年，加重半天"入院。每次均于处于吸烟环境后发作，伴有胸闷、呼吸困难，无发热。既往有湿疹及过敏性鼻炎史。患儿父亲患有支气管哮喘。查体：呼吸：35 次/分，三四征（＋），双肺可闻及呼气相为主的哮鸣音，呼气相延长；心率 110 次/分，律齐，心音略钝，肝脾未及，下肢无水肿。

问题　初步诊断是什么？需要做哪些辅助检查？

支气管哮喘（broncahial asthma）简称哮喘，是一种异质性疾病，通常表现为慢性气道炎症，临床表现为反复发作性喘息，呼吸困难、胸闷或咳嗽，可同时伴有呼气性气流受限。哮喘发病率近年呈上升趋势，全球有超过 3 亿哮喘患者，发达国家发病率高。2010 年的调查显示：我国儿童平均累积患病率为 3.02%，以学龄前及学龄期为著。80%~90% 的儿童哮喘发病于 4~5 岁前。

【病因和危险因素】

1. 特应性　特应性（atopy）体质者机体接触环境变应原后产生异常多的 IgE，对空气变应原皮肤试验呈速发阳性反应，是哮喘的重要危险因素，部分受遗传的调控。目前认为特应性是通过多基因以一种复杂方式进行遗传。

2. 性别　男孩多见，10 岁后性别差异不显著。

3. 致病因子

（1）室内变应原：尘螨、动物皮毛、排泄物、蟑螂、真菌（霉菌和酵母菌）。

（2）室外变应原：花粉、蒿草、真菌（交链孢霉、分枝孢属、平菇孢子、蘑菇孢子）。

（3）药物和食物添加剂：阿司匹林和其他非甾体类药物等。

（4）呼吸道感染的病原体：病毒、肺炎支原体、衣原体、细菌等。

（5）吸烟：儿童主要为被动吸烟。

（6）运动和过度通气。

（7）过度情绪激动。

（8）其他：鼻炎、鼻窦炎、鼻息肉、胃食管反流等。

【病理生理】

1. 气道慢性炎症　病理表现为气道黏膜大量炎症细胞浸润；气道上皮损伤与脱落；气道黏液栓形成；神经肽类释放刺激气道平滑肌收缩，黏膜肿胀，黏液分泌增加；气道重塑，气道壁增厚、黏膜水肿、胶原蛋白沉积、基底膜中的纤维粘连蛋白、3 型和 4 型胶原沉着、基底膜增厚。

2. 气道高反应性（airway hyperresponsiveness，AHR）　哮喘患者气道在慢性炎症与损伤、平滑肌功能改变和缺陷的基础上发生过度收缩反应，引起气道管腔狭窄和气道阻力明显增高，称 AHR。AHR 是支气管哮喘的主要病理生理特征，可通过支气管激发试验来测定。

【临床表现】

反复喘息、气促、胸闷或咳嗽，呈阵发性发作，以夜间和清晨为重。或与接触某种变应原或刺激因素有关，或有除变应原外的致病因子等，重症有呼吸困难。咳嗽变异性哮喘无喘息症状，仅表现为反复和慢性咳嗽。发作间期可无症状和体征。

体格检查可见呼吸频率及心率增快，双肺可闻及哮鸣音，呼气相延长，也可闻及不固定的粗湿啰音；中度以上可见桶状胸、三凹征、颈静脉怒张及肺气肿的体征；重症者哮鸣音消失，几乎听不到呼吸音，呈端坐呼吸，恐惧不安，大汗淋漓，面色青灰；低氧血症导致肺动脉痉挛，右心负荷加重，导致右心功能衰竭。

【辅助检查】

（一）血常规

嗜酸粒细胞 >6%，嗜酸细胞计数（0.4~0.6）×10^9/L 或更高。

（二）肺功能检查

1. 评价是否存在气流受限

（1）肺容量变化：发作期，残气容积（RV）、肺总量（TLC）和 RV/TLC% 均增大；肺活量（VC）可能正常，用力肺活量（FVC）减低，出现 FVC < VC。缓解期，正常。

（2）肺通气功能：最大呼气流量 - 容积曲线（MEFV）反映肺通气功能（图 11 - 2）。

发作期：F - V 曲线特点是呼气相降支凹向横轴，第一秒用力肺活量（FEV1 或 PEF）实测值/预计值降低。缓解期：肺通气功能正常或有小气道通气功能障碍。

（3）气道阻力：用脉冲振荡法测定，发作期阻力增高，缓解期潜在性气道阻力增高。

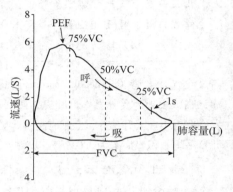

图 11 - 2　最大呼气流速 - 容量曲线
VC 肺活量；FVC：用力肺活量；
PEF：最大呼气流速

知识链接

婴幼儿肺功能检测

我国儿科界于 1990 年开始应用婴幼儿肺功能检测技术，而且欧洲呼吸协会肺功能标准（ERS）/美国胸科协会肺功能标准（ATS）都推荐婴幼儿肺功能测试的主要内容就是潮气呼吸环分析。该技术的原理主要是通过测定婴幼儿在静睡的状态下的潮气呼吸参数的变化来反映肺功能的情况，利用面罩上的流速传感器，测定平静呼吸时的气流流速，进而通过流速 - 时间曲线进行容积分析。该肺功能测试方法操作简单、无创伤、无需配合，只需在睡眠状态下平静呼吸即可检测。

（4）潮气呼吸分析：婴幼儿采用此法，以小气道阻塞性通气障碍多见。

2. 评价是否存在气流受限的可逆性　也叫支气管舒张试验。受试者基础 FEV1 < 70% 预计值，然后吸入或用空气压缩泵雾化吸入 β_2 受体激动剂，15 分钟后重复测定 FEV1，计算 FEV1 改善率 ≥12% 则认为阳性。该试验阳性则支持哮喘的诊断，阴性不能除外哮喘。

3. 评价气道高反应性　也叫支气管激发试验，应在哮喘缓解期做，至少 1 周内无哮喘发作，FEV1 不得低于预计值的 70%，并在停用支气管舒张剂 12 小时，停用抗组胺药和吸入激素 48 小时，停用口服激素 72 小时后。通常用组胺、乙酰甲胆碱、蒸馏水、高张盐水或运动激发，必要时用可疑致敏原激发。

（三）特异性过敏原诊断

目前常用皮肤点刺试验法和血清特异性 IgE 测定，发现可疑的过敏原。

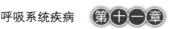

（四）影像学检查

急性期胸片正常或呈间质性改变，可有肺气肿或肺不张。胸片还可排除肺部其他疾病，如肺炎、肺结核、气管支气管异物、支气管肺发育不良和先天性畸形。

（五）非侵入性气道炎症标记物检查

呼出气一氧化氮、痰嗜酸粒细胞数等升高。

【诊断和鉴别诊断】

（一）诊断

2008年，中华医学会儿科学分会呼吸学组修订的儿童支气管哮喘的诊断标准如下。

1. 儿童哮喘

（1）反复发作喘息、咳嗽、气促、胸闷，多与接触变应原、冷空气、物理或化学刺激、呼吸道感染及运动有关，常在夜间和（或）清晨发作加剧。

（2）发作时双肺闻及呼气相为主的哮鸣音，呼气相延长。

（3）上述症状和体征经抗哮喘治疗有效或自行缓解。

（4）除外其他引起喘息、咳嗽、胸闷和气促的疾病。

（5）临床表现不典型者（如无明显喘息或哮鸣音），应至少具备以下1项：①支气管激发试验或运动激发试验阳性。②证实存在可逆性气流受限。a. 支气管舒张试验阳性：吸入速效 β_2 受体激动剂15分钟后FEV1增加≥12%。b. 抗哮喘治疗有效：使用支气管扩张剂和（或吸入）糖皮质激素治疗1~2周后增加≥12%。③PEF每日变异率（连续监测1~2周）≥20%。

符合第1~4条或4、5条者，则可以诊断为哮喘。

2. 咳嗽变异性哮喘

（1）咳嗽持续或反复发作>4周，夜间和（或）清晨发作或加重，以干咳为主。

（2）临床上无感染征象，或经较长时间抗生素治疗无效。

（3）抗哮喘药物诊断性治疗有效。

（4）排除其他原因引起的慢性咳嗽。

（5）支气管激发试验阳性和（或）PEF每日变异率（连续监测1~2周）≥20%。

（6）个人或一级、二级亲属有特应性疾病史，或变应原测试阳性。

以上1~4项为诊断的基本条件。

另外，哮喘预测指数可以预测小于3岁喘息的小儿发展成为哮喘的危险性，该指数阳性为：在过去1年里喘息≥4次，具有1项主要危险因素或2项次要危险因素。主要危险因素有：①父母有哮喘病史；②经医生诊断为特应性皮炎；③有吸入变应原致敏的依据。次要危险因素有：①有食物变应原致敏的依据；②外周血嗜酸性粒细胞≥4%；③与感冒无关的喘息。如哮喘预测指数阳性，可按哮喘规范治疗。

（二）哮喘的分期与病情的评价

1. 急性发作期 指突然出现喘息、胸闷、咳嗽等症状。其严重程度分级见表11-2。

表11-2 哮喘急性发作严重程度分级

临床特点	轻度	中度	重度	危重度
气促	走路时	说话时	休息时	
体位	可平卧	喜坐位	前弓位	
讲话方式	能成句	成短句	说单字	难以说话

临床特点	轻度	中度	重度	危重度
精神意识	可有焦虑、烦躁	常焦虑、烦躁	常焦虑、烦躁	嗜睡、意识模糊
呼吸频率	轻度增加	增加	明显增加	减慢或不规则
辅助呼吸肌活动及三凹征	无	可有	通常有	胸腹反常运动
哮鸣音	散在，呼气末	响亮、弥漫	响亮、弥漫、双相	减弱或消失
脉率	略增加	增加	明显增加	减慢或不规则
奇脉（kPa）	不存在 <1.33	可有 1.33 ~ 3.33	有 2.67 ~ 5.33	不存在（呼吸肌疲劳）
使用速效 β_2 受体激动剂后 PEF 占正常预计值或本人最佳值的百分数（%）	>80	60 ~ 80	<60 或治疗效应维持 <2 小时	<33
PaO_2（吸空气）（kPa）	正常	>8	<8，可能有发绀	呼吸衰竭
$PaCO_2$（KPa）	<6	<6	≥6，短时间内明显上升	呼吸衰竭
SaO_2（吸空气）	>0.95	0.92 ~ 0.95	0.90 ~ 0.92	<0.90

注：①正常儿童清醒时呼吸频率上限：<2 个月，<60 次/分，2 ~ 12 个月，<50 次/分，1 ~ 5 岁，<40 次/分，5 ~ 8 岁，<30 次/分。②正常儿童脉率上限：2 ~ 12 个月，<160 次/分，1 ~ 2 岁，<120 次/分，2 ~ 8 岁，<110 次/分。③判断急性发作严重程度时，只要存在某项严重程度的指标（不必全部指标存在），就可归入该严重等级

2. 慢性持续期 指近 3 个月内总是不同程度的出现咳嗽、喘息、胸闷等症状（表 11 - 3）。其控制水平分级见表 11 - 4。

表 11 - 3　哮喘病情严重程度分级

严重程度	日间症状	夜间症状/憋醒	应急缓解药的使用	活动受限	肺功能（≥5 岁者适用）	急性发作（需使用全身激素治疗）
<5 岁						
间歇状态（第 1 级）	≤2 日/周，发作间歇无症状	无	≤2 日/周	无		0 ~ 1 次/年
轻度持续（第 2 级）	>2 日/周，但非每日有症状	1 ~ 2 次/月	>2 日/周，但非每天使用	轻微受限		6 个月内≥2 次，根据发作的频度和严重度确定分级
中度持续（第 3 级）	每天有症状	3 ~ 4 次/月	每天使用	部分受限		
重度持续（第 4 级）	每天持续有症状	>1 次/周	每天多次使用	严重受限		
≥5 岁						
间歇状态（第 1 级）	≤2 日/周，发作间歇无症状	<2 次/月	≤2 日/周	无	FEV1 或 PEF≥正常预计值 80%，PEF 或 FEV1 变异率 <20%	0 ~ 1 次/年
轻度持续（第 2 级）	>2 日/周，但非每日有症状	3 ~ 4 次/月	>2 日/周，但非每天使用	轻微受限	FEV1 或 PEF≥正常预计值 80%，PEF 或 FEV1 变异率 20% ~ 30%	≥2 次/年，根据发作的频度和严重度确定分级
中度持续（第 3 级）	每天有症状	>1 次/周，但非每晚有症状	每天使用	部分受限	FEV1 或 PEF 达正常预计值 60% ~ 79%，PEF 或 FEV1 变异率 >30%	
重度持续（第 4 级）	每天持续有症状	经常出现，通常每晚均有症状	每天多次使用	严重受限	FEV1 或 PEF < 正常预计值 60%，PEF 或 FEV1 变异率 >30%	

注：①一个患儿只要具备某级严重度的一个特点则可将其列入该级之中；②PEF 变异率测定方法：每日清晨傍晚定时测定 PEF，至少连续监测 1 周，然后计算每日 PEF 变异率。PEF 变异率 =（日内最高 PEF - 日内最低 PEF）：1/2（日内最高 PEF + 日内最低 PEF）

表 11 – 4　哮喘控制水平分级

临床特征	控制（满足以下所有表现）	部分控制（任意 1 周出现 1 种表现）	未控制
日间症状	无（或≤2 日/周）	>2 日/周或≤2 日/周但多次出现	
夜间症状和（或）憋醒	无	有	
应急缓解药的使用活动受限	无（或≤2 次/周）	>2 次/周	在任意 1 周出现≥3 项部分控制中的表现
肺功能（≥5 岁者适用）	≥正常预算值或本人最佳值的80%	<正常预算值或本人最佳值的80%	
急性发作（需要用全身激素治疗）	0 ~1 次/年	2 ~3 次/年	>3 次/年

注：①评估过去 2 ~4 周日间症状、夜间症状/憋醒、应急缓解药使用和活动受限情况；②出现任何一次急性发作都应复核维持治疗方案是否需要调整

3. 临床缓解期　指经过治疗或未经治疗症状和体征消失，肺功能（FEV1 或 PEF）≥80%预计值，并维持 3 个月以上。

（三）鉴别诊断

应与其他喘息和慢性咳嗽性疾病相鉴别，包括呼吸道感染性疾病，异物吸入，先天性喉、气管、支气管异常，胃食管反流，先天性心血管异常，心源性哮喘，喉返神经麻痹，纵隔气道周围肿物压迫，肺部变态反应性疾病如过敏性肺炎等。

【治疗】

哮喘的治疗目的是达到症状良好控制并维持正常活动水平，控制未来风险，将未来急性发作、恒定气流受限和药物不良反应的危险降到最低。治疗原则为长期、持续、规范和个体化治疗。急性发作期治疗重点为抗炎、平喘，以便快速缓解症状；慢性持续期应坚持长期抗炎，降低气道反应性，防止气道重塑，避免危险因素和自我保健。

（一）哮喘的治疗

（1）糖皮质激素：吸入型或全身性。

（2）白三烯调节剂：孟鲁司特钠或扎鲁司特。

（3）β_2受体激动剂：吸入型或口服，短效或长效。

（4）抗胆碱能药物：如溴化异丙托品。

（5）肥大细胞膜稳定剂：色甘酸钠。

（6）茶碱：短效或长效。

（7）抗过敏药物：西替利嗪。

（8）肾上腺素。

（9）特异性免疫治疗：在无法避免接触变应原或药物治疗无效时，可用针对变应原的特异性免疫治疗。

（二）急性发作期的治疗

1. β_2受体激动剂　轻症选短效口服 β_2受体激动剂如沙丁胺醇或硫酸特布他林，重症选吸入型上述速效 β_2受体激动剂，沙丁胺醇每次 2.5 ~5mg 或硫酸特布他林 2.5 ~5mg，第 1 小时可每20 分钟吸入 1 次，以后每 2 ~4 小时重复吸入一次。

2. 糖皮质激素　通常选用吸入型，如雾化用布地奈德混悬液，每次 1mg，每日 2 ~4 次；重症需静脉给甲泼尼龙，每日 2 ~6mg/kg，分 2 ~3 次；或氢化可的松每日 10 ~20mg/kg，分 2 次，疗程小于 7 天，若需继续应用，则需改为口服。

3. 抗胆碱能药物　吸入型药物，如异丙托溴铵，不易发生心率快、手抖等不良反应，但

起效较慢，舒张支气管作用较特布他林等弱。

4. 茶碱类 常用短效的氨茶碱每次 3 ~ 5mg/kg，每日 3 ~ 4 次，一般不单独用。

（三）哮喘危重状态的治疗

经常规治疗后仍有严重或进行性呼吸困难者为哮喘危重状态。

（1）清理呼吸道分泌物，给湿化氧。

（2）补液：给正常生理需要量的 2 倍，至尿量达到 2ml/kg。

（3）纠酸：当 pH < 7.3，$PaCO_2$ 不高时可使用碱性液；当 $PaCO_2$ 高时，应先改善通气，再使用碱性液。

（4）糖皮质激素：尽早使用全身性糖皮质激素联合吸入型糖皮质激素。

（5）支气管舒张剂：①吸入型速效 β_2 受体激动剂；②静脉用氨茶碱；③ 抗胆碱能药物；④肾上腺素皮下注射：1∶1000 的肾上腺素 0.01ml/kg，最大剂量 0.3ml，必要时每 20 分钟 1 次，最多重复 3 次。

（6）机械通气：有呼吸衰竭指征者应进行机械通气。

（7）有感染者给抗生素。

（8）对症治疗：过分烦躁者给水合氯醛，有心力衰竭者用强心剂，有气胸者给胸腔闭式引流。

（四）哮喘长期控制的分级治疗

主要用吸入型糖皮质激素（重度患儿可用全身性糖皮质激素）、白三烯调节剂、缓释茶碱、长效 β_2 受体激动剂、肥大细胞膜稳定剂、特异性免疫治疗等（表 11 - 5、表 11 - 6）。

表 11 - 5 ≥5 岁儿童哮喘长期治疗方案

分级	治疗级别				
	第 1 级	第 2 级	第 3 级	第 4 级	第 5 级
非药物干预	哮喘教育、环境控制				
缓解类药物	按需使用速效 β2 受体激动剂				
控制类药物	一般不需要	选用以下一种 ·低剂量 ICS ·LTRA ·中高剂量 ICS ·低剂量 ICS 加 LTRA	选用以下一种 ·低剂量 ICS 加吸入型 LABA	选用以下一种 ·中高剂量 ICS 加 LABA ·中高剂量 ICS 加 LTRA 或缓释茶碱 ·中高剂量 ICS / LABA 加 LTRA 或缓释茶碱	选用以下一种 ·中高剂量 ICS / LABA 加 LTRA 和（或）缓释茶碱加口服最小剂量的糖皮质激素 ·中高剂量 ICS / LABA 加 LTRA 和（或）缓释茶碱 ≥12 岁可加抗 IgE 治疗

注：ICS：吸入糖皮质激素；LABA：长效 β2 受体激动剂

表 11 - 6 <5 岁儿童哮喘长期治疗方案

分级	治疗级别				
	第 1 级	第 2 级	第 3 级	第 4 级	第 5 级
非药物干预	哮喘教育、环境控制				
缓解类药物	按需使用速效 β2 受体激动剂				
控制类药物	一般不需要	选用以下一种	选用以下一种	选用以下一种	选用以下一种

续表

分级	治疗级别				
	第1级	第2级	第3级	第4级	第5级
		·低剂量ICS ·LTRA	·中等剂量ICS ·低剂量ICS加LTRA	·中高剂量ICS加LTRA ·中高剂量ICS加缓释茶碱 ·中高剂量ICS／LABA加LTRA或缓释茶碱	·高剂量ICS加LTRA与口服最小剂量的糖皮质激素 ·高剂量ICS联合LABA与口服最小剂量的糖皮质激素

注：ICS：吸入糖皮质激素；LABA：长效 β_2 受体激动剂；LTRA：白三烯受体阻滞剂

（五）哮喘教育和个体化管理

应避免诱发因素，长期正确使用糖皮质激素气雾治疗是预防复发的关键。其剂量应个体化，采用阶梯治疗方案，加强多形式的教育，30%～60%的患儿可完全治愈。

 本章小结

呼吸系统感染性疾病是儿科最常见的疾病，小儿呼吸系统包括鼻、鼻窦、咽、咽鼓管、喉、气管、支气管、毛细支气管、呼吸性细支气管、肺泡管及肺泡，发育不成熟及免疫力低下等特点与易患呼吸道疾病密切相关。各种病原体均可引起，多数为病毒，其次为细菌感染，还有非典型病原体如肺炎支原体等感染。根据感染的部位不同，出现相应症状也轻重不一，其中小儿急性喉炎发生喉梗阻是儿科急症之一，需要及时识别；支气管肺炎是由各种病原体感染导致支气管、肺泡炎症，引起通气和换气障碍，导致机体缺氧、二氧化碳潴留，从而造成一系列病理生理改变，除发热、咳嗽、气促外，重症患儿还有消化、循环、神经、内分泌等系统的临床表现，此外，因感染的病原体不同，相应的临床表现及X线表现也各有差别。支气管哮喘是一种异质性疾病，表现为慢性气道炎症，临床表现为反复发作性喘息、呼吸困难、胸闷或咳嗽，可同时伴有呼气性气流受限。规范化治疗至关重要，长期随访管理是预防复发的关键。

 思考题

1. 小儿呼吸道感染的临床特点与成人有何不同点？为什么？

2. 几种不同病原体所致肺炎的病理生理、临床表现、X线特点的异同点有哪些？

3. 小于3岁的小儿是否可以诊断为支气管哮喘？为什么？

第十二章　心血管系统疾病

第一节　儿童心血管疾病检查方法

一、病史和体格检查

在儿童心血管病的诊断中，尽管有多种影像学检查手段，病史和体格检查仍具有不容忽视的价值。通过仔细的病史询问和体格检查，可以对许多心血管病做出大致判断，缩小鉴别诊断范围，使进一步的影像学检查更具针对性。

（一）病史询问

小儿时期，尤其是 3 岁以内婴幼儿的心血管疾患以先天性心脏病（congenital heart disease，先心病）最常见。心脏杂音、青紫及心功能不全是先心病患者最常见的就诊原因，其出现时间及演变对疾病的诊断、治疗决策、预后判断有重要意义。反复肺炎、心功能不全、生长发育迟缓是大量左向右分流先心病的证据；左房或肺动脉扩张压迫喉返神经可引起声音嘶哑。婴幼儿心功能不全以呼吸浅促、喂养困难、多汗更突出。有青紫者应注意排除呼吸系统疾病，还要询问有无蹲踞、缺氧发作等。对胸闷、心悸、心前区疼痛者应注意心律失常、心肌疾病。病史询问中还要注意母孕早期有无病毒感染、放射线接触、有害药物应用史及有无家族遗传病史。许多先心病与遗传性疾病有关，肥厚型心肌病常有阳性家族史。

（二）体格检查

1. 全身检查　评价生长发育，注意特殊面容及全身合并畸形、精神状态、体位和呼吸频率。检查口唇、鼻尖、指/趾端等毛细血管丰富部位有无发绀，青紫 6 个月至年后，可出现杵状指/趾。皮肤黏膜瘀点是感染性心内膜炎血管栓塞的表现；皮下小结、环形红斑是风湿热的主要表现之一。注意颈动脉搏动，肝颈静脉回流征，肝脾大小、质地及有无触痛，下肢有无浮肿。

2. 心脏检查

（1）望诊：心前区有无隆起，心尖搏动的位置、强弱及范围。心前区隆起者多示有心脏扩大，应注意与佝偻病引起的鸡胸相鉴别。正常 <2 岁的小儿，心尖搏动见于左侧第 4 肋间，其左侧最远点可达锁骨中线外 1cm，5~6 岁时在左侧第 5 肋间，锁骨中线上。正常的心尖搏动范围不超过 $2\sim3cm^2$，若心尖搏动强烈、范围扩大提示心室肥大。左室肥大时，心尖搏动最强点向左下偏移；右室肥大时，心尖搏动弥散，有时扩散至剑突下。心尖搏动减弱见于心包积液和心肌

收缩力减弱。右位心的心尖搏动则见于右侧。消瘦者心尖搏动易见，而肥胖者相反。

（2）触诊：进一步确定心尖搏动的位置、强弱及范围，心前区有无抬举冲动感及震颤。左侧第 5~6 肋间锁骨中线外的抬举感为左室肥大的佐证，胸骨左缘第 3~4 肋间和剑突下的抬举感提示右室肥大。震颤位置有助于判断杂音来源。

（3）叩诊：可粗略估计心脏的位置及大小。

（4）听诊：注意心率的快慢、节律是否整齐，第一、二心音的强弱，是亢进、减弱还是消失，有无分裂，特别是肺动脉瓣区第二音（P2）意义更大。P2 亢进提示肺动脉高压，而减弱则支持肺动脉狭窄的诊断；正常儿童在吸气时可有生理性 P2 分裂，P2 固定性分裂是房间隔缺损的独特体征。杂音对鉴别先心病类型有重要意义，需注意其位置、性质、响度、时相、传导方向及与体位的关系。

3. 周围血管征 比较四肢脉搏及血压，如股动脉搏动减弱或消失，下肢血压低于上肢，提示主动脉缩窄。脉压增宽，伴有毛细血管搏动和股动脉枪击音，提示动脉导管未闭或主动脉瓣关闭不全等。

二、特殊检查

（一）普通 X 线检查

包括透视和摄片，透视可动态观察心脏和大血管搏动、位置、形态以及肺血管粗细与分布，但不能观察细微病变。摄片可弥补这一缺点并留下永久记录，常规拍摄正位片，必要时辅以心脏三位片。分析心脏病 X 线片时，应注意以下几点。

1. 摄片质量要求 理想的胸片应为吸气相拍摄，显示肺纹理清晰，对比良好，心影轮廓清晰，心影后的胸椎及椎间隙可见。

2. 测量心胸比值 年长儿应小于 50%，婴幼儿小于 55%，呼气相及卧位时心胸比值增大。

3. 肺血管阴影 是充血还是缺血，有无侧支血管形成。

4. 心脏的形态、位置及各房室有无增大，血管有无异位，肺动脉段是突出还是凹陷，主动脉结是增大还是缩小。

5. 确定有无内脏异位症 注意肝脏、胃泡及横膈的位置，观察支气管的形态。

（二）心电图

心电图对心脏病的诊断有一定的帮助，特别对各种心律失常，心电图是确诊的手段。对心室肥厚、心房扩大、心脏位置及心肌病变有重要参考价值，24 小时动态心电图及各种负荷心电图可提供更多的信息。部分先心病有特征性的心电图，如房间隔缺损的 V_1 导联常呈不完全性右束支阻滞。在分析小儿心电图时应注意年龄的影响。

1. 年龄越小，心率愈快，各间期及各波时限较短，有些指标的正常值与成人有差别。

2. QRS 波以右室占优势，尤其在新生儿及婴幼儿，随着年龄增长逐渐转为左室占优势。

3. 右胸前导联的 T 波在不同年龄有一定改变，如生后第一天，Vi 导联 T 波，4~5 天后转为倒置或双向。

（三）超声心动图

超声心动图是一种无创检查技术，不仅可以提供详细的心脏解剖结构信息，还能提供心脏功能及部分血流动力学信息。

1. M 型超声心动图 能显示心脏各层结构，特别是瓣膜的活动，常用于测量心腔、血管内径，结合同步心电图和心音图可计算多种心功能指标。

2. 二维超声心动图 是目前各种超声心动图的基础，可实时显示心脏和大血管解剖结构、活动情况及空间毗邻关系。经食管超声能够更清晰地显示解剖结构，已用于心脏手术和介人性心导管术中,进行监护及评估手术效果。

3. 多普勒超声 有脉冲波多普勒、连续波多普勒及彩色多普勒血流显像三种,可以检测血流方向及速度、计算压差,可用于评估瓣膜、血管的狭窄程度,估算分流量及肺动脉压力,评价心功能等。

4. 三维超声心动图 成像直观、立体感强、易于识别,较二维超声可提供更多解剖学信息;还可对图像进行任意切割,充分目标区域,为外科医师模拟手术进程与切口途径提供了丰富的信息,有极大临床应用价值与前景。

(四) 心导管检查

心导管检查是先心病进一步明确诊断和决定手术时机及方式的重要检查方法之一,分为右、左心导管检查两种。右心导管检查系经皮穿刺股静脉,插入不透X线的导管,经下腔静脉、右房、右室至肺动脉;左心导管检查时,导管经股动脉、降主动脉逆行至左室。检查时可探查异常通道,测定不同部位心腔、大血管的血氧饱和度及压力,进一步计算心输出量、分流量及血管阻力。通过肺小动脉楔压测定可以评价患者的肺血管床状态。连续压力测定可评价瓣膜或血管等狭窄的部位、类型及程度。此外经心导管还可进行心内膜活检、电生理测定等。

(五) 心血管造影

根据诊断需要将心导管顶端送到目标心腔或大血管,采用轴向成角造影,同时进行快速摄片或电影摄影,观察不同部位造影特点,以明确心血管解剖畸形诊断,尤其是对复杂型心血管畸形,心血管造影仍是主要检查手段。数字减影造影技术(DSA)的发展及新一代造影剂的出现降低了心血管造影对人体的伤害,使诊断更精确。

(六) 放射性核素心血管造影

常用的放射性核素为^{99m}锝,静脉注射后,利用特殊照相机将放射性核素释放的γ射线最终转换为点脉冲,相关数据均由计算机记录、存储、图像重组及分析。常用的心脏造影有初次循环心脏造影及平衡心脏血池造影。主要用于左向右分流及心功能检查。

(七) 磁共振成像

磁共振成像(MRl)具有无电离辐射损伤、多剖面成像能力等特点,有多种技术选择,包括自旋回波技术(SE)、电影MRI、磁共振血管造影(MRA)及磁共振三维成像技术等。常用于诊断主动脉弓等血管病变,并可很好地显示肺血管发育情况。

(八) 计算机断层扫描

电子束计算机断层扫描(EBCT)和螺旋型CT已应用于心血管领域。对大血管及其分支的病变、心脏瓣膜/心包/血管壁钙化、心腔内血栓/肿块、心包缩窄、心肌病等心脏疾病诊断价值较高。

第二节　先天性心脏病

 临床讨论

　　临床病例 患儿,女,3岁2个月。主诉:发现心脏杂音2天。患儿在幼儿园入园体检时发现心脏杂音而来我院就诊。平时体健,无反复下呼吸道感染史。既往史、个人史、家族史无特殊。查体:T 37℃,HR 95次/分,R 28次/分,身高98cm,体重13.5kg,血压12.8/8.3kPa(96/62mmHg)。面色及反应可。双肺呼吸动度及语颤对称,叩诊清音,听诊呼吸音对称，无干湿啰音。左心前区无隆起，心尖搏动位于左锁中线外 0.5cm，心音有力、律齐，P2 稍增强，胸骨左缘 4 肋间可闻及 3 级收缩期吹风样杂音，沿胸骨向上传导。肝脏肋下 1.5cm，神经系统查体无异常。

问题 该患儿可能是什么病？临床应该与哪些疾病相鉴别？应怎样进行治疗？

先天性心脏病（congenital heart disease，先心病）是指胎儿时期由于心脏血管发育异常而导致的一组畸形疾病，为儿童时期最常见的心血管系统疾病，其发病率约占存活婴儿的 0.6%～0.8%。按照该比率计算，我国每年约出生 15 万罹患先心病的新生儿。各类型先心病的发病情况以室间隔缺损最多，其次为房间隔缺损、动脉导管未闭和肺动脉瓣狭窄。法洛四联症则是存活的发绀型先心病中最常见者。

近 50 年来，随着超声心动图、心导管检查、选择性心血管造影术等的广泛应用、深低温麻醉和体外循环下心脏直视手术技术的快速发展，特别是近 20 年来先心病经导管介入治疗技术广泛开展，先心病诊治水平得到极大提高。

【病因】

妊娠早期（5～8 周）是胎儿心脏发育最重要的时期。在胎儿心脏发育阶段，若有任何因素影响了心脏胚胎发育，使心脏及大血管某一部分发育停顿或异常，即可造成先天性心血管畸形，即先心病。先天性心脏病发病原因很多，可分为内因和外因两类。

内因主要是遗传因素，仅占 8% 左右，可为染色体异常或多基因突变引起。近年研究已证明，房室间隔缺损和动脉干畸形等与第 21 号染色体长臂某些区带的过度复制和缺失有关。第 7、12、15、和 22 号染色体上也有与形成心血管畸形有关的基因。据统计，大约有 315 种临床综合征伴有先心病，同一家庭中可有数人同患某一种先心病也说明其与遗传因素有关。

先心病发病因素的 92% 则为环境因素、环境及遗传因素交互作用造成，即外因，如妇女妊娠时服用药物、感染病毒、环境污染、射线辐射等都会使胎儿心脏发育异常等。其中较重要的是宫内感染，特别是母孕早期患病毒感染如风疹、流行性感冒、流行性腮腺炎和柯萨奇病毒感染等，其他如孕母缺乏叶酸，接触放射线，服用药物（抗癌药、抗癫痫药等），代谢性疾病（糖尿病、高钙血症、苯丙酮尿症等）宫内缺氧等均可能与发病有关。

但是，绝大多数先心病患者的病因尚不清楚，加强孕期保健特别是在妊娠早期适量补充叶酸，积极预防风疹、流感等病毒性疾病，以及避免与发病有关的因素接触，对预防先心病具有积极意义。

【分类】

根据左心与右心系统之间有无分流，先心病分为三大类。

1. 左向右分流型（潜伏青紫型） 正常情况下体循环压力高于肺循环，故血液从左向右分流而不出现青紫。当发生肺炎、剧哭、屏气或其他病理情况下（如发生梗阻性肺动脉高压）致使肺动脉或右室压力增高并超过左心压力时，则可使血液自右向左分流而出现暂时性青紫，如室间隔缺损、动脉导管未闭和房间隔缺损等。

2. 右向左分流型（青紫型） 某些原因（如右室流出道狭窄）致使右心压力增高并超过左心，使血流经常从右向左分流时，或因大动脉起源异常，使大量静脉血流进入体循环，均可出现持续性青紫，如法洛四联症、大动脉转位、房室共同通道、永存动脉干等。

3. 无分流型（无青紫型） 即心脏左、右两侧或动、静脉之间无异常通路或分流，如肺动脉狭窄、主动脉狭窄和主动脉缩窄等。

【诊断】

可根据患者病史、体格检查和影像学检查做出诊断。

（一）病史

1. 母妊娠史 了解母妊娠期尤其是前 12 周胎儿心脏胚胎发育阶段有无病毒感染、母亲罹患代谢性疾病、是否服用影响胎儿发育的各种药物以及是否暴露于影响胎儿发育的各种有害理化因素（如放射线接触、特殊药物）等。

2. 症状 先心病症状出现的时间取决于其血流动力学改变的程度。反复发生的心力衰竭、活动或哭吵后出现短暂性或持续性发绀、活动耐力降低、缺氧发作以及蹲踞现象等，多为先心病的重要症状。

先心病的症状表现根据其种类的不同而各异。左向右分流型表现为体循环少血（喂养困难、生长发育迟滞、活动耐力降低、多汗、气促等）和肺循环多血（反复下呼吸道感染等）；右向左分流型表现为发绀、蹲踞、脑缺氧发作、发育迟滞等；无分流型可有心力衰竭等。

（二）体格检查

1. 全身表现 轻者多无明显异常发现；重者可有体格瘦小、呼吸急促、口唇或甲床发绀、杵状指趾，甚至心力衰竭。

2. 心脏检查

（1）望诊：可有心前区隆起，胸廓畸形，搏动弥散等。

（2）触诊：心前区可出现抬举样搏动，可扪及震颤。

（3）叩诊：可出现心界扩大。在正常情况下，小于 2 岁的婴幼儿心左界最远点可达第 4 肋间乳线外 1cm，5～6 岁时在第 5 肋间乳线上，超过该范围应考虑心脏增大。

（4）听诊：应注意杂音、肺动脉瓣区第二心音的强弱及有无分裂。先天性心脏病的杂音位于胸骨旁第 2、3、4 肋间，杂音的位置、性质、时限、响度以及传导方向对鉴别先心病具有极其重要的意义。肺动脉瓣第二心音的增强提示肺动脉高压，减弱提示肺动脉狭窄。应当注意的是，部分先心病患儿可无杂音，同时，多疾病演变，杂音可以随之发生变化。

3. 周围血管征 脉压增宽提示动脉导管未闭；下肢血压低于上肢血压应注意主动脉缩窄等心血管结构异常。

（三）影像学检查

1. 胸部 X 线摄影 可帮助了解肺血情况以及心脏大小。胸部 X 线摄影常采用后前位、右前斜位、左前斜位及左侧位，以分别观察心脏各腔室及大血管位置及大小。值得注意的是，婴儿期心胸比例达 55%，且胸腺增大，应注意区别。

2. 心电图检查 主要协助了解心脏位置、房室增大或肥厚以及传导系统情况，协助临床判断。

3. 超声心动图检查 超声心动图在先心病诊断中具有最重要的价值，能够精确显示心脏内部结构异常、房室大小变化以及血流速度和方向，同时能够评价心脏功能，甚至重建三维图像等，对心血管疾病的诊断提供了更直观的图像。根据超声心动图提供的信息，可实现绝大部分心血管结构异常进行准确的节段诊断。超声心动图无创、无离子辐射及放射性危害，操作方便，可反复检查，价格相对低廉。但超声心动图在显示复杂心血管畸形、大血管远端空间结构等方面存在局限性，且对心室容积等心功能估测需作几何学假设，对于复杂型先心病的心功能测量准确性较低。

4. 心血管磁共振成像（magnetic resonance imaging, MRI） 近年来，MRI 技术发展迅速，被认为是目前心外及心脏大血管畸形的最优秀的检查手段。作为一种无辐射、非侵入性的检查方法，MRI 在儿童先心病诊断中，尤其是合并心外大血管畸形的复杂先心病诊断中，发挥着越来越重要的作用。MRI 可准确获得各项三维数据，进行任意平面的重建，完整地显示先心病的解剖畸形，且极大地提高了空间分辨率，可用来精确显示婴儿血管或心脏这些较小的结构。

5. 计算机断层扫描（computed tomography，CT） CT 是诊断儿童先心病的另一种重要工具。不仅可从形态学诊断各种心内及心外畸形，尤其对心外大血管畸形显像具有独特优势，而且还能定量评估左室功能。临床主要将 CT 应用在心内和心外畸形的形态学诊断中，主要适应证是心外大血管畸形，包括主动脉异常、肺动脉异常、动脉导管未闭、肺静脉畸形引流、体静脉异常、冠状动脉异常等。CT 可同时清晰显示支气管及肺叶形态，若结合体静脉异常，对复杂先心病的诊断具有重要临床价值。

6. 心导管检查和心血管数字血管造影 为有创性检查，一直作为诊断先心病的"金标准"。通过外周血管置入导管，可进行各部位血氧、压力测定，并能探察到异常通道；与此同时，可进行心腔和血管造影检查，能整体显示心脏和大血管本身的结构、大小、瓣环和瓣膜的解剖以及心脏和瓣膜的功能，还可清晰显示大血管的起源、排列关系和体、肺循环侧支血管的起源、走行、形态和远端情况等。由于超声心动图、CT 及 MRI 等技术的不断发展，目前该技术主要用于复杂型先心病的诊断、术前评估以及合并肺动脉高压患儿肺动脉阻力的测算，帮助外科医师选择和制订治疗方案。

【临床常见的先心病】

临床常见的先心病中，左向右分流型先心病主要有室间隔缺损、房间隔缺损、动脉导管未闭等，右向左分流型先心病主要有法洛四联症等，无分流型先心病主要有肺动脉瓣狭窄等。

（一）室间隔缺损

室间隔缺损（ventricular septal defect）由胚胎期室间隔（流入道、小梁部和流出道）发育不全所致，是最常见的先心病，约占我国先心病的 50%。可单独存在，也可与其他畸形并存。

室间隔缺损有自然闭合的可能。关于闭合率各家报道不一，21% ~ 63%。一般规律是，小型缺损闭合率高，大型缺损闭合率低；3 岁以内闭合率高，3 岁以上闭合率低；合并肺动脉高压者很难自然闭合。

1. 分类 常常按缺损部位、缺损边缘组织的性质进行分类：①膜周部缺损，最多见，占 60% ~ 70%，位于主动脉下，由膜部向与之接触的三个区域（流入道、流出道或小梁肌部）延伸而成。②肌部缺损，占 20% ~ 30%，又分为窦部肌肉缺损、漏斗隔肌肉缺损及肌部小梁部缺损。③双动脉下型，亦又称为肺动脉瓣下型，占 3% ~ 6%，其主要特征是在缺损的上缘为主动脉与肺动脉瓣环的连接部，圆锥部室间隔发育差或缺如，冠状动脉瓣脱垂可以减少左向右分流，但容易导致主动脉瓣反流。

2. 病理生理 正常人右室的收缩压仅及左室的 1/4 ~ 1/6，肺循环阻力为体循环的 1/10 左右，若存在室间隔缺损，左房血液进入左室后，一部分从正常途径即左室到主动脉至体循环，为有效循环；另一部分则由左室经室间隔缺损分流入右室到肺动脉至肺循环，为无效循环。此时两个循环的量不再相等，肺循环血流量大于体循环血流量。分流量多少取决于缺损面积、心室间压差及肺小动脉阻力。

根据病理生理状态，室间隔缺损大致可分为 3 种类型。

（1）小型室间隔缺损：缺损直径 <1/3 本人主动脉瓣环直径，或缺损面积 <0.5cm²/m² 体表面积。缺损小，心室水平左向右分流量少，血流动力学变化不大，可无症状或症状轻微。

（2）中型室间隔缺损：缺损或直径在 1/3 ~ 1/2 本人主动脉瓣环直径之间，或缺损面积 0.5 ~ 1.0cm²/m² 体表面积。缺损较大，分流量较多，肺循环血流量可达体循环的 1.5 ~ 3.0 倍以上，但因肺血管床后备容受量丰富，肺动脉收缩压和肺血管阻力可在较长时期不增高。

（3）大型室间隔缺损：缺损或直径 >1/2 本人主动脉瓣环直径，或缺损面积 >1.0cm²/m²

体表面积。缺损巨大者，缺损口本身对左向右分流量不构成阻力，血液在两心室自由交通，即非限制性室间隔缺损。大量左向右分流量使肺循环血流量增加，当超过肺血管床的容量限度时，出现容量性肺动脉高压，使得肺小动脉痉挛，肺小动脉中层和内膜层渐增厚，管腔变小、梗阻。随着肺血管病变进行性发展则渐变为不可逆的阻力性肺动脉高压。当右室收缩压超过左室收缩压时，左向右分流逆转为双向分流或右向左分流，出现发绀，即艾森门格综合征。

3. 临床表现

（1）症状：取决于缺损直径和分流量的大小。小型缺损可无症状，仅活动后出现疲乏，生长发育不受影响；中型缺损根据分流量情况及肺动脉压力情况出现不同程度症状；大型缺损患儿症状重，出现消瘦、乏力、气短、多汗、发育落后、反复下呼吸道感染、心力衰竭等，多在儿童或青少年时期出现明显肺动脉高压，最后导致艾森门格综合征，临床出现发绀、杵状指/趾和慢性右心衰竭。

（2）体征：可见心前区隆起，心界扩大，在胸骨左缘第3、4肋间闻及响亮、粗糙的全收缩期杂音，伴有震颤。分流量较大者，肺动脉第二音增强或亢进。大量分流可使二尖瓣口相对狭窄而产生短促的舒张期隆隆样杂音。随肺循环阻力增加，分流量减少，收缩期杂音也随之减弱甚至消失，肺动脉第二音明显亢进。漏斗部缺损中的干下型缺损可因主动脉瓣下垂产生主动脉瓣关闭不全，在第二主动脉瓣区听到高音调舒张期杂音。

4. 辅助检查

（1）胸部 X 线摄影：小型缺损可显示心肺基本正常或仅有肺纹理稍增多。大量分流者左、右室增大，左房也可增大，肺纹理明显增多增粗，肺动脉段突出。合并肺动脉高压者，肺动脉段明显突出，甚至呈瘤样扩张（图 12 - 1）；最后发生艾森门格综合征时，肺门血管呈残根状而肺野血管纤细。

（2）心电图：小型缺损心电图可正常或表现为轻度左室肥大；中型缺损主要为左室舒张期负荷增加表现，RV_5、V_6 升高伴深 Q 波，T 波直立高尖对称，以左室肥厚为主；大型缺损为双心室肥厚或右室肥厚。症状严重、出现心力衰竭时，可伴有心肌劳损。

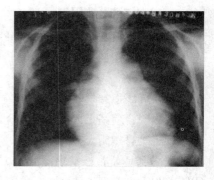

图 12 - 1　室间隔缺损胸部 X 线显示心脏长大、肺动脉段突出

（3）超声心动图：二维超声可直接显示缺损，有助于缺损大小及部位的诊断。多普勒超声由缺损右室面向缺损处和左室面追踪可探测到最大湍流。多普勒彩色血流显像可直接见到分流的位置、方向和区别分流的大小，其对肌部缺损及多发性缺损的诊断较为敏感。

（4）心导管检查：进一步证实诊断及进行血流动力学检查，评价肺动脉高压程度、计算肺血管阻力及体肺分流量等。右室血氧含量高于右房，提示存在心室水平左向右分流。小型缺损增高右室和肺动脉压力不明显，大型缺损往往增高。伴有右向左分流时，主动脉血氧饱和度降低，肺动脉阻力可显著高于正常值。造影可示心腔形态、大小及心室水平分流束的起源、部位、时相、数目与大小，除外其他并发畸形等。

5. 并发症　室间隔缺损易并发充血性心力衰竭、肺水肿、感染性心内膜炎等。

（1）充血性心力衰竭与肺水肿：婴儿期大型缺损由于经常有大的左向右分流，左心回流血量增多，可导致左房、左室扩大，压力增高，进而使肺静脉压力增高，肺间质液生成增多。肺间质组织水肿，肺顺应性减低，患儿呼吸变快而浅，出现肺水肿及心力衰竭。

（2）感染性心内膜炎：大型缺损约 5% 发生此并发症。心内膜炎赘生物常位于室间隔缺损边缘或右室壁血流喷射口处，少数在右室漏斗部。二维超声能见到赘生物。

6. 治疗

（1）内科治疗：主要防治感染性心内膜炎、肺部感染和心力衰竭。通过给予洋地黄、利尿剂，限制盐分摄入和（或）降低心脏负荷，以及积极处理呼吸道感染等能够使患儿心力衰竭得到控制，并保证其正常生长发育。

（2）微创介入治疗：近20年来，通过微创介入性心导管术封堵膜周部及肌部室间隔缺损的治疗方式得到极大发展，尤其是室间隔缺损封堵器国产化并改良以后，室间隔缺损介入封堵术的心脏传导阻滞等并发症明显降低。目前，对于年龄≥3岁，对解剖条件适合的有临床症状，或有左心超负荷表现的膜周部及肌部室间隔缺损，以及外科术后残余分流、外伤后室间隔缺损，均可进行经导管的微创介入封堵术。

（3）外科治疗：选择外科手术的患儿要考虑室间隔缺损的大小和解剖类型、自然史、临床症状和并发症等因素，一般宜在学龄前期行心内直视修补术。对大型缺损合并难以控制的心力衰竭或肺动脉压力持续升高的患儿，应尽早在婴儿期进行手术；对双动脉下型室间隔缺损患儿，尤其是5岁以后发生主动脉瓣脱垂和关闭不全的风险很高，早期治疗干预可控制或预防主动脉瓣关闭不全的进行性加重；对小型室间隔缺损患儿，如果出现主动脉脱垂、心内膜炎史以及任何心室扩张表现中任何一项时均应当给予手术治疗。

（二）房间隔缺损

房间隔缺损（atrial septal defect）是先心病中常见的类型，系胚胎发育期心房间隔上残留未闭的缺损而形成。房间隔缺损绝大多数为单孔型，少数为多孔型，还有极少数筛孔状者。房间隔缺损占先心病总数的5%～10%，男女之比为1.7∶1。由于本病在儿童时期症状、体征轻，很大一部分患儿到成年期才被发现，又称为成人先心病。

1. 分类 根据胚胎发生，房间隔缺损可分为以下四个类型。

（1）原发孔型房间隔缺损：约占15%，缺损位于心内膜垫与房间隔交接处。常合并二尖瓣前瓣裂或三尖瓣隔瓣裂，此时称为部分型心内膜垫缺损。

（2）继发孔型房间隔缺损：最为常见，占75%～80%。缺损位于房间隔中心卵圆窝部位，亦称为中央型房间隔缺损。

（3）静脉窦型房间隔缺损：约占5%，分上腔型和下腔型。上腔静脉窦型房缺占4%，缺损位于上腔静脉入口处，右上肺静脉常经此缺损异位引流入右房。下腔静脉型房缺发生率少于1%，缺损位于下腔静脉入口处，常合并右下肺静脉异位引流入右房，此种情况常见于弯刀综合征。

（4）冠状静脉窦型房间隔缺损：约占2%，房间隔本身完整无缺，在冠状静脉窦与左房之间无间壁，左房血可由冠状静脉窦与右房相交通，也称为"无顶冠状窦"。

2. 病理生理 在正常情况下，左房压力比右房压力高3～5mmHg（0.4～0.7kPa）。当存在房间隔缺损时，由压差产生心房内左向右分流，分流量大小取决于缺损大小及两侧心室的顺应性。由于左向右分流，右心容量负荷增加，右房、右室扩大，肺动脉扩张，肺循环血流量增加，肺动脉压增高。随病情发展，肺小动脉壁内膜增生、中层增厚、管腔变窄，肺动脉阻力增加，肺动脉高压从动力性的发展为阻力性的，右房、右室压力也增高，左向右分流量逐渐减少，病程晚期发生右向左分流，临床上可出现发绀、心力衰竭。这种情况通常发生在45岁以后。

3. 临床表现

（1）症状：房间隔缺损患儿的症状与缺损大小有关。轻者可无症状，常在体格检查时发现心脏杂音而得以确诊；缺损大者，由于分流量大，肺充血明显，容易患支气管肺炎，同时因体循环血量不足而影响生长发育。在婴幼儿时期，当剧哭、屏气、肺炎或心力衰竭时，右房压力可超过左房，出现暂时性右向左分流而呈现出暂时性发绀。

（2）体征：缺损小者，患儿发育可不受影响；缺损大者，可有发育迟缓、消瘦、乏力、多汗和活动后气促。心脏检查可见心前区隆起，心界扩大，扪诊可有抬举性搏动，在肺动脉瓣区可听到由于肺动脉瓣相对狭窄产生的Ⅱ～Ⅲ级收缩期喷射性杂音，肺动脉第二音增强及固定分裂。左向右分流量大时，可在胸骨左缘下方听到三尖瓣相对狭窄所产生的舒张期杂音。肺动脉扩张明显或伴有肺动脉高压者，可在肺动脉瓣听诊区闻及收缩早期喀喇音。

4. 辅助检查

（1）X线表现：对分流较大的房间隔缺损具有诊断价值。心脏外形轻至中度增大，以右房及右室为主，心胸比 > 0.5。肺动脉段突出，肺野充血明显，主动脉影缩小。透视下可见肺动脉总干及分支随心脏搏动而一明一暗的"肺门舞蹈"征，心影略呈梨形（图 12 - 2）。原发孔型房间隔缺损而伴有二尖瓣关闭不全者，则左室亦增大。

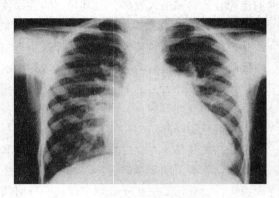

图 12 - 2　房间隔缺损胸

（2）心电图：多有右室容量负荷过重的表现，典型表现为电轴右偏（心向量图额面电轴在 +90° ~ +150°）和不完全性或完全性右束支传导阻滞（V_3R 及 V_1 呈 rSr′ 或 rsR′ 图形），后者可能为室上嵴肥厚和右室扩张所致。原发孔型缺损的病例常见电轴左偏及左室肥大，一度房室传导阻滞。

（3）超声心动图为房间隔缺损主要的诊断方法。二维超声可显示房间隔连续中断位置、大小。多普勒彩色血流显像可观察到分流的位置、方向，且能估测分流的大小。超声检查也有助于二尖瓣裂缺及血流反流严重程度等的诊断。

（4）MRI：年龄较大患者，剑突下超声透声窗受限，图像不够清晰。MRI 可以清晰地显示缺损的位置、大小及其肺静脉回流情况而建立诊断。

（5）心导管检查：一般不需要做心导管检查，当合并肺动脉高压、肺动脉瓣狭窄或肺静脉异位引流时可行右心导管检查。右心导管检查时导管易通过缺损由右房进入左房，右房血氧含量高于腔静脉血氧含量，右室和肺动脉压力正常或轻度增高，并按所得数据可计算出肺动脉阻力和分流量大小。合并肺静脉异位引流者应探查异位引流的肺静脉。

（6）心血管造影一般不做心血管造影。造影剂注入右上肺静脉，可见其通过房缺迅速由左房进入右房。

5. 治疗　小于 3mm 的房间隔缺损多在 12 个月内自然闭合，大于 8mm 的房缺一般不会自然闭合。房缺分流量较大者均需手术治疗。反复呼吸道感染、发生心力衰竭或合并肺动脉高压者应尽早手术治疗。

心脏外科开胸直视下进行房间隔缺损修补术是传统的手术方式，适合于各型的房间隔缺损。目前，对于年龄≥2 岁，有血流动力学意义的继发孔型房间隔缺损，可施行经导管的房间隔缺损微创介入封堵术，应用双面蘑菇伞（Amplatzer 装置）关闭缺损。至于分流量较小而无心脏增大或症状表现的患儿，可临床观察。支持对小型房间隔缺损作手术修补的理由之一在于考虑小缺损可能引起成人期肺动脉高压，另一原因在于防止右向左分流而引起体循环栓塞的可能。

（三）动脉导管未闭

动脉导管未闭（patent ductus arteriosus）为小儿先心病常见类型之一，指主动脉和肺动脉之间存在先天性异常通道，占先心病发病总数的 15%，男女之比约为 1:2。胎儿期动脉导管开放是血液循环的重要通道，出生后大约 15 小时即发生功能性关闭；80% 在生后 3 个月解剖性关闭；到一岁，在解剖学上应完全关闭。若持续开放，并产生病理、生理改变，即称动脉导管未闭。

1. 分类 临床上按照动脉导管的形态分为五个类型：漏斗形、管形、窗形、哑铃形和动脉瘤形（图 12 - 3）。

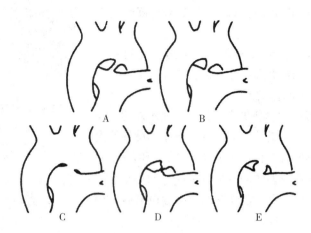

图 12 - 3 动脉导管未闭分型示意图
A. 管形；B. 漏斗形；C. 窗形；D. 哑铃形；E. 动脉瘤形

2. 病理生理 出生后动脉导管关闭的机制包括多种因素。在组织结构方面，动脉导管肌层丰富，含有大量凹凸不平的螺旋状弹性纤维组织，易于收缩闭塞。而出生后体循环中氧分压的增高，强烈刺激动脉导管平滑肌收缩。此外自主神经系统的化学解体（如激肽类）的释放也能使动脉导管收缩。

未成熟儿动脉导管平滑肌发育不良，更由于其平滑肌对氧分压的反应低于成熟儿，故早产儿动脉导管未闭发病率高，占早产儿的 20%，且伴呼吸窘迫综合征发病率很高。

动脉导管未闭引起的病理生理学改变主要是通过导管引起的分流。分流量的大小与导管的粗细及主、肺动脉的压差有关。由于主动脉在收缩期和舒张期的压力均超过肺动脉，因而通过未闭动脉导管的左向右分流的血液连续不断，使肺循环及左房、左室、升主动脉的血流量明显增加，左心负荷加重，其排血量达正常时的 2～4 倍，导致左房扩大，左室肥厚扩大，甚至发生充血性心力衰竭。长期大量血流向肺循环冲击，肺小动脉可有反应性痉挛，形成动力性肺动脉高压；继之管壁增厚硬化导致梗阻性肺动脉高压，此时右室收缩期负荷过重，右室肥厚甚至衰竭。当肺动脉压力超过主动脉压时，左向右分流明显减少或停止，肺动脉血流可逆向分流入主动脉，患儿呈现"差异性紫绀"，下半身青紫，左上肢有轻度青紫，右上肢正常。

3. 临床表现

（1）症状：动脉导管未闭患儿的症状与导管直径大小有关。导管直径较小者可无症状，仅在体格检查中发现心脏杂音。导管直径粗大者可有气急、心悸、多汗、生长发育落后以及活动耐力降低。

（2）体征：患儿多有生长发育迟滞表现。心前区隆起，在胸骨左缘第 2 肋间闻到粗糙的连续性机器样杂音，传导范围广泛，尤以左锁骨下最明显，可以扪到震颤。左向右分流量大时，二尖瓣相对狭窄，在心尖区可闻到舒张期杂音。婴儿期由于肺血管阻力较大，在出生后数周内可无心脏杂音或仅有收缩期杂音。部分直径小于 2mm 的动脉导管可以听不到杂音，临床上称为"哑型"动脉导管未闭。由于导管处左向右分流使动脉舒张压降低，脉压增大，可观察到大动脉枪击音，甲床及黏膜处可发现毛细血管搏动。

4. 辅助检查

（1）胸部 X 线检查：分流量大者，左室、左房增大，肺动脉段突出，肺门血管影增粗。出现肺动脉高压后，右室也增大。由于主动脉结、肺动脉段突出，形成"漏斗征"，这是动脉导管未闭与室间隔缺损重要 X 线摄影鉴别点（图 12－4）。

（2）心电图检查：分流量大者可有不同程度的左室肥大，偶有左房肥大，肺动脉压力显著增高者，左、右室肥厚，严重者甚至仅见右室肥厚。

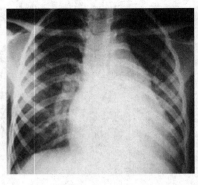

图 12－4　动脉导管未闭胸部 X 线显示肺充血、左心长大、肺动脉段突出、"漏斗征"

（3）超声心动图：对诊断极有帮助。可显示左房、左室增大，主动脉增宽。二维超声可直接显示未闭动脉导管直径与长度。彩色多普勒血流显像可显示分流的方向和大小。

（4）心导管检查：典型的动脉导管未闭一般不必作心导管检查，只有当肺血管阻力增加或疑有其他合并畸形时选用，它可发现肺动脉血氧含量较右室高。有时心导管可以从肺动脉通过未闭导管插入降主动脉。

（5）心血管造影：逆行主动脉造影对复杂病例的诊断有重要价值，在主动脉根部注入造影剂可见主动脉与肺动脉同时显影，未闭动脉导管也能显影。

5. 并发症　感染性动脉炎、充血性心力衰竭、心内膜炎等是常见的并发症。少见的并发症有肺动脉和动脉导管瘤样扩张、动脉导管钙化及血栓形成。

6. 治疗

（1）内科治疗：防治呼吸道感染、心力衰竭及感染性心内膜炎。早产儿或新生儿早期动脉导管未闭，可用吲哚美辛 0.2～0.3mg/kg 或阿司匹林 20mg/kg，每日 4 次口服，以抑制前列腺素合成，促使动脉导管闭合。对于药物治疗无效、药物禁忌的、有血流动力学意义的早产儿或新生儿动脉导管未闭，推荐进行介入或外科手术关闭动脉导管。

（2）经导管介入封堵术：已经成为较大婴儿、儿童，甚至成人动脉导管未闭（PDA）患者治疗的首选。镍钛记忆合金的动脉导管封堵器形态可复性好，释放后迅速重塑伞面形态，可塑性及贴壁性好，适合于各种形态的 PDA 封堵术。

不推荐 6 月龄以下的婴儿常规进行 PDA 封堵术，特别是对无症状的、心腔大小正常的左向右分流的小型 PDA，建议密切观察随访，选择合适时机再进行手术治疗。婴儿期直径较大的 PDA 大量左向右分流造成生长发育迟滞、心力衰竭、反复下呼吸道感染、心内膜炎等，需要早期干预，患儿体重及解剖条件适宜，可实施经导管的动脉导管介入封堵术。

（3）外科治疗：包括手术结扎与切断缝合手术。没有手术最佳年龄限制。动脉导管未闭合并感染性心内膜炎者，应在感染完全控制后数月施行手术，对无法控制者，也可在大剂量抗生素的治疗下，关闭动脉导管，但危险性较大。

（四）肺动脉瓣狭窄

肺动脉狭窄（pulmonary stenosis）包括肺动脉瓣狭窄、漏斗部狭窄及肺动脉分支狭窄。其中，以肺动脉瓣狭窄最常见。肺动脉瓣狭窄多单独存在，也可与其他先心病如房间隔缺损并存，占先心病总数的 10%～20%。

1. 分类　正常肺动脉瓣叶为三个半月瓣，瓣叶交界处完全分离，瓣环与右室漏斗部肌肉相连。肺动脉瓣狭窄根据病变累及的部位不同，分为两种类型：

（1）典型肺动脉瓣狭窄：肺动脉瓣三个瓣叶交界处互相融合，使瓣膜开放受限，瓣口狭窄；只有两个瓣叶的交界处融合为肺动脉瓣二瓣化畸形；瓣叶无交界处仅中心部留一小孔，为单瓣化畸形。瓣叶结构完整，瓣环正常，肺动脉干呈狭窄后扩张，有时可延伸到左肺动脉，但扩张程度与狭窄的严重性并不完全成比例。

（2）发育不良型肺动脉瓣狭窄：肺动脉瓣叶形态不规则且明显增厚或呈结节状，瓣叶间无粘连，瓣叶启闭不灵活，瓣环发育不良，肺动脉干不扩张或发育不良。此病常有家族史，努南（Noonan）综合征大多合并此病变。

2. 病理生理 肺动脉狭窄使右室排血受阻，右室收缩期负荷增加，右室压力增高，肺动脉压力正常或减低，狭窄前后有收缩期压差，日久可引起右室肥厚，以致右心衰竭。非危重型肺动脉狭窄患者主动脉血氧饱和度可正常，极重度狭窄者右房压力增高并超过左房压力，在伴有卵圆孔未闭者（特别在新生儿及婴儿）可发生右向左分流而出现发绀。狭窄程度严重者则可导致心排血量减少而出现周围性发绀。

3. 临床表现

（1）症状：轻度狭窄可完全无症状；中度狭窄在2~3岁内无症状，但年长后劳力时即感易疲及气促；严重狭窄者中度体力劳动亦可呼吸困难和乏力，突有晕厥甚至猝死。亦有患者活动时感胸痛或上腹痛，可能由于心排血量不能相应提高，致使心肌供血不足或心律失常所致。生长发育多正常，半数患儿面容硕圆，大多无青紫，面颊和指端可能暗红；极重度狭窄者可有青紫，大多由于卵圆孔的右向左分流所致，如伴有大型房间隔缺损可有严重青紫。

（2）体征：心前区可较饱满，有严重狭窄伴有心衰时心脏扩大；左侧胸骨旁可摸得右室的抬举搏动，在心前区搏动弥散，甚至可延伸到腋前线。胸骨左缘第二、三肋间可及收缩期震颤并可向胸骨上窝及胸骨左缘下部传导。听诊时胸骨左缘上部有（Ⅲ~Ⅳ）/Ⅵ级甚至更响的喷射性收缩杂音，向左上胸、心前区、颈部、腋下及背面传导。第一心音正常，轻度和中度狭窄者可听到收缩早期喀喇音，狭窄越重，喀喇音出现越早，甚至与第一心音相重叠。喀喇音系由于增厚但仍具弹性的瓣膜在开始收缩时突然绷紧所致。第二心音分裂，分裂程度与狭窄严重程度成比例。多数病例肺动脉瓣区第二心音不同程度减弱。

4. 辅助检查

（1）X线检查：轻中度狭窄时心脏大小正常，重度狭窄时如心功能尚可，心脏仅轻度增大，但有肺纹理减少，肺野清晰（图12-5）；如有心力衰竭，心脏则明显增大，主要为右室和右房扩大。狭窄后的肺动脉扩张为本病特征性改变，有时扩张延伸到左肺动脉，但在婴儿期扩张多不明显。

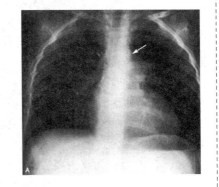

（2）心电图：心电图将显示右房扩大、P波高耸。心电图还可显示右室肥大、电轴右偏，其程度依赖于狭窄的严重程度。右胸前导联将显示R波高耸，狭窄严重时出现T波倒置、ST段压低。

图12-5 肺动脉瓣狭窄胸部X线显示心脏不大，但右室肥厚，同时有肺纹减少，肺野清晰；肺动脉狭窄后扩张（箭头）

（3）超声心动图：二维超声心动图可清楚显示肺动脉瓣的厚度、收缩时的开启情况及狭窄后的扩张。多普勒超声可检查心房水平有无分流，更重要的是能够较可靠地估测肺动脉瓣狭窄的严重程度。

（4）心导管检查：右室压力明显增高，而肺动脉压力明显降低，心导管从肺动脉向右室退出时的连续曲线显示明显的无过渡区的压差。

（5）心血管造影：右室造影可见明显的"射流征"，同时可显示肺动脉瓣叶增厚和（或）发育不良及肺动脉总干的狭窄后扩张。

5. 治疗

（1）内科治疗：防治心力衰竭、感染性心内膜炎。

（2）介入治疗：瓣膜型肺动脉狭窄，经皮肺动脉瓣球囊成形术创伤小，不需开胸，远期预后好，易为患者接受，目前已成为单纯肺动脉瓣狭窄的首选治疗方法。轻度狭窄、无症状者宜随访观察。

（3）外科治疗：狭窄严重或出现右心衰竭时应尽早手术，可在体外循环下行瓣膜切开术或肥厚肌束切除术。

（五）法洛四联症

法洛四联症（tetralogy of Fallot）是婴儿期以后最常见的青紫型先心病，占先心病总数的 10%～14%。1888 年法国医生 Fallot 详细描述了该病的病理改变及临床表现，故而得名。

1. 病理解剖　病理改变包括肺动脉狭窄、室间隔缺损、主动脉骑跨和右室肥厚。肺动脉狭窄部位包括漏斗部、瓣、瓣环、肺动脉总干及分支，其中以漏斗部或漏斗部伴瓣狭窄多见。狭窄的严重程度差异大，严重者肺动脉闭锁，可同时伴动脉导管未闭或主动脉与肺动脉间侧支血管形成。室间隔缺损多位于升主动脉起源部下方，多为对位不良型。主动脉骑跨为一相对畸形，随着主动脉发育，骑跨可逐渐加重。右室肥厚是肺动脉狭窄的代偿性结果。

以上四种畸形中，肺动脉狭窄及室间隔缺损是必须存在。肺动脉狭窄是最基本的病理改变，是决定血流动力学及病理生理状态、病情严重程度及预后的主要原因，胚胎发育早期圆锥间隔异常向左前上方移位是法洛四联症的最根本病理基础，因此均有不同程度的漏斗部狭窄，而且狭窄程度可随时间推移逐渐加重。室间隔缺损必须足够大使左右室的压力相等。

2. 病理生理　法洛四联症患儿血流动力学改变在很大程度上取决于右室流出道（包括漏斗部、肺动脉瓣、主肺动脉及分支肺动脉）梗阻程度及室间隔缺损大小。梗阻重者产生右向左分流或双向分流，发绀明显；梗阻轻者血液以左向右分流为主，患儿无明显发绀或发绀轻。临床上的杂音由右室流出道梗阻所致而非室间隔缺损。右室流出道的梗阻使右室后负荷加重，引起右室代偿性肥厚。

由于主动脉骑跨于两心室之上，主动脉除接受左室的血液外，还直接接受一部分来自右室的静脉血，输送到全身各部，因而出现青紫；同时因肺动脉狭窄，肺循环进行气体交换的血流减少，更加重了青紫程度。此外，由于进入肺动脉的血流减少，增粗的支气管动脉与肺血管之间形成侧支循环。

在动脉导管关闭前，肺循环血流量减少程度较轻，青紫可不明显，随着动脉导管的关闭和漏斗部狭窄的逐渐加重，青紫日益明显，并出现杵状指/趾。由于缺氧，刺激骨髓代偿性产生过多的红细胞，血液黏稠度高，血流缓慢，可引起脑血栓，若为细菌性血栓，则易形成脑脓肿。

3. 临床表现

（1）发绀：为其主要表现，程度和出现的早晚与肺动脉狭窄程度有关。多见于毛细血管丰富的浅表部位，如唇、指/趾甲床、球结合膜等。因血氧含量下降，活动耐力差，稍一活动如啼哭、情绪激动、体力劳动、寒冷等，即可出现气急及发绀加重。

（2）蹲踞症状：患儿多有蹲踞症状，每于行走、游戏时，常主动下蹲片刻。蹲踞时下肢屈曲，使静脉回心血量减少，减轻了心脏负荷，同时下肢动脉受压，体循环阻力增加，使右向左分流量减少，从而缺氧症状暂时得以缓解。不会行走的小婴儿，常喜欢大人抱起，双下肢屈曲状。

（3）杵状指/趾：患儿长期处于缺氧环境中，可使指、趾端毛细血管扩张增生，局部软组织和骨组织也增生肥大，表现为指/趾端膨大如鼓槌状。

（4）缺氧发作：多见于 2 岁以下的小儿，发生的诱因为吃奶、哭闹、情绪激动、贫血、感染等。表现为阵发性呼吸困难、发绀加重，严重者可引起突然晕厥、抽搐，甚至死亡。其原因是由于在肺动脉漏斗部狭窄的基础上，突然发生该处肌部痉挛，引起一时性肺动脉梗阻，使脑缺氧加重所致。年长儿常诉头痛、头晕。

（5）活动耐力下降：稍活动（如哭闹、情绪激动、体力活动及寒冷刺激等）即可出现气急和青紫加重。

（6）体格检查：患儿生长发育一般均较迟缓，智能发育亦可能稍落后于正常儿。心前区略隆起，胸骨左缘第 2、3、4 助间可闻及 Ⅱ～Ⅲ 级粗糙喷射性收缩期杂音，此为肺动脉狭窄所致，一般无收缩期震颤。肺动脉第二音减弱。部分患儿可听到亢进的第二心音。狭窄极严重者，或在缺氧发作时，杂音减轻或消失。有时可听到侧支循环的连续性杂音。发绀持续 6 个月以上，出现柱状指/趾。

4. 辅助检查

（1）血液检查：周围血红细胞计数和血红蛋白浓度明显增高，红细胞计数可达 $5.0～8.0×10^{12}/L$，血红蛋白水平 $170～200g/L$，血细胞比容也增高。血小板计数降低，凝血酶原时间延长。

（2）X 线检查：心脏大小一般正常或稍增大，典型者前后位心影呈"靴状"，即心尖圆钝上翘，肺动脉段凹陷，上纵隔较宽，肺门血管影缩小，两侧肺纹理减少，透亮度增加（图 12－6），年长儿可因侧支循环形成，肺野呈网状纹理。

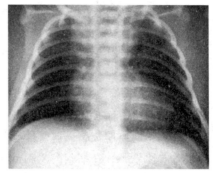

图 12－6　法洛四联症胸部 X 线显示"靴形心"、肺纹理减少，透亮度增加

（3）心电图：典型病例示电轴右偏，右室肥大，狭窄严重者往往出现心肌劳损，可见右房肥大。

（4）超声心动图：二维超声左室长轴切面可见到主动脉内径增宽，骑跨于室间隔之上，室间隔中断，并可判断主动脉骑跨程度；大动脉短轴切面可见右室流出道及肺动脉狭窄。此外，右室、右房内径增大，左室内径缩小，彩色多普勒血流显像可见右室直接将血液注入骑跨的主动脉内。

（5）心导管检查：右室压力明显增高，可与体循环压力相等，而肺动脉压力明显降低，心导管从肺动脉向右室退出时的连续曲线显示明显的压差。可根据连续曲线的形态来判断狭窄的类型。心导管较容易从右室进入主动脉或左室，说明主动脉右跨与室间隔缺损的存在。导管不易进入肺动脉，说明肺动脉狭窄较重。股动脉血氧饱和度降低，常小于 89%，说明右向左分流的存在。

（6）心血管造影：典型表现是造影剂注入右室后可见到主动脉与肺动脉几乎同时显影。通过造影剂能见到室间隔缺损的位置，增粗的主动脉阴影，了解肺动脉狭窄的部位、程度以及肺动脉分支的形态。选择性左室及主动脉造影可进一步了解左室发育的情况及冠状动脉的走向。此外，通过造影可发现伴随的畸形，这对制订手术方案和预后判断至关重要。

5. 并发症　法洛四联症常见并发症为脑血栓形成（系红细胞增多，血黏稠度增高，血流滞缓所致）、脑脓肿（细菌性血栓）及感染性心内膜炎。

6. 治疗

（1）内科治疗：严重的患儿可因其红细胞数量明显增多，血液黏滞度高，血流速度缓慢，容易形成血栓以及发生栓塞，尤其当患儿有腹泻、呕吐、发热时更易诱发血栓形成。因此，当有上述情况发生时，及时补液、防止脱水尤为重要。

对缺氧发作的患儿，应立即吸氧、镇静及纠正酸中毒。可予吗啡 0.2mg/kg，肌内注射；普萘洛尔 0.1～0.2mg/kg，静脉缓慢推注。长期反复发作者，可预防性给药，普萘洛尔 1～2mg/（kg·d），分 3 次口服，以减少发作机会。平时应去除引起缺氧发作的诱因如贫血、感染，尽量保持患儿安静，经上述处理后仍不能有效控制发作者，应考虑急症外科手术修补。

（2）外科治疗：目前，手术是本病唯一的治疗方法。根据患儿情况可选择减状手术或根治手术。一般原则是，外周肺动脉发育较好者，可直接行根治手术；反之，应先行姑息手术，如锁骨下动脉－肺动脉吻合术（Blalock－Taussig 手术）、上腔静脉－右肺动脉吻合术（Glenn 手术）等，以增加肺血流量，改善缺氧症状，促进肺血管发育，待患儿条件稳定后再进行根治性手术。

第三节　病毒性心肌炎

心肌炎由各种感染、中毒、结缔组织病疾病过程侵犯心肌所致。最常见的是病毒侵犯心肌引起的病毒性心肌炎，其病理特征为心肌细胞坏死、变性和间质炎症，有时病变也可累及心包或心内膜。目前，儿童期病毒性心肌炎的发病率尚不确切。国外资料显示，在因意外事故死亡的年轻人尸体解剖中心肌细胞坏死、变性和间质炎症检出率为4%～5%。

【病因和发病机制】

1. 病因　目前已证实能引起心肌炎的病毒有多种，如柯萨奇病毒、埃可病毒、脊髓灰质炎病毒、流感病毒、副流感病毒、腮腺炎病毒、麻疹病毒、风疹病毒、疱疹病毒以及腺病毒、鼻病毒等。其中以微小核糖核酸病毒群最具"亲心性"，特别是柯萨奇病毒B组引起的心肌炎最多见。值得注意的是新生儿期柯萨奇病毒B组感染可导致群体流行，其死亡率可高达50%以上。

2. 发病机制　本病的发病机制尚不完全清楚。但随着分子病毒学、分子免疫学的发展，揭示出病毒性心肌炎发病机制涉及病毒对被感染的心肌细胞直接损害和病毒触发人体自身免疫反应而引起心肌损害。病毒性心肌炎急性期，柯萨奇病毒和腺病毒通过心肌细胞的相关受体侵入心肌细胞，在细胞内复制，并直接损害心肌细胞，导致变性、坏死和溶解。机体受病毒的刺激，激活细胞和体液免疫反应，产生抗心肌抗体，通过白细胞介素－1α，肿瘤坏死因子α和γ干扰素等诱导产生细胞黏附因子，促使细胞毒性T细胞有选择地向损害心肌组织黏附、浸润和攻击，促进炎症发生。

【病理】

心脏不同程度的扩大，心肌苍白松弛。心肌纤维之间和血管周围的结缔组织中有单核细胞、淋巴细胞等炎性细胞浸润。心肌纤维不同程度变性、横纹消失、肌浆溶解，呈小灶性、斑点性或大片状坏死。可伴浆液纤维素性心包炎和心内膜炎。慢性病例晚期除心肌纤维变性坏死外，可见纤维细胞增生、胶原纤维增多、瘢痕形成。

【临床表现】

1. 前驱症状　1/3～1/2患者在心肌炎症状出现前数日或1～3周有前驱症状，表现为感冒样症状或胃肠道症状。有发热、全身不适、咳嗽、咽痛、恶心、呕吐、腹痛、腹泻等，常伴肌痛、关节痛或皮疹。不同病原体感染亦可出现咽结膜热、流行性胸痛、无菌性脑膜炎等。

2. 心肌炎表现　轻者可无自觉症状，仅表现心电图异常。一般病例表现为精神萎靡、苍白、乏力、多汗、食欲不振或伴恶心、呕吐、上腹痛等。年长儿可自诉头晕、心悸、胸闷、心前区不适或疼痛。重症除上述症状外，尚出现水肿、活动受限、气急等心功能不全症状。有时发病急骤，突然出现急性心力衰竭、肺水肿、严重心律失常、心源性休克或脑缺氧综合征，即暴发性心肌炎。

3. 体格检查　心脏大小正常或增大。心音减弱，第一音低钝，可呈胎心音或奔马律。心率多增快，偶出现过缓，常伴心律失常。一般无器质性杂音，有时可听到Ⅰ～Ⅲ级收缩期杂音。有心包炎者可闻及心包摩擦音或有心包积液体征。严重病例有心力衰竭者可出现水肿、气急、青紫、肺部湿啰音及肝大等。出现心源性休克者表现为脉搏微弱、血压下降、皮肤发花、四肢湿冷。

4. 新生儿患者的临床特点　母亲患病毒感染，尤其是柯萨奇B组病毒感染可传播给胎儿。新生儿生后数小时即可发病。大多在生后2周内出现症状，且多累及多个脏器，表现为心肌炎、肝炎、脑炎。病初可先有腹泻、食欲差，或骤然起病，突现发热、烦躁、不食，迅速出现面色灰白、嗜睡、气急、青紫，有时伴黄疸，进而出现昏迷、惊厥或休克。临床表现极似重症败血症。体格检查可有颈强直、心脏增大、心动过速、心音低钝，可呈奔马律，一般无杂音，肝脾多增大。脑脊液细胞数及蛋白质水平增高。病情进展迅猛，可于数小时内死亡。

【辅助检查】

1. 一般实验室检查 急性期外周血白细胞总数以及中性粒细胞占比可增高，红细胞沉降率（血沉）增快。

2. 心电图 可见各种心律失常：包括各种期前收缩、室上性和室性心动过速、心房颤动和心室颤动、二度或三度房室传导阻滞。各种心律失常以室性心律失常和房室传导阻滞多见。心肌受累明显时可见 T 波降低、ST – T 段的改变，但是心电图缺乏特异性，强调动态观察的重要性。

3. 胸部 X 线 心脏大小正常或呈不同程度增大，多呈普遍性扩大，搏动减弱，常伴肺淤血或肺水肿。有时可见心包或胸腔积液。

4. 心肌损害血生化指标

（1）磷酸激酶（CPK）在早期多有增高，其中以来自心肌的同工酶（CK – MB）为主。血清乳酸脱氢酶（LDH）同工酶增高在心肌炎早期诊断有提示意义。

（2）近年来发现心肌肌钙蛋白（cTnI 或 cTnT）的变化对心肌炎诊断的特异性更强，心肌炎时，肌钙蛋白明显升高。

5. 超声心动图 病情轻者可正常；病情重者可有左室增大、室壁运动减低、心脏收缩功能异常、心室充盈异常等。超声心动图可显示心房、心室的扩大，测定心室收缩功能受损程度，探查有无心包积液以及瓣膜功能状况。

6. 病毒学检查 疾病早期可从咽拭子、咽冲洗液、粪便、血液中分离出病毒，但需结合血清抗体测定才更有意义。恢复期血清抗体滴度比急性期有 4 倍以上增高；病程早期血中特异性 IgM 抗体滴度在 1∶128 以上；利用聚合酶链反应或病毒核酸探针原位杂交自血液或心肌组织中查到病毒核酸，均可作为某一型病毒存在的依据。

7. 放射性核素心肌显像 可显示心肌细胞坏死区的部位和范围，敏感性高，特异性低。

8. 心内膜心肌活检 心内膜心肌活检目前仍是病毒性心肌炎诊断的金标准。但由于炎症可呈局灶分布，取样部位的局限性使其阳性率不高，而假阴性率高，加之其为有创检查，有一定风险，因此不作为常规检查项目。主要用于病情危重、治疗反应差、病因不明的患者，阳性结果是诊断心肌炎的可靠证据。美国心脏病学会推荐 11 种临床情况可以考虑行心内膜心肌活检，以下 2 种情况在儿科临床中较常见：①近 2 周内新出现的心力衰竭，伴左室大小正常或扩张，血流动力学稳定；②近 2 周至 3 个月新出现的心力衰竭、左室扩张，出现新的室性心律失常，二～三度房室传导阻滞或经 1～2 周常规治疗反应差者。

心内膜心肌活检主要包括 3 项。

（1）病理组织学诊断 仍沿用 1984 年的 Dallas 病理组织学诊断标准，拟定心肌炎形态学的定义为：心肌炎性细胞浸润，并伴邻近心肌细胞坏死和（或）退行性病变，可分成以下 3 种。病理组织学诊断心肌炎阳性率很低，约 10%，而且受主观因素影响。

活动性心肌炎：炎性细胞浸润和邻近心肌细胞不同程度损害和坏死。

临界性心肌炎：有炎性细胞浸润，但无心肌细胞损害和坏死。需要心内膜心肌活检复查确认。

无心肌炎：组织学正常。

（2）免疫组织学诊断：是应用各种特异免疫组织学标志物的单克隆抗体来检测心肌组织中的炎症浸润淋巴细胞。由于炎症免疫组织学标记物分布于整个心肌，不易出现假阴性，从而明显提高了诊断阳性率（50% 以上）。并且有助于分辨炎症浸润细胞的类型和活性。采用特异单克隆抗体直接结合人淋巴细胞细胞表面抗原对心肌组织浸润炎症细胞做定量分析。淋

巴细胞数 >2.0/高倍视野，即相当于淋巴细胞 >14.0/mm² 为阳性。

（3）病毒检测：目前应用得最多的是病毒基因检测，即应用原位杂交或 PCR 法检测病毒核酸，从而明确有无病毒感染及感染病毒的类型。

【诊断和鉴别诊断】

病毒性心肌炎诊断标准（1999 年修订草案，中国昆明）如下。

1. 临床诊断依据

（1）心功能不全、心源性休克或心脑综合征。

（2）心脏扩大（X 线胸片、超声心动图检查具有表现之一）。

（3）心电图改变：以 R 波为主的 2 个或 2 个以上主要导联（Ⅰ、Ⅱ、aVF、V₅）的 ST－T 改变持续 4 天以上伴动态变化，窦房、房室传导阻滞，完全右束支或左束支传导阻滞，成联律、多型、多源、成对或并行期前收缩，非房室结及房室折返引起的异位性心动过速，低电压（新生儿除外）及异常 Q 波。

（4）CK－MB 水平升高或心肌肌钙蛋白（cTnI 或 cTnT）阳性。

2. 病原学诊断依据

（1）确诊指标自心内膜、心肌、心包（活检、病理）或心包穿刺液检查发现以下之一者可确诊：①分离到病毒；②用病毒核酸探针查到病毒核酸；③特异性病毒抗体阳性。

（2）参考依据有以下之一者结合临床表现可考虑心肌炎由病毒引起：①自粪便、咽拭子或血液中分离到病毒，且恢复期血清同型抗体滴度较第一份血清升高或降低 4 倍以上；②病程早期血中特异性 IgM 抗体阳性；③用病毒核酸探针自患儿血中查到病毒核酸。

3. 确诊依据 具备临床诊断依据两项，可临床诊断。发病同时或发病前 1~3 周有病毒感染的证据支持诊断者：①同时具备病原学确诊依据之一者，可确诊为病毒性心肌炎；②具备病原学参考依据之一者，可临床诊断为病毒性心肌炎；③凡不具备确诊依据，应给予必要的治疗或随诊，根据病情变化，确诊或除外心肌炎；④应除外风湿性心肌炎、中毒性心肌炎、先天性心脏病、由风湿性疾病以及代谢性疾病（如甲状腺功能亢进症）引起的心肌损害、原发性心肌病、原发性心内膜弹力纤维增生症、先天性房室传导阻滞、心脏自主神经功能异常、β 受体功能亢进及药物引起的心电图改变。

4. 分期

（1）急性期疾病新发，症状及辅助检查阳性发现明显且多变，一般病程在半年以内。

（2）迁延期临床症状反复出现，客观指标迁延不愈，病程多在半年以上。

（3）慢性期进行性心脏增大，反复心力衰竭或心律失常，病情时轻时重，病程在 1 年以上。

【治疗】

1. 休息 急性期需卧床休息，减轻心脏负荷。

2. 药物治疗

（1）处于病毒血症阶段的早期患者，可选用抗病毒治疗，但疗效不确定。

（2）改善心肌营养 1,6 二磷酸果糖有助改善心肌能量代谢，促进受损细胞的修复。同时可选用大剂量维生素 C、泛醌（coQ10）、维生素 E 和复合维生素 B，中药生脉饮、黄芪口服液等。

（3）大剂量丙种球蛋白 通过免疫调节作用减轻心肌细胞损害，剂量 2g/kg，2~3 天内静脉滴注。

（4）皮质激素 轻型病毒性心肌炎不主张使用。对重型患儿合并心源性休克、致死性心律紊乱（三度房室传导阻滞、室性心动过速）、心肌活检证实慢性自身免疫性心肌炎症反应者应足量、早期应用。

（5）其他治疗 可根据病情联合应用利尿剂、洋地黄和血管活性药物，应特别注意用洋地黄时饱和量应较常规剂量减少，并注意补充氯化钾，以避免洋地黄中毒。

（6）心律失常治疗　参见本章相关内容（儿童常见心律失常）。

【病程和预后】

依据心肌损害范围、部位、严重程度、心功能状态以及是否及时合理治疗而异。多数病例预后良好，经数周或数月可以痊愈。心脏传导系统受损者可有致命性心律失常。少数重症暴发病例可在数小时或数日内死于急性心力衰竭、肺水肿或心源性休克。新生儿病死率可高达75%。部分病例病程迁延达1年以上，临床症状反复出现，X线及心电图异常久不恢复；或呈进行性心脏增大，反复心力衰竭而发展为慢性心肌炎。某些病例经长期观察已无心肌炎表现或心功能改变，但持续存在稳定的心电图异常如期前收缩、一度房室传导阻滞、不完全性右束支传导阻滞等，可能系心肌炎性病灶遗留的纤维化瘢痕所致后遗症，不能认为是活动期表现。近年有人提出心肌炎可进一步发展为心内膜弹力纤维增生症或特发性心肌病。

第四节　儿童常见心律失常

正常心脏激动起源于窦房结，通过心脏传导系统，按一定的频率、速度及顺序传导到结间束、房室结、房室束、左右束支及浦肯野纤维最终到达心室肌，使心脏除极。如果激动的起源、传导及频率不正常，就可形成心律失常。

一、期前收缩

期前收缩是由心脏异位兴奋灶发放的冲动引起，为儿童时期最常见的心律失常。包括房性、交界性和室性期前收缩，其中以室性期前收缩最多见。

【病因】

常见于无器质性心脏病者或健康儿童。由于疲劳、精神紧张、自主神经功能紊乱等引起，还可发生在病毒性心肌炎、先心病或风湿性心脏病患儿。洋地黄、奎尼丁、锑剂中毒、低血钾、心导管检查、心脏手术等也可引起期前收缩。

【临床表现】

多数患儿无明显症状。年长儿可有心悸、心前区不适、心脏搏动不规则、感到胸前撞击、心脏突然下沉或停顿等。各种心脏病患儿发生期前收缩时症状较明显。心脏听诊发现心律不齐，心脏搏动提前，两次距离很近的心脏搏动之后有较长间歇，期前收缩的第一心音多增强，第二心音减弱。若期前收缩发生过早，可使脉搏短绌。期前收缩发生次数可因人、因不同时间而异。一般情况下，在活动后心率加快时期前收缩增多者，可能有器质性心脏病；反之，于活动后心率加快时期前收缩减少者，常提示无器质性心脏病。

【心电图检查】

1. 房性期前收缩的心电图特征

（1）P′波提前，可与前一心动周期的T波重叠。形态与窦性P波稍有差异，但方向一致。

（2）P′R间期大于0.10秒。

（3）期前收缩后的代偿间歇往往不完全。

（4）一般P′波后QRS-T波正常。若P′波后不继以QRS-T波，为阻滞性房性期前收缩；若P′波后继以畸形的QRS-T波，为心室内差异传导（图12-7）。

2. 交界性期前收缩的心电图特征

（1）QRS-T波提前，形态、时限与正常窦性心律时基本相同。

（2）期前收缩所产生的QRS-T波前或后有逆行P′波，P′R间期小于0.10秒，RP′间期小于 0.20 秒，有时 P′被可与 QRS－T 波重叠，辨认不清。

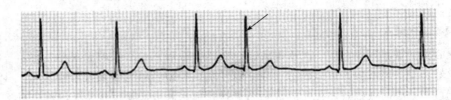

图 12－7　房性期前收缩

（3）代偿间歇往往不完全（图 12－8）。

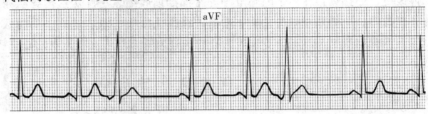

图 12－8　交界性期前收缩

3. 室性期前收缩的心电图特征

（1）RS－T 波提前，形态异常、宽大，QRS 波时限大于 0.10 秒，T 波与主波方向相反。

（2）QRS－T 波前无 P′波。

（3）代偿间歇完全。

（4）有时在同一导联出现形态不一、配对时间不等的室性期前收缩，称为多源性室性期前收缩（图 12－9、图 12－10）。

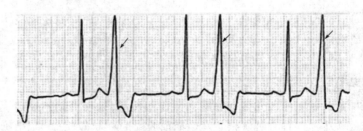

图 12－9　室性期前收缩（二联律，箭头提示室性期前收缩）

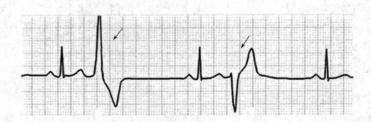

图 12－10　多源性室性期前收缩（箭头提示室性期前收缩）

【室性期前收缩的分级】

1. 室性期前收缩的分级

0 级：无室性期前收缩。

ⅠA 级：偶有孤立的室性期前收缩。

ⅠB 级：偶有孤立室性期前收缩，观察 4 小时，每分钟多于 1 次。

Ⅱ级：频发，每小时多于30次。

Ⅲ级：多形性室性期前收缩。

ⅣA级：重复室性期前收缩，呈二、三联律。

ⅣB级：短阵性室性心动过速，呈礼炮样。

Ⅴ级：早期室性期前收缩，R波落在T波上。

2. 室性期前收缩的性质

（1）良性期前收缩：①无心脏病史，期前收缩常偶尔发现；②临床无自觉症状，活动如常，心脏不大，无器质性杂音；③期前收缩在夜间或休息时多，活动后心率增快，期前收缩明显减少或消失；④心电图示期前收缩呈单源性配对型，无R波落在T波上，无其他心电图异常。

（2）器质性期前收缩：①有器质性心脏病时出现的期前收缩；②运动后、心率加快时期前收缩增多；③心电图检查除期前收缩外常伴有ST段下降、T波倒置及QT间期延长等；④室性期前收缩分级属于Ⅲ级以上的期前收缩；⑤多种期前收缩同时出现。

【治疗】

必须针对原发病因治疗。一般认为若期前收缩次数不多、无自觉症状者可不用治疗。若期前收缩次数 >10次/分，有自觉症状，或在心电图上呈多源性者，则应予以治疗。可选用普罗帕酮（心律平）口服，每次 5 ~ 7mg/kg，每 6 ~ 8 小时 1 次。亦可选用普萘洛尔（心得安）每日 1mg/kg，分 2 ~ 3 次口服。房性期前收缩若用之无效可改用洋地黄类；室性期前收缩必要时可用苯妥英钠 5 ~ 10mg/kg，分 3 次口服，或选用普鲁卡因酰胺、胺碘酮、奎尼丁等口服。洋地黄过量或低钾血症引起者，除停用洋地黄外，尚应给予氯化钾口服或静滴。

【预后】

取决于原发疾病。有些无器质性心脏病的患儿期前收缩可持续多年，不少患儿最后消失，个别患儿可发展为更严重的心律失常，如室性心动过速等。

二、阵发性室上性心动过速

这是儿童最常见的快速型心律失常，也是儿童心脏科急症之一。

【病因】

常见于无器质性心脏病的患儿。亦可在预激综合征、先心病、心肌炎、心内膜弹力纤维增生症等疾病基础上发生。感染为常见诱因，也可由疲劳、精神紧张、洋地黄中毒、心导管检查术及心脏手术后等诱发。

【临床表现】

患儿常突然烦躁不安，面色青灰或苍白，呼吸增快，脉搏细弱，常伴干咳，有时呕吐。年长儿可自诉心悸、心前区不适、头晕等。发作时心率突然增快，儿童达 160 ~ 180 次/分以上，婴儿可达 250 ~ 300 次/分。一次发作可持续数秒钟至数日。发作停止时，心率突然减慢恢复正常。听诊第一心音强度完全一致、心率固定而且规则等均为本病特征性表现。发作持续超过 24 小时者，易发生急性心力衰竭。

【心电图检查】

RR 间期绝对匀齐，心室率婴儿可达 250 ~ 325 次/分，儿童 160 ~ 200 次/分。QRS 波形态正常。P 波形态异常，常与前一心动周期的 T 波重叠，难以辨认。大约半数可见逆行 P 波紧随于 QRS 波之后，ST 段及 T 波可呈缺血性改变（图 12 – 11），这种改变在发作终止后仍可持续 1 ~ 2 周。

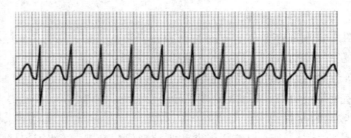

图 12 – 11　阵发性室上性心动过速

【治疗】

1. 刺激迷走神经

（1）冰袋法：用于新生儿或小婴儿效果好。用 4 ~ 5℃冰水袋，或浸冰水毛巾，快速敷于患儿面部，每次 10 ~ 15 秒，间隔 3 ~ 5 次分钟可重复，一般不超过 3 次。

（2）压迫颈动脉窦法：患儿仰卧，头略后仰、侧颈，用大拇指在相当于甲状软骨上缘水平、颈动脉搏动处压向颈椎，每次 5 ~ 10 秒。先压右侧，无效可再后左侧，忌双侧同时按压。

（3）屏气法：用于较大儿童，令患儿吸气后用力屏气 10 ~ 20 秒。

（4）刺激患儿咽部引起恶心或呕吐。

2. 若上述方法无效，可选用药物治疗。

（1）洋地黄类：病情较重，发作持续 24 小时以上。有心力衰竭表现者，宜首选。常用地高辛口服、静脉注射，一般采用快速负荷量法。

（2）普罗帕酮：是目前治疗室上性心动过速的常用药物，静脉注射每次 1 ~ 1.5mg/kg，加入 10% 葡萄糖溶液 10ml 缓慢注入。首剂无效，间隔 20 ~ 30 分钟给第 2 次，一般不超过 3 次。有明显心功能不全及传导阻滞者禁忌。

（3）维拉帕米：为钙通道阻滞剂。剂量为每次 0.1 ~ 0.2mg/kg 加入葡萄糖中缓慢注入。15 ~ 20 分钟后未转复者可再给 1 剂。严禁与 β 受体阻滞剂合用。并发心力衰竭、低血压及传导阻滞者禁用。新生儿、小婴儿不宜使用。

（4）三磷酸腺苷：近年来已较多运用于临床，可快速、高效、安全地转复室上性阵发性心动过速。剂量婴儿每次 3mg，儿童每次 10mg，快速静脉推注。无效时可分别加量至每次 5mg 和每次 15mg。转律时应进行心电监护，准备阿托品以防意外。

3. 其他　对药物疗效不佳者可考虑用直流电同步电击转律或心房调搏复律。

【预防】

发作终止后继续口服药物预防复发。常用地高辛或普萘洛尔维持 1 ~ 3 个月。

三、室性心动过速

凡有连续 3 次或 3 次以上的室性期前收缩发生时，临床上称为室性心动过速。如不及时处理，很快出现血流动力学紊乱危及生命。

【病因】

可由心脏手术、心导管检查、严重心肌炎、先天性心脏病、电解质紊乱等原因引起。特发性、家族性长 QT 综合征也包括在这一类疾病中。

【临床表现】

与室上性阵发性心动过速相似，但症状远较前者严重。患儿烦躁、面色苍白、呼吸急促。年长儿可诉心悸、心前区痛。重者可有晕厥、充血性心力衰竭等。心率增快，常常 >150 次/

分，节律大致整齐，心音可有强弱不等。

【心电图检查】

心室率在 150 ~ 250 次/分，R – R 间期可略有差异，QRS 波畸形，时限增宽（> 0.10 秒），P 波与 QRS 波之间无固定关系，心房率较心室率缓慢。有时可见室性融合波或心室夺获现象（图 12 – 12）。

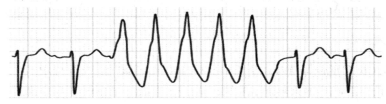

图 12 – 12　室性心动过速

【治疗】

首选直流电同步电击转复，能量为每千克体重 1 ~ 2J。药物治疗首选利多卡因 0.5 ~ 1.0mg/kg 静滴或缓慢推注。必要时可每 10 ~ 30 分钟重复，总量不超过 5mg/kg。转律后维持量为 30 ~ 40μg/（kg·min）。美西律每次 100 ~ 150mg，每 8 小时口服 1 次。若无心力衰竭存在，禁用洋地黄类药物。也可选用普鲁卡因酰胺。个别患儿可采用射频消融技术治疗。

【预后】

比室上性阵发性心动过速严重。同时有心脏病存在者，病死率可达 50% 以上，原先无心脏病者也可发展为心室颤动，甚至死亡。

四、房室传导阻滞

心脏的传导阻滞可发生在传导系统的任何部分。在激动自心房传至心室过程中，阻滞发生于窦房结与房室结之间时，便称为房室传导阻滞。阻滞可以是部分性的（一度或二度），也可以为完全性的（三度）。

【病因】

一度或二度Ⅰ型房室传导阻滞常由风湿性心脏炎、扩张型心肌病、感染性心内膜炎、低血钾、洋地黄过量等引起。二度Ⅱ型与完全性房室传导阻滞多见于病毒性心肌炎、风湿性心脏炎、共同房室通道、大血管错位、心内手术创伤、洋地黄中毒、高血钾症等导致。少数完全性房室传导阻滞属先天性。

【临床表现】

1. 一度房室传导阻滞　对血流动力学并无影响，临床上常无症状。听诊第一心音低钝。

2. 二度房室传导阻滞　窦房结的冲动不能全部传导心室，因而造成不同程度的漏搏。临床表现取决于基本心脏疾病与血流动力学障碍的程度。轻者可无症状，如心室率过缓可有心悸、胸闷、头晕，甚至晕厥。听诊发现心律不齐、漏搏现象等。

3. 三度房室传导阻滞　儿童较少见，临床表现不一。部分无自觉症状。部分自觉乏力、头晕、活动后气急，严重者可发生阿斯综合征，甚至死亡。体检时心律规律而缓慢，婴儿 < 80次/分，儿童 < 60 次/分，有时有第三心音与第四心音。第一心音强弱不一，有时可闻及"大炮音"。

【心电图检查】

1. 一度房室传导阻滞　心电图表现为 PR 间期延长（图 12 – 13）。需注意儿童 PR 间期正常值随年龄、心率的不同而不同。在诊断儿童一度房室传导阻滞时应查对各年龄组不同心率的正常 PR 间期最高值，以免漏诊。

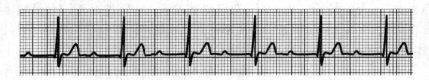

图 12 – 13　一度房室传导阻滞

2. 二度 I 型房室传导阻滞（莫氏 I 型）　PR 间期逐渐延长，直至 P 波后无 QRS 波；在 PR 间期逐渐延长的同时，RR 间期逐步缩短，而且脱落前、后的两个 P 波的距离，小于最短的 RR 间期的两倍，心室漏搏后第一个 PR 间期缩短，如此反复，呈周期性改变（图 12 – 14）。

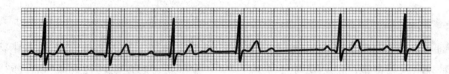

图 12 – 14　二度房室传导阻滞（莫氏 I 型）

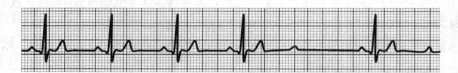

图 12 – 15　二度房室传导阻滞（莫氏 II 型）

3. 二度 II 型房室传导阻滞（莫氏 II 型）　PR 间期正常或延长，但固定不变，P 波规律出现，每隔一定数目 P 波后出现一次心室漏搏，无 QRS 波，P 波与 QRS 波成一定比例，多为 3∶1 或 2∶1（图 12 – 15）。

4. 三度房室传导阻滞　P 波与 QRS 波互不相关，但 PP 间期、RR 间期各有固定节律，心房率快于心室率，P 波正常，QRS 波可正常，也可宽大畸形（图 12 – 16）。

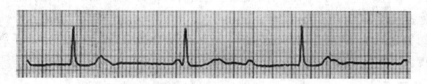

图 12 – 16　三度房室传导阻滞

【治疗】

应注重病因治疗。一度房室传导阻滞不需要特殊处理，预后较好。部分可发展为更严重的房室传导阻滞。二度 II 型房室传导阻滞，甚至高度房室传导阻滞出现心室率过缓，心排血量减少时，可用阿托品、异丙肾上腺素、麻黄素等治疗，症状严重者应安装起搏器。三度房室传导阻滞主要针对病因治疗。若为急性心肌炎或心内手术创伤合并完全性房室传导阻滞，可用肾上腺皮质激素；高钾血症可静脉滴注乳酸钠；心率慢而无晕厥或心力衰竭者，可口服阿托品、异丙肾上腺素。危重患儿如出现心力衰竭或心源性脑缺氧综合征，可先给予静脉滴注异丙肾上腺素，然后置入按需型起搏器。

五、预激综合征

预激综合征是指患儿除正常房室传导途径外，还存在附加房室传导途径（旁路），引起心电图异常并可出现阵发性室上性心动过速。预激综合征本身不引起临床症状，但常可发生严重心律失常，或与其他疾病并存时有增加猝死的危险。

【临床表现】

预激综合征常并阵发性室上性心动过速。多在儿童或青年期发病。可反复发作，无器质性心脏病证据；亦可合并心房颤动/扑动。心房颤动发作经旁道下传时，心室率常在 180 ~ 360 次/分。当心室率 >200 次/分时，极易出现晕厥或心源性休克。

【诊断依据及心电图特点】

1. 典型预激综合征 PR 间期 <0.12 秒，P 波正常；QRS 时限 >0.11 秒；QRS 波群起始部分变粗钝，称为预激波或 δ 波；继发性 ST – T 改变。

临床上又分为 3 型：

A 型预激综合征：预激波和 QRS 波在各胸前导联均向上，其旁路位于左室后基底部。

B 型预激综合征：预激波和 QRS 波的主波 V₁ 导联向下，在左胸前导联 V₅ 向上，其旁路位于右室外侧壁。

C 型预激综合征：预激波和 QRS 波 V₁ ~ V₂ 导联向上，V₃ ~ V₅ 导联向下，为左室侧壁预激。

2. 变异型预激综合征

（1）LGL 型预激综合征：PR 间期 ≤0.11 秒；QRS 波时限正常；没有 δ 波。

（2）Mahaim 型预激综合征：PR 间期 ≥0.12 秒；QSR 波起始波有 δ 波，但 δ 波小；QRS 时限 ≥0.12 秒，但增宽轻微。

【治疗】

预激综合征并发阵发性室上性心动过速的患儿，通过射频消融术不能取得成功或旁束在心外膜下时，也可采用手术方法。首先在心肌表面探测旁束传导的途径，然后切割旁路传导组织，从而制止阵发性室上性心动过速的发作。

第五节　心力衰竭

心力衰竭是一种复杂的临床综合征，是指由于心脏的收缩功能和/或舒张功能发生障碍，不能将静脉回心血量充分排出心脏，导致静脉系统血液淤积，动脉系统血液灌注不足，不能提供足够血氧以满足生理需要，由此引发的代偿机制发挥过度所致的临床症候群，是心功能不全的晚期表现，称充血性心力衰竭，简称心力衰竭。

【病因】

1. 先天性心血管结构异常 导致心力衰竭的先心病类型及心力衰竭出现时间（表 12 – 1、表 12 – 2）如下。

表 12 – 1 由先天性心脏病导致的充血性心力衰竭的常见原因

发病年龄	病因
出生时	左心发育不良综合征 容量负荷过重型病变 严重的三尖瓣或肺动脉瓣反流 大型体静脉瘘

续表

发病年龄	病因
第1周	大血管转位 早产儿的动脉导管未闭 左心发育不良综合征 完全性肺静脉异位引流,特别是伴肺静脉梗阻者 体动静脉瘘 极重度主动脉瓣狭窄或肺动脉瓣狭窄
1~4周	主动脉缩窄及合并畸形 极重度主动脉狭窄 早产儿大型左向右分流型缺损,如室间隔缺损、房间隔缺损 之前列出的其他所有畸形
4~8周	一些表现为左向右分流的畸形,如房室共同通道
8周~4个月	大型室间隔缺损、大型动脉导管未闭 其他,如左冠状动脉起源异常于肺动脉等

表 12 - 2　五种临床常见的先天性心脏病比较

	左向右分流型			右向左分流型	无分流型
	房间隔缺损	室间隔缺损	动脉导管未闭	法洛四联症	肺动脉狭窄
临床表现	生长缓慢、消瘦、面色苍白、疲乏、活动后气促、多汗、心悸、易患呼吸道感染,晚期发绀	同左+脉压增大,周围血管征阳性,晚期差异性发绀	发绀、蹲踞、缺氧发作、杵状指趾	可有活动后劳累、重症者可有发绀
杂音部位	左2~3肋间	左3~4肋间	左2肋间	左2~4肋间	左2~3肋间
杂音性质	Ⅱ~Ⅲ级收缩期吹风样,传导小	Ⅲ~Ⅳ级全收缩期杂音,传导广	Ⅱ~Ⅳ级连续性机器样杂音,向颈部传导	Ⅱ~Ⅲ级喷射收缩期杂音,心尖、锁骨下传导	Ⅲ~Ⅳ级喷射收缩期杂音,心尖、锁骨下传导
震颤	无	可有	可有	可有	可有
X线胸片	右房室增大肺动脉凸出主动脉弓缩小	左房室增大肺动脉凸出主动脉弓缩小	左房室增大肺动脉凸出主动脉弓扩张	右室增大、肺动脉凹陷,主动脉弓增大,心尖上翘"靴形心"	右室增大、肺动脉凸出、主动脉弓可增大
P2	增强伴固定分裂	增强	增强	降低或消失	降低或消失
肺门舞蹈	可有,最常见	可有	可有	无	无
并发症	肺炎、生长发育迟滞、心力衰竭、感染性心内膜炎			脑血栓、脑脓肿、感染性心内膜炎	

（1）左向右分流型先心病：如室间隔缺损、房间隔缺损、动脉导管未闭、主肺动脉窗等。

（2）右向左分流型先心病：如完全性大动脉转位、永存动脉干等。

（3）无分流型先心病：包括主动脉缩窄、主动脉瓣狭窄、肺动脉瓣狭窄等。

参考上表时应注意：①通常法洛四联症的患儿不会出现心力衰竭,除非进行过大的主-肺动脉分流术,或者极重度法洛四联症严重低氧血症的病程晚期；②房间隔缺损在儿童阶段极少导致心力衰竭；③大型左向右分流型缺损,如室间隔缺损及动脉导管未闭在出生后6~8周多不会引起心力衰竭,因为在这个年龄阶段,肺血管阻力还未下降至足够低,以致引起大量左向右分流。左向右分流型缺损在早产儿可能较早导致心力衰竭（第1个月）,因为这些婴儿的肺阻力下降较早。

2. 导致心力衰竭的获得性心脏病

（1）心律失常及传导阻滞：长时间室上性心动过速、心房扑动等可引起心力衰竭；室性心动过速常可导致心力衰竭；伴有器质性心脏病的完全性房室传导阻滞可在新生儿期或婴儿早期就导致心力衰竭，不伴器质性心脏病的完全性房室传导阻滞也可导致各年龄阶段的心力衰竭。

（2）病毒性心肌炎：多发生于＞1岁的小儿中，偶尔可出现在新生儿及婴儿期，多为暴发性，预后不良。

（3）心内膜弹力纤维增生症：是一种少见的原发性心肌病变，常在婴幼儿期导致心力衰竭；90%的病例心力衰竭出现在出生后8个月内。

（4）伴有心脏损害的川崎病相关的心力衰竭多见于1~4岁儿童。

（5）急性风湿性心脏炎、风湿性心脏瓣膜病是偶见原因，多见于较大儿童。还包括二尖瓣关闭不全、二尖瓣狭窄，主动脉瓣关闭不全等导致的心力衰竭。

（6）心肌病：扩张型、肥厚型、缩窄型心肌病可导致儿童至青春期任何年龄阶段的心力衰竭。此外，克山病、化疗药物相关心肌病（主要见于蒽环类药物）、伴有肌营养不良和家族性共济失调的心肌病均可导致心力衰竭。

（7）某些先心病手术后的患者，可持续存在或发展为心力衰竭。

3. 导致心力衰竭的其他原因　严重代谢异常（如严重低氧、酸中毒、低血糖等）、内分泌疾病（如甲状腺功能亢进）、代谢性疾病（如心糖原贮积病，维生素 B_1 缺乏症）、严重贫血、早产儿支气管肺发育不良、原发性肉碱缺乏、急性呼吸道梗阻、急性肾炎、高原性心脏病、肺源性心脏病、高血压性心脏病等，可因长期心脏压力负荷过重导致心力衰竭。此外，医源性因素（补液过多、过快等导致心脏容量负荷过重）可引起心力衰竭，主要见于小年龄组患儿，需要警惕。

【发病机制】

1. 心脏前负荷（容量负荷）过重　心内或大血管间左向右分流，瓣膜关闭不全等，使心室舒张期容量增多，形成心室容量负荷过重，即前负荷过重。

2. 心脏后负荷（压力负荷）过重　如左、右室流出道狭窄，体、肺循环高压等，使心室收缩时阻力增高，形成心室压力负荷过重，即后负荷过重。

3. 心肌收缩力减退　如心肌缺血、缺氧，心肌炎症、变性、坏死等都可使心肌收缩力减弱，导致心力衰竭。

4. 心脏舒张期充盈不足　如心脏压塞、限制性心肌病、缩窄性心包炎、严重快速性心律失常等。

心力衰竭早期可仅限于一侧心室或心房的功能衰竭。右心衰竭时引起体循环和肝门静脉系统淤血，表现为颈静脉怒张、肝大、水肿、腹水等。左心衰竭时引起体循环缺血和肺淤血，表现为头晕、尿少、呼吸困难、端坐呼吸、肺水肿、咯血等。但无论左、右心衰竭最后都发展为全心衰竭，在小年龄组尤其明显，故婴幼儿多见全心衰竭。

【临床表现及诊断】

（一）病史

心力衰竭多在各种心血管疾病基础上发生，因此可询问出相应病史，如先心病，自幼即有青紫、气促、心脏杂音、生长发育停滞，活动耐力减退等，可有母亲妊娠前3个月病毒感染史或服药史；风湿性心脏病有风湿热、多发性关节炎反复发作史；病毒性心肌炎有发热、上呼吸道炎、皮疹等前驱症状史；克山病有在流行区居住3个月以上历史；高原性心脏病有在海拔3000m以上高原地区居住史；慢性肺源性心脏病有慢性肺部疾患史；维生素 B_1 缺乏症有喂养不当史，阵发性室上性心动过速有以往反复发作史等。

（二）临床表现

包括心肌功能减退、肺循环充血和体循环充血的表现。

1. 婴幼儿心力衰竭 常不典型，一般起病较急，患儿烦躁、呻吟、面色苍白或青紫、哭声弱或嘶哑、咳嗽、呼吸急促、怕吸奶瓶、喜用匙喂、体重不增、多汗、呕吐、四肢发凉、喜竖立位抱。重要的体征有如下。

（1）心脏体征：心动过速，安静时心率>180次/分，心音低钝，可闻及奔马律，心尖搏动增强、弥散，心界扩大。先心病和风湿心脏病合并心力衰竭时，原有杂音可减轻、消失，心力衰竭控制后，杂音又复增强。

（2）呼吸困难：安静时呼吸>60次/分，患儿喜竖立位抱，这是婴儿端坐呼吸的表现。背部可闻得湿啰音和喘鸣音，有时不易与肺部感染鉴别。

（3）肝大：短期内肝脏超过原有大小2cm以上，边缘钝，并有触痛。

（4）颈静脉怒张：婴儿颈部粗短，皮下脂肪丰满，不易出现颈静脉怒张。

（5）下肢水肿或眼睑轻度水肿，有时不明显；如短期内体重增加，提示水肿存在，是婴幼儿心力衰竭较为特征性的表现。

综上所述，婴幼儿心力衰竭主要表现是心动过速、呼吸增快和肝大。而心脏扩大、奔马律、肺部湿啰音也有较大诊断意义。婴幼儿左右心衰不易区分开。

2. 儿童心力衰竭 与成人相似，左、右心衰表现较易区分开。

（1）左心衰竭：早期出现呼吸困难，超过40次/分，开始较轻，于活动后出现，以后休息时亦有呼吸困难，平卧时加重，故患儿喜坐位，呈端坐呼吸，但儿童发生夜间阵发性呼吸困难和心源性哮喘较少见，咯血、咳出粉红色泡沫痰或鲜血。青紫一般较重，肺部有湿啰音或哮鸣音。急性左心衰竭引起肺水肿时，患儿极度呼吸困难，端坐呼吸，苍白、青紫、四肢发凉，脉搏快弱或触不到，血压下降，心动过速，超过150次/分，常有奔马律，频繁咳嗽，咳血性泡沫痰，甚至大量血性泡沫液体从口腔和鼻孔涌出。

（2）右心衰竭：水肿开始见于身体下垂部位，以后发展至全身，可有胸腔积液、腹水，肝大，长期肝淤血可发生心源性肝硬化和黄疸。颈静脉怒张，肝颈静脉回流征阳性，食欲不振，恶心呕吐，尿少、轻度蛋白尿和尿中少量红细胞。

（三）婴幼儿及儿童心力衰竭分级

新生儿及婴儿心力衰竭的临床表现有其特点。新生儿早期表现常不典型，如嗜睡、淡漠、气急、发绀、拒食或呕吐、体重增加不明显，有时表现为烦躁不安。婴儿常见症状为呼吸浅快，达60~100次/分，喂养困难，体重不增，心率达180次/分以上，奔马律，烦躁多汗，哭声低弱，肺部喘鸣，皮肤颜色呈苍白、发灰或发绀，心脏扩大等。

临床上采用适合于新生儿及婴儿的婴幼儿心力衰竭Ross评分（表12-3）及适用于儿童及青少年的改良Ross心力衰竭诊断评分法（表12-4）进行心力衰竭的评估，并指导治疗。

表12-3 婴幼儿心力衰竭Ross评分

	项目	0分	1分	2分
喂养情况	每次喂奶量（ml）	>100	70~100	<60
	每次喂奶时间（分）	<40	>40	>40
体检	呼吸（次/分）	<50	50~60	>60
	心率（次/分）	<160	160~170	>170
	呼吸形式	正常	异常	异常
	四肢末梢充盈	正常	减慢	减慢
	第三心音	无	有	有
	肝脏大小（右肋下）	<2cm	2~3cm	>3cm

注：总分：0~2分，无心力衰竭；3~6分，轻度心力衰竭；7~9分，中度心力衰竭；10~12分，重度心力衰竭

表 12 - 4　改良 Ross 心力衰竭诊断评分法（临床心力衰竭计分法）

项目			记分		
			0 分	1 分	2 分
病史	出汗		仅在头部	头部和躯干（活动时）	头部和躯干（安静时）
	呼吸过快		偶尔	较多	常有
体格检查	呼吸		正常	吸气凹陷	呼吸困难
	呼吸次数	0～1 岁	<50	50～60	>60
	（次/分）	1～6 岁	<35	35～45	>45
		7～10 岁	<25	25～35	>35
		11～14 岁	<18	18～28	>28
	心率	0～1 岁	<160	160～170	>170
	（次/分）	1～6 岁	<100	105～115	>115
		7～10 岁	<90	90～100	>100
		11～14 岁	<80	80～90	>90
	肝脏增大（右肋缘下，cm）		<2	2～3	>3

注：总分：0～2 分，无心力衰竭；3～6 分，轻度心力衰竭；7～9 分，中度心力衰竭；10～12 分，重度心力衰竭

（四）心力衰竭的起病及病程分类

1. 急性心力衰竭　是由于突然发生心脏结构和功能异常，导致短期内心排血量明显下降，器官灌注不足及受累心室后向静脉急性淤血。重症病例可发生急性肺水肿及心源性休克，多见于心脏手术后（低心排血量综合征）、暴发性心肌炎，偶见于川崎病所致的心肌梗死等，亦可为慢性心力衰竭急性加重。

2. 慢性心力衰竭　是由于逐渐发生心脏结构和功能异常所致，或由急性心力衰竭演变而来。一般均有代偿性心脏扩大或肥厚，心肌病理性重塑为其特征。

【鉴别诊断】

鉴别诊断应考虑到以下三方面：①患儿是否存在心力衰竭？②是左心衰竭、右心衰竭还是全心衰竭？③心力衰竭的原因是什么？原发疾病是什么？

1. 易误诊为心力衰竭的疾病　如重症支气管肺炎和毛细支气管炎、低血糖症食管气管瘘和先天性膈疝、肝/肾疾病所致水肿、心包炎/心脏压塞等。

2. 易引起心力衰竭的心血管疾病及非心血管疾病　详见前述心力衰竭病因部分内容。

【治疗】

（一）病因治疗

应采用内、外科治疗方法积极治疗原发病，如先心病争取根治手术、风湿性心脏炎积极进行抗风湿治疗等。心血管疾病一时不能根治者，也应极防治各种心力衰竭的诱因。儿科心力衰竭的诱因主要是感染，尤其是呼吸道感染。此外剧烈活动、高盐饮食、贫血、心律失常及休息不良等均可诱发心力衰竭，应注意防治。对婴儿维生素 B_1 缺乏症（脚气病）应积极补充维生素 B_1。

（二）一般治疗

1. 休息及体位　新生儿、婴儿置特制躺椅中，取 15°～30°斜卧位。年长儿取头高足低仰卧位。休息 2～4 周，心功能改善可逐步下床活动。

2. 镇静 烦躁者肌注苯巴比妥钠、地西泮，极度烦躁、肺水肿者皮下或肌注吗啡 0.1mg/（kg·次）。

3. 供氧 对高原性心脏病心力衰竭及严重心力衰竭伴有肺水肿者尤其重要。但对大量左向右分流合并心力衰竭的患儿，有时供氧反而加重症状，这是由于氧对体循环及肺循环的阻力作用恰恰相反，可使肺循环阻力下降及体循环循环阻力上升，过度用氧可使分流量增加，加重肺水肿。此外，对依赖动脉导管开放而生存的先心病患儿，如主动脉离断、大血管转位、肺动脉闭锁等，供氧可使血氧增高而促使动脉导管关闭，危及生命。

4. 限制钠水摄入 维持水电解质平衡婴儿母乳喂养者不必限制，牛乳喂养者改用低钠奶粉奶喂养为佳，年长儿限制钠盐，每月食盐量不超过 1g，重度水肿者限制水摄入 70 ~ 100ml/（kg·d）。

5. 纠正贫血 如果心力衰竭伴有贫血，则必须纠正至红细胞压积达到 40% 以上，以提高单位血容量的携氧能力，减轻心脏负担。如有大量左向右分流，可少量多次输血，以提高血液黏滞度，是肺循环阻力增高，减少分流量。

（三）药物治疗

治疗的目标不仅要改善血流动力学，也要使心肌细胞生物学特性获得改善。治疗心力衰竭的药物基本作用属于降低心脏负荷、增加心肌收缩力及调整神经体液作用。急性心力衰竭与慢性心力衰竭的药物治疗中，虽然药物治疗原则相同，但药物类型及用法不尽相同。

1. 急性心力衰竭 是由于突然发生心脏结构和功能异常，导致短期内心排血量明显下降，器官灌注不足及受累心室后向静脉急性淤血。给予利尿剂及血管扩张剂降低心脏负荷、正性肌力药物增强心肌收缩是治疗急性心力衰竭的原则。

（1）利尿剂：各型利尿剂能抑制肾小管重吸收钠，增加钠、水排泄，缓解体、肺循环淤血。急性心力衰竭常选用呋塞米，可根据病情选择静脉推注或持续静脉滴注。不良反应是电解质紊乱，因此要注意监测血电解质。

（2）血管扩张剂：心力衰竭时，后负荷稍增多皆可减低心排血量，所以降低后负荷至为重要。可选用硝酸甘油、硝普钠。需要注意，血管扩张剂一般不良反应较多、较重，常引起严重低血压，儿科应用时应十分慎重或选用小剂量。血管扩张剂的禁忌证血容量不足、低血压、肾衰竭。

（3）正性肌力药物

1）β受体激动剂：常用的有多巴胺、多巴酚丁胺。其强心作用为兴奋 β_1 受体，并可激活心肌内交感神经突触前末梢释放去甲肾上腺素。

2）磷酸二酯酶抑制剂：常用制剂为氨力农、米力农。为非强心苷类、非儿茶酚胺类正性肌力药物，能抑制 cAMP 降解而提高细胞内 cAMP 水平，发挥正性肌力和松弛血管作用。

3）洋地黄类强心剂：能抑制心肌细胞膜上的钠－钾 ATP 酶，使细胞内钙离子水平升高而增强心肌收缩力，并有兴奋副交感神经、抑制交感神经、调节神经体液的作用，可以改善心力衰竭患者的临床症状。急性心力衰竭患儿多选用毛花苷丙或毒毛花苷 K 静脉注射。

（4）急性肺水肿的处理：急性左心衰竭常常合并肺水肿，除应及时应用利尿剂、血管扩张剂及正性肌力药物外，应该使用地西泮、苯巴比妥镇静，严重者可用吗啡镇静，并能扩张肺静脉减轻心脏前负荷。机械辅助呼吸、呼气末正压通气有助于缓解肺水肿。

2. 慢性心力衰竭 是由于逐渐发生心脏结构和功能异常所致，或由急性心力衰竭演变而来。心脏病理性重塑为慢性心力衰竭的特征。缓解临床症状、阻止心力衰竭进展及逆转心脏病理性重塑为慢性心力衰竭的临床治疗目标。

（1）洋地黄类强心剂：慢性充血性心力衰竭患儿采用地高辛口服维持量疗法，即每日给予维持量，分两次口服，共 7 天（5 个半衰期）即可达到最好疗效，且不良反应较少。洋地黄类类制剂的治疗剂量和中毒剂量接近，常见不良反应有胃肠道反应及心律失常，注意密切观察，及时处理。

（2）血管紧张素转化酶抑制剂：常用制剂为卡托普利、依那普利，有抑制肾素－血管紧张素－醛固酮系统及缓激肽分解的作用，可降低心脏前后负荷及逆转心脏重构，改善心肌功能。常见不良反应有低血压、皮疹、干咳。禁忌证有低血压、肾功能不全、高血钾、血管神经性水肿。

（3）血管紧张素Ⅱ受体阻滞剂：常用制剂为洛沙坦、缬沙坦，效果、副作用等与血管紧张素转化酶抑制剂相似。

（4）利尿剂：伴有水钠储留时应选用氢氯噻嗪加螺内酯。小儿容易产生水、电解质紊乱，故慢性心力衰竭患者可以长期服用地高辛，但不能长期服用利尿剂。

（5）β受体阻滞剂：常用制剂为美托洛尔、卡维地洛，可阻断心力衰竭时交感神经的过度激活，抑制心肌肥厚、细胞凋亡及氧化应激反应，改善心肌细胞生物学特性。注意，β受体阻滞剂宜在心力衰竭症状稳定是使用，并与其他抗心力衰竭药物共同应用。心脏传导阻滞、心动过缓、低血压、心功能Ⅳ级及支气管哮喘禁忌使用。

（四）非药物治疗

对药物治疗无效的心力衰竭的婴儿或儿童，机械循环支持为重要的辅助治疗，如体外膜肺氧合、心室辅助装置和主动脉内气囊泵。此外还可通过心脏再同步治疗恢复心脏电－机械同步性，延长心室舒张充盈期，调整舒张功能，使心脏功能得到改善。药物及非药物治疗难治性心力衰竭不能奏效时，可进行心脏移植。

 本章小结

本章以儿童常见心血管疾病为学习内容，重点论述了常见先天性心脏病、病毒性心肌炎、儿童常见心律失常以及心力衰竭的临床表现、诊断及治疗。常见先天性心脏病中，不同先天性心脏病的血流动力学改变是理解该类型先心病临床症状、体征、诊断、治疗、并发症及预后的基础；病毒性心肌炎的临床表现、诊断及治疗是在临床工作中需要特别重视的；儿童常见心律失常的心电图特点、临床处理原则需要医学生掌握；心力衰竭则是一种多因素临床综合征，需要辨明病因，更需要恰当准确判断、评估及处理。希望通过儿科常见心血管疾病的学习，医学生能够举一反三、触类旁通，形成良好的儿科以及临床医学知识体系。

 思考题

1. 左向右分流型先天性心脏病的血流动力学特点是什么？

2. 常见的左向右分流型先天性心脏病杂音特点及随血流动力学改变的演变如何？

3. 常见的左向右分流型先天性心脏病有哪些常见的并发症？

4. 法洛四联症的病理解剖组成及血流动力学特点是怎样的？

5. 法洛四联症的特征性临床表现及其机制、处理有哪些？

6. 紫绀型先天性心脏病的鉴别诊断应该如何考虑？

7. 右向左分流型先天性心脏病有哪些常见的并发症？怎样进行处理？

8. 儿童常见先天性心脏病介入治疗有哪些？

9. 儿童病毒性心肌炎的临床特点及诊断标准是什么？

10. 儿童病毒性心肌炎的分期及临床处理原则包括哪些内容？

11. 儿童常见各型心律失常的特点是什么？

12. 室上性心动过速的治疗有哪些方式？

13. 心力衰竭的常见原因有哪些？

14. 婴幼儿及儿童心力衰竭的评价判断标准有哪些？

15. 心力衰竭的治疗原则是什么？

第十三章 泌尿系统疾病

第一节 小儿泌尿系统解剖特点和生理特点

（一）解剖特点

1. 肾脏 肾脏位于腹膜后脊柱两侧，左右各一，形似蚕豆。小儿年龄愈小，肾脏相对愈重。婴儿肾脏相对较成人大，位置也低，其下极可达髂嵴以下第 4 腰椎水平，2 岁以后才达髂嵴以上。右肾位置稍低于左肾。2 岁以内健康小儿腹部触诊时容易扪及肾脏。

2. 输尿管 婴幼儿输尿管长而弯曲，管壁肌肉和弹力纤维发育不良，容易受压及扭曲而导致梗阻，易发生尿潴留而诱发感染。

3. 膀胱 婴儿膀胱位置比年长儿高，尿液充盈时，膀胱顶部常在耻骨联合之上，顶入腹腔而容易触及，随年龄增长逐渐下降至盆腔内。

4. 尿道 新生女婴尿道短，且外口暴露而又接近肛门，易受细菌污染。男婴尿道虽较长，但常有包茎和包皮过长，尿垢积聚时也易引起上行性细菌感染。

（二）生理特点

肾脏有许多重要功能：①排泄体内代谢产物如尿素、有机酸等；②调节机体水、电解质、酸碱平衡，维持内环境相对稳定；③内分泌功能，产生激素和生物活性物质，如促红细胞生成素、肾素、前列腺素等。

肾脏完成其生理活动，主要通过肾小球滤过和肾小管重吸收、分泌及排泄。在胎龄 36 周时肾单位数量已达成人水平，出生后上述功能已基本具备，但调节能力较弱，储备能力差，在喂养不当、疾病或应激状态时易出现功能紊乱。一般至 1~1.5 岁时达成人水平。

（三）小儿排尿及尿液特点

1. 排尿次数 出生后不就即开始排尿，93% 新生儿在生后 24 小时内排尿，99% 在 48 小时内排尿。出生后头几天内，因摄入量少，每日排尿仅 4~5 次；1 周后，因小儿新陈代谢旺盛，入量多而膀胱容量小，排尿突增至每日 20~25 次；1 岁时每日排尿 15~16 次，至学龄前和学龄期每日 6~7 次。

2. 每日尿量 小儿尿量个体差异较大：新生儿生后 48 小时正常尿量一般为每小时 1~3ml/kg，2 天内平均尿量为 30~60ml/d，3~10 天为 100~300ml/d；婴儿为 400~500ml/d，幼儿为 500~600ml/d，学龄前为 600~800ml/d，学龄儿为 800~1400ml/d。若新生儿尿量每小时 <1.0ml/kg 为少尿，每小时 <0.5ml/kg 为无尿。若婴幼儿每日排尿量少于 200ml/d，学

龄前儿童少于 300ml/d，学龄儿童少于 400ml/d，为少尿；每日尿量少于 50ml 为无尿。

3. 排尿控制 正常排尿机制在婴儿期由脊髓反射完成，以后由脑干 – 大脑皮层控制。1.5～3 岁，小儿主要通过控制尿道外括约肌和会阴肌控制排尿；至 3 岁已能控制排尿。若 3 岁后仍保持这种排尿机制，不能控制膀胱逼尿肌收缩，则出现不稳定膀胱，表现为白天尿频、尿急，偶尔尿失禁和夜间遗尿。

4. 尿色 正常婴幼儿尿液呈淡黄色透明状，新生儿在生后头 2～3 天尿色深，稍混浊，放置后有红褐色沉淀，此为尿酸盐结晶，数日后尿色变淡。在寒冷季节尿液放置后可有盐类结晶析出而变混，尿酸盐加热后、磷酸盐加酸后可溶解，尿液变清，可与脓尿或乳糜尿鉴别。

5. 酸碱度 出生后头几天因尿内含尿酸盐多而呈强酸性，以后接近中性或弱酸性，pH 多为 5～7。

6. 尿渗透压和尿比重 新生儿尿渗透压平均为 240mmol/L，尿比重为 1.006～1.008，随年龄增长逐渐增高；婴儿尿渗透压为 50～600mmol/L，儿童通常为 500～800mmol/L，尿比重为 1.003～1.030，通常为 1.011～1.025。

7. 尿蛋白 正常小儿尿中仅含微量蛋白，通常 ≤100mg/d，定性为阴性，尿蛋白/肌酐（mg/dl）<0.2。若尿蛋白含量 >200mg/d，定性实验阳性则为异常。尿蛋白主要来自血浆蛋白，2/3 为白蛋白，1/3 为 T – H 蛋白和球蛋白。

8. 尿沉渣及 Addis 计数 正常新鲜尿液离心后沉渣显微镜下检查，红细胞 <3 个/HP，白细胞 <5 个/HP，偶见透明管型。12 小时尿细胞计数（Addis count）：红细胞 <50 万，白细胞 <100 万，管型 <5000 个为正常。

第二节　小儿肾小球疾病的临床分类

肾小球疾病是指疾病始自肾小球或主要病变位于肾小球的一组疾患。它包括了一组病因不同、发病机制、病理改变、临床表现各异的多种疾病。中华医学会儿科分会肾脏病学组于 2000 年 11 月珠海会议小儿肾小球疾病临床分类修订如下。

一、原发性肾小球疾病

1. 肾小球肾炎

（1）急性肾小球肾炎：急性起病，多有前驱感染，以血尿为主，伴不同程度蛋白尿，可有水肿、高血压或肾功能不全，病程多在 1 年内。可分为急性链球菌感染后肾小球肾炎（有链球菌感染的血清学证据，起病 6～8 周内有血补体水平低下）和非链球菌感染后肾小球肾炎。

（2）急进性肾小球肾炎：起病急，有血尿、蛋白尿、管型尿、高血压、水肿，并有进行性肾功能减退，持续少尿或无尿，若缺乏积极有效治疗，预后严重。

（3）迁延性肾小球肾炎：有明确急性肾炎病史，血尿和（或）蛋白尿迁延达 1 年以上，或没有明确急性肾炎病史，但血尿和蛋白尿超过半年，不伴肾功能不全或高血压。

（4）慢性肾小球肾炎：病程超过 1 年，或隐匿起病，有不同程度的肾功能不全或肾性高血压的肾小球肾炎。

2. 肾病综合征 诊断标准：大量蛋白尿（尿蛋白＋＋＋～＋＋＋＋；1 周内 3 次，24 小时尿蛋白定量 ≥50mg/kg）；低蛋白血症（血浆清蛋白低于 30g/L）；高脂血症（血浆胆固醇水平高于 5.7mmol/L）；不同程度的水肿。以上四项中以大量蛋白尿和低清蛋白血症为必要条件。

（1）依临床表现分为两型：单纯型肾病和肾炎型肾病。

凡具有以下四项之一或多项者属于肾炎型肾病：①2周内分别3次以上离心尿检查红细胞≥10个/HP，并证实为肾小球源性血尿者；②反复或持续高血压，学龄儿童≥130/90mmHg（17.3/12kPa），学龄前儿童≥120/80mmHg（16/10.7kPa），并除外糖皮质激素等原因所致；③肾功能不全，并排除由于血容量不足等所致；④持续低补体血症。

（2）按糖皮质激素反应分为：①激素敏感型肾病：以泼尼松足量治8周内尿蛋白转阴者；②激素耐药型肾病：以泼尼松足量治疗8周尿蛋白仍阳性者；③激素依赖型肾病：对激素敏感，但减量或停药1个月内复发，重复2次以上者；④肾病复发与频复发：复发（包括反复）是指尿蛋白由阴转阳2周。频复发是指肾病病程中半年内复发≥2次，或1年内复发≥3次。

3. 孤立性血尿或蛋白尿　指仅有血尿或蛋白尿，而无其他临床症状，化验改变及肾功能改变者。本病分为孤立性血尿和孤立性蛋白尿。孤立性血尿指肾小球源性血尿，分为持续性和再发性；孤立性蛋白尿又分为体位性和非体位性。

二、继发性肾小球疾病

（1）紫癜性肾炎。

（2）狼疮性肾炎。

（3）乙肝病毒相关性肾炎。

（4）其他：毒物、药物中毒，或其他全身性疾患所致的肾炎。

三、遗传性肾小球疾病

（1）先天性肾病综合征：指在生后3个月内发病，临床表现符合肾病综合征，并除外继发所致者（如TORCH或先天性梅毒感染所致等）。本病分为遗传性和原发性，前者包括芬兰型和法国型（弥漫性系膜硬化），后者指生后早期发生的原发性肾病综合征。

（2）遗传性进行性肾炎：即Alport综合征。

（3）家族性再发性血尿。

（4）其他：如甲-髌综合征。

第三节　血　尿

血尿（hematuria）是小儿泌尿系统疾病最常见的症状之一，其病因多种多样，通常通过临床症状、体征和血、尿检查分析、影像学检查等手段可做出病因诊断，但最终仍有部分血尿原因需动态观察，进一步明确。

血尿分为肉眼血尿及镜下血尿，当1000ml尿中含0.5ml血液即可出现肉眼血尿，肉眼血尿的颜色与尿液的酸碱度有关，中性或弱碱性尿颜色鲜红或呈洗肉水样，酸性尿呈浓茶样或烟灰水样。镜下血尿的常用标准有：①离心尿高倍镜下红细胞>3个/HP；②尿沉渣红细胞计数>8×10^6/L（8000个/ml）。目前常用尿液分析仪（试纸法）检测血尿，其原理是利用血红蛋白的氧化性与试纸的呈色反应来进行半定量分析，故尿潜血与镜检往往不平行，确诊血尿应以尿沉渣显微镜检查为准。

【发病机制】

1. 致病因素的直接损害　肾脏有丰富的血管分布，很多疾病可使其血管完整性遭到破坏，如肾结石、肿瘤引起的溃疡和浸润。

2. 免疫反应损伤　由于抗原抗体免疫复合物沉着于肾小球基膜，激活补体造成基膜破坏和断裂。

3. 肾小球缺血缺氧 因肾血管病变如肾小动脉硬化、肾静脉血栓形成，造成肾小球缺血缺氧，使肾小球滤过膜的通透性增加。

4. 凝血机制障碍 可造成包括血尿在内的全身广泛性出血。

5. 肾小球毛细血管腔内压增高 各种原因的肾淤血包括心力衰竭、左肾静脉受压综合征，可使肾小球滤过率增加。

【病因和临床分类】

1. 肾脏疾病

（1）各种原发性肾小球病：急慢性肾小球肾炎、急进性肾小球肾炎、局灶性肾炎、病毒性肾炎、遗传性肾炎、薄基膜肾病、IgA 肾病、肺出血－肾炎综合征等。

（2）感染：肾结核、肾盂肾炎。

（3）畸形：肾血管畸形、先天性多囊肾、游走肾、肾下垂、肾盂积水等。

（4）肿瘤：肾胚胎瘤、肾盏血管肿瘤等。

（5）肾血管病变：肾静脉血栓形成、左肾静脉受压综合征（胡桃夹现象）。

（6）损伤：肾挫伤及其他损伤。

（7）药物：肾毒性药物如卡那霉素、庆大霉素等氨基糖苷类抗生素，杆菌肽，水杨酸制剂，磺胺类，苯妥英钠，环磷酰胺等均可引起肾损害产生血尿。

2. 尿路疾病

（1）感染：膀胱炎、尿道炎、结核。

（2）结石：输尿管结石、膀胱结石。

（3）肿瘤、息肉、憩室、异物等。

3. 全身性疾病

（1）出血性疾病：弥散性血管内凝血、血小板减少性紫癜、血友病、新生儿自然出血症、再生障碍性贫血、白血病等。

（2）心血管疾病：充血性心力衰竭、感染性心内膜炎。

（3）感染性疾病：猩红热，伤寒，流行性出血热，传染性单核细胞增多症，暴发型流脑，以及肺炎支原体、结核杆菌、肝炎病毒、钩端螺旋体等所致感染后肾炎。

（4）风湿性疾病：系统性红斑狼疮、结节性多动脉炎、风湿性肾炎。

（5）营养性疾病：维生素 C 缺乏症、维生素 K 缺乏症。

（6）过敏性疾病：过敏性紫癜，饮食过敏如牛奶或菠萝过敏。

（7）其他疾病：如遗传性毛细血管扩张症、剧烈运动引起的一过性血尿、特发性高钙尿症等。

【诊断和鉴别诊断】

一般小儿血尿诊断遵循以下步骤进行：①确定真性血尿；②确定血尿来源；③临床综合分析（包括常规及特殊检查）。

（一）确定真性血尿

血尿的诊断首先要排除以下能产生假性血尿的情况：①污染性血尿：即临近器官出血混入尿液，如阴道、肛门、包皮等；②血红蛋白尿或肌红蛋白尿：潜血试验阳性而镜检无红细胞；③色素尿：因机体某些代谢产物（卟啉）、某些食物和蔬菜（如蜂蜜、红辣椒等）或药物（如大黄、利福平、苯妥因钠）中的色素使尿液呈粉/橘红色，但潜血试验阴性，镜检无红细胞；④初生新生儿尿内之尿酸盐可使尿布呈红色。

（二）确定肾小球源性与非肾小球源性血尿

血尿确定后，首先判断血尿的来源，即血尿来源于肾小球性与非肾小球性，然后确定原发病因。目前主要采用尿沉渣红细胞形态学检查：若以异形红细胞为主（＞60%）则提示为肾小球性血尿；多为肾实质出血，主要为肾小球肾炎，部分为间质性肾炎。以均一形为主者则提示非肾小球性血尿，血尿来源于肾盂、肾盏、输尿管、膀胱或尿道，多见于泌尿道感染、结石、结核、肿瘤、创伤等。影响尿红细胞形态的因素有：年龄、尿比重、尿 pH、利尿剂的应用、泌尿系感染、肉眼血尿发作等。

（三）临床诊断分析

1. 肾小球性血尿诊断步骤

（1）临床资料分析：肾小球性血尿的鉴别诊断应注意特别详细地询问血尿的伴随症状及体征。①伴水肿，高血压，尿液中发现管型和蛋白尿，应考虑原发性或继发性肾小球疾病；②新近有皮肤感染，咽喉炎后出现血尿，首先要考虑急性链球菌感染后肾小球肾炎，其次为 IgA 肾病；③伴有夜尿增多，贫血显著时应考虑慢性肾小球肾炎；④伴有听力异常，应考虑奥尔波特综合征（Alport syndrome）；⑤有血尿家族史，应考虑薄基膜病；⑥伴肺出血应想到肺出血-肾炎综合征；⑦伴有紫癜，应考虑紫癜性肾炎；⑧伴有高度水肿和大量蛋白尿应考虑肾病综合征。

（2）血和尿生化分析：①血抗链球菌溶血素 O 升高伴有补体下降应考虑急性链球菌感染后肾炎；②伴血 HBsAg（+）或 HBeAg（+），肾组织中有乙肝病毒抗原沉积，可诊断为乙肝病毒相关性肾炎；③血清补体水平持续性下降，考虑原发性膜增生性肾炎、狼疮性肾炎、乙肝病毒相关性肾炎、慢性肾小球肾炎；④ANA、Anti-dsDNA、ANCA 等阳性应考虑狼疮性肾炎；⑤血清 IgA 水平增高，提示有 IgA 肾病可能；IgG、IgM、IgA 水平均增高，可考虑狼疮性肾炎、慢性肾炎；⑥尿蛋白成分以高分子蛋白尿为主，多见于急、慢性肾小球肾炎及肾病综合征；小分子蛋白尿为主，提示间质性肾炎。

（3）肾活检分析：肾活检病理检查对血尿的病因诊断具有极为重要价值，儿童最为常见是 IgA 肾病、薄基膜病，部分不常见肾小球疾病如 Alport 综合征、脂蛋白肾小球病、纤维连接蛋白性肾小球病，免疫病理对诊断抗肾小球基膜肾小球肾炎、IgA 肾病、IgM 肾病、狼疮性肾炎、肝炎病毒相关性肾炎、Alport 综合征、轻链沉积病价值极大。

2. 非肾小球性血尿诊断步骤

（1）尿三杯试验：在患儿持续排尿过程中分别接取初、中、末段尿样，第一杯红细胞增多为前尿道出血；第三杯红细胞增多则为膀胱基底部、前列腺、后尿道或精囊出血；三杯均有出血，则为膀胱颈以上部位出血。

（2）临床资料分析：①伴有尿频、尿急、尿痛，应考虑泌尿道感染，其次为肾结核；②伴有低热、盗汗、消瘦应考虑肾结核；③伴有皮肤黏膜出血应考虑出血性疾病；④伴有出血、溶血、循环障碍及血栓症状，应考虑 DIC 或溶血尿毒综合征；⑤伴有肾绞痛或活动后腰痛应考虑肾结石；⑥伴有外伤史应考虑泌尿系统外伤；⑦伴有肾区肿块应考虑肾肿瘤或肾静脉栓塞；⑧近期使用肾毒性药物，应考虑急性间质性肾炎；⑨无明显伴随症状时，应考虑左肾静脉受压综合征、特发性高钙尿症、肾微结石、肾盂、尿路息肉、憩室。

（3）辅助检查分析：①两次尿培养阳性，尿菌落计数 >10^5/ml，可诊断泌尿道感染；②尿培养检出结核杆菌，对诊断肾结核有重要价值，并可通过 3 次以上晨尿沉渣找抗酸杆菌，其阳性率为 80%~90%；③全尿路 X 线平片检查在非肾小球性血尿病因诊断中非常重要，可及时发现泌尿系结石。对于尿酸结石，X 线检查阴性者可采用 B 超检查；④对于怀疑尿路畸形者，可行静脉肾盂造影（IVP）、B 超或 CT 检查，以排除小的肾肿瘤、小结石、肾囊肿以及肾静脉血栓形成。⑤左肾静脉受压综合征是非肾小球性血尿的常见原因，彩色多普勒超声检查可以确诊；⑥儿童特发性高钙尿症也是非肾小球性血尿的常见原因，24 小时尿钙测定 >4mg/kg（0.1mmol/kg）或尿钙/尿肌酐 >0.2，即可诊断。

尽管经过综合分析和上述诸多检查，仍有约 5% 的血尿原因不清楚，而需要长期随访观察。

第四节　急性肾小球肾炎

 临床讨论

> **临床案例**　患儿，9 岁，因 "眼睑水肿 4 天，加重 2 天" 收住。病程中尿少，今晨感觉上腹部不适，频咳，气急，体检：体温 37.5℃，眼睑及全身水肿，血压 20/13kPa（150/100mmHg），心率 116 次/分，心音钝，两肺闻及水泡音，肝肋下 2.0cm，质软，双下肢紧张性水肿。尿常规：蛋白（＋＋），红细胞 20～30 个/HP，血尿素氮 6mmol/L。
>
> **问题**　该患儿可能是什么病？临床应该与哪些疾病相鉴别？

急性肾小球肾炎（acute glomerulonephritis，AGN）简称急性肾炎，是指一组急性起病、病因不一，以血尿为主，伴不同程度蛋白尿，可有水肿、高血压，或肾功能不全等特点的肾小球疾患。发病为泌尿系统疾病首位，可分为急性链球菌感染后肾小球肾炎（APSGN）和非链球菌感染后肾小球肾炎（包括肺炎链球菌、肺炎支原体、葡萄球菌、柯萨奇病毒等）。本节急性肾炎主要是指 ASPGN，本病多见于儿童和青少年，以 5～10 岁多见，小于 2 岁少见，男女比为 2∶1。

【病因】

尽管本病有多种病因，但绝大多数病例属 A 族 B 型溶血性链球菌急性感染后引起的免疫复合性肾小球肾炎。溶血性链球菌感染，以上呼吸道感染或扁桃体炎最常见，占 51%，脓皮病或皮肤感染次之，占 25.8%。

【发病机制】

目前认为急性肾炎主要与 A 组溶血性链球菌中的致肾炎菌株感染有关。所有致肾炎菌株均有共同的致肾炎抗原性，主要发病机制为抗原抗体免疫复合物引起肾小球毛细血管炎症病变，包括循环免疫复合物和原位免疫复合物形成学说。

【临床表现】

急性肾炎临床表现轻重不一，从无症状镜下血尿到严重循环充血、高血压脑病、急性肾衰竭而危及生命。

1. 前驱感染　90% 病例有链球菌的前驱感染，以呼吸道及皮肤感染为主。在前驱感染后经 1～3 周无症状的间歇期而急性起病。咽炎为诱因者病前 7～12 天（平均 10 天）多有发热、咽部充血渗出、颈淋巴结肿大病史。皮肤感染于病前 14～28 天（平均 20 天）曾有过皮肤脓疱疮。

2. 典型表现　急性期常有全身不适、乏力、食欲不振、头晕、恶心、呕吐、腹痛等非特异性症状。典型临床表现如下。

（1）水肿：70% 的患者有水肿，轻者晨起眼睑水肿，重者 2～3 天遍及全身，呈非凹陷性。

（2）血尿：50%～70% 患者有肉眼血尿，持续 1～2 周即转镜下血尿。

（3）蛋白尿：多为轻、中度，有 20% 可达肾病水平。

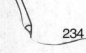

（4）高血压：30% ~80% 病例有血压增高。

（5）尿量减少：肉眼血尿严重者可伴有排尿困难。

3. 非典型表现

（1）无症状性急性肾炎：为亚临床病例，患儿仅有镜下血尿或仅有血 C3 降低而无其他临床表现。

（2）肾外症状性急性肾炎：有的患儿水肿、高血压明显，甚至有严重循环充血及高血压脑病，此时尿改变轻微或尿常规检查正常，但有链球菌前驱感染和血 C3 水平明显降低。

（3）以肾病综合征表现的急性肾炎：少数患儿以急性肾炎起病，但水肿和蛋白尿突出，伴轻度高胆固醇血症和低白蛋白血症，临床表现似肾病综合征。

4. 严重表现　少数患儿在起病 2 周内可出现下列严重症状。

（1）严重循环充血：常发生在起病一周内，由于水、钠潴留，血容量增加而出现循环充血。当肾炎患儿出现呼吸急促和肺部出现湿啰音时，应警惕循环充血的可能性，严重者可出现呼吸困难、端坐呼吸、颈静脉怒张、频咳、咳粉红色泡沫痰、两肺满布湿啰音、心脏扩大，甚至出现奔马律、肝大而硬、水肿加剧。少数可突然发生，病情急剧恶化。

（2）高血压脑病：由于脑血管痉挛，导致缺血、缺氧、血管渗透性增高而发生脑水肿。近年来也有人认为是脑血管扩张所致。常发生在疾病早期，血压突然上升可达 150 ~160/100 ~110mmHg 以上。年长儿会主诉剧烈头痛、呕吐、复视或一过性失明，严重者突然出现惊厥、昏迷。

（3）急性肾功能不全：常发生于疾病初期肾实质损伤严重，出现尿少、尿闭、氮质血症、电解质紊乱和代谢性酸中毒，一般持续 3 ~5 天，随尿量增多病情好转。

【实验室检查】

1. 尿常规　以血尿为主，尿蛋白可在 + ~ + + +，与血尿的程度相平行，尿镜检除多少不等的红细胞外，可有透明、颗粒或红细胞管型。

2. 血常规　外周血白细胞计数一般轻度升高或正常。

3. 肾功能　明显少尿时血尿素氮和肌酐可升高。

4. 血清学检查　咽炎病例抗链球菌溶血素 O（ASO）往往增加，10 ~14 天开始升高，3 ~5 周达高峰，3 ~6 个月恢复正常。皮肤感染后 APSGN 者 ASO 效价升高者不多。

5. 血清补体测定　80% ~90% 的患者血清 C3 下降，94% 的病例至第 8 周恢复正常。补体下降程度虽与疾病严重性及最终预后无关，但持续低下 6 ~8 周仍不能恢复者常提示为非链球菌感染后的肾小球疾病，应注意其他导致补体低下的原因。

【诊断和鉴别诊断】

对于典型病例，即有前期链球菌感染史，急性起病，具备血尿、蛋白尿、水肿及高血压等特点，急性期血清 ASO 效价升高，C3 水平降低，诊断多不困难。应注意不典型病例，尤其对以循环充血、高血压脑病为首发症状或突出表现者需及时查尿以免漏诊。

急性肾炎必须注意和以下疾病鉴别。

1. 其他病原体感染的肾小球肾炎　多种病原体可引起急性肾炎，可从原发感染灶及各自临床特点相区别。

2. IgA 肾病　以血尿为主要症状，表现为反复发作性肉眼血尿，多在上呼吸道感染后 24 ~48 小时出现血尿，多无水肿、高血压、血 C3 水平正常。确诊靠肾活检免疫病理诊断。

3. 慢性肾炎急性发作　既往肾炎史不详，无明显前期感染，除有肾炎症状外，常有贫血、肾功能异常，低比重尿或固定低比重尿，尿改变以蛋白增多为主。

4. 特发性肾病综合征　具有肾病综合征表现的急性肾炎需与特发性肾病综合征鉴别。若患儿呈急性起病，有明确的链球菌感染的证据，血清 C3 水平降低，肾活检病理为毛细血管内增生性肾炎者有助于急性肾炎的诊断。

5. 其他　还应与急进性肾炎或其他系统性疾病引起的肾炎，如紫癜性肾炎、狼疮性肾炎等相鉴别。

肾穿刺活检只在考虑有急进性肾炎或临床、化验不典型或病情迁延者进行，通过病理改变以确定诊断。

【治疗】

本病为自限性疾病，主要是对症治疗，加强护理，观察是否有严重症状出现并及时治疗。

1. 休息　起病两周内卧床至水肿消退、血压正常、肉眼血尿消失后下床轻微活动。红细胞沉降率正常可上学，但应避免剧烈运动。尿常规正常 3 个月后可恢复正常活动。

2. 饮食　对有水肿高血压者应限盐及水。有氮质血症者应限蛋白，可给优质动物蛋白 0.5g/（kg·d）。

3. 抗感染　可用青霉素每日 5 万 U/kg，10～14 天，彻底清除残存病灶，青霉素过敏者改用红霉素。

4. 利尿　是治疗本病的关键，轻度水肿者可用氢氯噻嗪 2～3mg/（kg·d），分 2～3 次口服。严重者可用呋塞米，每次 1～2mg/kg 静脉推注。

5. 降压　轻度高血压者经上述处理多可恢复。血压明显高者应给予降压药：首选硝苯地平，开始剂量为 0.25mg/（kg·d），最大剂量 1mg/（kg·d），分次口服或舌下含服；其他如血管紧张素转换酶抑制剂（ACEI）类药物，与硝苯地平交替使用降压效果更佳。

6. 严重病例的治疗

（1）严重循环充血：严格限制水、钠入量；利尿（强力利尿剂）；表现肺水肿者除一般对症治疗外可加用硝普钠，初以 1μg/（kg·min）速度静滴，用药时严密监测血压，随时调节药液滴速，每分钟不宜超过 8μg/kg，以防发生低血压。滴注时针筒、输液管等须用黑纸覆盖，以免药物遇光分解。必要时辅以小量速效洋地黄类制剂，症状好转即停药。对难治病例可采用腹膜透析或血液滤过治疗。

（2）高血压脑病的治疗：积极降压，首选硝普钠，用法同上；有惊厥者应及时止痉。

（3）急性肾衰竭的治疗（见急性肾衰竭节）。

【预后】

本病一般病程 2 周左右，镜下血尿可持续 1 年。一般认为长期预后良好，95% APSGN 病例能完全恢复，小于 5% 的病例可有持续尿异常，死亡病例在 1% 以下，主要死因是急性肾衰竭。防治感染是预防本病的根本。

第五节　肾病综合征

临床讨论

　　临床案例　患儿，女，5 岁，以"水肿、少尿 4 天，加重 2 天"入院，查体：双眼睑颜面水肿，心肺未及明显异常，腹部膨隆，移动性浊音（＋），双下肢指凹性水肿。尿常规：尿蛋白（＋＋＋＋），红细胞 6 个/HP，血浆总蛋白 45g/L，清蛋白 18g/L。

　　问题：该患儿可能是什么病？临床应该与哪些疾病相鉴别？

肾病综合征（nephrotic syndrome，NS）是一组由多种原因引起的肾小球基膜通透性增加，导致血浆内大量蛋白质从尿中丢失的临床综合征。临床有以下四大特点：①大量蛋白尿（定性＞＋＋＋，24 小时定量＞50mg/kg）；②低清蛋白血症（血浆清蛋白＜30g/L）；③高胆固醇血症（血总胆固醇＞5.75mmol/L）；④不同程度水肿。以上第①、②两项为必备条件。

NS 在小儿肾脏疾病中发病率仅次于急性肾炎。发病年龄多为学龄前儿童，3～5 岁为发病高峰。NS 按病因可分为原发性、继发性和先天性三种类型。但小儿时期绝大多数（90% 以上）为原发性，故本节主要叙述原发性肾病综合征（primary nephrotic syndrome，PNS）。

【分型】

1. 临床分型

（1）单纯型：只具有上述四大特征者。

（2）肾炎型：除具备上述条件外，还具有以下四项中一项者：①2 周内分别 3 次以上离心尿检查红细胞≥10 个/HP，并证实为肾小球源性血尿者。②反复或持续高血压，学龄儿童≥130/90mmHg（17.3/12kPa），学龄前儿童≥120/80mmHg。并除外糖皮质激素等原因所致。③持续氮质血症，并排除血容量不足所致者。④血总补体或 C3 水平反复降低。

2. 病理分型 常见的病理类型有微小病变（MCNS）和非微小病变，后者包括局灶节段肾小球硬化（FSGS）、系膜增生性肾炎（MsPGN）、膜性肾病（MN）和膜性增生性肾小球肾炎（MPGN）。儿童中以 MCNS 最为常见，其次为 FSGS 和轻中度 MsPGN。MN 在儿科 PNS 者少见，绝大多数为继发性肾病尤其乙肝相关性肾炎，MPGN 是较严重的病理类型，预后相对较差。

【病因和发病机制】

目前病因尚未明确，原发性肾脏损害使肾小球通透性增加导致蛋白尿，低蛋白血症、水肿和高胆固醇血症是继发的病理生理改变。

【病理生理】

大量蛋白尿是本征最基本的病理生理改变，是导致其他三大临床特点的基本原因。

1. 低蛋白血症 血浆蛋白由尿中大量丢失和从肾小球滤出后被肾小管吸收分解是造成 NS 低蛋白血症的主要原因；肝脏合成蛋白的速度和蛋白分解代谢率的改变也使血浆蛋白降低。患儿胃肠道也可有少量蛋白丢失，但并非低蛋白血症的主要原因。

2. 高脂血症 患儿血清总胆固醇、甘油三酯和低密度脂蛋白、极低密度脂蛋白增高，其主要机制是低蛋白血症促进肝脏合成脂蛋白增加，其中的大分子脂蛋白难以从肾脏排出而蓄积于体内，导致了高脂血症。血中胆固醇和低密度脂蛋白，尤其脂蛋白水平持续升高，而高密度脂蛋白水平却正常或降低，促进了动脉硬化的形成；持续高脂血症，脂质从肾小球滤出，可导致肾小球硬化和肾间质纤维化。

3. 水肿 水肿的发生与下列因素有关：①低蛋白血症降低血浆胶体渗透压，当血浆清蛋白低于 25g/L 时，液体将在间质区潴留；低于 15g/L 则可有腹水或胸水形成。②血浆胶体渗透压降低使血容量减少，刺激了渗透压和容量感受器，促使 ADH 和肾素 - 血管紧张素 - 醛固酮分泌、心肌脑钠肽水平减少，最终使远端肾小管钠、水吸收增加，导致钠、水潴留。③低血容量使交感神经兴奋性增高，近端肾小管 Na^+ 吸收增加。④近年来，新的理论认为肾有原发的水钠潴留，并不以血容量下降为前提，且由于原发水钠潴留，甚至可见血容量增加。

【临床表现】

水肿最为常见，开始见于眼睑，以后逐渐遍及全身，呈凹陷，可有阴囊水肿、腹水或胸腔积液、心包积液。一般起病隐匿，患儿常有疲惫、厌食、苍白和精神萎靡等症状。肾炎性 NS 患者可有肉眼血尿、高血压等症状。

【实验室检查】

1. 尿液分析

（1）常规检查：尿蛋白定性多在 + + +，尿沉渣可见透明管型、颗粒管型和脂肪小体。肾炎性肾病者可有红细胞

（2）蛋白定量：24 小时尿蛋白定量 >50mg／（kg·d），尿蛋白／尿肌酐（mg/mg）>3.5。

2. 血清蛋白、胆固醇和肾功能测定　血清白蛋白浓度下降。由于肝脏合成增加，球蛋白浓度增高，IgG 减低，IgM、IgE 可增加。胆固醇增高，尿素氮、肌酐多正常，肾炎性 NS 时可升高。

3. 血清补体测定　微小病变型 NS 或单纯性 NS 血清补体水平正常，肾炎性 NS 患儿补体水平可下降。

4. 感染依据的检查　对新诊断病例应进行血清学检查寻找链球菌感染及其他病原学检查，如乙肝病毒感染的证据等。

5. 系统性疾病的血清学检查　对新诊断的 NS 患者需检测抗核抗体（ANA），抗 - dsDNA抗体，Smith 抗体等。对具有血尿、补体减少并有临床表现的患者尤其重要。

6. 高凝状态和血栓形成的检查　多数原发性 NS 患儿都存在不同程度的高凝状态，血小板增多，血浆纤维蛋白原增加，尿纤维蛋白裂解产物增高。对疑及血栓形成者可行彩色多普勒 B 型超声检查以明确诊断。

7. 经皮肾穿刺组织病理学检查　多数 NS 患儿不需要进行诊断性肾活检。NS 肾活检指征：①对足量糖皮质激素治疗耐药或频繁复发者；②对临床或实验室证据支持肾炎性 NS 或慢性肾小球肾炎者；③小于 1 岁的 NS 患儿。

【并发症】

1. 感染　由于 NS 患儿本身存在免疫功能低下、蛋白质营养不良、水肿，加之使用免疫抑制剂，故极易患各种感染，其中呼吸道感染最为常见，其次为皮肤、泌尿道感染和原发性腹膜炎等。呼吸道感染中病毒感染最多见，细菌感染中以肺炎链球菌为主。腹膜炎常见于有腹水的患儿，致病菌以荚膜菌（如肺炎链球菌）和大肠杆菌为多见。临床表现为发热、腹痛和腹胀，腹肌紧张和反跳痛可不显著。

2. 电解质紊乱和低血容量　常见的电解质紊乱有低钠、低钾、低钙血症。患儿可因不恰当长期禁盐或长期食用不含钠的食盐代用品、过多使用利尿剂以及感染、呕吐、腹泻而忽略补充等因素导致。临床表现可有厌食、乏力、懒言、嗜睡、血压下降甚至出现休克、抽搐等。另外由于低蛋白血症，血浆胶体渗透压下降、显著水肿、常有血容量不足，尤在各种诱因引起低钠血症时易出现低血容量性休克。

3. 高凝状态、血栓形成　NS 高凝状态易致各种动、静脉血栓形成，以肾静脉血栓形成常见，表现为突发腰痛、出现血尿或血尿加重，少尿甚至发生肾衰竭。但临床以不同部位血管血栓形成的亚临床型则更多见。除肾静脉血栓形成外，可出现：①两侧肢体水肿程度差别固定，不随体位改变而变化，多见有下肢深静脉血栓形成。②皮肤突发紫斑并迅速扩大。③阴囊水肿呈紫色。④顽固性腹水。⑤下肢疼痛伴足背动脉搏动消失等症状体征时，应考虑下肢动脉血栓形成。股动脉血栓形成是小儿 NS 并发的急症之一，如不及时溶栓治疗可导致肢端坏死而需截肢。⑥不明原因的咳嗽、咯血或呼吸困难而无肺部阳性体征时要警惕肺栓塞，其半数可无临床症状。⑦突发的偏瘫、面瘫、失语或神志改变等神经系统症状在排除高血压脑病、颅内感染性疾病时要考虑脑栓塞。血栓缓慢形成者其临床症状多不明显。

4. 急性肾衰竭　5% 微小病变型肾病可并发急性肾衰竭。

5. 肾小管功能障碍　除原有肾小球的基础病可引起肾小管功能损害外，由于大量尿蛋白的重吸收，可导致肾小管尤其是近曲小管功能损害。可出现肾性糖尿或氨基酸尿，严重者呈

范科尼综合征（Fanconi syndrome）。

6. 肾上腺危象 长期应用较大剂量的激素，垂体 - 肾上腺轴受抑制，如撤药过快、突然中断用药、发生应激状况而未及时加量等，患儿可突然出现休克表现，如不及时救治易致死亡。

【诊断和鉴别诊断】

凡具有前述四大特征，其中大量蛋白尿和低蛋白血症为必备条件，排除过敏性紫癜性肾炎、系统性红斑狼疮性肾炎、乙型肝炎病毒相关性肾炎及部分非典型链球菌感染后肾炎等后，即可诊断为 PNS。而后进行临床分型；单纯型占小儿 NS 的 80% 左右，病理多为 MCNS，激素敏感，预后良好。肾炎型占 20% 左右，可出现血尿、高血压、肾功能减退等，病理多为非 MCNS，激素疗效欠佳。故对激素治疗不敏感者应进行肾活检以明确病理类型，指导诊断和治疗。

【治疗】

（一）一般治疗

1. 休息 除水肿显著或并发感染，或严重高血压外，一般不需卧床休息。病情缓解后逐渐增加活动量。

2. 饮食 显著水肿和严重高血压时应短期限制水钠摄入，病情缓解后不必继续限盐。活动期患者供盐 1～2g/d。蛋白质摄入 1.5～20g/（kg·d），以高生物价的动物蛋白（乳、鱼、蛋、禽、牛肉等）为宜。在应用糖皮质激素过程中每日应给予维生素 D 400U 及适量钙剂。

3. 防治感染 避免到公共场所，加强护理，包括皮肤、口腔、牙齿；预防接种需待症状缓解停药 3～6 个月后进行；接触麻疹、水痘等传染病者，暂时减激素并注射丙种球蛋白。

4. 利尿剂的应用 对糖皮质激素耐药或未使用糖皮质激素，而水肿较重伴尿少者可配合使用利尿剂。常用氢氯噻嗪或螺内酯，严重者可先给予低分子右旋糖酐快速静滴后静推呋塞米。尽量不用清蛋白和血浆。但需密切观察出入水量、体重变化及电解质紊乱。

5. 对家属的教育 应使患儿父母了解 NS 的有关知识。

（二）糖皮质激素

糖皮质激素是目前 PNS 诱导缓解的首选药物。

1. 初治病例诊断确定后应尽早选用醋酸泼尼松治疗

（1）中、长程疗法：国内常用，先以醋酸泼尼松 2mg/（kg·d），分次服用（最大量 60mg/d）。若 4 周内尿蛋白转阴，则自转阴后至少巩固 2 周方始减量，以后改为隔日 2mg/kg 早餐后顿服，继用 4 周，以后每 2～4 周减总量 2.5～5.0mg，直至停药。疗程必须达 6 个月（中程疗法）。开始治疗后 4 周尿蛋白未转阴者可继服至尿蛋白阴转后 2 周，一般不超过 8 周。以后再改为隔日 2mg/kg，早餐后顿服，继用 4 周，以后每 2～4 周减量一次，直至停药，疗程 9 个月（长程疗法）。

（2）短程疗法：醋酸泼尼松 2mg/（kg·d），最大量 60mg/d，分次服用，共 4 周。4 周后不管效应如何，均改为醋酸泼尼松 1.5mg/kg 隔日晨顿服，共 4～6 周，全疗程共 8～12 周，然后骤然停药。短程疗法易于复发，国内少用，国外常用。

2. 复发和糖皮质激素依赖性肾病的其他激素治疗

（1）调整糖皮质激素的剂量和疗程：糖皮质激素治疗后或在减量过程中复发者，原则上再次恢复到初始疗效剂量或上一个疗效剂量。或改隔日疗法为每日疗法，或将激素减量的速度放慢，延长疗程。同时注意查找患儿有无感染或影响糖皮质激素疗效的其他因素存在。

（2）更换糖皮质激素制剂：对泼尼松疗效较差的病例，可换用其他糖皮质激素制剂，如甲基泼尼松龙等。

3. 激素治疗的不良反应 长期超生理剂量使用糖皮质激素可见以下不良反应：①代谢紊

乱，可出现明显库欣貌、肌肉萎缩无力、伤口愈合不良、蛋白质营养不良、高血糖、尿糖、水钠潴留、高血压、尿中失钾、高尿钙和骨质疏松。②消化性溃疡和精神欣快感、兴奋、失眠，甚至呈精神病、癫痫发作等；还可发生白内障、无菌性股骨头坏死、高凝状态、生长停滞等。③易发生感染或诱发结核灶的活动。④急性肾上腺皮质功能不全，戒断综合征。

（三）免疫抑制剂

主要用于 NS 频繁复发，糖皮质激素依赖、耐药或出现严重不良反应者。

1. 环磷酰胺（CTX） 一般剂量 2.0 ~ 2.5mg/（kg·d），分三次口服，疗程 8 ~ 12 周。或用 CTX 冲击治疗，剂量 8 ~ 12mg/（kg·d），加入生理盐水 100 ~ 200ml 内静滴 1 ~ 2 小时，连续 2 天，每 2 周重复一次。不良反应有白细胞减少、秃发、肝功能损害、出血性膀胱炎等，少数可发生肺纤维化。用药日应充分水化、碱化，嘱多饮水，适当补液，用 1/4 ~ 1/5 张力液 30 ~ 50ml/kg。最令人瞩目的是远期性腺损害，此与病程、总剂量相关。建议选用静脉冲击疗法，短疗程，间断用药，避免青春期前和青春期用药，年总累积量 <（150 ~ 200）mg/kg。

2. 其他免疫抑制剂 可根据病例需要选用苯丁酸氮芥、环孢素、他克莫司、霉酚酸酯等。

（四）抗凝及纤溶药物疗法

1. 肝素钠 1mg/（kg·d），加入 10% 葡萄糖液 50 ~ 100ml 中静脉点滴，每日 1 次，2 ~ 4 周为一疗程。亦可选用低分子肝素。病情好转后改口服抗凝药维持治疗。

2. 尿激酶 有直接激活纤溶酶溶解血栓的作用。一般剂量 3 万 ~ 6 万 U/d，加入 10% 葡萄糖液 100 ~ 200ml 中，静脉滴注，1 ~ 2 周为一疗程。

3. 口服抗凝药 双嘧达莫 5 ~ 10mg/（kg·d），分 3 次饭后服，6 个月为一疗程。

（五）免疫调节剂

一般作为糖皮质激素辅助治疗，适用于常伴感染、频复发或糖皮质激素依赖者。左旋咪唑 2.5mg/kg，隔日用药，疗程 6 个月。不良反应可有胃肠不适、流感样症状、皮疹、中性粒细胞下降，停药即可恢复。

（六）血管紧张素转换酶抑制剂（ACEI）

对改善肾小球局部血流动力学，减少尿蛋白，延缓肾小球硬化有良好作用，尤其适用于伴有高血压的 NS。常用制剂有依那普利、福辛普利等。

【预后】

NS 预后转归取决于病理类型。微小病变型预后最好，局灶节段肾小球硬化和系膜毛细血管性肾小球肾炎预后最差。微小病变型 90% ~ 95% 的患儿对首次应用糖皮质激素治疗有效。其中 85% 可有复发，复发在第一年比以后更常见。3 ~ 4 年未复发者，其后有 95% 的概率不复发。微小病变型发展成尿毒症者极少，可死于感染或糖皮质激素严重不良反应。

第六节　泌尿系统感染

泌尿系统感染（urinary tract infection, UTI）是小儿泌尿系统常见的疾病之一，是指细菌直接侵入尿路而引起的炎症。临床以脓尿和（或）菌尿为特征，可有尿路刺激症状以及发热、腰痛等全身症状。按病原体侵袭的部位不同，分为肾盂肾炎、膀胱炎、尿道炎。肾盂肾炎又称上尿路感染，膀胱炎和尿道炎合称下尿路感染。由于小儿时期感染局限在尿路某一部位者较少，且临床上又难以准确定位，故常不加区别统称为 UTI。小儿 UTI 经积极合理的治疗，大多预后良好，反复感染者多伴有泌尿系统结构异常，可导致肾瘢痕形成，最终导致高血压、肾功能衰竭，临床应予重视。

小儿 UTI 的发病率一般女孩高于男孩，但具体因年龄、性别不同而有差异。男孩 UTI 多发生在生后第一年，通常是未做包皮环切术者，随着年龄的增长以女孩发病为主。

【病因和发病机制】

细菌引起 UTI 的发病机制错综复杂，是宿主内在因素与细菌致病性相互作用的结果。

1. 儿童易感因素 取决于泌尿系统解剖生理特点和防御机制缺陷。

（1）小儿尿道相对较短，以女婴为著，且暴露，尿道口常受细菌污染；男孩包皮较长甚至包茎，易于藏垢，且局部防卫能力差，易致上行感染。

（2）小儿机体抗菌能力差，尤其新生儿和小婴儿，为致病菌入侵和繁殖提供了条件。肾病综合征、营养不良，以及长期使用糖皮质激素或免疫抑制剂的患儿，局部抗感染性能力差，易患 UTI。

（3）先天性或获得性泌尿系统畸形多见，如肾盂 - 输尿管连接处狭窄、肾囊肿、双肾 - 双肾盂畸形、后尿道瓣膜等，均可因尿流不畅而继发感染。

2. 致病源 任何致病菌均可引起 UTI，但绝大多数为革兰阴性杆菌，如大肠杆菌、副大肠杆菌、变形杆菌、克雷伯杆菌、铜绿假单胞菌，少数为肠球菌和葡萄球菌。大肠杆菌是 UTI 中最常见的致病菌，占 60% ~ 80%。初次患 UTI 的新生儿、所有年龄的女孩和 1 岁以下的男孩，主要致病菌仍是大肠杆菌，而在 1 岁以上男孩主要致病菌多是变形杆菌。对于 10 ~ 16 岁的女孩，白色葡萄球菌亦常见；克雷伯杆菌和肠球菌多见于新生儿 UTI。

3. 感染途径

（1）上行性感染：是小儿 UTI 的最主要的途径，致病菌从尿道口上行并进入膀胱，引起膀胱炎，膀胱内的致病菌再经输尿管移行至肾脏，引起肾盂肾炎。引起上行性感染的致病菌主要是大肠杆菌，其次是变形杆菌或其他肠杆菌。膀胱输尿管反流（vesicoureteral reflux，VUR）常是细菌上行性感染的直接通道。

（2）血源性感染：通常是全身败血症的一部分，主要见于新生儿和小婴儿，经血源途径侵袭尿路的致病菌主要是金黄色葡萄球菌。

（3）直接蔓延或淋巴感染：肾脏周围邻近器官和组织的感染（如阑尾脓肿、肾周脓肿）可直接蔓延，结肠内的细菌和盆腔感染也可通过淋巴管感染。

4. 细菌毒力 宿主无特殊易感染内在因素，如泌尿系结构异常者，微生物的毒力是决定细菌能否引起上行性感染的主要因素。

【临床表现】

1. 急性 UTI 病程小于 6 个月，因年龄、急慢性感染不同，临床表现有所差异。

（1）新生儿：临床症状极不典型，多以全身症状为主，如发热或体温不升、苍白、吃奶差、呕吐、腹泻等。许多患儿有生长发育停滞，体重增长缓慢或不增，伴有黄疸者较多见。部分患儿可有嗜睡、烦躁甚至惊厥等神经系统症状。新生儿 UTI 常伴有败血症，但其局部排尿刺激症状多不明显，30% 的患儿儿血和尿培养出的致病菌一致。

（2）婴幼儿：临床症状也不典型，常以发热最突出。拒食、呕吐、腹泻等全身症状也较明显。局部排尿刺激症状可不明显，但细心观察可发现有排尿时哭闹不安，尿布有臭味和顽固性尿布疹等。

（3）年长儿：以发热、寒战、腹痛等全身症状突出，常伴有腰痛和肾区叩击痛，肋脊角压痛等。同时尿路刺激症状明显，患儿可出现尿频、尿急、尿痛、尿液浑浊，偶见肉眼血尿。

2. 慢性 UTI 是指病程迁延或反复发作大于 6 个月，病情轻重不一，反复发作者可伴有贫血、消瘦、生长发育迟缓、高血压或肾功能不全者。

3. 无症状性菌尿 是指无任何尿路感染症状，仅有菌尿（一周内间隔数日至少两次培养出同一细菌且菌落计数≥10^5/ml），多为体检或健康调查时发现，以学龄期女孩常见。

【实验室检查】

1. 尿液检查 送检可靠的尿液标本是尿液检查的前提和基础

（1）尿常规检查：如清洁中段尿离心沉渣中白细胞≥5 个/HP，即应考虑 UTI 白细胞成堆或有白细胞管型意义更大。部分 UTI 时有血尿，尿蛋白阴性或少量，若持续尿蛋白 >2 +，则提示肾实质损伤。

（2）尿培养及菌落计数：尿培养及菌落计数是诊断尿路感染的主要依据，应强调在抗生素使用前送检标本。通常认为中段尿培养菌落数≥10^5/ml 可确诊。10^4 ~ 10^5/ml 为可疑，<10^4/ml系污染。但结果分析应结合患儿性别、有无症状、细菌种类及繁殖力综合评价临床意义。通过耻骨上膀胱穿刺获取的尿培养，只要发现有细菌生长，即有诊断意义。至于伴有严重尿路刺激症状的女孩，如果尿中有较多白细胞，中段尿细菌定量培养≥10^2/ml，且致病菌为大肠杆菌类或腐物寄生球菌等，也可诊断为 UTI，临床高度怀疑 UTI 而尿普通细菌培养阴性的，应作 L - 型细菌和厌氧菌培养。

（3）尿液直接涂片法找细菌：混匀新鲜尿液一滴涂片烘干，革兰或亚甲蓝染色，置油镜下观察，如细菌数≥1 个/HP 有诊断意义（和尿中菌落计数 >10^5/ml 相当）。此法简单快捷，较为可靠。

2. 影像学检查 目的在于①检查泌尿系有无先天性或获得性畸形；②了解以前由于漏诊或治疗不当所引起的慢性肾损害或瘢痕进展情况；③辅助上尿路感染的诊断。常用的影像学检查如下。

（1）B 型超声检查：可准确测定肾大小，了解肾外形，有无肾内囊肿、肾盂积水、肾和输尿管结石以及膀胱异常。

（2）X 线检查：静脉肾盂造影（IVP）、排泄性膀胱尿路造影（MCU）或肾脏 CT，以了解肾形态大小，有无尿路畸形、梗阻、结石以及 VUR 和肾瘢痕形成。

（3）核素检查：肾动态扫描有助于了解分肾功能，判断尿路梗阻；肾静态扫描则对肾瘢痕形成有诊断价值。

【诊断和鉴别诊断】

年长儿 UTI 症状与成人相似，尿路刺激症状明显，常是就诊的主诉。如能结合实验室检查，可立即确诊。但对于婴幼儿，特别是新生儿，由于排尿刺激症状不明显或缺如，而常以全身表现较为突出，易致漏诊。故对病因不明的发热患儿都应反复作尿液检查，争取在用抗生素治疗前进行尿培养，菌落计数和药敏试验；凡具有真性菌尿者，即清洁中段尿定量培养菌落数≥10^5/ml，或耻骨上膀胱穿刺尿定性培养有细菌生长，即可确立诊断。

完整的 UTI 的诊断还应包括以下内容：①感染的定位诊断，即上尿路感染或下尿路感染，虽然有时临床上做出准确定位是困难的。②本次感染系初染、复发或再感。③有无泌尿系统畸形或 VUR 等，如有 VUR，还要进一步了解"反流"的严重程度和有无肾脏瘢痕形成。

UTI 需与急性肾小球肾炎、肾结核及急性尿道综合征鉴别。急性肾小球肾炎的初期可有尿路刺激症状，或尿中少许白细胞，但主要以血尿为主，伴水肿、高血压，可有管型、蛋白尿，尿培养阴性有助鉴别。肾结核：有结核接触史和结核中毒症状，结核菌素试验阳性，尿中可检出结核杆菌，IVP 可见肾盂、肾盏出现破坏性改变。当累积膀胱时，可出现脓尿、尿路刺激症状。急性尿道综合征的临床表现为尿频、尿急、尿痛、排尿困难等尿路刺激症状，但清洁中段尿培养无细菌生长或为无意义性菌尿。

【治疗】

本病的治疗原则是积极控制感染，根除致病菌，去除诱发因素，预防再发，保护肾功能。

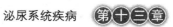

1. 一般治疗　急性期应注意卧床休息，鼓励患儿多饮水，勤排尿，以利于细菌的排出。女孩还应注意外阴部的清洁卫生。

2. 抗菌药物治疗　应及早开始抗菌药物治疗，一般留尿送检尿培养后即可用药。

（1）抗生素的选用原则：首先根据尿培养及药敏试验结果选择。在无药敏实验结果前，根据临床经验用药，对上尿路感染应选择血浓度高的广谱抗生素；下尿路感染则选用尿浓度高的抗生素。应注意选用的药物抗菌能力强，抗菌谱广，最好能用强效杀菌剂，且不易使细菌产生耐药菌株，同时对肾功能损害小的药物。

通常如果治疗有效则 2～3 天内临床症状好转，尿中白细胞消失。若 2～3 天临床症状无改善或菌尿持续存在，提示可能细菌耐药或存在尿路畸形，应及时更换抗生素，必要时联合用药。

（2）用药方案：急性上尿路感染可选择一种静脉用药，或同时加用口服药，一般疗程 10～14 天。对于新生儿及有全身症状的婴幼儿的 UTI 均按上尿路感染治疗。急性下尿路感染通常选用一种敏感药口服即可，疗程 5～7 天。慢性 UTI 或反复发作者，常有各种诱因诸如习惯性憋尿、严重便秘、神经源性膀胱等，或存在尿路结构异常，急性期应足量用药，疗程相对延长 2～4 周；待尿培养正常后采用小剂量长疗程预防治疗，以减少复发和减少肾瘢痕形成。

（3）药物选择：新生儿和婴儿用氨苄西林 75～100mg/（kg·d）静注，或头孢噻肟钠 50～100mg/（kg·d）静注，连用 10～14 天；1 岁后小儿用氨苄西林 100～200mg/（kg·d）分 3 次滴注，或用头孢噻肟钠，也可用头孢曲松钠 50～75mg/（kg·d）静脉缓慢滴注。疗程共 10～14 天。治疗开始后应连续 3 天送尿细菌培养，若 24 小时后尿培养阴转，表示所用药物有效，否则按尿培养药敏试验结果调整用药。停药 1 周后再作尿培养一次。

（4）无症状菌尿的治疗：单纯无症状菌尿一般无需治疗。但若合并尿路梗阻、VUR 或存在其他尿路畸形，或既往感染使肾脏留有陈旧性瘢痕者，则应积极选用上述抗菌药物治疗。疗程 7～14 天，继之给予小剂量抗菌药物预防，直至尿路畸形被矫治为止。

（5）再发 UTI 的治疗：再发 UTI 有两种类型，即复发和再感染。复发是使原来感染的细菌未完全杀灭，在适宜的环境下细菌再度滋生繁殖。绝大多数患儿复发多在治疗后 1 个月内发生。再感染是指上次感染已治愈，本次是由不同细菌或菌株再次引发 UTI。再感染多见于女孩。多在停药后 6 个月内发生。再发 UTI 的治疗在进行尿细菌培养后选用 2 种抗菌药物治疗，疗程 10～14 天为宜，然后予以小剂量药物维持，以防再发。

3. 其他　积极矫治尿路畸形等。

【预后】

急性 UTI 经合理抗菌治疗，多数于数日内症状消失、治愈，但有近 50% 患者可复发或再感染。再发病例多伴有尿路畸形，其中以 VUR 最常见。VUR 与肾瘢痕关系密切，肾瘢痕的形成是影响儿童 UTI 预后的最重要因素。肾瘢痕在学龄期儿童最易形成，10 岁后进展不明显。一旦肾瘢痕引起高血压，如不能被有效控制，最终发展至慢性肾衰竭。

【预防】

UTI 的预防包括：①注意个人卫生，不穿紧身内裤，勤洗外阴以防止细菌入侵；②及时发现和处理男孩包茎、女孩处女膜伞、蛲虫感染等；③及时矫治尿路畸形，防止尿路梗阻和肾瘢痕形成。

第七节　急性肾衰竭

急性肾衰竭（acute renal failure，ARF）是指因肾脏本身或肾外原因引起的急性肾损害，在短时间（数小时至数天）内使肾单位调节功能急剧减退，导致水及电解质紊乱、代谢性酸中毒及急性尿毒症综合征。目前又称为急性肾损伤，其特征为：血肌酐和尿素氮水平升高；少尿或无尿［尿量 $<0.5ml/（kg \cdot h）$ 或 $<300ml/（m^2 \cdot d）$］，部分病例可为非少尿型。急性肾衰竭是一种常见的儿科危重症之一，如能早期诊断，及时救治，肾功能可逆转至正常，否则急性期死亡或遗留慢性肾功能不全。

【病因】

急性肾衰竭常见病因可分为肾前性、肾实质性和肾后性三类。

1. 肾前性肾衰竭　系指任何原因引起有效血循环量急剧降低，致使肾血流量不足、肾小球滤过率（GFR）显著降低所导致的急性肾衰竭。

肾前性肾衰竭常见的原因包括呕吐、腹泻和胃肠减压等胃肠道液体的大量丢失、大面积烧伤、大手术或创伤、大出血等引起的绝对血容量不足；感染性休克、严重低蛋白血症、心源性休克、严重心律失常、心脏压塞和充血性心力衰竭等引起的相对血容量不足。

2. 肾实质性肾衰竭　亦称为肾性肾衰竭，系指各种肾实质病变所导致的肾衰竭，或由于肾前性肾衰竭未能及时去除病因、病情进一步发展所致。常见的原因包括急性肾小球肾炎、急性间质性肾炎、急性肾小管坏死（ATN）、肾血管病变（血管炎、血管栓塞和弥散性血管内栓塞），以及慢性肾脏疾患在某些诱因刺激下肾功能急剧衰退。

3. 肾后性肾衰竭　各种原因所致的泌尿道梗阻如男婴后尿道瓣膜、结石，神经性膀胱等，或腹部腹膜后肿物对泌尿道压迫引起的急性肾衰竭，称为肾后性肾衰竭。及时解除梗阻，肾功能可恢复。

【发病机制】

急性肾衰竭的发病机制十分复杂，目前仍不清楚，肾小管损害为急性肾衰竭持续发展的主要机制。本章着重讨论 ATN 的主要发病机制。

1. 肾小管损伤　肾缺血或肾中毒时引起肾小管急性严重的损伤，小管上皮细胞变性、坏死和脱落、肾小管基膜断裂，一方面脱落的上皮细胞引起肾小管堵塞，造成管内压升高和小管扩张，致使肾小球有效滤过压降低和少尿；另一方面肾小管上皮细胞受损引起肾小管液回漏，导致肾间质水肿。

2. 肾血流动力学改变　肾缺血和肾毒素能使肾素－血管紧张素系统活化，肾素和血管紧张素Ⅱ分泌增多、儿茶酚胺大量释放、TXA2/PGI2 比例增加，以及内皮素水平升高，均可导致肾血管持续收缩和肾小球入球动脉痉挛，引起肾缺血缺氧、肾小球毛细血管内皮细胞肿胀致使毛细血管腔变窄，肾血流量减少，GFR 降低而导致急性肾衰竭。

3. 缺血－再灌注肾损伤　肾缺血再灌注时，细胞内钙通道开放，钙离子内流造成细胞内钙超负荷；同时局部产生大量氧自由基，可使肾小管细胞的损伤发展为不可逆性损伤。

4. 非少尿型 ATN　非少尿型 ATN 的发生主要是由于肾单位受损轻重不一所致。另外，非少尿型 ATN 不同的肾单位肾血流灌注相差很大，部分肾单位血液灌注量几乎正常，无明显的血管收缩，血管阻力亦不高，而一些肾单位灌注量明显减少，血管收缩和阻力增大。

【临床表现】

根据尿量减少与否，急性肾衰竭可分为少尿型和非少尿型。急性肾衰竭伴少尿或无尿表现者称为少尿型。非少尿型系指血尿素氮、血肌酐迅速升高，肌酐清除率迅速降低，而不伴有少尿表现。临床少尿型急性肾衰竭常见，其典型表现为少尿、多尿和恢复的发展过程。

（一）少尿期

少尿期一般持续 1~2 周，长者可达 4~6 周，持续时间越长，肾损害越重。持续少尿大于 15 天，或无尿大于 10 天者，预后不良。少尿期有以下系统症状。

1. 水钠潴留　患儿可表现为全身水肿、高血压、肺水肿、脑水肿和心力衰竭，有时因水潴留可出现稀释性低钠血症。

2. 电解质紊乱　常见高钾、低钠、低钙、高镁、高磷和低氯血症。

3. 代谢性酸中毒　表现为恶心、呕吐、疲乏、嗜睡、呼吸深快、食欲不振，甚至昏迷，血 pH 降低。

4. 尿毒症　因肾排泄障碍使各种毒性物质在体内积聚所致。可出现全身各系统中毒症状，其严重程度与血中尿素氮及肌酐增高的浓度相一致。

（1）消化系统：表现为食欲不振、恶心、呕吐和腹泻等，严重者出现消化道出血或黄疸，而消化道出血可加重氮质血症。

（2）心血管系统：主要因水钠潴留所致，表现为高血压和心力衰竭，还可发生心律失常、心包炎等。

（3）神经系统症状：可有嗜睡、神志混乱、焦虑不安、抽搐、昏迷和自主神经功能紊乱如多汗或皮肤干燥，还可表现为意识、行为、记忆、感觉、情感等多种功能障碍。

（4）血液系统：ARF 常伴有正细胞正色素性贫血，贫血随肾功能恶化而加重，系由于红细胞生成减少、血管外溶血、血液稀释和消化道出血等原因所致。出血倾向（牙龈出血、鼻出血、皮肤瘀点及消化道出血）多因血小板减少、血小板功能异常和 DIC 引起。ARF 早期白细胞总数常增高，中性粒细胞比例也增高。

5. 感染　是 ARF 最为常见的并发症，以呼吸道和尿路感染多见，致病菌以金黄色葡萄球菌和革兰阴性杆菌最多见。

（二）多尿期

当 ARF 患儿尿量逐渐增多，全身水肿减轻，24 小时尿量达 250ml/m² 以上时，即为多尿期。一般持续 1～2 周，此期虽提示病情好转，但血中氮质下降较慢，且仍可因合并感染或因大量排尿出现电解质紊乱（如脱水、低钠和低钾）而致死。

（三）恢复期

一般病后 1 个月左右进入恢复期。肾功能改善，尿量恢复正常，血尿素氮和肌酐逐渐恢复正常，而肾浓缩功能需要数月才能恢复正常，少数患者遗留不可逆性的肾功能损害。此期患儿可表现为虚弱无力、消瘦、营养不良、贫血和免疫功能低下。

药物所致的 ATN 多为非少尿型 ARF，临床表现较少尿型 ARF 症状轻、并发症少、病死率低。

【实验室检查】

1. 尿液检查　尿液检查有助于鉴别肾前性 ARF 和肾实质性 ARF，常见尿比重减低和蛋白尿，尿沉渣镜检可见红细胞、白细胞及管型，如为肾前性因素所致者，早期尿比重常偏高，尿沉渣镜检及尿蛋白定性多无异常发现；肾性因素所致者常有明显的蛋白尿及沉渣镜检的异常。

2. 血常规　常见血红蛋白水平及红细胞计数轻度降低，有继发感染时常有白细胞增多及核左移，个别可有血小板计数降低。

3. 血生化检查　少尿期改变最为显著，常见尿素氮、肌酐水平明显上升，HCO_3^- 明显下降，可出现多种电解质紊乱，以高钾及低钠最为多见，也可发生低钙和高磷，多尿期早期也多有明显的代谢性酸中毒和氮质血症，血电解质常有异常改变，尤易发生低钾或高钠。

4. 肾影像学检查　多采用腹部平片、超声、CT、磁共振等检查，有助于了解肾脏的大小、形态、血管及输尿管、膀胱有无梗阻，也可了解肾血流量、肾小球和肾小管的功能，使用造影剂可能加重肾损害，须慎用。

5. 肾穿刺 对于肾实质性疾病所致的 ARF，且病因不明确或急需确定病因以指导给予特异的治疗者有时需行肾穿刺活检，但急性肾功能减退者并发症的发生率较高，有一定危险性，故宜慎行，并做好术前后准备。

【诊断和鉴别诊断】

当患儿尿量急剧减少、肾功能急剧恶化时，均应考虑 ARF 的可能，而 ARF 诊断一旦确定，须进一步鉴别是肾前性、肾性还是肾后性 ARF（表 13 - 1）。

表 13 - 1　肾前性和肾实质性 ARF 的鉴别

项目	肾前性 ARF	肾实质性 ARF
病史	吐泻、入量不足	有肾缺血、肾毒素史
体征	脱水貌	水肿
尿常规	基本正常	尿蛋白阳性，沉渣异常
尿比重	常 >1.020	常 <1.010
尿渗透压	>500mOsm/L	<350mOsm/L
尿肌酐/血肌酐	>40	<20（常≤5）
尿钠	<20mmol/L	>40mmol/L
滤过钠排泄分数*	<1%	>1%
中心静脉压	<50mmH$_2$O	正常或增高
补液试验**	尿量增多	无变化

注 *滤过钠排泄分数（FENa）（%）=（尿钠×血肌酐）/（血钠×尿肌酐）×100%；**补液试验：用0.9%氯化钠液 20ml/kg，1 小时内静脉注入

1. 诊断依据 1993 年，中华儿科学会肾脏学组曾制定以下诊断依据。

（1）尿量显著减少：出现少尿（每日尿量 <250ml/m^2）或无尿（每日尿量 <50ml/m^2）。

（2）氮质血症：血清肌酐≥176μmol/L，血尿素氮≥15mmol/L，或每日血肌酐增加≥44μmol/L，或血尿素氮增加≥3.57mmol/L，有条件者测肾小球滤过率（如内生肌酐清除率）常每分钟≤30ml/1.73m^2。

（3）常有酸中毒、水电解质紊乱等表现。无尿量减少为非少尿型 ARF。

2. 区别肾前性及肾性肾衰竭 二者在治疗上有很大区别（肾前性者常需输液以恢复血容量，后者则需严格控制水钠入量），故二者必须鉴别。可借助病史、体检、实验室检查、补液、利尿试验等方法鉴别。

3. 注意病因诊断 应特别注意年龄特点。婴幼儿多因吐泻脱水、溶血尿毒综合征、败血症、中毒引起，年长儿多由肾小球肾炎、溶血尿毒综合征、中毒等引起。

【治疗】

治疗原则是去除病因，积极治疗原发病，减轻症状，改善肾功能，防止并发症的发生。

（一）少尿期的治疗

本期常因急性肺水肿、高钾血症、并发感染、上消化道出血等导致死亡。故治疗重点为调节水、电解质和酸碱平衡，控制氮质潴留，供足够营养和治疗原发病。

1. 去除病因和治疗原发病 肾前性 ARF 应注意及时纠正全身循环血流动力学障碍，包括补液、输注血浆和清蛋白、控制感染等。避免接触肾毒性物质，严格掌握肾毒性抗生素的用药指征，并根据肾功能调节用药剂量，密切监测尿量和肾功能变化。

2. 饮食和营养 应选择高糖、低蛋白、富含维生素的食物，尽可能供给足够的能量。供给热量 210~250J/（kg·d），蛋白质 0.5g/（kg·d），应选择优质动物蛋白，脂肪占总热量

$30\% \sim 40\%$。

3. 控制液量 坚持"量出为入"的原则，严格限制水、钠摄入，有透析支持则可适当放宽液体入量。每日液体量控制在：尿量 + 显性失水（呕吐物、粪便、引流量）+ 不显性失水 - 内生水。无发热患儿每日不显性失水为 $300ml/m^2$，体温每升高 $1℃$，不显性失水增加 $75ml/m^2$；内生水在非高分解代谢状态为 $250 \sim 350ml/m^2$。所用液体均为非电解质液。髓袢利尿剂（呋塞米）对少尿型 ARF 可短期试用。

4. 纠正代谢性酸中毒 轻、中度代谢性酸中毒一般无须处理。当血浆 HCO_3^- < 12mmol/L 或动脉血 pH < 7.2，可补充 5% 碳酸氢钠 5ml/kg，提高 CO_2CP 5mmol/L。纠酸时宜注意防治低钙性抽搐。

5. 纠正电解质紊乱 包括高钾血症、低钠血症、低钙血症和高磷血症的处理。

6. 透析治疗 凡上述保守治疗无效者，均应尽早进行透析。透析的指征：①严重水潴留，有肺水肿、脑水肿的倾向；②血钾 $\geq$ 6.5mmol/L；③血浆尿素氮 > 28.6mmol/L，或血浆肌酐 > 707.2μmol/L；④严重酸中毒，血浆 HCO_3^- < 12mmol/L 或动脉血 pH < 7.2；⑤药物或毒物中毒，该物质又能被透析去除。透析的方法包括腹膜透析、血液透析和连续动静脉血液滤过三种技术，儿童、尤其是婴幼儿以腹膜透析为常用。

（二）多尿期的治疗

密切观察临床、生化改变，注意防止脱水或电解质过多丢失。当丢失过多时补充尿量的 $1/3 \sim 2/3$。对少尿期已行透析治疗者不可擅自停。此期还需注意防治感染及补充营养。

（三）恢复期的治疗

此期肾功能日趋恢复正常，但可遗留营养不良、贫血和免疫力低下，少数患者遗留不可逆性肾功能损害，应注意休息和加强营养，防治感染。

【预后】

随着透析的广泛开展，ARF 的病死率已有明显降低。ARF 的预后与原发病性质、肾脏损害程度、少尿持续时间长短、早期诊断和早期治疗与否、透析与否和有无并发症等有直接关系。

第八节　溶血尿毒综合征

溶血尿毒综合征（hemolytic uremic syndrome，HUS）是由多种病因引起的临床以微血管性溶血性贫血、血小板减少及急性肾衰竭为主要特征的一组病变。可发生于各种年龄，主要见于婴幼儿及学龄儿童。首先由 Gasser 等于 1955 年描述，此后世界各地均有报道，是小儿急性肾衰竭常见的原因。本病可分为典型 HUS 和非典型 HUS 两型，典型病例常有前驱腹泻病史，非典型病例无腹泻病史，多有家族史，且易复发。该病尚无特殊疗法，死亡率高，近年采用早期血浆置换和透析等综合治疗，病死率已明显下降，存活者中部分发展为慢性肾功能衰竭。

【病因和分型】

本病的确切病因尚不清楚，目前较公认的分型有如下。

1. 腹泻后 HUS（post - diarrheal HUS，D + HUS） 又称典型 HUS，占全部病例的 90% 左右，已知本病与致病性大肠杆菌 O_{157} : H_7、O_{26}、O_{121}、O_{145} 等产志贺样毒素（Stx）的细菌有关。其中主要为致病性大肠杆菌 O_{157} : H_7，该病菌寄生于家畜的肠道，常通过污染的食物如未煮熟的肉类和未经消毒的牛奶播散。

2. 无腹泻 HUS（non - diarrheal HUS，D - HUS） 又称非典型 HUS，约占 10% 的病例。

病因不明，可散发，部分有家族史。该型预后较差，病死率高达25%，约一半患儿进展到终末期肾病。散发病例的常见诱发因素有：①感染，包括肺炎球菌、空肠弯曲菌、伤寒杆菌、假单胞菌属等感染和病毒感染如流感、EB、柯萨奇、埃可、人类免疫缺陷和黏病毒等均可导致本病。②药物，如环孢菌素、他克莫司、丝裂菌素、丝裂霉素、奎宁等。③其他：如器官移植、肺癌、恶性高血压及自身免疫性疾病等。

【发病机制】

各种有害因素（包括螺旋毒素、前列环素、内毒素及炎性细胞因子、细胞黏附因子、活性氧反应物质等）造成肾小球毛细血管内皮细胞损伤，血小板在肾小球毛细血管内皮细胞损伤处聚积，继而纤维蛋白沉积，形成纤维素血栓沉积，微血管血栓形成，导致肾脏局部微血管性溶血及血管内凝血。由于内皮细胞肿胀及广泛肾内微血管栓塞，肾内血液循环障碍、肾小球滤过率下降，而出现肾功能损害，重者可发生肾皮质坏死，而致急性肾衰竭。另一方面，由于红细胞通过病变部位时受机械变形作用发生溶血性贫血。

【病理】

以多脏器微血管病变、微血栓形成为特点。肾脏是主要的受累器官，光镜下急性期肾脏呈微血管病变，表现为广泛的纤维蛋白沉积，形成纤维素性血栓，毛细血管腔栓塞，内皮细胞肿胀，并不同程度地与基底膜分离，系膜增生，偶有新月体形成。严重者可见系膜溶解，小动脉血栓形成及纤维素样坏死、肾皮质坏死。缓解及治愈时内膜纤维增生闭塞、中层纤维化、轻至中度肾小管间质病变，晚期可见肾小球硬化、玻璃样变、肾小管萎缩及间质纤维化。免疫荧光检查可见纤维蛋白原、凝血因子Ⅷ及血小板膜抗原沿肾小球毛细血管壁及系膜区沉积，也可见IgM，补体C3、C1，备解素沉积，电镜下可见内皮细胞增生、肿胀，内皮和基底膜之间分离形成内皮下间隙，其间充以细微纤维、脂质红细胞碎片、血小板，沿内皮细胞侧可见新形成的薄层基底膜，上皮细胞足突融合。

除肾脏受累外，尚可累及中枢神经系统、胃肠道、肺、心脏及其他器官，亦可见到微血管血栓形成及纤维素样坏死性病变。

【临床表现】

主要发生于婴幼儿和儿童，男性多见。散发多见，少数地区呈暴发流行，国内以春末及初夏为高峰。典型临床表现如下。

1. 前驱症状 近80%～90%的患者有前驱症状，大多为胃肠炎表现，如腹痛、腹泻、呕吐及食欲不振，伴中度发热。腹泻可为严重血便，极似溃疡性结肠炎，约1/3病例以呼吸道感染症状为前驱症。前驱期持续数天至2周，其后常有一无症状间歇期。

2. 溶血性贫血 此期多在前驱期后数日或数周突然发病，以溶血性贫血和出血为突出表现。患儿突然面色苍白、黄疸（占15%～30%），头晕乏力，皮肤黏膜出血、呕血、便血或血尿，常有部分患者出现贫血性心力衰竭及水肿，可有肝脾大，皮肤瘀斑及皮下血肿等症。

3. 急性肾衰竭 与贫血几乎同时发生，少尿或无尿、水肿、血压增高，出现尿毒症症状、水电解质紊乱和酸中毒。

4. 其他 可有头痛、嗜睡、烦躁等非特异性神经系统症状，部分可因中枢神经系统微血栓、缺血而出现抽搐、昏迷等。

【实验室检查】

1. 血液学改变 血红蛋白水平下降明显，可低至30～50g/L，末梢血网织红细胞明显增多；血涂片可见红细胞形态异常，呈三角形、芒刺形、盔甲形及红细胞碎片等。白细胞（WBC）数大多增高，可达（20～30）×10^9/L，血小板减少见于90%的患者，可低至10×10^9/L，持续1～2周后逐渐升高。骨髓检查见巨核细胞数目增多、形态正常，未能测出血小板抗体，库姆斯（Coombs）试验阴性。

2. 生化改变 血清总胆红素水平增高，以间接胆红素升高为主，血浆结合珠蛋白降低，血浆乳酸脱氢酶（LDH）及其同工酶水平均升高。少尿期血尿素氮、肌酐水平增高，血钾增高等电解质紊乱及代谢性酸中毒，血尿酸水平增高。

3. 尿常规 可见不同程度的血尿、红细胞碎片，严重溶血者可有血红蛋白尿，还可有不同程度的蛋白尿、白细胞及管型。

4. 粪便培养及病原学检查 粪便培养常阴性，但对无腹泻前驱病史或肺炎链球菌感染的患儿，应尽早进行非典型 HUS 的评估。

5. 肾组织活检 是确诊的依据，并可估计预后，有人主张在急性期过后病情缓解时进行，因为急性期有血小板减少和出血倾向，肾活检表现为肾脏微血管病变、微血管栓塞。

【诊断和鉴别诊断】

典型 HUS 病例诊断不难，凡有前驱症状后突然出现溶血性贫血、出血/血小板减少及急性肾衰竭三大特征者应考虑本病的诊断。症状不典型者，可行肾穿刺活检以确诊。本症应与血栓性血小板减少性紫癜（TTP）相鉴别。HUS 伴有发热及中枢神经系统症状者不易与 TTP 相鉴别，后者中枢神经系统损害较 HUS 多见且较重，而肾损害较 HUS 轻，TTP 主要见于成人，而 HUS 主要见于小儿，特别是婴幼儿。另外，还需与免疫性溶血性贫血、特发性血小板减少症、败血症、急性肾炎及其他原因所致的急性肾衰竭等相鉴别。

【治疗】

本病无特殊治疗，主要是早期诊断，及时纠正水、电解质平衡紊乱，控制高血压，尽早进行血浆置换和透析是治疗的关键。

1. 一般治疗 包括抗感染、补充营养、维持水电解质平衡等。

2. 急性肾衰竭的治疗 治疗原则与方法与一般急性肾衰竭治疗相似，除强调严格控制入水量、积极治疗高血压及补充营养、维持水电解质平衡外，提倡尽早进行透析治疗。

3. 纠正贫血 一般主张尽可能少输血，以免加重微血管内凝血。如贫血严重，血红蛋白在 $50 \sim 60 g/L$ 以下，可输少量血，应输注新鲜的洗涤红细胞每次 $2.5 \sim 5 ml/kg$，于 $2 \sim 4$ 小时内缓慢输入。必要时可隔 $6 \sim 12$ 小时重复输入。

4. 抗凝、抗血小板和抗纤溶治疗 因有增加严重出血的危险，应避免使用。

5. 输注新鲜冻血浆 以恢复 PGI_2 活性，开始剂量为每次 $30 \sim 40 ml/kg$，以后改为每次 $15 \sim 20 ml/kg$，直到血小板数升至正常或 $> 150 \times 10^9/L$，溶血停止。由肺炎球菌所致的 HUS 患者禁输血浆。

6. 血浆置换疗法 以补充、刺激 PGI_2 生成所需的血浆因子或去除血浆中抑制 PGI_2 的物质。与新鲜冰冻血浆联合使用效果较好，用于严重病例，特别是合并神经系统症状的患者。对于补体调节异常的非典型患儿，更建议早期应用以改善预后。

7. 其他治疗 一般应避免输血小板，因它可能加重微血栓，除非严重的出血。大剂量免疫球蛋白静脉注射的疗效尚有争议。肾上腺皮激素因无肯定效果，且有促进高凝作用，已基本不用。

肾移植部分患者对上述治疗反应不佳，而逐渐出现慢性肾衰竭，此时可考虑行肾脏移植手术，但肾移植后可再发本病。

【预后】

典型 HUS 经积极对症、支持治疗，其病死率降至 5% 以下，但 20% ～30% 可伴有不同程度的肾功能不全和高血压，5% ～10% 进展为终末期肾脏病，需长期透析维持生命；非典型 HUS 预后较差，病死率及发生终末期肾功能不全的比率均高于前者。即使好转仍有复发的可能。早期诊断、正确治疗、及早进行血浆置换和透析是降低急性期 HUS 病死率、改善预后的关键。

第九节　儿童遗尿症

遗尿症（enuresis），俗称"尿床"，是指年龄≥5 岁儿童平均每周至少 2 次夜间不自主排尿，并持续 3 个月以上。儿童遗尿症非常常见，据统计大约有 16% 的 5 岁儿童、10% 的 7 岁儿童和 5% 的 11～12 岁儿童患有遗尿症。有些遗尿症症状会随着患儿年龄增长而消失，但也有部分患儿症状会持续到成年。遗尿症虽不会对患儿造成急性伤害，但长期夜间遗尿常常给患儿及其家庭带来较大的疾病负担和心理压力，对其生活质量及身心成长造成严重不利影响。

【遗尿症的分类】

遗尿症可分为原发性和继发性，单纯性和复杂性。原发性是指尿床从婴儿期延续而来，从未有过 >6 个月不尿床；继发性是指有过 >6 个月的不尿床期后又出现尿床。单纯性是指仅有夜间尿床，白天无症状，伴泌尿系统和神经系统解剖或功能异常；复杂性是指除夜间尿床外，白天伴有下泌尿系统症状，常为继发于泌尿系统或神经系统病症。儿童最常见的仍为原发性单纯性遗尿症，故本节主要讲述该症。

【病因和发病机制】

十分复杂，涉及中枢神经系统（若干神经递质和受体）、生理节律（睡眠和排尿）、膀胱功能紊乱以及遗传等多种因素。目前认为，中枢睡眠觉醒功能与膀胱联系的障碍是该病的基础病因，而夜间抗利尿激素分泌不足导致的夜间尿量增多和膀胱功能性容量减小是促发夜遗尿的重要病因。

【诊断】

诊断要点包括：①患儿年龄≥5 岁；②患儿睡眠中不自主排尿，每周≥2 次，并持续 3 个月以上（疲劳或临睡前饮水过多而偶发遗尿的儿童不作病态）；③对于大年龄儿童诊断标准可适当放宽夜遗尿的次数。

临床上，需对患儿进行详细的病史采集、体格检查和必要的辅助检查，进一步明确诊断，以除外非单症状性遗尿以及其他潜在疾病引起的遗尿，如泌尿系统疾病、神经系统疾病、内分泌疾病等，并指导临床治疗。

【治疗】

针对儿童单症状性夜遗尿，治疗方法主要包括基础治疗、一线治疗和其他治疗等。积极的临床教育和生活方式指导是儿童遗尿症的治疗基础，个性化的治疗策略是治疗成功的关键。

1. 基础治疗　对于小年龄儿、遗尿对生活影响小的儿童可首先进行基础治疗，且基础治疗贯穿夜遗尿治疗的全过程。包括：调整作息习惯；帮助家庭规律作息时间；鼓励患儿白天正常饮水，避免食用含茶碱、咖啡因的食物或饮料，晚餐宜早，睡前 2～3 小时应不再进食、饮水及食用含水分较多的食品。家长应在医师的帮助下树立家庭战胜遗尿的信心，家长不应责备患儿，应该多一些鼓励，减轻孩子对疾病的心理负担，让孩子自己积极地参与到治疗过程中。养成日间规律排尿、睡前排尿的好习惯。

2. 一线治疗　去氨加压素（desmopressin）和遗尿报警器是目前多个国际儿童夜遗尿指南中的一线治疗方法，可有效治愈大部分儿童的单症状性夜遗尿。临床医师可根据儿童夜遗尿的具体类型选择适合患儿的治疗方案，并在选择时充分考虑家长和患儿的意愿。

（1）去氨加压素：去氨加压素推荐剂量为 0.2mg/d，从小剂量起开始使用，并根据患儿情况及疗效调整剂量，最大剂量 0.6mg/d。建议初始治疗时每 2 周评价 1 次药物的治疗效果，无改善者应重新评估，包括记录排尿日记等。如果仍有夜间多尿，可以增加去氨加压素剂量。若治疗 6 ~ 8 周后对疗程不满意，可联合遗尿报警器治疗或转诊至遗尿专科诊治。去氨加压素疗程一般为 3 个月，治疗 3 个月后评估疗效。

（2）遗尿报警器：遗尿报警器是利用尿湿感应器装置，当患儿尿湿时，警铃报警唤醒患儿起床排尽余尿并清洁床单，通过反复训练建立膀胱胀满－觉醒之间的条件反射，使患儿最终能感受到尿意而自觉醒来排尿。遗尿报警器治疗有效率高达 65% ~ 70% 以上，且复发率较低。其疗效与医师实施的经验和水平直接相关，在西方国家使用较为普遍。但是，由于使用遗尿报警器很容易打扰患儿和家长的睡眠，且起效时间往往较长，多需连续使用 8 周或更长时间，因此需要医师与患儿和家长建立起良好的沟通，并征得其同意。正确的训练指导是成功的关键，并且在实施中监测遗尿情况的变化。

3. 其他治疗

（1）抗胆碱药物：抗胆碱药物可以有效抑制膀胱逼尿肌过度活动症状，有效减少患儿夜间遗尿频率。当患儿有夜间排尿次数过多、疑似膀胱过度活动者，排除了神经源性膀胱等器质性疾病时可考虑联合使用抗胆碱药物和去氨加压素。临床常用的抗胆碱药物为奥昔布宁（oxybutynin），起始推荐剂量为 2 ~ 5mg，年龄较大者可增加至 10mg，睡前服用。主要不良反应包括口干、皮肤潮红、便秘、视物模糊、嗜睡等。需严格在专科医生指导下使用，并注意监测残余尿量。

（2）三环类抗抑郁药物：治疗儿童夜遗尿的三环类抗抑郁药物为阿米替林、去甲替林、丙咪嗪等。因其抗胆碱作用可增加功能性膀胱容量、减少膀胱无抑制性收缩，故对尿流动力学紊乱的夜遗尿有效。但此类药物可能具有心脏毒性等不良反应，现临床已不推荐常规使用，需在专科医师指导下使用并随访。

（3）中医药疗法：中医中药以及针灸、推拿、敷贴等外治法是我国传统中医学治疗儿童夜遗尿的特色。

（4）膀胱功能训练：膀胱功能训练有利于加强排尿控制和增大膀胱容量。可督促患儿白天尽量多饮水，并尽量延长 2 次排尿的间隔时间使膀胱扩张。训练患儿适当憋尿以提高膀胱控制力，当患儿排尿时鼓励时断时续排尿，然后再把尿排尽，以提高膀胱括约肌的控制能力。也可通过生物反馈治疗训练膀胱功能，治疗频率一般为每周 1 ~ 2 次，疗程至少持续 3 个月。

（5）心理治疗：对于伴有明显心理问题的患儿除上述治疗外，建议同时心理专科治疗。

 本章小结

本章介绍了泌尿系统相关疾病，包括血尿、急性肾小球肾炎、肾病综合征、泌尿系统感染、急性肾衰竭、溶血尿毒综合征、儿童遗尿症等疾病的发病机制、病理、临床表现、实验室检查及诊断治疗等相关内容。

 思考题

1. 急性肾小球肾炎的主要临床表现有哪些？

2. 急性肾衰竭如何诊断及鉴别诊断？

第十四章 造血系统疾病

第一节 小儿贫血概述

单位容积内红细胞 (erythrocytes, RBC) 和（或）血红蛋白 (hemoglobin, Hb) 低于正常称为贫血 (anemia)。不同人种和地区健康人群 Hb 正常低限值有一定差异，并受慢性感染、炎症、轻型地中海贫血等因素影响，目前儿科临床上仍普遍采用 WHO 1972 年制定的儿童贫血诊断标准：6 个月~6 岁小儿血红蛋白 <110g/L；6 个月~14 岁小儿 <120g/L；成人男性 <130g/L；成人女性 <120g/L；孕妇 <110g/L 作为贫血（海平面）标准。

【贫血分类】

1. 贫血程度分类 根据红细胞或血红蛋白下降的程度，把贫血可分为轻、中、重和极重度。

（1）轻度贫血：血红蛋白 90~120g/L（6 岁以上）、90~110g/L（6 岁以下），红细胞 $(3~4) \times 10^{12}/L$。

（2）中度贫血：血红蛋白 60~90g/L，红细胞 $(2~3) \times 10^{12}/L$。

（3）重度贫血：血红蛋白 30~60g/L，红细胞 $(1~2) \times 10^{12}/L$。

（4）极重度贫血：血红蛋白 <30g/L，红细胞 $<1 \times 10^{12}/L$ 为极重度贫血。

2. 贫血病因分类 根据贫血发生的原因可分为红细胞生成不足、红细胞破坏增多和红细胞丢失过多等三大类（表 14-1）。

表 14-1 儿童贫血的原因

分类	病因
红细胞生成不足	造血物质缺乏 1. 铁元素缺乏 营养性缺铁性贫血 2. 缺乏叶酸、维生素 B_{12} 营养性巨幼红细胞性贫血 3. 维生素 B_6 缺乏 小细胞低色素性贫血 4. 其他 如缺乏铜、钴、激素等 再生障碍性贫血（造血多能干细胞缺陷） 1. 特发性再生障碍性贫血（急性型、慢性型） 2. 先天性再生障碍性贫血 感染中毒，胶原性疾病、慢性肾炎、乙型肝炎、日本血吸虫病 骨髓病性贫血：白血病、淋巴瘤、组织细胞增生症、转移性肿瘤

分类	病因
红细胞破坏增多	红细胞内在缺陷 　1. 红细胞酶缺乏　G-6PD缺乏、PK（丙酮酸激酶）缺陷（常见于小儿期） 　2. 红细胞膜缺陷　遗传性球形红细胞增多症，遗传性椭圆形红细胞增多症等（常见于婴幼儿期） 　3. 血红蛋白结构异常　地中海贫血、各种异常血红蛋白病 红细胞外在因素 　1. 免疫因素　异型输血、新生儿溶血症（Rh、ABO血型不合）、自身免疫性贫血 　2. 感染因素　如疟原虫、链球菌溶血素（破坏红细胞） 　3. 化学、物理因素　苯、铅、砷、烧伤、蛇毒等 　4. 脾功能亢进
红细胞丢失增加	急性失血 外伤性、出血性疾病（血小板减少性紫癜、过敏性紫癜、血友病、出血性坏死性小肠炎） 慢性失血 钩虫病、肠息肉、溃疡病等

3. 形态学分类　根据红细胞平均容积（MCV）、红细胞平均血红蛋白量（MCH）和红细胞平均血红蛋白浓度（MCHC）可将贫血分为大细胞性、正细胞性、小细胞正色素性和小细胞低色素性四类（表14-2）。

表14-2　贫血细胞形态分类

分类	MCV（fl） （80~94）	MCH（pg） （28~32）	MCHC（%） （32~38）
大细胞性	>94	>32	32~38
正细胞性	80~94	28~32	32~38
小细胞正色素性	<80	<28	32~38
小细胞低色素性	<80	<28	<32

【诊断步骤】

（一）确定有无贫血

面色苍白、乏力为贫血的共同表现，与贫血程度、发生速率和机体代偿反应程度密切相关。

（二）明确贫血程度

根据红细胞和血红蛋白水平判断贫血程度。

（三）搜索贫血病因

贫血是一组症候群，应根据病史、体征及实验室检查，作出病因学诊断，方能正确治疗和估计预后。特别注意以下几点。

1. 家族史　阳性家族史，应警惕遗传相关的贫血，如血红蛋白病、地中海贫血、红细胞酶缺陷、范科尼贫血等疾病。

2. 居住地区　在钩虫流行区应查粪便找钩虫卵。在疟疾、黑热病流行区应多次查疟原虫和黑热病小体。

3. 年龄和营养史　出生后1~2天内发生黄疸及贫血者，新生儿溶血症的可能性。6个月~3岁婴幼儿和青春发育期少年是缺铁性贫血发病高峰年龄。单纯母乳喂养，半岁后仍未加辅食者有营养性巨幼红细胞贫血的可能。人工喂养食物中缺铁（如食牛乳和米粉的婴儿未正确添加含铁丰富的食物者）或长期腹泻者，有缺铁性贫血的可能。年长儿有溃疡病症状者，应注意消化道失血，应作粪便潜血试验。

4. 季节史和药物史　蚕豆收获季节应询问食蚕豆史。服药后发生溶血性贫血者，应查明药名和剂量。

5. 贫血发生的程度和速度　贫血于数小时或数天内出现并迅速加重者（血红蛋白成倍下降）多系急性溶血或失血。

贫血程度重者应考虑溶血、钩虫病和失血所致贫血。缺铁性贫血患者，贫血常为轻度。

6. 实验室检查的临床意义

（1）外周血象：简单而重要的检查方法。红细胞形态可协助判断病因：成熟红细胞大小不等，以小细胞为主，且着色较浅，中心淡染区较大者，提示缺铁性贫血或地中海贫血等；红细胞着色深，中心淡染区消失，则提示大细胞性贫血；小球形红细胞占 10%～25% 以上者多考虑为遗传性球形细胞增多症。白细胞和血小板计数也有助于判断贫血病因。

正常网织红细胞比例为 0.005～0.015，其绝对值/L = 网织红细胞比值 × 红细胞数/L。网织红细胞计数可反映骨髓造血功能：增高提示骨髓造血功能活跃，可见于急慢性溶血和失血性贫血；减少提示造血功能低下，可见于再生障碍性贫血、营养性贫血。在某些治疗过程中监测网织红细胞有助于判断疗效。

（2）骨髓检查：是诊断血液病的最基本最重要的手段之一。

（3）营养性贫血有关检查：根据病史、临床表现、血象和骨髓检查疑为缺铁性贫血者，应作血清铁、总铁结合力、转铁蛋白饱和度、转铁蛋白、红细胞内游离原卟啉、血清铁蛋白等测定；若疑为大细胞贫血者，可作血清维生素 B_{12} 和叶酸测定。

（4）溶血性贫血相关检查：根据病史、临床表现、血象和骨髓检查疑为溶血性贫血者，应查血胆红素、结合珠蛋白、尿胆原及红细胞脆性试验、抗人球蛋白试验、血红蛋白电泳、抗碱血红蛋白定量试验以及红细胞酶，主要是葡萄糖 - 6 - 磷酸脱氢酶（G - 6 - PD）和丙酮酸激酶（PK）活性测定、异丙醇试验（IPT）和红细胞包涵体试验等检查，必要时检测红细胞寿命协助诊断。

【治疗】

1. 去除病因　治疗贫血的关键，应积极寻找病因予以去除。

2. 一般治疗　加强护理，预防感染，改善饮食治疗和搭配等。

3. 药物治疗　针对病因，选择有效药物治疗。如铁剂治疗缺铁性贫血；维生素 B_{12} 和叶酸治疗巨幼红细胞性贫血；肾上腺皮质激素治疗自身免疫性溶血性贫血和先天性纯红细胞再生障碍性贫血。

4. 输注红细胞　红细胞输注的指征应根据贫血的病因，发生贫血的速度和贫血的程度，结合血病人的临床症状综合分析决定，不应只根据血红蛋白单项决定。

（1）贫血病因能去除的患者，贫血发生速度较慢，已有一定程度的耐受和适应，且贫血临床症状不明显，应尽快去除病因，进行膳食指导，适当药物治疗，可不输血。

（2）对病因不能去除的慢性贫血，如地中海贫血、慢性再生障碍性贫血等，除给予适当的药物治疗外，应根据贫血患者的临床症状，以不影响重要器官的功能和儿童的生长发育为原则。

（3）当贫血引起心功能不全时，输注红细胞是抢救措施。对长期慢性贫血者，输注时应注意输注速度量和速度，贫血越重，一次输注量越少，输注速度宜慢。

5. 造血干细胞移植　是目前根治严重遗传性溶血性贫血和再生障碍性贫血的有效方法。

6. 并发症治疗　婴幼儿贫血易合并急慢性感染，营养不良，消化功能紊乱等，应予以积极治疗。

第二节 营养性贫血

一、缺铁性贫血

缺铁性贫血（iron deficiency anemia，IDA）是最常见的贫血，由于体内铁缺乏导致血红蛋白合成减少，临床上以小细胞低色素性贫血、血清铁蛋白减少和铁剂治疗有效为特点的贫血性疾病。2001 年我国流行病学调查结果显示：7 个月～7 岁儿童缺铁性贫血发生率为7.8%，缺铁发生率为40.3%。缺铁性贫血不仅患病率高，而且对人体健康危害大，是我国重点防治的儿童常见病之一。

【病因】

1. 先天储铁不足 胎儿从母体获得的铁以妊娠后 3 个月最多，因此，早产、双胎或多胎、胎儿失血和孕母严重缺铁等均导致胎儿储铁量减少。

2. 需铁量增加而铁摄入不足 多见于婴幼儿和青少年。婴幼儿生长发育较快，需铁量增加，若不补充蛋类、肉类等含铁量较高的辅食，易造成缺铁；而青少年偏食易致缺铁。

3. 铁吸收障碍 食物搭配不合理可影响铁的吸收。慢性腹泻不仅导致铁吸收不良，而且可引起铁排泄也增加。

4. 铁丢失过多 正常婴儿每天排泄铁量相对比成人多。每 1 毫升血约含铁 0.5mg，长期慢性失血可致缺铁，如肠息肉、美克尔憩室、膈疝、钩虫病等可致慢性失血；用不经加热处理的鲜牛奶喂养的婴儿可因对牛奶过敏而致肠出血（每天失血约 0.7ml）。

【发病机制】

当机体对铁的需求与供给失衡，导致体内贮存铁耗尽，继之红细胞内铁缺乏，最终引起缺铁性贫血。

1. 缺铁期（iron depletion，ID） 贮存铁减少，血清铁蛋白下降，红细胞合成所需铁尚未减少。

2. 缺铁性红细胞生成期（iron deficient erythropoiesis，IDE） 贮存铁可进一步减少，铁蛋白减少，血清铁和转铁蛋白饱和度下降，总铁结合力增高和游离原卟啉升高，红细胞生成所需铁不足，但循环中血红蛋白量尚未减少。

3. 缺铁性贫血期（iron deficiency anemia，IDA） 储存铁及红细胞生成所需铁进一步耗竭，出现小细胞低色素性贫血，并出现多个系统症状。

【临床表现】

任何年龄均可发病，以 6 个月至 2 岁最多见。发病缓慢，其临床表现随病情轻重而有不同。

1. 一般表现 皮肤黏膜逐渐苍白，以唇、口腔黏膜及甲床较明显；易疲乏，不爱活动；年长儿可有头晕、黑蒙、耳鸣等表现。

2. 髓外造血表现 由于髓外造血，肝、脾可轻度肿大；年龄愈小、病程愈久、贫血愈重，肝脾肿大愈明显。

3. 非造血系统症状

（1）消化系统症状：食欲减退，少数有异食癖；可有呕吐、腹泻；出现口腔炎、舌炎或舌乳头萎缩；重者可合并萎缩性胃炎或吸收不良综合征。

（2）神经系统症状：烦躁不安或萎靡不振，精神不集中、记忆力减退，智力多数低于同龄儿。

（3）心血管系统症状：明显贫血时心率增快，严重者心脏扩大甚至发生心力衰竭。

（4）其他：因细胞免疫功能降低，常合并感染。可因上皮组织异常而出现反甲。

【实验室检查】

1. 血像 呈小细胞低色素性贫血。血涂片中可见红细胞体积变小、中心浅染区扩大；网织红细胞计数多正常或轻度增高；白细胞和血小板计数可正常或减低。

2. 骨髓象和铁染色 增生活跃或明显活跃；以红系增生为主，粒系、巨核系无明显异常；红系中以中、晚幼红细胞为主，其体积小、核染色质致密、胞质少、边缘不整齐，有血红蛋白形成不良表现（"核老浆幼"）。骨髓涂片普鲁士蓝染色后，可染色铁显著减少甚至消失，细胞外铁明显减少（0～±）（正常值：+～++++），铁粒幼细胞比例<15%，目前被认为是诊断 IDA 的"金标准"。

3. 铁代谢 血清铁蛋白降低（<15μg/L）；血清铁降低（<10.7μmol/L），总铁结合力升高（>62.7μmol/L），转铁蛋白饱和度降低（<15%），可溶性转铁蛋白受体（sTfR）浓度超过 8mg/L。

4. 红细胞内卟啉代谢 红细胞游离原卟啉（FEP）>0.9mmol/L（全血），锌原卟啉（ZPP）>0.96mmol/L（全血），FEP/Hb>4.5mg/gHb。

【诊断和鉴别诊断】

根据病史特别是喂养史、临床表现和血象特点，一般可作出初步诊断。进一步进行铁代谢的相关检查明确诊断。必要时可作骨髓检查。铁剂治疗可证实诊断。

地中海贫血、异常血红蛋白病、维生素 B$_6$ 缺乏性贫血及铁粒幼细胞性贫血等亦可表现为小细胞低色素性贫血，应根据其相应临床特点和实验室检查加以鉴别。

【治疗】

主要原则为去除病因和补充铁剂。

1. 一般治疗 加强护理，保证充足睡眠；避免感染，如伴有感染者应积极控制感染；重度贫血者注意保护心脏功能。根据患儿消化能力，适当增加含铁质丰富的食物，注意饮食的合理搭配，以增加铁的吸收。

2. 去除病因 对饮食不当者，应纠正不合理的饮食习惯；有偏食习惯者应予纠正。应及时治疗慢性失血性疾病，如钩虫病、肠道畸形等。

3. 铁剂治疗

（1）口服铁剂：铁剂是治疗缺铁性贫血的特效药，首选口服给药；二价铁盐容易吸收，故临床均选用二价铁盐制剂。口服铁剂的剂量为元素铁每日 4～6mg/kg，分 3 次口服，一次量不应超过元素铁 1.5～2mg/kg；以两餐之间口服为宜，既可减少胃肠不良反应，又可增加吸收。同时服用维生素 C，可增加铁的吸收。牛奶、茶、咖啡及抗酸药等与铁剂同服均可影响铁的吸收。

（2）注射铁剂：注射铁剂较容易发生不良反应，甚至可能发生过敏性反应致死，故应慎用。其适应证是：①诊断肯定但口服铁剂后无治疗反应者；②口服后胃肠反应严重，虽改变制剂种类、剂量及给药时间仍无改善者；③由于胃肠疾病胃肠手术后不能应用口服铁剂或口服铁剂吸收不良者。

（3）铁剂治疗后反应：口服铁剂 12～24 小时后，细胞内含铁酶开始恢复，烦躁等精神症状减轻，食欲增加。网织红细胞于服药 3～4 天后开始上升，7～10 天达高峰，2～3 周后下降至正常。治疗 1～2 周后血红蛋白逐渐上升，通常于治疗 3～4 周达到正常。如 3 周内血红蛋白上升不足 20g/L，注意寻找原因。如治疗反应满意，血红蛋白恢复正常后再继续服用铁剂 6～8 周，以增加铁储存。

4. 输红细胞 一般不必输红细胞，输注红细胞的适应证是：①贫血严重，尤其是发生心力衰竭者；②合并感染者；③急需外科手术者。

【预防】

主要是做好卫生宣教工作，使全社会尤其是家长认识到缺铁对小儿的危害性及做好预防工作的重要性，使之成为儿童保健工作中的重要内容。

主要预防措施包括如下。

（1）提倡母乳喂养，因母乳中铁的吸收利用率较高。

（2）做好喂养指导，无论是母乳或人工喂养的婴儿，均应及时添加含铁丰富且铁吸收率高的辅助食品，如精肉、血、内脏、鱼等，并注意膳食合理搭配，婴儿如以鲜牛乳喂养，必须加热处理以减少牛奶过敏所致肠道失血。

（3）婴幼儿食品（谷类制品、牛奶制品等）应加入适量铁剂加以强化。

（4）早产儿自生后 1 个月左右开始添加铁剂，直至 12 个月。

二、营养性巨幼细胞性贫血

营养性巨幼红细胞性贫血（nutritional megaloblastic anemia）是由于缺乏维生素 B_{12} 和（或）叶酸所引起的一种大细胞性贫血。主要临床特点为贫血，红细胞的减少比血红蛋白的减少更为明显，红细胞的胞体变大，骨髓中出现巨幼红细胞，用维生素 B_{12} 和（或）叶酸治疗有效。多见于婴幼儿，尤其是 2 岁以内，我国华北、东北、西北农村多见，近年已明显减少。

【病因】

1. 先天贮存不足 胎儿可通过胎盘，获得维生素 B_{12}、叶酸贮存在肝脏中，如孕妇患维生素 B_{12} 或叶酸缺乏时则新生儿贮存少，易发生缺乏。

2. 摄入量不足 维生素 B_{12} 主要存在于动物食品中，肝、肾、肉类较多，奶类含量甚少。叶酸以新鲜绿叶蔬菜、肝、肾含量较多。如不及时添加辅食，或年长儿长期偏食，仅进食植物性食物所致的维生素 B_{12} 缺乏。

3. 吸收和运输障碍 食物中的维生素 B_{12} 进入胃内后，必须先与由胃底部壁细胞分泌的糖蛋白（内因子）结合成 B_{12} – 糖蛋白复合物，然后经由末端回肠黏膜吸收，进入血循环与转钴蛋白事，运送到肝内贮存。任一环节中的异常均可引起维生素 B_{12} 缺乏和巨幼红细胞性贫血。

4. 需要量增加 新生儿、未成熟儿和婴儿因生长发育较快，维生素 B_{12} 的需要量也相应增加，摄入量不足时即致病。严重感染时因维生素 B_{12} 的消耗量增加，如摄入量低于所需亦可导致发病。

【发病机制】

叶酸在叶酸还原酶的还原作用和维生素 B_{12} 的催化作用下变成四氢叶酸，后者是 DNA 合成中必需的辅酶。因此，维生素 B_{12} 或叶酸缺乏可致四氢叶酸减少，进而使 DNA 合成减少，幼红细胞分裂与增殖障碍，核浆发育不平衡，细胞核的发育落后与胞浆，表现为"核幼浆老"，这种巨幼细胞变以红细胞系统最显著，但白细胞系统、巨核细胞、血小板，甚至其他组织细胞，如口腔、胃肠等黏膜细胞也可有改变。

脂肪代谢过程中，维生素 B_{12} 能促使甲基丙二酸转变为琥珀酸而参与三羧酸循环，此作用与神经髓鞘中脂蛋白形成有关，因而能保持含有髓鞘的神经纤维的功能完整性；当维生素 B_{12} 缺乏时，可导致中枢和外周神经鞘受损，因而出现神经精神症状。叶酸缺乏主要引起情感改变，偶见深感觉障碍，其机制尚不明确

【临床表现】

起病缓慢，多见于婴幼儿，尤其是 2 岁以内小儿。叶酸缺乏者 4 ~ 7 个月发病，而维生素 B_{12} 缺乏者则在 6 个月以后发病。其中单纯用母乳喂养又不加辅食者占绝大多数。主要临床表现如下。

1. 一般表现 多呈虚胖体型或轻度水肿，毛发稀疏、发黄，偶见皮肤出血点。

2. 贫血表现 轻度或中度贫血占大多数，面色蜡黄、疲乏无力。因贫血而引起骨髓外造血反应，且呈三系减少现象，故常伴有肝、脾、淋巴结肿大。

3. 精神神经症状 表情呆滞、嗜睡、对外界反应迟钝、少哭或不哭、智力发育和动作发育落后，甚至倒退。此外尚有不协调和不自主的动作，肢体、头、舌甚至全身震颤，肌张力增强，腱反射亢进，踝阵挛阳性，浅反射消失，甚至抽搐。

4. 消化系统症状 食欲不振、舌炎、舌下溃疡、腹泻等。

【实验室检查】

1. 血象 呈大细胞正色素性贫血。红细胞较少，中央淡染区不明显、染色较深、轻度大小不均，偶见幼红细胞，可见嗜多色性及嗜碱性点彩红细胞，也可见豪 – 周小体及卡波环。

白细胞数稍低，粒细胞胞径增大，核分叶过多（核右移），分叶可超过 5 个以上，常出现在红细胞改变前，故对早期诊断有重要意义，血小板计数一般均减低，其形态较大。

2. 骨髓象 骨髓增生活跃，以红细胞增生为主，粒、红比例正常或倒置。红系细胞体积增大，核染色质疏松，胞核发育落后于胞质，早幼红细胞可早期出现血红蛋白，显示浆老核幼。这种细胞增大、胞核大、染色质疏松的现象，称为巨幼变。依其成熟程度分为巨原、巨早幼、巨中幼和巨晚幼四期，各期幼红细胞巨幼变总数可达 30% ~ 50%。粒细胞系统中，晚幼粒和杆状核粒细胞亦可见巨幼变。巨核细胞中出现核分叶过多，血小板大，颗粒松散。

3. 血生化检查 血清维生素 B_{12} 含量测定，正常值为 200 ~ 800pg/ml。如 100pg/ml 提示维生素 B_{12} 缺乏。

血清叶酸含量测定，正常值为 5 ~ 6ng/ml。< 3ng/ml 提示叶酸缺乏。

【诊断】

根据贫血的临床表现，血象和骨髓象中改变，结合喂养不当史可考虑维生素 B_{12} 缺乏引起巨幼红细胞性贫血。如单纯乳制品或羊奶喂养的婴儿，未按时添加辅食，又无明显的神经系症状者，可考虑为叶酸缺乏引起巨幼红细胞性贫血。如精神神经症状明显，则考虑维生素 B_{12} 缺乏所致。确诊需行叶酸或维生素 B_{12} 测定。若无条件，可先用维生素 B_{12} 作诊断性治疗，肌注维生素 B_{12} 1 ~ 2μg/d，10 天后，网织红细胞升高可协助诊断，如无治疗反应，可再用叶酸进行诊断性治疗：叶酸每日 0.125mg 口服或每日 1mg 肌注，用药 3 ~ 4 天后，网织红细胞开始升高提示叶酸缺乏。

【鉴别诊断】

1. 慢性肝病性巨幼红细胞贫血 由于慢性肝病，可能有维生素 B_{12} 和叶酸代谢和贮存发生障碍所致。常伴有慢性肝功能损害，肝脾明显肿大及门脉高压、腹水等。

2. 恶性贫血 由于内因子缺乏所致维生素 B_{12} 缺乏的巨幼红细胞贫血，其维生素 B_{12} 水平明显降低。

【治疗】

1. 一般治疗 注意营养，及时添加辅食；加强护理，防止感染；肌肉震颤明显而不能进食者，可用鼻饲数天。

2. 祛除病因　对引起维生素 B_{12} 和叶酸缺乏的原因应予以祛除。

3. 药物治疗

（1）维生素 B_{12}：每次肌注 $100\mu g$，每周 $2\sim 3$ 次，连用数周，直至临床症状明显好转、血象恢复正常为止。对于由于维生素 B_{12} 吸收缺陷所致的患者，每月肌注 $1mg$，长期应用。有精神神经症状时，可予 $1mg/d$，连续肌注 >2 周。单纯缺乏维生素 B_{12} 时，不宜加用叶酸治疗，以免加剧精神神经症状。用维生素 B_{12} 治疗 $2\sim 4$ 天后，一般精神症状好转，网织红细胞增加，$6\sim 7$ 天时达高峰，2 周时降至正常。维生素 B_{12} 治疗 $6\sim 7$ 小时后骨髓内巨幼红细胞可转为正常幼红细胞。精神神经症状大多恢复较慢，少数患儿须经数月后才完全恢复。

（2）叶酸治疗：口服剂量为 $5mg$，每日 3 次，连服数周至临床症状明显好转、血象恢复正常为止；同时口服维生素 C 能促进叶酸利用。服叶酸后 $1\sim 2$ 天，食欲好转；$2\sim 4$ 天网织红细胞增加，$4\sim 7$ 天达高峰；$2\sim 6$ 周后红细胞和血红蛋白可恢复正常。骨髓中巨幼红细胞约 $24\sim 48$ 小时内转为正常幼红细胞；巨幼粒和分叶过多的巨核细胞可存在数天。

4. 对症治疗　肌肉震颤可用镇静剂治疗，重度贫血者可予输血。

【预防】

改善哺乳母亲的营养；婴儿应及时添加辅食；年长儿要注意食物均衡，防止偏食习惯，消除影响维生素 B_{12} 吸收的因素。

第三节　溶血性贫血

溶血性贫血（hemolytic anemia）是指由于各种原因导致红细胞寿命缩短、破坏增加，而骨髓造血功能代偿不足所致的一组贫血性疾病。临床表现为急慢性贫血、不同程度的黄疸和肝脾肿大等。

【诊断步骤】

（一）明确有无溶血

应寻找红细胞破坏增加及红细胞代偿增生的证据。

1. 红细胞破坏增加的证据

（1）红细胞和血红蛋白明显降低，成熟红细胞形态改变，球形、三角形、新月形红细胞、皱缩红细胞、棘形红细胞和碎裂红细胞增多，红细胞脆性可能增加或降低。

（2）血中游离的血红蛋白增加（正常人 $<40mg/L$），大量溶血时可高达 $1000mg/L$。

（3）结合珠蛋白降低当红细胞破坏比正常大 $2\sim 3$ 倍以上时，结合珠蛋白因大量消耗而降低至 $0.1g/L$ 以下，甚至低到零。溶血停止后 $3\sim 6$ 天可恢复正常。

（4）血清铁、铁蛋白、骨髓细胞外铁和铁粒幼细胞均可增加。

（5）血红蛋白尿（hemoglobinuria）：尿中有血红蛋白者潜血试验阳性，血红蛋白浓度较大时甚至呈葡萄酒色，但显微镜下红细胞很少。

（6）血清间接胆红素水平增高。

（7）尿胆原和粪胆原增加：尿胆原增加与否决定于溶血程度、速度和肝功能情况。急性溶血时尿胆原常增加，慢性溶血时可不增加。

（8）尿普鲁士蓝反应（Prussian blue reaction）：阳性。

（9）同位素铬（^{51}Cr）测定示红细胞寿命缩短。

2. 代偿性造血增加的证据

（1）网织红细胞增加（reticulocytosis）：正常网织红细胞百分数（RET%）$0.2\%\sim 2\%$，溶血时可高达 $5\%\sim 30\%$，偶尔因出现再生障碍危象可低至零。外周血有核红细胞常增多达

1%以上。成熟红细胞体积较大，呈多染性，出现点彩红细胞，豪－周小体等。

（2）急性溶血时白细胞总数常增高，但慢性溶血有脾功能亢进者可降低。中性粒细胞和带状核细胞增加，甚至出现中、晚幼粒细胞。

（3）骨髓代偿性增生明显活跃：以中、晚幼红细胞为主，粒红比例倒置，常低于1∶1。

（4）骨骼改变：慢性溶血X线摄片常显示骨骼改变、骨质疏松、骨皮质变薄。因扁平骨增生呈头大、额突、双颧高、鼻梁平和两眼距增宽的特殊面容。

（5）肝脾淋巴结肿大，以脾肿大明显。

（二）确定急慢性的溶血及贫血程度

1. 急性溶血 起病急，进展快，可危及生命。临床表现多样，多呈进行性贫血、黄疸、发热、呕吐、腹痛、茶色尿或酱油色尿等，肝脾轻度肿大。多见于G－6PD酶缺乏症、自身免疫性溶血性贫血等。

2. 慢性溶血 起病隐匿，病程较长，伴发急性溶血再障危象时可危及生命。多见于地中海贫血、遗传性球形红细胞增多症。

（三）搜索病因

根据患儿病史、家族史、地理分布区域及相关实验室检查，作出病因学诊断，方能正确治疗和估计预后。应注意以下5点：

1. 家族史 小儿时期与遗传有关的溶血性贫血较多，如遗传性球形、椭圆形细胞增多症，血红蛋白病，红细胞酶缺陷等，家庭（或近亲）中常有同样患者。

2. 发病年龄 如出生后2日内发生黄疸者，新生儿溶血症的可能性大，婴儿期发病者，免疫性溶血性贫血较常见。

3. 发病季节和药物史 急性溶血患者有食蚕豆或药物史者，应查明测量及其与溶血发生的关系，可诊断蚕豆病或药物性溶血。药物性溶血者很多有红细胞酶缺陷。

4. 红细胞酶缺陷的溶血性贫血 常伴有其他系统缺陷，如神经系统缺陷，代谢障碍等。

5. 相关实验室检查

（1）抗人球蛋白试验（Coombs试验）：是鉴别免疫性溶血性贫血与非免疫性溶血性贫血的基本检查。Coombs试验阳性，提示为免疫性溶血性贫血；Coombs试验阴性，一般提示其溶血性贫血为非免疫性。

（2）红细胞渗透脆性试验：是红细胞表面积和体积的比率关系，可初步将先天性非免疫性溶血性贫血进行分类。红细胞的表面积/体积比率减少，则脆性增高，提示红细胞膜异常性疾病；红细胞表面积/体积比率增加，则脆性降低，提示血红蛋白病；红细胞脆性正常者，提示红细胞酶缺乏性疾病。

（3）血红蛋白电泳：对于血红蛋白病有确定诊断的意义。

（4）红细胞酶活性测定：对于红细胞酶缺乏有确定诊断的意义。

（5）其他：如酸溶血试验、蔗糖溶血试验及热溶血试验阳性见于阵发性睡眠性血红蛋白尿；如外周血有大量红细胞碎片者，可考虑为红细胞碎片综合征，包括微血管病性溶血性贫血、溶血尿毒综合征、阵发性行军性血红蛋白尿、血栓性血小板减少性紫癜、弥散性血管内凝血（DIC）等。

一、红细胞葡萄糖－6－磷酸脱氢酶（G－6－PD）缺乏症

红细胞葡萄糖－6－磷酸脱氢酶（G－6－PD）缺乏症是一种X连锁不完全显性溶血性疾病。本病分布遍及世界各地，各地区、各民族间的发病率差异很大，高发地区为地中海沿岸国家、东印度、菲律宾、巴西和古巴等。在我国，此病主要见于长江流域及其以南各省，以

四川、广东、广西、云南、福建、海南等地的发病率较高，北方地区少见。

【病因】

G－6－PD 基因定位于 Xq28，全长约 20kb，含 13 个外显子，编码 515 个氨基酸。本病是由于 G－6－PD 基因突变所致。男性半合子和纯合子女性均发病，酶活性显著缺乏，症状重；女性杂合子是否发病取决于其缺乏 G－6－PD 的细胞数量在细胞群中所占比例，在临床上有不同的表现，故称为不完全显性。

迄今，已发现 G－6－PD 基因突变 180 多种，中国人（含海外华裔）的 G－6－PD 基因突变约 30 种左右，其中，最常见的是 nt1376G→T 和 nt1388 G→A。正常白种人和黄种人的 G－6－PD 为 B 型，正常黑种人约 30% 为 A＋型，两型的区别是 B 型第 142 位天冬酰胺在 A＋型被天冬氨酸所取代。各种变异型的活性不同，故根据其酶活性和临床表现可将 G－6－PD 分为 5 大类：①酶活性严重缺乏伴有代偿性慢性溶血，这类属非球形细胞溶血性贫血，其酶活性几乎为 0，无诱因亦可发生慢性溶血，我国香港型属于此类；②酶活性严重缺乏（＜正常的 10%），食用蚕豆或服用伯氨喹啉类药物可诱发溶血，我国的台湾型属于此类；③酶活性轻度至中度缺乏（正常的 10%～60%），伯氨喹啉药物可致溶血，我国的广州型属于此类；④酶活性轻度降低或正常（正常的 60%～100%），一般不发生溶血，正常人的 A 和 B 性属于此类；⑤酶活性增高，此型罕见，且无临床症状。

【发病机制】

本病发生溶血的机制尚未完全明确。

目前认为服用氧化性药物（如伯氨喹啉）诱发溶血的机制：G－6－PD 在磷酸戊糖旁路中是 6－磷酸葡萄糖（G－6－P）转变为 6－磷酸葡萄糖酸（G－6－PD）反应中所必需的酶。G－6－PD 缺乏时，使还原型三磷酸吡啶核苷（NADPH）减少，不能维持生理浓度的还原型谷胱甘肽（GSH），从而使红细胞膜蛋白和酶蛋白中的巯基遭受氧化，破坏了红细胞膜的完整性。NAPDH 减少后，使高铁血红蛋白（MHb）不能转变为氧合血红蛋白，MHb 增加致红细胞内不可溶性变性珠蛋白小体（Heinz body）形成明显增加，红细胞膜变硬，通过脾脏时被破坏，导致溶血。新生的红细胞 G－6－PD 活性较高，对氧化剂药物有较强的"抵抗性"，当衰老红细胞酶活性过低而被破坏后，新生红细胞即代偿性增加，故不再发生溶血，呈现"自限性"。

蚕豆诱发溶血的机制目前不明确，蚕豆浸液中含有多巴、多巴胺、蚕豆嘧啶类、异脲类等类似氧化剂物质，可能与蚕豆病的发病有关，但很多 G－6－PD 缺乏者在进食蚕豆后并不一定发病，故认为可能还有其他因素参与，尚需进一步研究。

【临床表现】

根据诱发溶血的原因不同，可分为以下 5 种临床类型。

1. 伯氨喹型药物溶血性贫血　是由于服用某些具有氧化特性的药物而引起的急性溶血。此类药物包括：抗疟药（伯氨喹啉、奎宁等），镇痛退热药（安替比林、非那西汀），硝基呋喃类（呋喃西林、呋喃唑酮），磺胺类药，砜类药（氨苯砜等），萘苯胺，维生素 K3、K4，奎尼丁，丙磺舒等。常于服药后 1～3 天出现急性血管内溶血。病初可有头晕、厌食、恶心、呕吐、疲乏等症状，继而出现黄疸、血红蛋白尿，溶血严重者可出现少尿、无尿、酸中毒和急性肾衰竭。溶血过程呈自限性是本病的重要特点，轻症的溶血持续 1～2 天或 1 周左右临床症状逐渐改善而自愈。

2. 蚕豆病　常见于＜10 岁小儿，男孩多见，常在蚕豆成熟季节流行，进食蚕豆或蚕豆制品（如粉丝）均可致病，母亲食用蚕豆后哺乳亦可使婴儿发病。通常于进食蚕豆或其制品后 24～48 小时内发病，表现为急性血管内溶血，其临床表现与伯氨喹啉药物性溶血相似。

3. 新生儿黄疸　在 G – 6 – PD 缺乏症高发地区由 G – 6 – PD 缺乏引起的新生儿黄疸并不少见。感染、病理分娩、缺氧、哺乳的母亲服用氧化剂药物，或新生儿穿戴有樟脑丸气味的衣服等均可诱发溶血，但也有不少病例无诱因可查。主要症状为苍白、黄疸，大多于出生2～4天后达高峰，半数患儿可有肝脾肿大。贫血大多数为轻度或中度。血清胆红素含量增高，重者可致胆红素脑病。

4. 感染诱发的溶血　细菌、病毒感染如沙门菌感染、细菌性肺炎、病毒性肝炎和传染性单核细胞增多症等均可诱发 G – 6 – PD 缺乏者发生溶血，一般于感染后几天之内突然发生，溶血程度大多较轻，黄疸多不显著。

5. 先天性非球形细胞性溶血性贫血（CNSHA）　在无诱因情况下出现慢性溶血，常于婴儿期发病，表现为贫血、黄疸、脾大，可因感染或服药而诱发急性溶血。约有半数病例在新生儿期以高胆红素血症起病。

【实验室检查】

1. 红细胞 G – 6 – PD 缺乏的筛选试验　常用 3 种方法。

（1）高铁血红蛋白还原试验：正常还原率 > 0.75、中间型为 0.74 ～ 0.31、显著缺乏者 < 0.3。此试验可出现假阳性或假阴性，故应配合其他有关实验室检查。

（2）荧光斑点试验：正常 10 分钟内出现荧光、中间型者 10 ～ 30 分钟出现荧光、严重缺乏者 30 分钟仍不出现荧光。

（3）硝基四氮唑蓝（NBT）纸片法：正常滤纸片呈紫蓝色、中间型呈淡蓝色、显著缺乏者呈红色。

2. 红细胞 G – 6 – PD 活性测定　是特异性的直接诊断方法，正常值随测定方法而不同。

（1）WHO 推荐的 Zinkham 法：（12.1 ± 2.09）IU/gHb。

（2）国际血液学标准化委员会（SICSH）推荐的 Glock 与 McLean 法：（8.34 ± 1.59）IU/gHb。

（3）NBT 定量法为 13.1 ～ 30.0 BNT 单位。

（4）G – 6 – PD/G6 – PGD 比值测定：可进一步提高杂合子检出率，正常值为成人 1.0 ～ 1.67，脐带血 1.1 ～ 2.3，低于此值为 G – 6 – PD 缺乏。

3. 变性珠蛋白小体生成试验　在溶血时阳性细胞 > 0.05，溶血停止时呈阴性。不稳定血红蛋白病患者此试验亦可为阳性。

【诊断】

阳性家族史或过去病史均有助于临床诊断。病史中有急性溶血特征，并有食蚕豆、服药物史，或新生儿黄疸，或自幼即出现原因未明的慢性溶血者，均应考虑本病。结合实验室检查即可确诊。

【治疗】

对急性溶血者，应去除诱因。在溶血期应供给足够水分，注意纠正电解质失衡，口服碳酸氢钠，使尿液保持碱性，防止血红蛋白在肾小管内沉积。贫血较轻者不需要输血，去除诱因后溶血大多于 1 周内自行停止。严重贫血时，可输给 G – 6 – PD 正常的红细胞 1 ～ 2 次。应密切注意肾功能，如出现肾衰竭，应及时采取有效措施。

新生儿黄疸可用蓝光治疗，个别严重者应考虑换血疗法，防止胆红素脑病的发生。

【预防】

在 G – 6 – PD 缺陷的高发地区，应进行群体 G – 6 – PD 缺乏症的普查；已知 G – 6 – PD 缺乏者应避免进食蚕豆及其制品，忌服有氧化作用的药物，并加强对各种感染的防治。

二、地中海贫血

地中海贫血（thalassemia），又称珠蛋白生成障碍性贫血，是一组遗传性血红蛋白病，其共同特点是珠蛋白基因的缺陷使一种或几种珠蛋白肽链合成减少或不能合成，导致血红蛋白的组成成分改变。缘于基因缺陷的复杂性与多样性，使缺乏的珠蛋白链类型、数量及临床症状变异性较大。本病以地中海流域国家和东南亚各国多见。在我国，广东、广西、海南、贵州、四川等地为高发地区，北方地区少见。

【病因和发病机制】

正常人血红蛋白（Hb）中的珠蛋白含有四种肽链，即 α、β、γ、和 δ。根据珠蛋白肽链组合的不同形成三种血红蛋白，即 HbA（α2β2）、HbA2（α2δ2）和 HbF（α2γ2）。HbA 是成人红细胞中的主要血红蛋白，约占 Hb 中的 95%，HbA2 约占成人 Hb 中的 2%。HbF 是胎儿期和早期新生儿期的主要血红蛋白，出生时约占新生儿 Hb 中的 70%，2 个月后将至 50%，1 岁时不超过 5%，2 岁时即将至正常成人水平（0～2%）。当遗传缺陷，珠蛋白基因发生突变，致珠蛋白肽链合成障碍，根据合成受抑制的珠蛋白肽链的不同，分为 α、β、δβ 和 δ 等 4 种地中海贫血。其中，以 α 和 β 地中海贫血较为常见。

1. β 地中海贫血　人类 β 珠蛋白基因簇位于 11p1.2。β 地中海贫血（β 地贫）的发生主要是由于基因的点突变，少数为基因缺失。基因缺失和有些点突变可致 β 链的生成完全受抑制，称为 β^0 地贫；有些点突变使 β 链的生成部分受抑制，则称为 β^+ 地贫。

β 地贫基因突变较多，迄今已发现的突变类型达 200，国内已报道 40 余种。β 地贫的遗传缺陷具有高度异质性，其中热点突变有 5 种，约占突变类型的 90% 以上：①CD41/42（-TCTT），约占 45%；②IVS-2-654（C→T），约占 24%；③CD17（A→T）；约占 14%；④TATA box-28（A→G），约占 9%；⑤CD71/72（+A），约占 2%。

（1）重型 β 地贫：β^0 或 β^+ 地贫的纯合子或 β^0 与 β^+ 地贫双重杂合子，因 β 链生成完全或几乎完全受到抑制，以致含有 β 链的 HbA 合成减少或消失，而多余的 α 链则与 γ 链结合而成为 HbF（α2γ2），使 HbF 明显增加。由于 HbF 的氧亲合力高，致患者组织缺氧。过剩的 α 链沉积于幼红细胞和红细胞中，形成 α 链包涵体附着于红细胞膜上而使其变僵硬，在骨髓内大多被破坏而导致"无效造血"。部分含有包涵体的红细胞虽能成熟并被释放至外周血，但当它们通过微循环时就容易被破坏；这种包涵体还影响红细胞膜的通透性，从而导致红细胞的寿命缩短。因此，患儿在临床上呈慢性溶血性贫血。贫血和缺氧刺激红细胞生成素的分泌量增加，促使骨髓增加造血，因而引起骨骼的改变。贫血使肠道对铁的吸收增加，加上在治疗过程中的反复输血，使铁在组织中大量贮存，导致含铁血黄素沉着症。

（2）轻型 β 地贫：β^0 或 β^+ 地贫的杂合子状态，β 链的合成仅轻度减少，故其病理生理改变极轻微。

（3）中间型 β 地贫：一些 β^+ 地贫的双重杂合子和某些地贫的变异型纯合子，或两种不同变异型珠蛋白生成障碍性贫血的双重杂合子状态，其病理生理改变介于重型和轻型之间。

2. α 地中海贫血　人类 α 珠蛋白基因簇位于 16p13.3。每条染色体各有 2 个 α 珠蛋基因，一对染色体共有 4 个 α 珠蛋白基因。大多数 α 地中海贫血（α 地贫）是由于 α 珠蛋白基因的缺失所致，少数由基因点突变造成。若仅是一条染色体上的一个 α 基因缺失或缺陷，则 α 链的合成部分受抑制，称为 α^+ 地贫；若每一条染色体上的 2 个 α 基因均缺失或缺陷，称为 α^0 地贫。

目前报道的 α 地贫基因突变约 80 余种，突变类型主要为点突变和缺失突变。最常见点突变类型是 Hb Constant Spring（Hb CS）和 Hb Quong Sze；缺失突变则以 -SEA、$-\alpha^{3.7}$ 和 $-\alpha^{4.2}$ 常见。

（1）重型 α 地贫：α^0 地贫的纯合子状态，其 4 个 α 珠蛋白基因均缺失或缺陷，以致完全

无 α 链生成，因而含有 α 链的 HbA、HbA2 和 HbF 的合成均减少。患者在胎儿期即发生大量 γ 链合成 γ4（Hb Bart's）。Hb Bart's 对氧的亲合力极高，造成组织缺氧而引起胎儿水肿综合征。中间型和 α 地贫是 $α^0$ 和 $α^+$ 地贫的杂合子状态，是由 3 个 α 珠蛋白基因缺失或缺陷所造成，患者仅能合成少量 α 链，其多余的 β 链即合成 HbH（β4）。HbH 对氧亲合力较高，又是一种不稳定血红蛋白，容易在红细胞内变性沉淀而形成包涵体，造成红细胞膜僵硬而使红细胞寿命缩短。

（2）轻型 α 地贫：$α^+$ 地贫纯合子或 $α^0$ 地贫杂合子状态，它仅有 2 个 α 珠蛋白基因缺失或缺陷，故有相当数量的 α 链合成，病理生理改变轻微。

（3）静止型 α 地贫：$α^+$ 地贫杂合子状态，它仅有一个 α 基因缺失或缺陷，α 链的合成略为减少，病理生理改变非常轻微。

【临床表现和实验室检查】

1. β 地中海贫血　根据病情轻重的不同，分为以下 3 型。

（1）重型：又称 Cooley 贫血。患儿出生时无症状，3～12 个月开始出现慢性进行贫血、肝脾肿大、黄疸、发育不良，常伴有轻度黄疸，症状随年龄增长而日益明显。骨髓造血功能亢进、骨髓腔变宽、皮质变薄，先发生于掌骨，以后为长骨和肋骨，1 岁后颅骨改变明显，出现头颅增大、前额突出、两颊突出、眼距增宽、马鞍鼻，形成地中海贫血的特殊面容（图 14-1）。

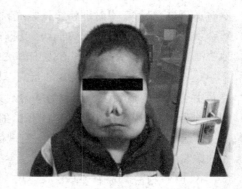

图 14-1　地中海贫血特殊面容

（2）轻型：患者无症状或轻度贫血，脾不大或轻度肿大。本病易被忽视，一般在调查家族史时发现。

（3）中间型：多于幼童期出现症状，其临床表现介于轻型和重型之间，中度贫血，脾脏轻度或中度肿大，黄疸可有可无，骨骼改变较轻。

2. α 地中海贫血

（1）静止型和轻型：患者无症状。

（2）中间型：又称血红蛋白 H 病。患儿出生时无明显症状；婴儿期以后逐渐出现贫血、疲乏无力、肝脾肿大、轻度黄疸；年龄较大者可出现类似重型 β 地贫的特殊面容。

（3）重型：又称 Hb Bart's 胎儿水肿综合征。胎儿常于 30～40 周时流产、死胎或娩出后半小时死亡，胎儿呈重度贫血、黄疸、水肿、肝脾大、腹水、胸腔积液。

【实验室检查】

1. β 地中海贫血

（1）重型：外周血象呈小细胞低色素性贫血，红细胞大小不等，中央浅染区扩大，可见靶形红细胞（图 14-2）和红细胞碎片；网织红细胞增多，出现较多有核红细胞。骨髓象呈红细胞系统增生明显活跃，以中、晚幼红细胞占多数，成熟红细胞改变与外周血相同。红细胞渗透脆性明显减低。HbF 含量明显增高，大多 >0.40，是诊断重型 β 地贫的重要依据。颅骨 X 线片可见颅骨内外板变薄，板障增宽，在骨皮质间出现垂直短发样骨刺。

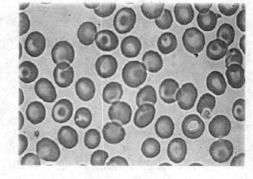

图 14-2　靶形红细胞

（2）轻型：成熟红细胞有轻度形态改变，红细胞渗透脆性正常或减低，血红蛋白电泳显示 HbA2 含量增高（0.035～0.060），是本型的特点。

HbF 含量正常。

（3）中间型：外周血象和骨髓象的改变如重型，红细胞渗透脆性减低，HbF 含量为 0.40 ~ 0.80，HbA2 含量正常或增高。

2. α 地中海贫血

（1）静止型：红细胞形态正常，出生时脐带血中 Hb Bart's 含量为 0.01 ~ 0.02，但 3 个月后即消失。

（2）轻型：红细胞形态有轻度改变，可见靶形红细胞；红细胞渗透脆性降低；变性珠蛋白小体阳性；HbA2 和 HbF 含量正常或稍低。患儿脐血 Hb Bart's 含量为 0.034 ~ 0.140，于生后 6 个月时完全消失。

（3）中间型：外周血象和骨髓象的改变类似重型 β 地贫；红细胞渗透脆性减低；变性珠蛋白小体阳性；HbA2 及 HbF 含量正常。出生时血液中含有 Hb Bart's 约 0.25 及少量 HbH；随年龄增长，HbH 逐渐取代 Hb Bart's，其含量为 0.024 ~ 0.44。包涵体生成试验阳性。

（4）重型：外周血成熟红细胞形态改变如重型 β 地贫，有核红细胞计数和网织红细胞计数明显增高。血红蛋白中几乎全是 Hb Bart's，或同时有少量 HbH，无 HbA、HbA2 和 HbF。

【诊断】

根据临床特点和实验室检查，结合阳性家族史，一般可作出诊断。对于少见类型和各种类型重叠所致的复合体则非常复杂，临床表现各异，仅根据临床特点和常规实验室血液学检查无法诊断。血红蛋白电泳检查是诊断本病的必备条件，但输血治疗后可影响检查结果，必要时可进行基因检查确诊。

【治疗】

轻型地贫无需特殊治疗。中间型和重型地贫应采取下列一种或数种方法治疗。其中，规范性终身输血和祛铁治疗是重型地贫的关键性治疗措施。对于重型地贫，如有 HLA 相合的同胞供者可选择接受造血干细胞移植，脾切除术为姑息的治疗手段。

1. 一般治疗 注意休息和营养，积极预防感染。适当补充叶酸和维生素 B$_{12}$。

2. 红细胞输注 输血是治疗本病的主要措施。少量输注法仅适用于中间型 α 和 β 地贫，不主张用于重型 β 地贫。对于重型 β 地贫应从早期开始给予中、高量输血，以使患儿生长发育接近正常和防止骨骼病变。其方法是：先反复输注浓缩红细胞，使患儿血红蛋白含量达 120 ~ 150g/L；然后每隔 2 ~ 4 周输注浓缩红细胞 10 ~ 15ml/kg，使血红蛋白含量维持在 90 ~ 105g/L 以上。但本法容易导致含铁血黄素沉着症，故应同时给予铁螯合剂治疗。

3. 铁螯合剂 常用去铁胺，可以增加铁从尿液和粪便排出，但不能阻止胃肠道对铁的吸收。通常在规则输注红细胞 1 年或 10 ~ 20U 后进行铁负荷评估，如有铁超负荷（SF > 1000μg/L），则开始应用铁螯合剂。维生素 C 与螯合剂联合应用可加强去铁胺从尿中排铁的作用。

4. 脾切除 对血红蛋白 H 病和中间型 β 地贫的疗效较好，对重型 β 地贫效果差。脾切除可致免疫功能减弱，应在 5 ~ 6 岁以后施行并严格掌握适应证。

5. 造血干细胞移植异基因 异基因造血干细胞移植是目前根治重型 β 地贫的唯一方法。如有 HLA 相配的造血干细胞供者，应作为治疗重型 β 地贫的首选方法。

6. 基因活化治疗 应用化学药物可增加 γ 基因表达或减少 α 基因表达，以改善 β 地贫的症状。已用于临床的药物有羟基脲、5 - 氮杂胞苷（5 - AZC）、阿糖胞苷、异烟肼等，目前正在研究中。

【预防】

开展人群普查和遗传咨询、作好婚前指导以避免地贫基因携带者之间联姻，对预防本病有重要意义。采用基因分析方法进行产前诊断，可在妊娠早期对重型 β 和 α 地贫胎儿作出诊断并及时终止妊娠，以避免胎儿水肿综合征的发生和重型 β 地贫患者出生，是目前预防本病行之有效的方法。

第四节　出血性疾病

临床讨论

临床案例　患儿，男，6 岁，因"牙齿脱落后流血不止"至医院就诊。否认出血性疾病家族史。查体：上切牙脱落处持续渗血，全身皮肤无瘀点及瘀斑，肝、脾不大。血常规：血小板正常。凝血功能：PT 正常，APTT 延长。

问题　该患儿可能是什么病？需补充哪方面的病史及实验室检查，应该与哪些疾病相鉴别？

出血性疾病（hemorrhagic disorders）是由于先天性或获得性止血机制异常所致的自发性出血、轻微损伤后出血过多或出血不止为特征的一组疾病的总称。

【病因】

出凝血疾病的病因主要有微血管壁异常、血小板质和量改变、凝血功能障碍三方面。常见病因如下。

（一）微血管壁异常

1. 先天性或遗传性　如遗传性毛细血管扩张症、家族性单纯性紫癜、先天性结缔组织病等。

2. 获得性

（1）感染：如败血症。

（2）过敏：如过敏性紫癜。

（3）化学物质及药物：如药物性紫癜。

（4）营养不良：如维生素 C、B_3 缺乏症。

（5）代谢及内分泌障碍：如糖尿病，库欣病。

（6）其他：如结缔组织病、动脉硬化、机械性紫癜、体位性紫癜等。

（二）血小板质和量的改变

1. 血小板数量异常

（1）血小板减少：①生成减少：如再生障碍性贫血、白血病、放化疗后骨髓抑制；②破坏过多：多与免疫有关，如原发性血小板减少性紫癜（ITP）；③消耗过度：如弥散性血管内凝血（DIC）；④分布异常：如脾功能亢进等。

（2）血小板增多：①原发性：原发性出血性血小板增多症；②继发性：如切脾后等。

2. 血小板功能异常

（1）先天性：巨血小板综合征、血小板无力症、α 颗粒缺乏、致密体缺乏等。

（2）获得性：①药物：阿司匹林、双嘧达莫、吲哚美辛、奎宁、保泰松等；②非药物：病毒、肿瘤、尿毒症、骨髓增生异常综合征。

（三）凝血功能异常

1. 先天性或遗传性

（1）血友病 A、B 及遗传性 FXI 缺乏症。

（2）遗传性凝血酶原、FⅤ、Ⅶ、Ⅹ 缺乏症，遗传性纤维蛋白原缺乏及减少症，遗传性 F

XIII缺乏及减少症。

2. 获得性

（1）肝病性凝血障碍。

（2）维生素缺乏症。

（3）尿毒症性凝血障碍等。

【诊断】

出血性疾病的诊断简单可概述为三步：第一步确定是否为出血性疾病，第二步明确是何种原因引起的出血，第三步确立最后诊断。

出血性疾病的正确诊断与临床上其他疾病的诊断一样，必须依靠详细的病史、体格检查级实验室辅助检查综合考虑作出诊断，但多数患者最终以实验室检查结果作为诊断的主要依据。

1. 病史

（1）出血史：注意询问出血时年龄、部位及出血的性质。一般来说，自幼开始出血，多为遗传性疾病所致，而成年后的出血多为获得性疾病所致。

（2）出血诱因和程度：皮肤、黏膜的自发性出血提示血管或血小板质/量的异常；轻微外伤或小手术后出血不止多提示凝血功能异常。

（3）基础疾病：肝脏、肾脏、结缔组织疾病、严重的细菌/病毒感染等可引起继发性出血。

（4）药物史：不少药物可损伤血管壁，影响血小板功能，常见的药物如阿司匹林、肝素、华法林、双嘧达莫等。

（5）家族史：家族中已有同样患者，提示为遗传性疾患，如：X－连锁隐性遗传者多见于血友病A或血友病B，而常染色体显性遗传者常见于血管性血友病、遗传性毛细血管扩张症、巨大血小板综合征等。此外，还应注意询问有无近亲结婚史。

2. 体格检查

（1）出血体征：应注意出血的部位、性质及程度。其中以过敏性紫癜的皮疹最具特征性，呈现为四肢高出皮面、对称性分布的紫癜；皮肤散在分布的针尖大小出血点多为血小板减少性紫癜；而关节、肌肉血肿多见于血友病。

（2）相关疾病的体征：伴有全身浅表淋巴结及肝脾肿大者多提示血液系统恶性肿瘤，如白血病、恶性淋巴瘤等；伴有脾脏明显增大者应警惕肝硬化、门静脉海绵样变、溶血性贫血等疾病引起的脾功能亢进；伴有唇、舌及面颊部血管痣者应注意是否为遗传性毛细血管扩张症。

3. 实验室检查

（1）初筛试验：①血管壁或血小板异常：血小板计数及出血时间（BT）对于评价血管壁及血小板功能有一定价值。②凝血异常：通常首选凝血功能筛查，初步了解是凝血过程中哪一阶段的异常。

出凝血性疾病的筛选试验见表14－3。

表14－3 出血性疾病的筛选试验

血小板计数	出血时间	血块退缩试验	束臂试验	凝血时间	提示诊断	进一步检查
正常	正常	完全	＋	正常	血管异常	毛细血管镜
正常	延长	不良	＋	正常	血小板功能异常	血小板功能检查
增多/减少	延长	不良	＋	正常	血小板数量异常	骨髓检查
正常	正常	完全	－	延长	凝血因子缺乏	凝血功能筛查及因子活性测定
减少	延长	不良	＋	延长	DIC	3P试验及FDP测定

（2）确诊检查：①血管异常：毛细血管镜，内皮因子检测；②血小板功能检测：血小板形态、血小板粘附、聚集功能检测；③血小板抗体测定；④凝血因子活性测定；⑤凝血因子抑制物检测；⑥纤溶异常：3P试验，FDP检测；⑦家系分析（检出携带者；高危胎儿产前诊断）；⑧基因诊断（直接、间接）。

一、免疫性血小板减少症

原发性免疫性血小板减少症（primary immune thrombocytopenia，ITP）是儿童时期最常见的出血性疾病，发病率约为（4.1～9.3）/100 000，70%～80%的患儿能够在6个月内自发缓解，25%～30%的患儿在6～12月可自发缓解。

【病因和发病机制】

ITP的病因与发病机制迄今尚未完全明确，研究显示其主要机制为免疫机制介导的外周血小板破坏增加和生成障碍，使血小板生成的速度滞后与血小板破坏的速度所致。80%的ITP患儿在发病前3周左右有病毒感染史，多为上呼吸道感染，目前发现与ITP有关的病毒有EB病毒、巨细胞病毒、水痘－带状疱疹病毒、人类细小病毒B19、乙型肝炎病毒、腺病毒、风疹病毒及人类免疫缺陷病毒（HIV）等多种。病毒感染后使机体产生相应的抗体，血清中血小板相关抗体（PAIgG）含量增高，这类抗体可与血小板膜发生交叉反应，形成的抗原－抗体复合物可附着于血小板表面，使血小板易被单核－巨噬细胞系统吞噬和破坏，使血小板的寿命缩短，导致血小板减少。另一方面，血小板和巨核细胞有共同抗原性，抗血小板抗体同样作用于骨髓中巨核细胞，导致巨核细胞成熟障碍，巨核细胞生成和释放均受到严重影响，使血小板进一步减少。此外，辅助性T细胞（Th）和细胞毒T细胞（CTL）的活化及相关细胞因子紊乱也参与了ITP的抗体产生和血小板破坏过程。

【临床表现】

目前根据持续时间把ITP分为新诊断ITP（病程＜3个月）、持续性ITP（病程3～12个月）和慢性ITP（病程≥12个月）。

急性发作的广泛皮肤瘀斑和紫癜是儿童ITP典型的临床表现。新诊断的ITP患儿中，多数缺乏出血表现或仅表现轻微。严重的内脏出现并不多见，仅有4%ITP患儿有明显的出血症状，如鼻出血、消化道出血；发生危及生命的颅内出血仅为0.1%～0.5%。如果没有严重的内脏出血，一般不伴面色苍白等贫血的表现。

儿童ITP严重程度常取决于血小板数量、出血表现和对日常生活影响等方面，临床出血程度尤其是黏膜出血比血小板数量更能反映其严重性（表14－4）。

表14－4　出血程度分级

	出血程度分级标准
1级	微小出血：少量瘀点（全身≤100个）和（或）≤5个小瘀斑（直径≤3cm）；无黏膜出血
2级	轻度出血：较多瘀点（全身＞100个）和（或）＞5个小瘀斑（直径＞3cm）；无黏膜出血
3级	中度出血：明显的黏膜出血，影响生活质量
4级	重度出血：严重黏膜出血或可疑内脏出血

【实验室检查】

1. 血常规　血小板计数不同程度地减少，血小板大小及形态异常。一般无明显白细胞减少和血红蛋白降低。白细胞和红细胞的数量和形态有助于鉴别继发性血小板减少。

2. 骨髓检查　主要是巨核细胞系的改变。①骨髓巨核细胞数量增加或正常，伴成熟障碍，能产生血小板的巨核细胞数量明显减少或缺乏。②突出变化是巨核细胞的核浆成熟不平衡，胞质中颗粒减少，并出现空泡、变性等。典型ITP无需骨髓检查，骨髓检查的目的是排除其他造血系统疾病。

3. 血小板抗原膜特异性抗体测定 单克隆抗体特异性俘获血小板抗原实验法，特异性和敏感性较高，有助于鉴别免疫性与非免疫性血小板减少。

4. 血小板寿命测定 经放射性核素^{51}Cr或^{111}In标记血小板测定其寿命，发现血小板存活时间明显缩短，甚至只有数小时（正常为8~10天），一般不作为常规检查。

【诊断】

ITP的诊断主要依据临床出血征象、血小板计数减少、脾脏无肿大、骨髓巨核细胞具有质与量的改变及抗血小板抗体检查。2013年中华医学会儿科学分会血液学组发表《儿童原发性免疫性血小板减少症诊疗建议》，提出诊断标准。

（1）至少两次血常规检测，仅血小板计数 $< 100 \times 10^9$，血细胞形态无异常。

（2）皮肤出血点、瘀斑和（或）黏膜、脏器出血等临床表现。

（3）一般无脾脏肿大。

（4）须排除其他继发性血小板减少症。

【鉴别诊断】

ITP的诊断没有金标准，需要排除其他可能引起血小板减少的疾病。

1. 婴幼儿时期需排除遗传性血小板减少症，如威斯科特-奥尔德里奇综合征（Wiskott-Aldrich syndrome）等。遗传性血小板减少症是一个复杂的临床症候群，极易被漏诊或误诊为ITP，从而接受糖皮质激素甚至免疫抑制剂治疗。出现下列情况应考虑为遗传性血小板减少症：①出生后即出现血小板减少；②很长时间内血小板计数稳定；③家族史，如父母、兄弟姐妹等有血小板减少史；④外周血涂片可见体积巨大或小的血小板；⑤对ITP常规治疗如糖皮质激素、静脉注射免疫球蛋白等治疗无反应。

2. 年长儿需排除范可尼综合征、血管性血友病、系统性红斑狼疮、急性白血病、再生障碍性贫血、骨髓增生异常综合征等。

【治疗】

儿童ITP多为自限性，因此，国内外专家的共同观点认为：ITP治疗的主要目的是提供安全的血小板计数以预防大出血，而不是将血小板提高至正常水平。决定治疗方案时不应根据血小板数量，而应考虑综合因素：出血症状（程度）、血小板计数、药物治疗副作用、心理因素及生活方式。但是，至目前为止还普遍存在的倾向是根据血小板计数进行治疗而不是根据患儿的症状来进行治疗。结合我国国情，中华医学会儿科学分会血液学组在"儿童原发性免疫性血小板减少症诊疗建议"提出：血小板计数 $\geq 20 \times 10^9/L$，无活动性出血表现，可先观察随访，不予治疗；血小板计数 $< 20 \times 10^9/L$ 和（或）伴有活动性出血，一般无需血小板输注，可采用药物治疗。

1. 一般疗法 适当限制活动，避免外伤；有或疑有细菌感染者，酌情使用抗感染治疗；避免应用影响血小板功能的药物，如阿司匹林等；慎重预防接种。

2. 一线治疗

（1）糖皮质激素：常用泼尼松剂量从 1.5~2mg/（kg·d）开始（最大剂量不超过60mg/d），分次口服，血小板计数 $\geq 100 \times 10^9/L$ 后稳定1~2周，逐渐减量至停药，一般疗程4周。也可用等效剂量的其他糖皮质激素制剂代替。糖皮质激素治疗4周，仍无反应，说明治疗无效，应迅速减量至停用。

（2）免疫球蛋白（IVIg）：常用剂量400mg/（kg·d）×（3~5）天；或0.8~1.0g/（kg·d），用1天或连用2天，必要时可以重复使用。

（3）抗-D免疫球蛋白：用于Rh（D）阳性的ITP患儿，提升血小板作用明显。用药后可见轻度血管外溶血。常用剂量 50 ~ 75μg/（kg·d）×（1 ~ 3）天。

3. 二线治疗 对一线治疗无效病例需对诊断再评估，进一步排除其他疾病。然后根据病情酌情应用以下二线治疗。

（1）药物治疗

1）大剂量地塞米松：地塞米松 0.6mg/（kg·d），连用 4 天，每 4 周 1 个疗程，酌情使用4 ~ 6 个疗程。大剂量激素冲击治疗同样也可用于 ITP 患儿的紧急治疗及脾切除替代治疗，或脾切后效果欠佳 ITP 患儿的治疗。

2）抗 CD20 单克隆抗体（Rituximab，利妥昔单抗）：标准剂量方案：$375mg/m^2$，静脉滴注，每周 1 次，共 4 次；小剂量方案：$100mg/m^2$，每周 1 次，共 4 次。一般在首次注射 4 ~ 8 周内起效。

3）促血小板生成剂：对严重出血，一线治疗无效可选用。

重组人血小板生成素（TPO）：剂量 1.0μg/（kg·d）×14d，观察疗效。该药儿童应用副作用轻微，患儿可耐受。

血小板生成素受体激动剂：首次应用从 1μg/kg 每周 1 次皮下注射开始，若血小板计数 $<50×10^9/L$ 则每周增加 1μg/kg，最大剂量 10μg/kg。若持续 2 周血小板计数 $≥200×10^9/L$，开始每周减量 1μg/kg。血小板计数 $≥400×10^9/L$ 时停用。若最大剂量应用 4 周，血小板计数不升，视为无效，停药。

4）免疫抑制剂及其他治疗：常用药物包括硫唑嘌呤、长春新碱、环孢素 A 及干扰素等，可酌情选择。免疫抑制剂治疗儿童 ITP 的疗效不肯定，不良反应较多，应慎重选择。

（2）脾切除术：应严格掌握适应证，尽可能地推迟切脾时间。在脾切除前，必须对 ITP 的诊断重新评价，骨髓巨核细胞数量增多者方可考虑脾切除术。

脾切除指征：①经正规治疗，仍有危及生命的严重出血或急需外科手术者；②病程 >1 年，年龄 >5 岁，且有反复严重出血，药物治疗无效或依赖大剂量糖皮质激素维持（ >30mg/d）；③病程 >3 年，血小板计数持续 $<30×10^9/L$，有活动性出血，年龄 >10 岁，药物治疗无效者；④有使用糖皮质激素的禁忌证。

二、血友病

血友病（hemophilia）是一种 X 染色体连锁的隐性遗传性出血性疾病，可分为血友病 A（凝血因子Ⅷ缺陷症）和血友病 B（凝血因子Ⅸ缺陷症）两型，其发病率分别为活产男婴的 1/10，000 ~ 1/5,000 和 1/30,000 ~ 1/25,000，无明显地区和种族差异，以血友病 A 较为常见（占80% ~ 85%）。临床特征为关节、肌肉、内脏和深部组织自发性或轻微外伤后出血不止，常在儿童期起病。

【病因和发病机制】

血友病 A 致病基因定位于 X 染色体，呈 X 连锁隐性遗传。70% 的血友病 A 有阳性家族史，30% 的病例是由于基因突变。Ⅷ因子基因定位于 Xq28，大小约 186kb，由 26 个外显子及 25 个内含子组成，编码 2351 个氨基酸，已发现缺失型突变（包括错义、无义及移码）共约 46 种以上。

血友病 B 也呈 X 连锁隐性遗传，但血友病 B 有明显家族史者少，故此基因有高度的自发性突变率，使女性 X 染色体的一条随机地无作用，不活化。Ⅸ因子基因定位于 Xq27.1，大小约 34kb，由 8 个外显子组成。已鉴定出的突变有 100 中之多（部分缺失及全缺失者 30 种，其余为各种类型点突变）。

因子Ⅷ和Ⅸ缺乏均可使凝血过程中第一阶段种的凝血活酶生成减少，引起血液凝固障碍，导致出血倾向。

【临床表现】

绝大多数为男童，临床特点为延迟、持续而缓慢的渗血。发病的早晚、出血频度、症状轻重与凝血因子活性水平相关。出血在各个部位都可能发生，以关节最为常见，肌肉出血次之，内脏出血少见，但病情常较重。

1. 轻型血友病 极少有出血，常由明显外伤引起或在外科手术前常规检查或创伤后非正常出血才被发现。部分女性携带者患儿由于其因子水平可处于轻度血友病水平，也表现为与轻型血友病男性患儿相同的出血表现。

2. 中、重型血友病 重型血友病患儿疾病演变过程为：首次出血常为学步前皮肤、软组织青斑、皮下血肿；走路后关节、肌肉出血开始发生，若此时无有效替代治疗，关节出血常反复发生，学龄期后逐步形成血友病关节病，最终致残。在我国，中型血友病患儿由于经常没有接受替代治疗也常表现为此过程。

【实验室检查】

1. 筛选试验 血小板计数（PLT）、内源性凝血试验（活化的部分凝血活酶时间，APTT）、外源性途径凝血试验（凝血酶原时间，PT）、纤维蛋白原（Fib）或凝血酶时间（TT）、出血时间（BT）、血小板聚集试验（PAgT）等。血友病患儿除 APTT 延长外，其他试验均正常。

2. 确诊试验 因子Ⅷ促凝活性（FⅧ：C）测定和因子Ⅸ活性（FⅨ：C）测定可以分别确诊血友病 A 和血友病 B，并对血友病进行临床分型（表 14-5）。

表 14-5 血友病 A/B 临床分型

临床分型	因子活性水平	出血症状
重型	<1%	肌肉或关节自发性出血、血肿
中型	1%~5%	小手术/外伤后可有严重出血，偶有自发出血
轻型	>5%~40%	手术或外伤可致非正常出血

3. 基因诊断 主要用携带者检测和产前诊断。产前诊断可在妊娠 8~10 周进行绒毛膜活检确定胎儿的性别，以及通过胎儿的 DNA 检测致病基因；妊娠 15 周左右可行羊水穿刺急性基因诊断。

【诊断】

诊断时需综合考虑家族史、临床病史和实验室检查结果。本病是 X 连锁隐性遗传性出血性疾病，多大多数患儿是男性，女性罕见，通过详细询问出血病史、家族史（如果无家族史也不能除外）、临床表现和实验室检查可以明确诊断。

【鉴别诊断】

1. 血管性血友病（vWD） vWD 是常染色体显性遗传性疾病，常见的临床症状是皮肤和黏膜出血，如鼻衄，手术或拔牙后出血难止以及青春期女性患儿月经过多等。由于 vWD 患者的出血病史和临床症状无特异性，因此，vWD 的诊断依赖于实验室检查，主要通过 VWF：Ag、瑞斯托霉素辅因子活性、FⅧ：C 等检查确诊。

2. 获得性凝血因子缺乏 常见于维生素 K 依赖性凝血因子缺乏、肝功能衰竭和弥散性血管内凝血。常有诱因，病程短，实验室检查可见 PT、APTT 具有延长。

3. 获得性血友病 由于体内产生抑制 FⅧ 的特异性自身抗体而引起的出血病。多于成年发病，男女均可发病，既往无出血史，无阳性家族史，常表现为软组织血肿，很少有关节畸形。

【治疗】

(一) 替代治疗

替代治疗是血友病目前最有效的止血治疗方法。其目的是将患者所缺乏的因子提高至止血水平，以治疗或预防出血。

1. 按需治疗 即在有出血表现是输入相应的凝血因子制品。

（1）治疗原则：早期，足量，足疗程。

（2）制剂选择：血友病 A 首选 FⅧ浓缩制剂或基因重组 FⅧ，其次可选择冷沉淀（1U 冷沉淀通常含有 FⅧ 80～100U）；血友病 B 首选 FⅨ浓缩制剂或基因重组 FⅧ或凝血酶原复合物。如上述制剂均无法获得，可选择新鲜冰冻血浆（每 ml 新鲜冰冻血浆含 FⅧ和 FⅨ 1U），输注量约≤10ml/（kg·次）。

（3）治疗剂量及疗程

血友病 A：FⅧ体内的半衰期为 8～12 小时，输注 1U/kg 可使血浆 FⅧ水平提高 2%。首次需要量 =（需要达到的浓度 – 基础浓度）×体重（kg）×0.5；每 8～12 小时输注首剂一半，直到出血停止或伤口结痂，见表 14－5。

血友病 B：FⅨ体内的半衰期为 18～24 小时，输注 1U/kg 可提高血浆 FⅨ水平 1%。首剂需要量 =（需要达到的浓度 – 基础浓度）×体重（kg）；每 12～24 小时输注首剂一半，直到出血停止或伤口结痂每 12～24 小时输注一次，严重出血或手术则仍需 12 小时一次（表 14－6）。

表 14－6 不同出血程度与治疗欲达到因子水平和疗程

出血程度	欲达因子水平（%）	疗程（天）
极重度（颅内出血）及大手术	60～80	10～14
重度（威胁生命出血：包括消化道、腹腔、咽喉、髂腰肌等）	40～50	7～10
中度（关节、非危险部位肌肉等出血）	30～40	5～7
轻度（皮下、非危险部位软组织等出血）	20～30	3～4

2. 预防治疗 有规律地输入凝血因子，保证血浆中的因子（FⅧ：C/FⅨ：C）长期维持在一定水平，从而减少反复出血、致残，力争患儿能够健康成长。一级预防：婴幼儿在确诊后第 1～2 次出血时或 2 岁前即开始实施预防治疗。二级预防：患儿有明显靶关节出血或关节损害后，才开始预防治疗。

（1）预防治疗方式

临时预防（单剂预防）：在预计可能诱发出血的事件前，单一剂量保护性注射凝血因子制品。

短期预防法：在一段时期内（1～3 个月），定期注射凝血因子，以阻止"靶关节"反复出血的恶性循环或严重出血事件，防止损伤加重或延缓并发症的发生。

长期预防（持续预防）：长期定期使用凝血因子制品，尽可能减少出血，以保证患儿维持接近正常同龄儿的健康生活。

（2）预防治疗方案

血友病 A：标准剂量：每次浓缩 FⅧ 25～40U/kg，每周 3 次或隔日 1 次。根据我国目前经济现状和治疗条件，目前部分医疗中心采用了小剂量治疗方案，即每次浓缩 FⅧ 10U/kg，每周 2 次。

血友病 B：标准剂量：每次浓缩 FⅨ 25～40U/kg，每周 2 次。小剂量治疗方案：每次浓缩 FⅨ或凝血酶原复合物 20U/kg，每周 1 次。

（二）辅助治疗

1. RICE 原则 急性出血时执行，在没有因子的情况下也可部分缓解关节和肌肉出血。

休息（rest）：避免受伤的肢体活动。

冷敷（ice）：湿毛巾包冰块或冰袋敷 5 分钟，停 20 分钟，可反复，减少疼痛与出血。

压迫（compression）：可以使用弹性绷带或弹力袜包扎关节或压迫肌肉。

抬高（elveation）：出血部位抬高至心脏高度以上，减少出血部位压力，减少出血。

2. 其他药物治疗

（1）抗纤溶药物：适合黏膜出血（如鼻、口腔出血、月经过多），换牙、拔牙出血，可漱口使用。但禁用于泌尿道出血，并避免与凝血酶原复合物同时使用。

（2）去氨加压素（DDAVP）：世界血友病联盟推荐轻型血友病 A 首选，适用于 >2 岁患儿，重型患儿无效。需进行预试验，有效患者（因子浓度升高 >30% 或较前上升 >3 倍）才可以在某些治疗（因子浓度提高范围内可治疗的出血）时使用，或在因子短缺的情况下同因子制品一起使用，减少因子制品的使用量。

（3）止痛药物：根据病情选用对乙酰氨基酚和（弱、强）阿片类药物，禁用阿司匹林和其他非甾体类抗炎药。

（4）激素：达那唑、肾上腺糖皮质激素可减轻出血引起的局部疼痛和炎症反应，不宜长期应用。

3. 物理治疗和康复训练 促进肌肉、关节积血吸收，消炎消肿，维持正常肌纤维长度，维持和增强肌肉力量，维持和改善关节活动范围。非出血期积极、适当运动对维持身体肌肉的强壮并保持身体的平衡以预防出血至关重要。

【预防和管理】

根据本组疾病的遗传方式，应对患者的家族成员进行筛查，已确定可能的其他患者和携带者，通过遗传咨询，使他们了解遗传规律。对家族中的孕妇进行基因分析和产前诊断，如确定胎儿为血友病，可及时终止妊娠。

作为伴随终生的疾病，血友病影响患儿生长发育过程的方方面面，患儿的健康成长需要专业综合管理团队来保障。由儿科血液、理疗、心理、口腔、放射、感染及外科等多学科共同参与的协作组，在不同时期为患儿制定不同的治疗、护理计划，保证患儿的健康生长。

第五节　急性白血病

临床讨论

临床案例 患儿，女，3 岁 4 个月，因"发热、膝关节疼痛"至医院就诊。查体：面色苍白，全身皮肤无瘀点及瘀斑，颈部、腋下及腹股沟可扪及直径 0.5～1cm 大小淋巴结，肝肋下 3cm，脾肋下 2cm，双侧膝关节无红、肿及牙痛。血常规：白细胞 14×10^9/L，幼稚细胞 1%，血红蛋白 85g/L，血小板 64×10^9/L。

问题 该患儿可能是什么病？需补充哪些实验室检查，应该与哪些疾病相鉴别？

急性白血病（acute leukemia，AL）是儿童时期最常见恶性肿瘤，15 岁以下儿童白血病的发病率为（3～4）/10 万。由于造血干/祖细胞在分化过程的不同阶段发生分化阻滞、凋亡障碍和恶性增殖而引起的一组异质性的造血系统恶性肿瘤。

【病因】

白血病的病因目前仍尚未完全明确，目前公认的可能与遗传因素、病毒感染、化学因素、电离辐射等有关。

1. 遗传因素 小部分患儿白血病（<5%）与遗传因素直接相关。部分先天性疾病如范科尼贫血、唐氏综合征、Bloom 综合征及先天性免疫球蛋白缺乏症等白血病发病率均较高。

2. 病毒感染 已明确部分反转录病毒感染可导致白血病的发生，主要为 C 型的 RNA 肿瘤病毒。其中，人类 T 细胞白血病病毒（HTLV-1）是第一个被发现的可致人白血病的反转录病毒，它的感染可引起 T 淋巴细胞白血病。

3. 化学因素 在人类肿瘤（包括白血病）的发生中占有重要地位。有环境中的毒物或细胞毒性药物引起的继发性白血病多数为急性髓系白血病（AML），占 AML 总数的 10% ~ 30%。吸烟所产生的烟雾及劣质装修材料中均含有大量的苯及其衍生物，可能与苯的代谢产物苯醌选择性损伤 5、7 号染色体有关。

4. 电离辐射 电离辐射可引起 DNA 断裂，某些癌基因（如 $c-myc$ 基因和 ras 基因等）发生突变，在放射诱发白血病中起着重要作用。研究发现随着发射量的增加发生白血病的危险也相应增加。接受 X 线诊断、原子弹爆炸的人群幸存者中，白血病发生率均较正常人群明显增高。

【发病机制】

白血病的发病机制目前仍尚未完全阐明，大致可分为两个方面，即获得性遗传损伤，一方面可激活细胞的初始致癌基因或灭活肿瘤抑制基因（抗癌基因），二者均可导致肿瘤监控能力丢失使白血病细胞失控性增殖；另一方面，导致正常细胞凋亡受到抑制或阻断，白血病细胞不能正常凋亡而继续增殖。

1. "二次打击"学说 研究发现，宫内染色体易位导致的融合基因在正常新生儿中的发生率远高于白血病的发生率（10 ~ 100 倍），因此，仅有胎儿期染色体的易位不足以引起白血病，获得性的遗传性异常和生后暴露于致病因子（如感染）在白血病的发生中起着关键作用。

2. 原癌基因活化 人类和许多哺乳动物的染色体基因组中存在原癌基因，在正常情况下，其主要功能时参与调控细胞的增殖、分化和衰老死亡。当机体在致癌基因的作用下，原癌基因可发生点突变、染色体重排或基因扩增，转化为肿瘤基因，从而导致白血病的发生。

3. 抑癌基因失活 近年研究发现正常人体内存在抑癌基因，如 RB、$P53$、$P16$、$WT1$ 等，当这些抑癌基因发生突变、缺失等变异时，失去其抑癌活性，造成癌细胞遗传增殖而发病。

4. 细胞凋亡受抑 细胞凋亡是在基因调控下的一种细胞主动自我消亡过程，是人体组织器官发育中细胞清除的正常途径。当细胞凋亡受到抑制或阻断时，细胞没有正常凋亡而继续增殖导致突变。研究发现，急性白血病时抑制凋亡的基因（如 $Bcl-2$、$Bcl-XL$ 等）常高表达，而促进凋亡的基因（如 $P53$、Fax、Bax 等）表达降低或出现突变。因此，细胞凋亡受抑可能在白血病发病中起重要作用。

【分类和分型】

急性白血病的分类和分型对于诊断、治疗和预后均有意义。根据起源细胞种类的不同，可分为急性淋巴细胞白血病（ALL）和急性髓系白血病（AML）两大类，前者占儿童白血病的 70% ~ 85%。目前，国际上通常采用 MICM 分型（即形态学：M；免疫学：I；细胞遗传学 C；分子生物学：M）指导治疗和判断预后。

【临床表现】

起病急缓不一，可以起病隐匿，在数周至数月内逐渐进展，或起病急骤。临床表现无特异性，其临床症状和体征由骨髓衰竭或白血病细胞浸润所致。

1. 贫血 贫血常为白血病的首发症状，半数患者就诊时即有重度贫血。常见面色苍白、疲乏、困倦和软弱无力，呈进行性发展，与贫血严重程度相关。

2. 出血 半数以上患者以出血为早期表现，程度轻重不一，可遍及全身，表现为瘀点、瘀斑、鼻出血，牙龈出血和月经过多，眼底出血等。急性早幼粒细胞白血病常伴有弥散性血管内凝血（DIC）而出现全身广泛出血。

3. 发热 发热亦可为白血病患者的早期表现，主要与粒细胞缺乏所致的感染和白血病本身发热有关。多数患者在初诊时有程度不同的发热。

4. 白血病浸润

（1）淋巴结和肝脾肿大：ALL 较 AML 多见，肿大程度也较显著。

（2）骨骼和关节疼痛：常有胸骨下端压痛。白血病细胞浸润关节、骨膜或在髓腔内过度增殖可引起骨和关节痛，儿童多见。

（3）皮肤和黏膜病变：以急性单核细胞白血病和急性粒－单核细胞白血病较常见。白血病细胞浸润可表现为牙龈增生或肿胀，特异性皮肤损害表现为弥漫性斑丘疹、紫蓝色皮肤结节或肿块硬结等。

（4）中枢神经系统：ALL 多见，常无症状，可表现为头痛、头晕、烦躁，严重时出现呕吐、颈项强直、视盘水肿等。

（5）绿色瘤：又称粒细胞肉瘤或髓母细胞瘤，见于 AML，常累及骨、骨膜、软组织、淋巴结或皮肤形成绿色瘤，但以眼眶和鼻窦最常见。可表现为眼球突出、复视或失明。

（6）睾丸：白血病细胞浸润睾丸，在男性幼儿是仅次于中枢神经系统的髓外复发根源。主要表现为一侧无痛性肿大，常见于 ALL。

（7）其他：白血病细胞还可浸润心脏、呼吸道、消化道，但临床表现不多。肾脏浸润常见，可发生蛋白尿、血尿。约 10% ALL（多为 T 细胞型）患者可出现前纵隔浸润，引起上腔静脉压迫综合征。

【实验室检查】

1. 血象 可出现不同程度的贫血和血小板减少。白细胞计数可正常、增高或减低，并可见原始或幼稚细胞。

2. 骨髓象 骨髓检查是确立诊断和评定疗效的重要依据。原始细胞占全部骨髓有核细胞 ≥30%（FBA 分型标准）或 ≥20%（WHO 分型标准）。Auer 小体见于 AML。

3. 组织细胞化学 常用以下组织化学染色以协助鉴别细胞类型。

（1）过氧化物酶：在早幼阶段以后的粒细胞为阳性；幼稚及成熟单核细胞为阳性；淋巴细胞和浆细胞均为阴性；各类型分化较低的原始细胞均为阴性。

（2）碱性磷酸酶：主要存在于成熟阶段的中性粒细胞。类白血病反应时积分极度增高；急性粒细胞白血病时积分减低；急性淋巴细胞细胞白血病时积分多增高；急性单核细胞白血病一般正常或减低。

【诊断和鉴别诊断】

根据临床表现、外周血象和骨髓细胞学的检查，可作出初步诊断。由于发病早期症状不典型，特别是白细胞计数正常或减少者，外周血涂片不易找到幼稚细胞时，可使诊断发生困难。需与以下疾病进行鉴别：

1. 再生障碍性贫血 本病呈全血细胞减少；肝、脾及淋巴结无肿大；骨髓检查有核细胞增生低下，无幼稚细胞。低增生性白血病需与本病进行鉴别。

2. 传染性单核细胞增生症 本病可表现为发热，肝、脾及淋巴结肿大，外周血白细胞计数增高，并可见异型淋巴细胞，应注意与急性淋巴细胞白血病进行鉴别。本病呈自限性，血象多于 1 个月左右恢复正常，骨髓检查无幼稚细胞。

3. 类白血病反应 为造血系统对感染、中毒和溶血等刺激因素的一种反应，外周血白细胞增高，并可出现幼稚细胞。但是，白细胞可有中毒性颗粒和空泡，血红蛋白和血小板计数多正常，中性粒细胞碱性磷酸酶积分显著增高，原发疾病控制后血象可恢复正常。

4. 风湿性关节炎 有发热、关节疼痛者易与风湿性关节炎混淆，需注意鉴别。

【治疗】

急性白血病的治疗是以化疗为主的综合疗法，其原则是早期诊断、早期治疗；准确分型分组，选择相应化疗方案；采用连续适度化疗和分阶段长期规范治疗的方针。

1. 对症支持治疗

（1）防治感染：严重的感染是主要的死亡原因，因此，在急性白血病治疗过程中防治感染尤为重要。

（2）成分输血：明显贫血者可输注红细胞；有明显出血者，应输注血小板浓缩制剂。

（3）高尿酸血症的防治：白细胞计数明显增高者在进行化疗时，可因大量白细胞被破坏、分解，引起血尿酸增高，导致尿酸结石梗阻，出现少尿，甚至发生急性肾衰竭。为预防高尿酸血症，可给予别嘌醇口服治疗。

（4）其他：高热、严重贫血或有明显出血时，应卧床休息，维持水、电解质平衡。

2. 化疗 目的是杀灭白血病细胞，解除白血病细胞浸润引起的症状，使病情缓解并巩固治疗效果，减少耐药，以期治愈获得长期存活。

3. 造血干细胞移植（hematological stem cell transplantation，HSCT） 联合化疗是目前根治大多数 ALL 和部分 AML 的首选方法。鉴于 HSCT 风险高，经济投入大，即使移植成功，仍存在复发可能。因此，要严格掌握移植指征和移植时机。

【预后】

由于化疗方案的不断改进，急性淋巴细胞白血病已不再被认为是致死性疾病，5 年无病生存率达 70%~80%；急性髓系白血病的初治完全缓解率亦达 80%，5 年无病生存率为 40%~60%。

一、急性淋巴细胞白血病（ALL）

急性淋巴细胞白血病（acute lymphoblastic leukemia，ALL）是儿童最常见的类型，约占儿童 AL 的 80%。由于前体 B、T 或成熟 B 淋巴细胞发生可克隆性遗传增殖所致的恶性疾病。发病高峰年龄为 3~4 岁，男孩发病略高于女孩。

【分型】

目前，MICM 分型已广泛应用于 ALL 的分型和评估，是临床分型及治疗方案正确实施的基础与前体，用于指导治疗和判断预后，是提高 ALL 疗效的关键因素之一。

1. 形态学分型 国内多采用法、英、美（French - American - British，FAB）协作组诊断标准，可分为 3 种类型：①L1 型：以小细胞为主，胞体小而一致；核形规则，核仁小；胞质少，空泡不明显。②L2 型：以大细胞为主，大小不一；核形不规则，核仁较大，一个或数个；胞质量较多，空泡不定。③L3 型：以大细胞为主，细胞大小一致；核形规则，核仁一个或多个；胞质量较多，空泡明显，呈蜂窝状。上述 3 型中，以 L1 型多见，占 70% 左右，L3型仅占 0~4%。

2. 免疫学分型 根据白血病细胞表面不同的分化抗原，采用单克隆抗体及流式细胞仪，通常可将 ALL 分为 T、B 细胞型。

（1）B 细胞型（B - ALL）：为儿童 ALL 中最常见的亚型，占儿童 ALL 的 85%~90%。根据 B 淋巴细胞不同分化程度时表达不同的分化抗原，将儿童 B - ALL 临床分为 3 个亚型：①早期前 B - ALL（early pre B cell ALL）：是儿童 ALL 最常见的一个亚型，占儿童 ALL 的70%。通常表达干/祖细胞标志物 CD34 及 TdT，可表达其他标志物如 CD19、CD22、CD79a、HLA - DR，而细胞浆免疫球蛋白（CyIg）和细胞膜表面免疫球蛋白（SmIg）均为阴性。②前B - ALL（pre B cell ALL）：约占儿童 ALL 的 25%。该亚型除表达 CD10、CD19、CD20、CD22、CyCD79a、HLA - DR 等 B 淋巴细胞抗原外，其特征是 CyIg 阳性，SmIg 阴性。③成熟B - ALL（mature B cell ALL）：仅占儿童 ALL 的 1%~2%，以细胞膜表面表达 IgM 为特征，同时表达 HLA - DR、CD19、CD20，而不表达 CD10 和 TdT。其形态及细胞遗传特点与白血病期的伯基特（Burkitt）淋巴瘤相似，目前将其纳入成熟 B 细胞肿瘤中。

（2）T 细胞型（T–ALL）：约占儿童 ALL 的 15%，具有不同于 B–ALL 的独特的临床、免疫学、细胞遗传学和分子生物学特点。白血病细胞通常表达 TdT，不一定表达 CD1a、CD2、CD3、CD4、CD5、CD7 及 CD8。

3. 细胞遗传学改变　①染色体数量改变：包括：≤45 条染色体的亚二倍体和≥47 条染色体的高二倍体。②染色体结构改变：常见的与预后相关的有 4 种染色体平衡性易位：t（12;21）（p13;q22）/TEL–AML1 融合基因，t（1;19）（q23;p13）/E2A–PBX1 融合基因；t（9;22）（q34;q11.2)/BCR–ABL 融合基因和 t（4;11）（q21;q23）/MLL–AF4 融合基因。

4. 分子生物学改变　主要有：①免疫球蛋白重链（IgH）基因重排；②T 淋巴细胞受体基因（TCR）片段重排；③ALL 表达相关的融合基因。

【临床危险度分组】

国内外 ALL 协作组多根据 MICM 分型、早期治疗反应及其他生物学特点，进一步对 ALL 分组，有助于识别具有高度复发风险的患儿，调整治疗强度，从而改善预后。

1. 危险因素　各协作组略有不同，目前比较公认的与 ALL 预后确切相关的危险因素包括以下。

（1）诊断时年龄 <1 岁或≥10 岁。

（2）诊断时白细胞计数≥50×10⁹/L。

（3）诊断时已经发生中枢神经系统白血病和睾丸白血病。

（4）免疫表型为 T 细胞型。

（5）细胞及分子遗传学特征：亚二倍体，t（9；22）（q34；q11.2）/BCR–ABL 融合基因；t（4；11）（q21；q23）/MLL–AF4 融合基因或其他 MLL 基因重排；t（1；19）（q23；p13）/E2A–PBX1 融合基因。

（6）泼尼松反应不良：泼尼松治疗第 8 天外周血幼稚细胞≥1×10⁹/L。

（7）诱导缓解治疗第 15 天骨髓原始及幼稚淋巴细胞≥25%。

（8）诱导缓解治疗第 33 天骨髓未获得完全缓解，原始及幼稚淋巴细胞 >5%；

（9）微小残留病（minimal residual disease，MRD）检测：一般认为，诱导缓解治疗结束（第 33 天）MRD≥1×10⁻⁴，或巩固治疗开始前（第 12 周）MRD≥1×10⁻³者预后差。

2. 临床危险度分组　在上述危险因素基础上，对 ALL 进行危险度分组，国内外各协作组略有不同，中国儿童急性淋巴细胞白血病诊疗建议（第四次修订）如下。

（1）标危组：不具备上述任何一项危险因素。

（2）中危组：具有以下一项或多项者：①诊断时年龄 <1 岁或≥10 岁；②诊断时白细胞计数≥50×10⁹/L；③诊断时已经发生中枢神经系统白血病和睾丸白血病；④免疫表型为 T 细胞型；⑤存在t（1；19）（q23；p13）/E2A–PBX1 融合基因；⑥初诊时为标危组，诱导缓解治疗第 15 天骨髓原始及幼稚淋巴细胞≥25%；⑦诱导缓解治疗结束（第 33 天）MRD≥1×10⁻⁴，且≤1×10⁻²。

（3）高危组：具有以下一项或多项者：①t（9；22）（q34；q11.2）/BCR–ABL 融合基因；t（4；11）（q21；q23）/MLL–AF4 融合基因或其他 MLL 基因重排；②泼尼松反应不良；③初诊为中危组，诱导缓解治疗第 15 天骨髓原始及幼稚淋巴细胞≥25%；④诱导缓解治疗结束（第 33 天）MRD≥1×10⁻⁴，且≤1×10⁻²。

【化疗】

1. 化疗原则　按不同危险度分型治疗，采用早期强化疗、后期弱化疗、分阶段、长期规范治疗的方针。治疗疗程依次是：诱导缓解治疗、早期强化治疗、巩固治疗、延迟强化治疗和维持治疗，总疗程 2.0 ~ 2.5 年。

2. 化疗方案组成 ALL 治疗日趋成熟，治疗策略、原则大致相同，目前中华医学会儿科学分会血液学组对我国儿童 ALL 诊疗建议进行了第四次修订，即 CCLG – 2008 方案（表 14 – 7）。

表 14 – 7　CCLG – ALL2008 方案构成

治疗方案	标危组	中危组	高危组
诱导缓解	VDLD（DNR×2）	VDLD（DNR×4）	VDLD（DNR×4）
早期强化	CAM	CAM×2	CAM×2
巩固治疗	HD – MTX（2g/m²×4）	HD – MTX（5g/m²×4）	（HR – 1，HR – 2，HR – 3）×2
延迟强化 I	VDLD + CAM	VDLD + CAM	VDLD + CAM
中间维持	–	6 – MP + MTX	–
延迟强化 II	–	VDLD + CAM	–
维持治疗	6 – MP + MTX/VD + 鞘注	6 – MP + MTX/VD + 鞘注	6 – MP + MTX/CA/VD + 鞘注

注：CCLG：中国儿童白血病协作组；VDLD：长春新碱 + 柔红霉素 + 左旋门冬酰胺酶 + 地塞米松；CAM：环磷酰胺 + 阿糖胞苷 + 6 – 巯基嘌呤；HD – MTX：高剂量甲氨蝶呤；HR – 1：地塞米松 + 长春新碱 + HD – MTX + 环磷酰胺 + 阿糖胞苷 + 左旋门冬酰胺酶；HR – 2：地塞米松 + 长春新辛 + HD – MTX + 异环磷酰胺 + 柔红霉素 + 左旋门冬酰胺酶；HR – 3：地塞米松 + 阿糖胞苷 + 依托泊苷 + 左旋门冬酰胺酶；VDLD（延迟强化 I 和 II）：长春新碱 + 阿霉素 + 左旋门冬酰胺酶 + 地塞米松；6 – MP + MTX/VD：6 – 巯基嘌呤 + 甲氨蝶呤和（或）长春新碱 + 地塞米松；6 – MP + MTX/CA/VD：6 – 巯基嘌呤 + 甲氨蝶呤和（或）环磷酰胺 + 阿糖胞苷和（或）长春新碱 + 地塞米松

二、急性髓系白血病（AML）

急性髓系白血病（acute myeloid leukemia，AML）占儿童急性白血病的 20% 左右，可发生于任何年龄，无明显的发病年龄高峰，男女发病无差异。

【分型】

1. 形态学分型　按照 FAB 分型标准分为 M0 和 M1 ~ M7。

（1）原始粒细胞微分化型（M0）：骨髓中原始细胞≥90%，无 Auer 小体。

（2）原粒细胞白血病未分化型（M1）：骨髓中原粒细胞≥90%，早幼粒细胞很少，中幼粒细胞以下各阶段细胞极少见，可见 Auer 小体。

（3）原粒细胞白血病部分分化型（M2）：骨髓中原粒和早幼粒细胞共占 50% 以上，可见多少不一的中幼粒、晚幼粒和成熟粒细胞，可见 Auer 小体。

（4）颗粒增多的早幼粒细胞白血病（M3）：骨髓中颗粒增多的异常早幼粒细胞占 30% 以上，胞浆中有大小不等的颗粒。根据颗粒的形态分为：粗颗粒型（M3a）和细颗粒型（M3b）。

（5）粒 – 单核细胞白血病（M4）：根据粒细胞和单核细胞系形态不同，分为以下四种亚型：①M4a：原粒和早幼粒细胞增生为主，原、幼单核和单核细胞≥20%；②M4b：原、幼单核细胞增生为主，原粒和早幼粒细胞 >20%；③M4c：原始细胞既具粒细胞系，又具有单核细胞系形态者 >30%；④M4Eo：除上述特点外，还有粗大而圆的嗜酸颗粒及着色较深的嗜碱颗粒，占 5% ~ 30%。

（6）急性单核细胞白血病（M5）：骨髓中以原始、幼稚单核细胞为主。分为两型：①未分化型：原始单核细胞为主，>80%；②部分分化型：原始及幼稚单核细胞 >30%，原始单核细胞 <80%。

（7）红白血病（M6）：骨髓中红细胞系 >50%，且常有形态学异常，非红细胞系原始粒细胞或原始 + 幼稚单核细胞 >30%；若血片中原粒或原单细胞 >5%，骨髓非红系细胞中原粒或原始 + 幼稚单核细胞 >20%。

（8）巨核细胞白血病（M7）：外周血有原始（小）巨核细胞，骨髓中原始巨核细胞 >30%。

2. 免疫学分型　AML M1～M5 型可有 CD33、CD13、CD14、CD15、MPO 等髓系标志中的一项或多项阳性。其中，CD14 多见于单核细胞系，M6 可见血型糖蛋白 A 阳性，M7 可见血小板膜抗原Ⅱb/Ⅲa（GPⅡb/Ⅲa）阳性和（或）CD41、CD42、CD61、CD62 阳性。

3. 细胞遗传学

（1）染色体数量改变：包括以亚二倍体为主，而高二倍体少见。

（2）染色体结构改变：常见核型改变有 t（8；21）（q22；q22）/*AML1－ETO* 融合基因，见于 AML－M2；t（15；17）（q24；q21）/*PML－Rara* 融合基因，t（11；17）（q23；q21）/*PML－PLZF* 融合基因，见于 AML－M3；inv（16）（p13；q22），见于 AML－M4Eo；此外，还有 －5/－5q，－7/－7q 等等。

4. 分子生物学　①AML 表达相关的融合基因；②重现性单基因突变，如 Flt3－ITD、c－kit、NPM1 和 CEBPa 的突变状态可影响预后。

【临床危险度分组】

1. 危险因素　目前认为诊断时年龄≤1 岁或＞10 岁；诊断时 WBC≥100×10^9/L；FAB 分型是 M0、M6 和无 t（1；22）的 M7；具有 －5/－5q，－7/－7q，11q23 异常而不包含 t（9；11），复杂核型（≥3 种异常）；具有 FLT3－ITD、c－KIT 突变；初次诱导治疗第 15 天骨髓白血病细胞 ＞15% 或第二个疗程后未缓解。其中，细胞遗传学、分子遗传学改变和对诱导治疗的反应为最重要的而独立的预后因素。

2. 临床危险度分组　2012 年美国国立综合癌症网络（National Comprehensive Cancer Network，NCCN）提出 AML 基于已验证的细胞遗传学和分子生物学异常的危险度分型（表 14－8）。

表 14－8　NCCN 基于已验证的细胞遗传学和分子生物学异常的危险度分型

危险度分型	细胞遗传学异常	分子生物学异常
低危	inv（16）或 t（16；16） t（8；21） t（15；17）	正常细胞遗传学： NPM1 突变无 FLT3－ITD 单纯双等位基因 CEBPA 突变
中危	正常细胞遗传学 单纯 +8 t（9；11） 其他未确定的异常	t（8；21），inv（16），t（16；16）： 伴有 c－KIT 突变
高危	复杂核型（≥3 种克隆性染色体异常） 单倍体核型 －5/－5q，－7/－7q 11q23，无 t（9；11） inv（3），t（3；3） t（6；9） t（9；22）	正常细胞遗传学： 伴有 FLT－ITD 突变

【化疗】

治疗 AML 应遵循个体化原则。以最大程度耐受性的诱导和缓解后治疗为基础的。重视诱导缓解后的分层治疗，倡导缓解后尽早采用更强烈而短期的化疗。合理应用造血干细胞移植治疗高危组患儿，必要时可尝试靶向药物治疗。

1. 诱导治疗　与 ALL 相比，AML 的诱导化疗难度更大，并发症多。目前儿童 AML 的诱导缓解治疗仍以阿糖胞苷和蒽环类药物联合应用为核心，其中，柔红霉素最为经典，在此基础上加用其他药物。

（1）除 AML－M3 以外，各型 AML 的诱导治疗常用的基本方案：①DA 方案：柔红霉素（DNR）30～40mg/（m² · d），d1～d3；阿糖胞苷（Ara－c）150～200mg/（m² · d），分 2 次（q12h），d1～d7。②DAE 方案：DNR 和 Ara－c 用法同上；依托泊苷（VP16）：100～150mg/

（m² · d），d5～d7。

（2）AML－M3：任选以下方案：①全反式维 A 酸（ATRA）25～30mg/（m² · d），d1～d60；DNR 40mg/（m² · d），d8～d10；Ara－c 100mg/（m² · d），分 2 次（q12h），d8～d14。②ATRA 25～30mg/（m² · d），d1～d30；三氧化二砷（As_2O_3）0.3～0.5 mg/（kg · d），d1～d20。

2. 缓解后治疗　①巩固治疗：采用原有效方案的诱导方案治疗 1～2 疗程；②根治性强化治疗：采用含有中至大剂量 Ara－C 的化疗方案治疗，或进行造血干细胞移植。

本章小结

　　血液系统疾病是指原发或主要累及血液和造血组织及器官的疾病，反映造血系统病理生理及血浆成分异常的疾病均属造血系统疾病，主要包括各类红细胞性疾病、白细胞疾病和出血性疾病等多种疾病。本章重点介绍了儿童常见的贫血性疾病、出血性疾病和急性白血病，对其病因、发病机制、临床表现、实验室检查、诊断和治疗进行系统阐述，尤其在相关疾病诊断和治疗方面，借鉴了中华医学会儿科学分会血液学组各疾病诊疗建议和国外相关诊治指南。

思考题

1. 简述贫血的病因分类。
2. 试述缺铁性贫血不同阶段铁代谢的特点。
3. 试述缺铁性贫血的病因。
4. 简述溶血性贫血的诊断思路。
5. 试举例说明出血性疾病的临床分类。
6. 试述 ITP 的诊断和治疗原则。

第十五章　神经系统疾病

学习要求

1. **掌握**　神经系统各病的临床表现、诊断、鉴别诊断及治疗。
2. **熟悉**　神经系统各病的病因、发病机制。
3. **了解**　小儿神经系统解剖生理特点。

第一节　小儿神经系统解剖生理特点及检查方法

儿童神经系统疾病的临床表现和神经系统的解剖、生理特点紧密相关。同一病因当损害神经系统不同部位时，症状表现可迥然不同；相反，不同的病因损害同一部位时，神经定位症状表现又可基本或完全相同。

【小儿神经系统解剖生理特点】

神经系统分为中枢神经系统和周围神经系统两大部分。中枢神经包括脑和脊髓；周围神经包括与脑相连的 12 对脑神经和与脊髓相连的 31 对脊神经及自主神经。

1. 大脑　是中枢神经系统最高级的部分，而大脑皮层是人体意识活动的物质基础。小儿脑实质生长较快。新生儿脑平均重量约为 370g，相当于体重的 10% ~ 20%，6 个月时大约是 700g，1 岁时脑平均重量约 900g，6 岁时脑重约 1200g，成人脑重约 1500g。新生儿大脑形态上接近成人，已有主要的沟回，但较成人浅。小儿出生后，大脑皮层细胞数目不再增加。而主要变化是，神经细胞体积增大、树突增多、髓鞘的形成和功能的日趋完善。3 岁时脑细胞分化基本成熟，8 岁时接近成人。出生时新生儿的皮质下系统，如丘脑、苍白球在功能上是比较成熟的，但大脑皮层及新纹状体发育尚未成熟，故出生时的活动主要有皮层下中枢调节，脑实质发育成熟后由大脑皮层调节。延髓有呼吸、循环、吮吸、吞咽等维持生命的重要中枢，在出生时已基本发育成熟。

脊髓位于脊柱的椎管内，呈前后略扁粗细不等的圆柱状。上端在枕大孔处与脑相接，下端以终丝（马尾神经）与尾骨相连。有 31 对脊神经从脊柱两旁发出，即颈神经 8 对、胸神经 12 对、腰神经 5 对、骶神经 5 对、尾神经 1 对。脊神经的发育较脑缓慢：出生前脊髓下端位于第 2 腰椎下缘，但脊髓的生长速度比脊柱缓慢，4 岁时脊髓下端才移到第 1 腰椎，故做腰椎穿刺选择部位时要注意年龄特点；脊髓在初生时已具备功能，脊髓的成长和运动功能发育是平行的，其重量初生时为 2 ~ 6g，2 岁时接近成人。小儿大脑富含蛋白质，而类脂质、磷脂和脑苷脂的含量较少。由于处于生长发育时期，故对营养成分和氧的需要量较大，在基础状态下，小儿脑的耗氧量为全身耗氧量的 50%，而成人仅为 20%。

2. 周围神经系统　包括由脑发出的 12 对脑神经和由脊髓发出的 31 对脊神经，其中分布于内脏器官的神经称为自主神经。神经细胞和胶质细胞是神经系统的基本组织。神经细胞又是由神经细胞体、树突和轴突组成。通常是一个神经元的轴突与另一个的树突或胞体相接触，这种接触点称为突触。这种联接方法能使神经冲动不断传递。①神经细胞体和树突在脑内和脊髓聚集形成皮质、灰质和核，在脑和脊髓外形成神经节；②轴突在脑内和脊髓内聚集形成髓质、白质、束和索；在周围则形成神经；③神经纤维到 2 岁时不但有水平方向的，而且有斜线和切线方向的。因此，神经细胞之间的联系也渐渐复杂。神经纤维外层髓鞘的形成表明了传导路和神经纤维形态学的成熟程度。其形成早晚在中枢神经系统各部亦有所不同，如生后 2~3 个月时感觉神经系统形成，生后 5 个月至 4 岁时运动神经系统及锥体路形成。

【小儿神经系统检查方法】

由于小儿神经系统发育尚未成熟，各年龄段正常标准不同，加之体格检查时常不配合，故虽然检查内容与成人大致相同，但应兼顾其特殊性，检查顺序也应灵活掌握。

1. 一般检查

（1）意识和精神状态：根据小儿对各种刺激的反应判断其有无意识障碍。意识障碍按程度由轻到重分为嗜睡、意识模糊、浅昏迷和深昏迷。精神状态注意有无烦躁不安、激惹、谵妄、迟钝、抑郁、幻觉及定向障碍等。

（2）皮肤：许多先天性神经系统疾病可伴有特征性皮肤异常。一侧面部三叉神经分布区红色血管瘤提示脑面血管瘤（Sturge – Weber 综合征）；结节性硬化症（tuberous sclerosis）可见面部血管纤维瘤、躯干、四肢皮肤色素脱失斑；皮肤条状、片状或大理石花纹状黑色色素增生提示色素失调症。

（3）头颅：首先观察头颅的外形及大小。狭长的舟状头见于矢状缝早闭，宽短的扁平头见于冠状缝早闭，塔头畸形见于各颅缝均早闭。头围过大要注意有无脑积水、硬膜下血肿；头围过小要警惕脑发育不良或脑萎缩。前囟过小或早闭见于小头畸形；前囟迟闭或过大见于佝偻病、脑积水等；前囟饱满有波动感提示颅内压增高；前囟凹陷提示脱水等。

（4）五官：有些疾病具有特殊面容，如眼球小伴有白内障见于先天性风疹或弓形虫病。眼距宽、塌鼻背可见于唐氏综合征；克汀病、黏多糖病可见舌大而厚。

（5）脊柱：注意有无畸形、异常弯曲、强直、叩击痛以及脊柱裂、脊膜膨出、皮毛窦等。

2. 脑神经检查

（1）嗅神经：观察对牙膏、香精或某些不适气味的反应，不可用氨水、浓酒精等刺激三叉神经的物品。嗅神经损伤常见于先天性节细胞发育不良或额叶、颅底病变者。

（2）视神经：检查视力、视觉、视野和眼底。正常小儿出生后既有视觉，检查小婴儿的视觉可用移动的光或色泽鲜艳的物品。眼底检查对于神经系统疾病诊断具有重要意义，注意视盘、视神经及视网膜。检查眼底时要注意小儿特点，正常婴儿视盘由于小血管发育不完善，颜色稍苍白，不应误认为视神经萎缩。

（3）动眼、滑车、展神经：此三对颅神经支配眼球运动、瞳孔反射及眼睑。检查眼球运动时，注意有无上、下、左、右等各个方向运动障碍。注意有无眼睑下垂、斜视、眼球震颤。检查瞳孔注意其大小、形状、是否对称及对光反射。

（4）三叉神经：注意张口下颌有无偏斜，咀嚼时两侧咬肌是否有力，以判断其运动纤维功能；观察两侧额面部皮肤对疼痛刺激的反应并用棉签轻触角膜，检查角膜反射以了解感觉支功能。

（5）面神经：观察面部运动或表情时，双侧是否对称。中枢性面神经麻痹，病变对侧眼裂以下面肌瘫痪，口角向病变侧歪斜、鼻唇沟变浅，而睑裂大小无改变；周围性面瘫时，同侧上下面肌同时受累，眼睑闭合不能，鼻唇沟变浅，口角向健侧歪斜。

（6）前庭蜗神经：观察小儿对听力、语言的反应，了解有无听力损害。前庭功能检查需做旋转试验或冷水试验。旋转试验，年长儿可用转椅，婴幼儿可持其腋下原地旋转 4～5 圈，休息 5～10 分钟后反向旋转。冷水试验可测定单侧前庭功能，其方法是以冷水 4～5ml 外耳道灌注。正常小儿实验时均出现眼球震颤，前庭神经或脑干病变时，不能引出眼球震颤。

（7）舌咽、迷走神经：为混合神经，常同时受累。受损时可见吞咽困难、声音嘶哑、饮水呛咳、咽反射消失。急性延髓病变导致舌咽、迷走及舌下神经麻痹时，咽反射消失，可伴呼吸、循环功能障碍，称为真性延髓麻痹（球麻痹，bulbar palsy）。双侧皮质脑干束受损时，出现吞咽和构音障碍，但咽反射存在，下颌反射亢进，称为假性延髓麻痹（假性球麻痹，pseudobulbar palsy）。

（8）副神经：检查斜方肌、胸锁乳突肌。病变时患侧肩部变低、耸肩，向对侧转头无力。

（9）舌下神经：应注意观察伸舌是否居中，有无萎缩、肌束震颤等。中枢性舌下神经麻痹时，伸舌偏向麻痹侧；周围性舌下神经麻痹，伸舌亦偏向麻痹侧，常伴舌肌萎缩和肌束震颤。

3. 运动功能检查

（1）肌容积：有无肌肉萎缩和假性肥大。肌肉萎缩多见于下运动神经元损伤、腓肠肌假性肥大多见于 Duchenee 型肌营养不良。

（2）肌张力：指安静状态下肌肉的紧张度。可在肢体放松情况下触摸肌肉及做被动运动检查。小婴儿肌张力可通过内收肌角、腘窝角、足跟碰耳实验、足背屈角、围巾症等观察。肌张力增高多见于上运动神经元性损害和锥体外系病变，但 6 个月内小婴儿可稍增高。下运动神经元或肌肉疾病时肌张力降低，肌肉松软，甚至可以关节过伸。

（3）肌力：指肌肉主动收缩时的力量。通过对小儿粗大和精细动作的观察，判断各部位肌群的肌力。肌力分六级，0 级：完全瘫痪；1 级：可见肌肉轻微收缩，但肢体无移动；2 级：肢体能在床上移动，但不能抬起；3 级：肢体能抬离床面，但不能抵抗人为阻力；4 级：能做部分对抗人为阻力的运动；5 级：正常肌力。

（4）共济运动：观察小儿持物、玩耍及行走时动作是否协调。年长儿则可检查指鼻、龙贝格征（Romberg sign）及跟膝胫实验。需要注意的是，患肌无力或不自主运动患儿，也会出现随意运动不协调。

（5）姿势和步态：姿势和步态与肌力、肌张力、深感觉、小脑及前庭功能密切相关。观察小儿坐、卧、立、走姿态是否异常。常见的异常步态有剪刀式或偏瘫痉挛式步态、小脑共济失调步态、感觉性共济失调步态、鸭步等。

（6）不自主运动：多见于锥体外系疾病，可见扭转痉挛、舞蹈病、手足徐动、抽动。情绪紧张或主动运动时加重，睡眠后消失。

4. 感觉功能检查 学龄前儿童难于配合，学龄儿童需要检查者耐心细致，反复检查。内容与成人相同。

（1）浅感觉：包括痛觉、触觉及温度觉。痛觉正常可不测试温度觉。

（2）深感觉：包括位置觉、振动觉

（3）皮质（综合）感觉：闭目状态下测试两点辨别觉，或闭目中用手辨别常用物体大小、形态或轻重。

5. 神经反射 小儿的生理反射分两类，一为终生存在的反射，即浅反射和腱反射；二为暂时性反射，即原始反射（primitive reflexes）。小儿浅反射、腱反射及病理反射检查基本同成人。现将小儿暂时性反射简介如下。

（1）觅食反射（rooting reflex）：轻触小婴儿口角或面颊，小儿唇撅起，同时向刺激侧转头。

（2）吸吮反射（sucking reflex）：取干净的橡皮奶头或将小指尖放入小婴儿口内诱发小儿吸吮动作。

（3）拥抱反射（Moro reflex）：小儿仰卧时，当检查者托起小儿肩背离开床面（头部不离开）后突然放手。小儿上肢先伸直、外展；再屈曲内收呈拥抱状。

（4）握持反射（palmer grasping reflex）：将手指从小儿手心尺侧进入，手指屈曲握住。

（5）颈肢反射（neck tonic reflex）：小儿仰卧位，头转向一侧90°，其同侧上下肢伸直，对侧上下肢屈曲。

（6）踏步反射（stepping reflex）：又称迈步反射，将婴儿竖着抱起并把脚放在平面上时，会出现迈步动作。

上述反射出现及消失时间见表15-1。

表 15-1　正常小儿暂时性反射出现和消失时间

反射	出现时间	消失时间	反射	出现时间	消失时间
拥抱反射	出生	3~6个月	颈肢反射	2个月	6个月
吸吮和觅食反射	出生	4~7个月	踏步反射	出生	2个月
握持反射	出生	3~4个月			

（7）降落伞反射（parachute reflex）：小儿俯卧位悬空托住其胸腹部，并突然向前下方降落，小儿上肢立即稍外展伸开，手指张开，好像阻止下跌的动作。此反射6~9个月出现，终生存在。若未能按时出现，提示脑瘫或发育迟缓可能。

6. 病理反射　包括巴宾斯基征（Babinski sign）、查多克征（Chaddock sign）、戈登征（Gordon sign）和奥本海姆征（Oppenheim sign）。检查方法同成人。但两岁以内正常小儿亦可呈现双侧巴宾斯基征阳性，若该反射恒定不对称或2岁后继续阳性者，提示锥体束损害。

7. 脑膜刺激征　颈强直、凯尔尼格征和巴宾斯基征，检查和判定同成人。

8. 小儿神经系统辅助检查

（1）脑脊液检查：通过腰椎穿刺取得脑脊液（cerebral spinal fluid, CSF）检查，包括外观、压力、常规、生化、细胞学、病原学检查等，是诊断中枢神经系统感染和蛛网膜下隙出血的重要依据。

（2）脑电图（electroencephalography, EEG）：小儿脑电图正常与异常判定标准与成人不同。临床上对许多器质性或功能性疾病均具有一定的诊断价值。特别是对癫痫的诊断和分型意义更大。常见的痫性放电波包括棘波、尖波、棘慢综合波、尖慢综合波、多棘慢综合波及阵发性或爆发性快节律、慢节律。脑电图包括普通脑电图、24小时动态脑电图和视频脑电图。

（3）肌电图及脑干诱发电位：肌电图（electromyography, EMG）判断被测肌肉有无损害及损害性质（神经源性、肌源性）。神经传导速度（nerve conduction velocity, NCV）可了解被测周围神经有无损害、损害性质（髓鞘和轴索损害）及严重程度。诱发电位：分别通过视觉、听觉和躯体感觉通路，刺激中枢神经诱发相应传导通路的反应电位。①脑干听觉诱发电位（brainstem auditory evoked potential, BAEP）：以耳机声刺激诱发。因不受镇静剂、睡眠和意识障碍等因素影响，可用于包括新生儿在内的任何不合作患儿的听力筛测，以及昏迷患儿的脑干功能评价。②视觉诱发电位（visual evoked potential, VEP）：以图像视觉刺激（patterned stimuli）诱发，称为PVEP，可分别检出单眼视网膜、视神经、视交叉、视交叉后和枕叶视皮质间视通路各段的损害。婴幼儿不能专心注视图像，可改为闪光刺激诱发，称为

FVEP，但特异性较差。③体感诱发电位（somatosensory evoked potential）：以脉冲电流刺激肢体混合神经，沿体表记录感觉传入通路反应电位。脊神经根、脊髓和脑内病变者可出现异常。

9. 神经影像学检查

（1）电子计算机断层扫描（computed tomography，CT）：可显示不同层面脑组织、脑室系统、脑池和颅骨等结构形态。CT 可以较清晰地显示病变中的钙化影和出血病灶，但对脑组织分辨率及对颅后窝、脊髓等部位病变诊断率不如 MRI 高。且 CT 存在放射性损害，临床应用时应注意适应证。

（2）磁共振成像（magnetic resonance imagine，MRI）：分辨率高，无放射损害，不被骨质所阻挡。能清晰显示灰质、白质和基底核等脑组织结构。能很好发现后颅窝、脊髓病变。同时颅内磁共振血管造影（MRA）对血管病变诊断价值高。

（3）其他：尚有数字减影血管造影、放射性核素发射体层成像、超声等多种诊断手段。

第二节　癫　痫

临床讨论

　　临床案例　患儿，女，7 岁，神清，精神状态佳，饮食及二便正常，无发热，无咳嗽。患儿今日突然倒地，表现为双目凝视，面色发绀，四肢强直，继之出现四肢有节律地抽动，呼之不应，持续约 20 分钟急诊来院。

　　问题　该患儿首先考虑什么病？试分析该患儿发作类型？急诊应给予如何处置？

癫痫是由多种原因引起的脑内神经元反复发作性异常放电而致相应的突发性和一过性脑功能障碍的脑部慢性疾病。以意识、运动、感觉、精神或自主神经功能障碍等为主要临床表现。癫痫发作的表现与异常放电的部位、范围及强度有关，表现十分复杂。近年来小儿癫痫发病率呈上升趋势，但大多数患儿可以得到正规治疗，大部分可获得完全控制，甚至可以正常生活和学习。

【病因】

引起癫痫的原因很多，其癫痫发作与脑内存在或可能存在的结构异常、遗传因素、体内外诱发因素等直接相关。可粗略地将癫痫分为三大类。

1. 原发性癫痫（特发性）　原发性癫痫是指未能找到有关的结构变化和代谢异常的癫痫，与遗传因素有密切关系。近年来随着医学的不断进展，原认为原发性癫痫的病例逐渐找到病因。癫痫的遗传方式是常染色体显性遗传或多基因遗传。

2. 继发性癫痫（症状性）　继发性癫痫是指由于脑部或全身疾病影响脑而引起的癫痫，如脑部的发育异常、变性及脱髓鞘性疾病，脑缺氧、感染、外伤（包括产伤）后，先天性代谢障碍，中枢神经系统感染、肿瘤及寄生虫等。

3. 隐源性癫痫　隐源性癫痫是指疑为症状性癫痫，但尚未找到病因者。

【临床分类和临床表现】

癫痫发作表现复杂多样，现临床上人为将癫痫发作分为局灶性发作、全身性发作及其他不能分类的发作三类。针对不同的发作类型，给予选用不同的抗癫痫药物，并对分析病因、估计患儿病情与预后有着至关重要的作用。为了易于掌握现介绍 1983 年全国小儿神经病学专题讨论会议建议的分类（表 15－2）。

1. 局灶性发作　局灶性发作仅见于继发性癫痫，大多数脑部有器质性疾病。发作时仅为局部，多数时间短暂，亦可发展为全身性；如果不扩展成大发作则无明显意识障碍。

（1）单纯局灶性发作：发作中无意识丧失，也无发作后不适现象。持续时间平均 10～20 秒。其中以局灶性运动性发作最常见，表现为面、颈或四肢某部分的强直或阵挛性抽动，特别易见头、眼持续性同向偏斜的旋转性发作。年长儿可能会诉说发作初期有头痛、胸部不适等先兆。有的患儿于局限性运动发作后出现抽搐后肢体短暂麻痹，持续数分钟至数小时后消失，称为 Todd 麻痹。

局灶性感觉发作（躯体或特殊感觉异常）、自主神经性发作和局灶性精神症状发作在小儿时期少见，部分与其年幼无法表达有关。

（2）复杂局灶性发作：见于颞叶和部分额叶癫痫发作。可从单纯局灶性发作发展而来，或一开始即有意识部分丧失伴精神行为异常。50%～75% 的儿科病例表现为意识混浊情况下的自动症，如吞咽、咀嚼、解衣扣、摸索行为或自言自语等。少数患者表现为发作性视物过大或过小、听觉异常、冲动行为等。

（3）局灶性发作继发全面性发作：由单纯局灶性或复杂局灶性发作扩展为全面性发作。

2. 全面性发作 全面性发作指发作中两侧半球同步放电，均伴有程度不等的意识丧失。

（1）强直－阵挛发作：又称大发作。是临床最常见的发作类型之一，包括原发性以及从局灶性扩展而来的继发性全面性强直－阵挛发作。发作主要分为两期：一开始为全身骨骼肌伸肌或屈肌强直性收缩伴意识丧失、呼吸暂停与发绀，即强直期；紧接着全身反复、短促的猛烈屈曲性抽动，即阵挛期。常有头痛、嗜睡、疲乏等发作后现象。发作中 EEG 呈全脑棘波或棘－慢复合波发放，继发性者从局灶放电扩散到全脑。部分年长儿能回忆发作前先有眼前闪光、胸中一股气向上冲等先兆，直接提示继发性癫痫的可能性。

（2）失神发作：发作时间极为短暂，仅 5～10 秒，伴有意识障碍，如原先正在活动的患儿突然停止，面色苍白，两眼凝视或上翻，握在手中之物坠落；或原先正在说话突然中止。无全身性抽搐。一天可发作数次，发作后意识恢复并继续原先的活动。患儿不能记忆发作时的情景。3 岁以下少见。发作时脑电图有阵发性、弥漫性同步的 3 次/秒棘慢波，发作间歇期有棘慢波或多棘慢波；过度换气后可诱发。

（3）肌阵挛发作：为突发的全身或部分骨骼肌触电样短暂收缩（<0.35 秒），常表现为突然点头、前倾或后仰，而两臂快速抬起。重者致跌倒，轻者感到患儿"抖"了一下。发作中通常伴有全脑棘－慢或多棘慢波爆发。大多见于有广泛性脑损伤的患儿。

（4）痉挛：最常见于婴儿痉挛，多见于 6～8 个月时发病，发作时表现为点头、伸臂、弯腰、踢腿或过伸样动作。其肌肉收缩持续 1～3 秒，持续时间比肌阵挛长，但比强直性发作短。

（5）阵挛性发作：仅有肢体、躯干或面部肌肉节律性抽动而无强直发作成分。

（6）强直性发作：突发的全身肌肉强直收缩伴意识丧失，使患儿固定于某种姿势，但持续时间较肌阵挛长，5～60 秒。常见到角弓反张、伸颈、头仰起、头躯体旋转或强制性张嘴、睁眼姿势，通常有跌倒和发作后症状。发作间期 EEG 背景活动异常，伴多灶性棘－慢或多棘慢波爆发。

（7）失张力发作：全身或躯体某部分的肌肉张力突然短暂性丧失伴意识障碍。常表现为头下垂、双肩下垂、屈髋屈膝或跌倒。

3. 不能分类的发作 详见下表 15－2。

表 15－2 癫痫发作的分类

Ⅰ 局灶性发作	Ⅱ 全面性发作	Ⅲ 不能分类的发作
单纯局灶性发作（不伴意识障碍）	全面性发作	其他分类不明的各种发作
运动性发作	强直－阵挛发作	

续表

Ⅰ局灶性发作	Ⅱ全面性发作	Ⅲ不能分类的发作
感觉性发作	强直性发作	
自主神经性发作	阵挛性发作	
精神症状发作	失神发作	
复杂局灶性发作（伴意识障碍）	典型失神	
单纯局灶性发作继发意识障碍	不典型失神	
发作起始即有意识障碍的局灶性发作	肌阵挛发作	
	失张力发作	
局灶性发作继发全面性发作		

【辅助检查】

1. 脑电图（EEG） 脑电图是诊断癫痫和确定发作类型的客观指标之一，如果出现棘波、尖波、棘慢波、尖慢波、多棘慢波等痫性放电波，对癫痫的诊断有重要意义，但由于一次的脑电图受多种因素影响不能完全判定癫痫，必要时应做动态脑电图（AEEG）或录像脑电图。

2. 影像学检查 CT 和 MRI 可发现脑结构异常，凡有局灶性症状体征、抗癫痫治疗效果不好或进行性恶化、有颅内压增高症状者，均应及时行 CT 和 MRI 检查，以明确病因。单光子发射断层扫描（SPECT）和正电子发射断层扫描（PET）可检测脑血流量和代谢率，有利于确定癫痫灶。

3. 其他检查 可根据病史、体检及其他线索，选择性地进行实验室及其他辅助检查。

【诊断】

癫痫发作是儿科医生在门诊常见的神经系统症状之一。诊断的目的是了解发病的表现及病因，以免致严重的脑损害。癫痫诊断应包括：是不是癫痫、是哪一型癫痫和查明引起癫痫的病因三个方面的内容。

1. 确定是否为癫痫发作 ①依据病史资料问诊是重要的，因此在进行急救的同时，应详细采集病史。这是诊断癫痫的主要手段之一。注意询问初次发作年龄、发作情况及以后的发作频度、发作时间、场合，有无先兆，哪一部位首先出现症状，发作时有无意识障碍、口吐白沫、面色青紫、瞳孔散大、病理反射、自伤、外伤、尿便失禁，发作后有无肢体瘫痪、无力、神经系统体征等。②结合脑电图及头部 CT、MRI 检查协助诊断。③可参考鉴别诊断排除其他发作性疾病。

2. 确定癫痫发作类型 癫痫发作类型主要依据详细的病史资料、脑电图常规检查、长时间监测和录像结果进行判断。例如失神发作为双侧对称、同步 3Hz 的棘慢波放电，肌阵挛性癫痫为多棘波慢波发放，部分性发作为局限性棘波、尖波、棘慢波，婴儿痉挛为高峰失律脑电图。

3. 查明癫痫的病因 在癫痫诊断确定之后，应设法查明病因。在病史中应询问有无家族史，胎儿期、围生期的情况，有无产伤、头颅外伤、脑炎、脑膜炎、脑寄生虫等病史。查体中注意有无皮下结节、全身性疾病及神经系统局限体征。然后针对所怀疑的病因选择有关检查，如血糖、血钙、血脂、脑脊液、脑电图、经颅多普勒超声波、脑血管造影、核素脑扫描、CT、MRI 等检查，以进一步查明病因。

【鉴别诊断】

1. 屏气发作 多好发于 6～18 个月小儿，5 岁前多自行缓解。是由于多种诱因而致患儿大哭时立即出现短暂呼吸停止、青紫、全身肌张力低下、意识丧失症状，一般不超过 1 分钟，随即恢复正常。本病无需特殊治疗，但应嘱父母注意对小儿的心理、合理教养，避免过度紧张等。

2. 晕厥 晕厥亦称昏厥，是一种急起而短暂的意识丧失，一般历时数秒至数分钟，发作时全身肌张力降低，不能维持站立姿势而昏倒，主要由于大脑一时性供血不足所致。多见年长女孩，发作期间 EEG 正常，常有相同的晕厥阳性家族史。

3. 睡眠障碍 睡眠障碍包括发作性睡病、睡眠性肌阵挛、夜惊、梦游等。常在夜间发作，发作自然停止，随着年龄的增长多数可自行缓解，无需药物治疗，睡眠时 EEG 正常，可与癫痫相鉴别。

4. 其他 如抽动性疾病、癔症发作、高热惊厥、低血糖等均需要与痫性发作相鉴别。

【**癫痫的治疗**】

以药物治疗为主，努力控制发作，提高患儿生活质量，帮助家长及患儿树立信息，坚持正规治疗，避免一切诱发因素，积极治疗原发病等综合治疗。

1. 药物治疗 合理使用抗癫痫药物是当前治疗癫痫的主要手段。小儿常用抗癫痫药物选择及计量见表 15 - 3、表 15 - 4。抗癫痫药物使用原则如下。

（1）根据不同发作类型抗癫痫药的选择。

（2）初治患者由单药开始，逐渐增加至有效范围，需长期规律用药。

（3）除药物中毒及药物过敏时，更换药物需逐渐过渡。

（4）停药过程要缓慢，要注意个体差异，有条件时应做药物血浓度监测或药代动力学检查。

（5）多药合治时要观察药物相互作用及动态观察药物不良反应。

（6）一旦癫痫诊断确立，发作 2 次以上，即宜开始抗癫痫治疗。

（7）发作完全控制后 2 ~ 4 年（包括 1 年逐步减药过程）。

表 15 - 3　不同类型痫性发作的药物选择

发作类型	选用药物
单纯局灶性发作	卡马西平，丙戊酸，苯巴比妥，苯妥英钠，扑米酮
复杂局灶性发作	卡马西平，丙戊酸，苯妥英钠
局灶转全面发作	卡马西平，丙戊酸，苯巴比妥，氯硝西泮，苯妥英钠
强直 - 阵挛发作	卡马西平，丙戊酸，苯巴比妥，苯妥英钠，扑米酮
失神发作	丙戊酸，硝西泮
肌阵挛，失张力发作	丙戊酸，氯硝西泮，ACTH，扑米酮
痉挛发作	ACTH，泼尼松，硝西泮，氯硝西泮，丙戊酸

表 15 - 4　小儿常用抗癫痫药物

药名	每日剂量 （mg/kg）	半衰期 （小时）	有效血浓度 （μg/ml）	主要不良反应
苯巴比妥	3 ~ 5	50 ~ 160	20 ~ 40	嗜睡、多动、皮疹、代谢性骨病
苯妥英钠	3 ~ 6	12 ~ 30	10 ~ 20	牙龈增生、皮疹、共济失调、白细胞减少、肝损害
丙戊酸钠	20 ~ 40	8 ~ 15	50 ~ 100	食欲增加、肥胖、肝脏毒性
卡马西平	10 ~ 30	8 ~ 20	4 ~ 12	皮疹、嗜睡、头晕、白细胞减少
氯硝西泮	0.02 ~ 0.2	20 ~ 40	0.01 ~ 0.06	嗜睡、痰多、肌肉松弛
硝西泮	0.5 ~ 2	20 ~ 60	0.16 ~ 0.7	嗜睡、痰多、肌肉松弛
ACTH	20U/d	2 周后改泼尼松		脑实质可逆性萎缩
托吡酯	3 ~ 6	18 ~ 23		厌食、体重下降、嗜睡、乏力、少汗
拉莫三嗪	5 ~ 15	25 ~ 29		皮疹、嗜睡、共济失调、胃肠反应
奥卡西平	10 ~ 30	1.3 ~ 2.3		与卡马西平类似，但较轻
左乙拉西坦	6 ~ 8	6 ~ 8		恶心、厌食、头晕、困倦

2. 手术治疗 有小部分癫痫患儿对各种抗癫痫药物治疗无效称为难治性癫痫。对其中有明确局灶性癫痫发作起源的难治性癫痫，可考虑手术治疗。

【**癫痫持续状态的急救处理**】

癫痫持续状态（SE）是各型癫痫发作的持续状态。其中以强直 - 阵挛发作持续状态，即大发作持续状态最常见。大发作持续状态是指一次发作持续 30 分钟以上或间断发作但间歇期意识不恢复，反复发作持续 30 分钟以上。这种持续状态最严重，可导致大脑细胞永久性损害，甚至危及生命，因此必须立即抢救，尽快终止发作。它的治疗原则是去除病因，控制发作及减轻脑部进一步的损害。治疗应包括如下。

1. 尽快控制发作 立即静脉注射有效而足量的抗癫痫药物，通常首选苯二氮䓬类快速止痉，如地西泮，每次 0.3 ~ 0.5mg/kg，一次总量不超过 10mg（婴幼儿 ≤ 2mg），静脉推注，速度不超过 1 ~ 2mg/min（新生儿 0.2mg/min）。必要时半小时至 1 小时后可重复一次，24 小时内可用 2 ~ 4 次。静脉注射困难时用同样剂量经直肠灌入。静脉推注中应密切观察有无呼吸抑制。与地西泮同类的有效药物还有劳拉西泮、氯硝西泮、咪达唑仑等。此外苯妥英钠、苯巴比妥都属于抢救 SE 的一线药物，其作用各有特色，可单独或联合应用。

2. 保持呼吸道通畅 必要时人工机械通气或行气管切开。

3. 防止缺氧性脑损伤 立即给予氧气吸入，必要时可用如 ATP、辅酶 A 等脑细胞营养药物，或可后喂糖水，以防低血糖损伤脑细胞。

【预后】

近年来小儿癫痫基础与临床研究的不断深入及有关知识的普及，大多数癫痫患儿得到了正规治疗，80% 以上患儿可获得完全控制，大部分能正常生活和学习。

第三节　惊　厥

 临床讨论

临床案例 患儿，女，9 个月，因"发热两小时，惊厥一次"来诊。发作时表现面色发绀，双目凝视，四肢强直，呼之不应，持续 2 ~ 3 分钟自行缓解。查体：体温 39.5℃，热病容，神清，反应可，前囟平软，张力不高，咽充血，心肺腹未见异常，脑膜刺激征阴性，双侧巴宾斯基征阴性。

问题 该患儿最可能的诊断是什么？

惊厥（convulsion）是痫性发作的常见形式，以强直或阵挛等骨骼肌运动性发作为主要表现，常伴意识障碍。惊厥及其他形式的痫性发作也可在小儿许多急性疾病过程中出现，它们因急性原发病而出现，又随原发病结束而消失，因而此类惊厥不能诊断为癫痫。只有慢性反复痫性发作才能诊断为癫痫。

小儿时期急性疾病中惊厥发作有以下特征。

（1）惊厥是儿科临床常见急症。儿童期发生率 4% ~ 6%，较成人高 10 ~ 15 倍。年龄愈小发生率愈高。

（2）易有频繁或严重发作，甚至惊厥持续状态。

（3）新生儿及婴儿常有不典型惊厥发作，如表现为面部、肢体局灶或多灶性抽动、局部或全身性肌阵挛，或表现为突发瞪眼、咀嚼、流涎、呼吸暂停、青紫等不显性发作（subtle seizures）。

（4）引起惊厥的病因众多复杂。

【病因分类和特点】

（一）感染性病因

1. 颅内感染 如由细菌、病毒、寄生虫、真菌引起的脑膜炎或脑炎。常表现为反复而严重的惊厥发作，大多出现在疾病初期或极期。伴有不同程度意识障碍和颅压增高表现。脑脊液检查对诊断和鉴别诊断有较大帮助。

2. 颅外感染 非颅内感染性疾病引起的惊厥发作。

（1）热性惊厥：是儿科最常见的急性惊厥。

（2）感染中毒性脑病：大多并发于败血症、重症肺炎、细菌性痢疾、百日咳等严重细菌性感染疾病中。与感染和细菌毒素导致急性脑水肿有关。通常于原发病极期出现反复惊厥、意识障碍与颅压增高症状。检查脑脊液除发现压力增高外，常规、生化均正常。

（二）非感染性病因

1. 颅内疾病

（1）颅脑损伤与出血：如产伤、颅脑外伤和脑血管畸形等各种原因引起的颅内出血。伤后立即起病，反复惊厥伴意识障碍和颅压增高，颅脑 CT 对诊断有重要价值。

（2）先天发育畸形：如颅脑发育异常、脑积水、神经皮肤综合征等。大多表现为反复发作，常伴有智力和运动发育落后。

（3）颅内占位性病变：如天幕上、大脑半球的肿瘤、囊肿或血肿等。除反复惊厥发作外，伴颅压增高和定位体征，病情进行性加重，头颅影像学检查对诊断起决定作用。

2. 颅外（全身性）疾病

（1）缺氧缺血性脑病：如分娩或生后窒息、溺水、心肺严重疾病等。窒息后立即起病，反复惊厥伴意识障碍和颅压增高，头颅影像学对诊断起重要作用。

（2）代谢性疾病：包括：①水电解质紊乱：重度脱水、水中毒、低血钙、低血镁、低血钠、高血钠和低血糖症均可引起惊厥。患儿均有相应临床表现及其基础病因。血渗透压、电解质和血糖测定有助诊断，病因治疗能迅速控制惊厥发作；②肝肾衰竭和 Reye 综合征：顽固惊厥伴严重肝、肾功能异常及电解质紊乱；③遗传代谢性疾病：常见如苯丙酮尿症、半乳糖血症等，表现为进行性加重的惊厥或癫痫发作，有异常代谢相关的特异体征，血、尿中代谢不全产物含量增高；中毒：如杀鼠药、农药和中枢神经兴奋药中毒。大多有顽固惊厥发作伴意识障碍及肝、肾功能损伤，

【热性惊厥】

1. 定义及流行病学 热性惊厥（febrile seizures，FS）体温在 38.0℃ 以上时突然出现惊厥，排除颅内感染和其他导致惊厥的器质性和代谢性疾病，既往没无热性惊厥史，即可诊断为热性惊厥。是小儿时期最常见的惊厥性疾患，儿童期患病率 2%～5%，首次发作年龄多于生后 6 个月～3 岁，平均 18～22 个月。男孩稍多于女孩。绝大多数 5 岁后不再发作。患儿常有 FS 家族史。

2. 临床表现 热性惊厥发生在热性疾病初期，体温骤然升高（大多 39℃）时，70% 以上与上呼吸道感染有关，其他伴发于出疹性疾病、中耳炎等疾病，但不包括颅内感染和各种颅脑病变引起的急性惊厥。分为单纯型热性惊厥和复杂型热性惊厥，其临床表现和鉴别要点见表 15-5。

表 15-5　单纯性与复杂性热性惊厥的鉴别要点

	单纯性热性惊厥	复杂性热性惊厥
发病率	在热性惊厥中约占 80%	在热性惊厥中约占 20%
惊厥发作形式	全身性发作	局限性或不对称
惊厥持续时间	短暂发作，大多数在 5～10 分钟内	长时间发作 ≥15 分钟
惊厥发作次数	一次热程中仅有 1～2 次发作	24 小时内反复多次发作
热性惊厥复发总次数	≤4 次	≥5 次

若干因素使热性惊厥患儿发生癫痫的危险性增加，称为癫痫危险因素，主要包括：①复杂型热性惊厥；②直系亲属中癫痫病史；③首次热性惊厥前已有神经系统发育延迟或异常体征。由热性惊厥发生癫痫者占 2% ~ 10%。EEG 在癫痫危险性的预测上价值尚无定论，故对单纯性热性惊厥，一般无需作 EEG 检查。但对 CFS 患儿，若 EEG 中新出现痫性波发放，则可能提示癫痫发生的危险性。

3. 防治 对单纯性热性惊厥，仅针对原发病处理，包括退热药物和其他物理降温措施即可。但对有复发倾向者，可于发热开始即使用地西泮（安定）1mg/（kg·d），分 3 次口服连服 2 ~ 3 天，或直到本次原发病体温恢复正常为止。对 CFS 或总发作次数已达 5 次以上者，若地西泮临时口服未能阻止新的发作，可长期口服丙戊酸或苯巴比妥钠（剂量参考癫痫章节），疗程 1 ~ 2 年，个别需适当延长。其他传统抗癫痫药对热性惊厥发作的预防作用较差。

第四节　细菌性脑膜炎

细菌性脑膜炎（bacterial meningitis）是由各种化脓性细菌引起的中枢神经系统感染性疾病。是以发热、头痛、呕吐、惊厥、意识障碍和脑膜刺激征为主的临床表现，伴有脑脊液的化脓性改变。婴幼儿多见，高发年龄是 6 ~ 12 个月。冬春季节高发。重症病例死亡率高，后遗症严重。早期诊断和治疗是降低本病死亡率和后遗症发生率的关键。

【病因】

小儿的免疫和血 – 脑屏障功能发育尚不完善是本病易发生在婴幼儿的一个主要原因。引起细菌性脑膜炎的病原种类及基本条件和发病年龄的关系可参考表 15 – 6。

表 15 – 6　不同年龄细菌性脑膜炎的常见致病菌

年龄	致病菌
新生儿 ~ 3 个月	B 组链球菌、李斯特菌、肠道杆菌（包括大肠杆菌、克雷伯杆菌等）
1 个月 ~ 6 岁	流感嗜血杆菌、肺炎链球菌、脑膜炎双球菌
>6 岁	肺炎链球菌、脑膜炎双球菌

【发病机制和病理生理】

局部感染的病灶，使细菌直接进入血液循环，引起血行播散，细菌荚膜可干扰吞噬细胞的吞噬作用。由于小儿的免疫功能发育不完善，机体缺少抗荚膜抗体，使细菌通过小儿发育不完善的血 – 脑屏障进入侧脑室脉络丛及脑膜，播散至脑脊液及蛛网膜下隙并迅速繁殖。

【临床表现】

1. 典型的临床表现 全身中毒症状由细菌毒素刺激所致的高热、精神萎靡，随着烦躁或萎靡的发展而突然面色青灰及苍白，具有早期诊断意义。急性颅内压增高的患儿，由于脑室系统产生急性梗阻，所以头痛极为剧烈，并伴有喷射性呕吐和视盘水肿、惊厥发作。意识障碍是脑炎最重要的症状之一。逐渐表现各种不同程度的意识障碍。

2. 脑膜刺激征 包括颈强直，特点是颈部僵直，被动运动时有抵抗，脑膜刺激征还包括凯尔尼格征阳性、巴宾斯基征阳性。

3. 不同年龄的临床表现 一般来说年龄愈小症状愈不典型（表 15 – 7）。几种常见细菌所致细菌性脑膜炎的临床特点见表 15 – 8。

表 15 – 7　婴儿脑膜炎的症状和体征

症状	体征
发热或低体温（偶温度正常）	皮疹（瘀点，小疱样，斑点样，黏膜）
食欲不振	呼吸急促或窒息样呼吸
易激惹或嗜睡	黄疸
痫样发作	前囟门隆起
呕吐或腹泻	睡眠模式改变

表 15 – 8　几种常见细菌所致细菌性脑膜炎的临床特点

病原菌	肺炎球菌	流感杆菌	葡萄球菌	大肠杆菌
发病数	多	较多	较少	较少
好发年龄	婴儿较多	3 个月至 3 岁	各年龄，以新生儿及年长儿	3 个月以内婴儿，尤以新生儿较多
发病季节	不定，冬春较多	不定，夏季极少	不定	不定
侵入途径	常继发于肺炎、中耳炎、乳突炎、颅脑外伤后	上呼吸道	脐、皮肤及各种化脓性病灶	脐部、消化道、中耳、尿布疹、脊柱裂等
临床特点	不典型、脑膜刺激征少，偶见稀疏小瘀点，易复发，易并发硬膜下积液或脑积水	有明显前驱期（上呼吸道感染），常有轻度贫血，有时见瘀点，可并发硬膜下积液	多伴脓毒败血症表现，多见皮疹，呈猩红热样或荨麻疹样，有时呈瘀点	不典型、极易并发脑室膜炎，预后差
脑脊液特点	脓性、黏稠不易流出，或浑浊不重，细胞数仅数百，但涂片可见大量革兰阳性、弹头形双球菌	涂片有多形态革兰阴性杆菌	较稠，涂片易找到成堆的革兰阳性球菌	可找到革兰阴性杆菌

【并发症】

1. 硬膜下积液　经常发生在 1 岁以内患儿及流感嗜血杆菌脑膜炎。可发生在化脓性脑膜炎（化脑）同时或出现症状数小时或数日之后，多见于起病 7～10 天颅骨透照检查，CT 扫描，确认后进行前囟穿刺放液。

2. 脑室膜炎　亦是比较常见的并发症，脑室膜炎诊断标准：脑室液细菌培养或涂片获阳性结果，与腰椎穿刺液一致；脑室液白细胞数 $> 50 \times 10^6$/L，糖 < 1.6mmol/L，或蛋白质 > 0.4g/L；腰穿脑脊液已接近正常，但脑室液仍有炎性改变（如细胞数增高、蛋白含量升高、糖量降低），即可确诊。

3. 其他　脑性低钠血症、脑积水、脑脓肿及耳聋、失明、癫痫及智力障碍等。

【辅助检查】

1. 脑脊液的检查　典型的为脑脊液压力增高，外观浑浊；白细胞总数显著增加，多 $> 1000 \times 10^6$/L，以中性粒细胞为主；糖含量降低，常 < 1.11mmol/L；蛋白质含量增加，多 > 1g/L；脑脊液涂片可找到病原菌；利用已知的抗体测定标本中的细菌抗原供快速诊断。

2. 头颅 CT 以及 MRI 扫描　出现局灶性神经系统异常体征或疑有并发症时应进行 CT 或 MRI 检查，以便及时诊断和处理。

【诊断和鉴别诊断】

对于发热并伴有神经系统异常症状和体征的患儿，应该及早进行脑脊液检查以明确诊断。典型的化脑诊断不难，但治疗不彻底的化脑需与病毒性脑膜炎、结核性脑膜炎鉴别。

【治疗】

1. 控制感染　抗生素应早期、足量、足疗程、静脉给予；选择透入脑脊液浓度较高的抗生素，以杀菌剂为优选。病原菌未明时可选择青霉素加氨苄青霉素、青霉素加氯霉素、头孢三嗪或头孢噻肟。病原菌明确时应参照细菌药物敏感试验选用抗生素（表 15－9）。

表 15－9　细菌性脑膜炎患儿抗生素治疗的适应证及剂量

抗生素	剂量 [mg/（kg·d）]	间隔 （qh）	适应证
青霉素 G	300000U	4	对青霉素敏感的肺炎球菌或脑膜炎球菌；化脓性链球菌
头孢噻肟	200	6	对氨苄青霉素耐药的流感嗜血杆菌 B；对青霉素耐药的
头孢三嗪	100	12	肺炎球菌；革兰阴性肠杆菌
	80～100	24	
氨苄青霉素	300～400	6	对其敏感的流感嗜血杆菌 B；粪肠球菌或单核细胞增多性李斯特菌（常和氨基糖苷类合用）
氯霉素	75～100	6	对氨苄青霉素耐药的流感嗜血杆菌 B；对青霉素过敏的患者；厌氧菌
新青Ⅱ新青Ⅲ	200	6	金黄色葡萄球菌（与或不与利福平合用）
万古霉素	60	6	对新青Ⅰ耐药的葡萄球菌；青霉素过敏的患者；对头孢菌素耐药的肺炎球菌：对氨苄青霉素耐药的肠球菌属
头孢他定	150	6	
替卡西林	300	6	假单胞菌属；革兰阴性肠杆菌；选择不同的抗生素进行经验性治疗；根据局部抗生素的敏感性；当敏感性试验结果出来后应修改原来的治疗方案而选择最合适的抗生素
哌拉西林	300	6	
阿米卡新	20～30	8	
庆大霉素	7.5～10	8	
甲氧苄胺嘧啶－磺胺甲基异恶唑	20	6	对青霉素过敏的患者感染的单核细胞增多性李斯特菌

2. 其他对症及支持疗法　保证营养和能量的供应，维持水电解质平衡。处理高热、惊厥、感染性休克等。颅内压力增高时给予脱水剂如甘露醇等。肾上腺皮质激素的应用有抗炎、降低颅内压、减轻脑膜粘连等作用。当硬膜下积液较多时应反复穿刺放液，必要时可行外科处理。脑室管膜炎可作侧脑室控制性引流，减轻脑室内压，并注入抗生素。

【预后】

年龄越小，起病后未得到及时合理治疗的、感染的细菌量多、有局灶性体征的，则预后差、死亡率高、后遗症重。常见的后遗症为智能弛缓、癫痫、脑积水、失明、失听、肢体瘫痪、脑神经麻痹、行为及性格障碍等。

第五节　病毒性脑炎

病毒性脑炎（viral meningitis）是由各种病毒经过呼吸道、消化道或皮肤进入人体，然后再进入脑内引起的脑部炎症，也称中枢神经系统病毒感染。

【病因和病理生理】

引起中枢神经系统（CNS）病毒性疾病的病毒种类繁多，如疱疹病毒属 DNA 病毒（包括单纯疱疹病毒、带状疱疹病毒、EB 病毒和巨细胞病毒）、肠源性病毒（小型 RNA 病毒，包括脊髓灰质炎病毒、Coxackie 病毒、ECHO 病毒）、虫媒病毒（RNA 病毒，包括乙型脑炎病毒、森林脑炎病毒）、狂犬病毒以及人类免疫缺陷病毒（HIV）等。病毒感染机体一方面取决于病毒的毒力，一定的数量和合适的侵入门户；另一方面取决于机体的免疫力。

病毒感染途径：①血行感染；②直接感染；③神经干逆行感染（图 15－1）。

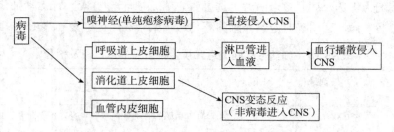

图 15 - 1　中枢神经系统病毒感染途径

【临床表现】

各种病毒引起的急性中枢神经系统病毒感染的临床表现差异较大，这与病毒类型、致病的强度、神经系统受累的部位和患儿的免疫功能等都密切相关。因此即使是同一病毒引起的感染，临床表现也可表现不一。①大多起病较急，病前多有上呼吸道或消化道的症状；②主要表现为发热、头痛、呕吐、上呼吸道或消化道的症状。几天后可出现意识障碍，如对外界反应淡漠、迟钝或烦躁、嗜睡；重者出现昏迷；颅内压增高、头痛、呕吐、头晕，甚至出现脑疝，婴儿的前囟饱满；常有惊厥，可以为局限性、全身性或为持续状态；③不同受损部位不同表现：有的可以出现肢体的瘫痪，有的可表现为锥体外系的运动障碍如舞蹈样动作、肌强直，有的还可出现精神障碍如记忆力减退、定向障碍、情绪改变、易怒，有时出现猜疑；④病程：一般2周左右，多数病例可以完全恢复，仅少数留有癫痫、肢体瘫痪等不同程度的后遗症。

1. 急性单纯疱疹病毒性脑炎（herpes simplex viral encephalitis）　病毒性脑炎病原有多种，以疱疹病毒最为常见。大多数病例由Ⅰ型单纯疱疹病毒（HSV - Ⅰ）所致。①临床以急性起病，高热、头痛、呕吐，肌阵挛及癫痫发作，大多伴有意识障碍，重者迅速进入深昏迷；②有的首发为精神错乱，甚至有错觉、幻觉、妄想及怪异行为，亦可出现谵妄；③部分患儿出现口唇疱疹；④神经系统症状呈多样性，常见者有偏瘫、失语、双眼同向偏斜、不自主运动；⑤脑电图可见弥漫性高波幅慢波，颞区更明显，并可有周期性高波幅尖波。颅脑CT可发现脑内低密度病灶，常见于一侧或双侧颞叶；⑥病毒学检查：双份脑脊液单纯疱疹病毒抗体效价增高达4倍以上；单份脑脊液上述抗体效价 >1:80；单份血清/脑脊液抗体效价≤40，血清中和抗体或补体结合抗体效价渐增加到4倍以上。

2. 流行性乙型脑炎（epidemic encephalitis B）　流行性乙型脑炎又称日本脑炎（Japanese encephalitis），简称乙脑。本病是由乙型脑炎病毒感染引起的中枢神经系统急性传染病。①传染源是被感染的人或动物，通过蚊子叮咬而传播；②严格的流行季节，主要集中在7、8、9月份，流行区内80%以上患者为10~15岁以下的儿童；③潜伏期为1~2周；④典型症状为初起发热，急剧升高达39~40℃，伴头痛、恶心、呕吐、全身乏力、嗜睡，也可有寒战。数天后明显的持续的高热、不同程度的意识障碍如嗜睡、昏迷等，而且日益加重，也有谵妄和精神症状，可有局部肢体或全身性癫痫发作。体温持续7~10天后，若治疗得当，病情逐渐转入恢复期，否则在病程极期，即心力衰竭和呼吸衰竭、脑疝而死亡；⑤特异性IgM抗体测定于病后第四天即可查出，早期诊断率达80%以上；⑥防疫措施以乙脑疫苗的预防接种十分重要。

【实验室检查】

1. 脑脊液　多数患儿脑脊液压力增高，外观清亮，白细胞总数多在 $300 \times 10^6/L$ 以内，以淋巴细胞为主，蛋白轻度升高，糖含量正常，涂片无细菌发现（表15 - 10）。

表 15-10 常见脑膜炎的脑脊液改变

	特殊检查	外观	压力 （mmH$_2$O）	细胞数 （10^6/L）	蛋白质 （mg/dl）	糖 （mg/dl）	氯化物 （mg/dl）
正常		清亮	50~200	0~10	15~40	50~90	680~750
化脓性脑膜炎	涂片、培养可发现细菌	混浊脓样	高	数百~数千多核为主	明显增高	明显减低	减低
结核性脑膜炎	涂片可发现抗酸菌可阳性	混浊	较高	数十~数百淋巴为主	增高	减低	减低
新型隐球菌脑膜炎	墨汁染色阳性	稍混	高	数十~数百单核为主	增高	减低	正常
病毒性脑膜脑炎	病毒抗体4倍升高；抗原阳性	清	正常或稍高	正常~数百淋巴为主	正常或稍增	正常	正常

2. 病原学检查 可于发病早期采集标本（脑脊液、粪便、血液、尿液，必要时脑活检组织等）分离病毒。血清学试验一般采用双份血清法，分别于发病早期及恢复期取血或脑脊液送检，抗体效价如有 4 倍以上升高则可确诊。

3. 脑电图 无特异性，多表现为弥漫性高幅慢波，或以某部位为主；有惊厥发作者可棘波发放。脑电图改变与病情一致，结合临床对诊断及预后的估计有一定的价值。

4. 影像学检查 早期除脑水肿外，多无明显改变；后期可明确病变部位，病损程度和范围以及有无并发症等。

【诊断和鉴别诊断】

1. 诊断 诊断主要根据临床表现、脑脊液和病毒学检查，还要细致询问病史：有无病前或同时发生的腮腺炎、麻疹、水痘或传染性单核细胞增多症等，有无接触动物或昆虫叮咬等历史。

2. 鉴别诊断

（1）需与化脓性脑膜炎、结核性脑膜炎相鉴别。

（2）新型隐球菌脑膜炎：二者临床表现及脑脊液常规生化改变有相似，但新型隐球菌脑膜炎脑压增高显著、头痛剧烈，可有视力障碍，而脑神经一般不受侵害，症状可暂行缓解。脑脊液涂片墨汁染色找到隐球菌孢子，或沙氏培养生长新型隐球菌即可确诊。

【治疗】

1. 一般治疗 对重症患儿应密切观察病情变化，加强护理，防治感染，注意营养和能量供应，维持水电解质平衡。

2. 抗病毒药物 可用无环鸟苷、更昔洛韦、阿糖腺苷和三氮唑核苷。

3. 降低颅压减轻脑水肿 甘露醇或甘油果糖。

4. 对症治疗 用物理降温或中、西药物退热。苯巴比妥或地西泮可预防或控制抽搐。病后遗留的后遗症可采用针灸、推拿、药物及训练等方法治疗。

第六节 吉兰-巴雷综合征

急性感染性多发性神经根神经炎又称吉兰-巴雷综合征（Guillain - Barré syndrome，GBS），该病是进展迅速且大多可完全恢复的以运动神经受累为主的周围神经病；男孩多见，夏秋高发。其临床特征为：急性对称性进行性弛缓性麻痹，多为上行性，常伴脑神经受累，严重者呼吸肌麻痹致死。脑脊液呈蛋白细胞分离现象。目前认为本病是感染后的自身变态反应性疾病。

【病因和发病机制】

本病病因未明，可能与感染、疫苗接种及免疫遗传因素有关。国内外多数学者认为本病是与感染有关的自身免疫性疾病，感染因素中尤以空肠弯曲菌关系密切。

【临床表现】

急性或亚急性起病，病前 2~3 周有感染史，如上呼吸道感染、风疹、腮腺炎或腹泻等。大多数患儿病情 1~2 周达高峰，2~3 周后开始恢复。如无继发感染，患儿多不发热。临床表现如下。

1. 运动障碍　进行性肌无力是该病的突出表现。多数患儿首发症状是双下肢无力，然后呈上行性麻痹进展，也可以由脑神经麻痹开始，然后波及上肢及下肢。麻痹呈对称性（双侧肌力差异不超过一级），肢体麻痹一般远端重于近端。腱反射减弱或消失。患儿肌无力恢复的顺序是自上而下，与发病顺序相反，下肢最后恢复。约半数患儿可见程度不同的呼吸肌麻痹，临床表现为呼吸表浅、咳嗽无力，其中少部分患儿需辅助呼吸。

2. 颅神经麻痹　半数患儿累及脑神经，表现语音小，吞咽困难或进食时呛咳。约 20% 患儿合并周围性面瘫。

3. 自主神经障碍　患儿常有出汗过多或过少，肢体发凉，阵发性脸红、心率增快。严重病例可有心律不齐，过早搏动，血压升高及不稳。患者还可出现膀胱和肠道功能障碍，表现为一过性尿潴留或失禁，常有便秘或腹泻。

4. 感觉障碍　感觉障碍不如运动障碍明显。而且一般只在发病初期出现。主要为主观感觉障碍，如痛、麻、痒及其他感觉异常等，可能有手套、袜套式感觉障碍。部分患儿因惧怕神经根牵涉性疼痛而致颈抵抗。

【辅助检查】

1. 脑脊液　脑脊液压力大多正常。多数患儿的脑脊液显示蛋白细胞分离现象，即蛋白虽增高而细胞数正常。病初脑脊液蛋白可以正常，常于第二周升高，第三周达高峰。糖含量正常，细菌培养阴性。

2. 神经功能传导测试　以髓鞘脱失为病理改变者，如 AIDP 患者，主要表现为运动和感觉传导速度减慢，远端潜伏期延长和反应电位时长增宽，波幅减低不明显。以轴索变性为主要病变的 AMAN 患儿，主要表现为运动神经反应电位波幅显著减低。

【诊断与鉴别诊断】

1. 诊断　根据患儿急性或亚急性起病，肢体弛缓性瘫痪两侧基本对称，无发热，进行性对称性弛缓性麻痹，脑脊液呈蛋白细胞分离现象，即可确诊。早期、临床症状不典型者需与下列疾病鉴别。

2. 鉴别诊断

（1）脊髓灰质炎：本病因脊髓前角运动细胞受损，其特点是未曾服用脊髓灰质炎疫苗的小儿多见；先有发热；体温下降时出现瘫痪，腱反射减弱或消失，无感觉障碍；瘫痪不对称，单侧下肢多见；发病早期脑脊液多有细胞数增加，蛋白多正常，称细胞蛋白 - 分离现象；脊髓灰质炎的确诊，是依据粪便的脊灰病毒分离野毒株阳性；脑脊液或血液中查有脊髓灰质炎特异性 IgM 抗体（一月内未服脊髓灰质炎疫苗）及恢复期血清中抗体效价比急性期增高 4 倍或 4 倍以上，均有助诊断（表 15 - 11）。

（2）急性脊髓炎：先有发热，伴背、腿部疼痛，进入脊髓休克期后表现急性弛缓性麻痹。常有明显的感觉障碍平面及括约肌功能障碍。脑脊液显示炎症性改变。

（3）脊髓肿瘤：早期表现为一侧间歇性根性疼痛，以后逐渐发展为两侧持续性疼痛。由于脊髓压迫，引起运动、感觉障碍，严重者出现脊髓横断综合征。病情进展缓慢。脊髓MRI检查可助诊断。

表15－11　上、下运动神经元性及肌病性瘫痪鉴别

瘫痪类型	上运动神经元性	下运动神经元性	肌病性
受损部位	皮层运动区或锥体束	颅神经运动核及脊髓前角、前根运动纤维	肌肉或神经－肌肉接头处
肌张力	增高	降低	降低
腱反射	亢进	减弱或消失	减弱或消失
病理反射	有	无	无
肌束震颤	无	有	无
肌萎缩	不明显	明显迅速	明显逐渐或有假性肌肥大
电变性反应	无	有	无

（4）低血钾性周期性麻痹：肢体弛缓性麻痹，软弱无力，以近端为重，严重者累及全身肌肉，甚至影响呼吸肌。脑脊液正常，血钾低（＜3.5mmol/L）。心律紊乱，心音低钝，心电图出现U波和ST－T的改变。用钾治疗后症状很快恢复。

（5）儿童情绪障碍：情绪因素诱发，肢体瘫痪，进展迅速，腱反射存在，无脑神经和呼吸肌的麻痹，无肌萎缩，用暗示疗法即很快恢复。

【治疗】

本病病程呈自限性，虽缺少特效治疗方法，但经过积极治疗和耐心细致的护理，大多预后良好。

1. 一般治疗和对症治疗　保持呼吸道通畅，勤翻身，防止坠积性肺炎、压疮和窒息发生，避免交叉感染；吞咽困难者可鼻饲；可使用促进周围神经恢复的药物，如维生素B族、ATP、辅酶A及神经生长因子等；保持瘫痪患儿体位舒适，维持肢体功能位，尽早康复训练；恢复期常采用针灸、按摩、理疗以促进神经功能恢复，防止肌肉萎缩。

2. 静脉大剂量丙种球蛋白和血浆置换　静脉注射丙种球蛋白可能具备结合自身抗体、吸收补体、增强抑制性T细胞活性等多重免疫调节功能。用法为400mg/（kg·d），连续使用5天；或2g/kg，一次负荷剂量静脉滴注。疗效与血浆置换相当或更好。血浆置换因所需设备专业且费用昂贵，临床应用受限。

3. 糖皮质激素治疗　对肾上腺皮质激素的应用意见不一，多数学者持否定态度。

第七节　脑性瘫痪

脑性瘫痪（cerebral palsy，CP）简称脑瘫，指出生前到生后1个月内各种原因所引起的脑损伤或发育缺陷所致的中枢性运动障碍及姿势异常。此期是小儿脑发育的早期，该损伤是非进行性脑损伤。可同时合并智力障碍、癫痫、感知觉障碍等其他异常，是小儿时期常见的致残疾病之一。诊断时需注意除外进行性疾病所致的中枢性瘫痪及正常小儿暂时的运动发育落后。其发病率发达国家为活婴1.25‰～2.5‰，我国为1.5‰～1.92‰，男孩略多于女孩，男：女在1.13:1～1.57:1。

【病因】

能引起脑瘫的致病因素很多，国外学者曾列出40余种危险因素，包括家族史、孕母情况、围生期情况和生后情况，这些因素可能单一致病，也可能是多因素合并致病。此外尚有部分存在上述危险因素的活产婴儿并未发病。

1. 家族因素 脑瘫患儿家族中患脑瘫、精神障碍、智力障碍、先天畸形、癫痫者较正常人群高。

2. 产前、产时和产后因素 如高龄初产、习惯性流产、多胎，妊娠早期病毒、宫内感染等被视为主要危险因素；产程长、羊水早破、胎盘异常、脐带绕颈、早产、产伤、窒息、缺氧缺血性脑病等；早产儿、新生儿期各种感染、颅内出血、胆红素性脑病、低血糖等。

其中遗传因素、早产与低出生体重、多胎、脑缺血缺氧、产伤、胆红素性脑病、宫内感染等被视为主要危险因素。

3. 其他 约四分之一脑瘫患儿目前还不能找到病因。

【临床表现】

脑瘫是神经系统非进行性损伤，虽然由于脑损伤程度、类型及年龄不同，其临床表现各异，但运动障碍是其最基本的临床表现，包括运动发育落后、肌张力异常、姿势异常和反射异常。

1. 运动发育落后 患儿粗大和（或）精细运动发育较正常小儿迟缓，患侧肌力降低，主动运动减少。①新生儿时期即可表现为动作减少，吸吮能力及觅食反射差。②以后随年龄进展运动发育均落后于同龄儿，如蹬踏动作少，不能正常竖颈、翻身、坐、立、行走等。③手指精细动作少，双手很少伸开取物。

2. 肌张力异常 肌张力异常是脑瘫患儿特征之一。①不同年龄、不同瘫痪类型临床表现各异，痉挛性脑瘫患儿在新生儿时期肌张力多低下，以后随月龄增加肌张力逐渐增高；②不随意运动型患儿表现为变异性肌张力不全，即一岁内多无肌张力增高，一岁后随年龄增长，肌张力呈齿轮状或铅管状增高；③肌张力低下型则肌肉松软，但腱反射活跃，此型多为其他类型脑瘫在某一时期的过渡形式。

3. 反射异常 反射异常包括深反射亢进或活跃、原始反射消失延迟、部分保护性反射减弱或延缓出现三个方面。①痉挛性脑瘫患儿腱反射活跃或亢进，有时可引出踝阵挛及巴宾斯基征；②有些脑瘫患儿侧向支撑反射、降落伞反射等保护性反射减弱或延缓出现。

4. 姿势异常 由于肌张力异常及原始反射消失延迟，患儿可表现出多种肢体异常姿势。由于紧张性迷路反射消失延迟，患儿在俯卧位、仰卧位时，可分别表现出屈肌、伸肌张力明显增高的表现；而直立悬空位时患儿两下肢交叉内旋、伸直、足尖下垂呈剪刀状。

5. 其他表现 脑瘫患儿除运动障碍外，作为脑损伤引起的共同表现，尚可合并其他功能异常。如智力低下、癫痫、眼及听力、语言障碍等。

【临床分型】

2004 年全国小儿脑性瘫痪专题研讨会上对脑瘫的分型作了修改，根据运动障碍的性质及瘫痪累及的部位不同各分 5 型（表 15 - 12）。

表 15 - 12　小儿脑性瘫痪分型

按临床表现	按瘫痪部位
1. 痉挛型（spastic）	1. 单瘫
2. 不随意运动型（dyskinetic）	2. 双瘫
3. 共济失调型（ataxic）	3. 三肢瘫
4. 肌张力低下型（hypotonic）	4. 偏瘫
5. 混合型（mixed）	5. 四肢瘫

【诊断】

脑瘫类型较多，临床表现较复杂，诊断需在详细了解病史，周密体格检查的基础上，依据 2004 年全国小儿脑性瘫痪专题研讨会通过的定义、诊断条件及分型进行诊断，其诊断条件如下：①引起脑瘫的脑损伤为非进行性；②引起运动障碍的病变部位在脑部；③症状在婴儿期出现；④有时可合并智力障碍、癫痫、感知觉障碍及其他异常；⑤除外进行性疾病所致的中枢性运动障碍及正常小儿暂时性的运动发育迟缓。CT、MRI及脑电图对探讨脑瘫的病因、指导治疗及判断预后可能有所帮助，但不能作为直接诊断依据。

【治疗】

脑瘫应采取综合治疗是目前学者的统一观点。综合治疗是指针对患儿的具体情况选用不同的有效方案，其中运动康复治疗是最重要的手段。

1. 治疗原则 早期发现，早期治疗；按照小儿运动发育的规律循序渐进、持之以恒地功能训练，以促进小儿正常运动发育，抑制异常运动和姿势。进行全面、多样化的综合治疗。并以家庭训练和医生指导相结合。

2. 功能训练 诊断一旦明确，即应开始训练。从而尽量改善残存的运动功能，诱导正常的运动发育。功能训练包括：①物理疗法（physiotherapy，PT），训练粗大运动，特别是下肢的功能；②作业疗法（occupational therapy OT），通过患儿完成某些有目的性的作业活动。主要训练上肢和手的精细动作，以提高患儿生活能力；③语言治疗（speech theraey ST），包括发音训练、咀嚼吞咽功能训练等。

3. 支具或矫形器的应用 支具和矫形器是功能训练中的辅助器具，可矫正小儿姿势异常，且有抑制异常反射的作用。矫形器应用的关键是在个体化的前提下，选择最佳佩戴时期和类型。

4. 药物治疗 药物治疗不能代替功能训练，只有在必要时才使用。常用的药物有脑神经营养剂、肌肉松弛剂等。近年有报道通过植入泵将巴氯芬进行鞘内给药，对肌张力广泛升高且影响了功能的患儿有较好的疗效。

5. 其他 尚有手术、水疗、电疗、高压氧、针灸及中药等疗法。

第八节 抽动障碍

抽动障碍（tic disorder）是由不同病因引起的以多种运动性和发声性抽动为特征的一组综合征。其临床特点为不随意的、快速反复的、非节律性的单一或多部位的肌肉运动性抽动和发声性抽动。多于儿童和青少年时期起病，尚可伴有注意力不集中、多动、强迫性动作或思维等多种精神及行为异常。

【病因和发病机制】

抽动障碍的病因至今尚未明确，但目前多数研究提示，本病是由于遗传因素、神经生理生化代谢异常以及环境因素在小儿发育过程中相互作用的结果。

1. 遗传因素 调查显示抽动障碍患儿家族成员患病率达10%～66%。目前倾向认为本病为常染色体显性遗传。基因作用的位置可能是中脑多巴胺能系统。

2. 神经生化因素 近年研究发现，抽动障碍的生化异常可能涉及包括中枢的多巴胺能、5-羟色胺能、去甲肾上腺素能等中枢神经递质的活性和嘌呤代谢两个系统。还有的学者发现患儿脑皮质中的cAMP有所降低。另外许多研究提示本病为器质性疾病。

3. 环境因素 社会心理因素是抽动障碍的诱因或可使其加重。母孕期应激事件、日常生活中缺少关爱、不正确的教育方法等均是抽动障碍的危险因素或促发因素。

【临床表现】

抽动障碍临床症状较复杂，主要包括运动抽动、发声抽动和可能伴发的行为异常症状。

1. 运动抽动 运动性抽动根据受累的肌群不同、抽动特征和严重程度可分为简单运动性抽动和复杂运动性抽动。①简单运动性抽动（simple motor tics）多表现为头面部肌肉的抽动，如眨眼、挤眉、皱额、努嘴、点头、摇头、扭颈、耸肩、扮鬼脸等，其特点为突发、短暂、无目的。②复杂运动性抽动（complex motor tics）的特征是抽动较慢、似有目的性。临床可见投手、踢腿、旋转、弯腰下蹲、冲动性触摸他人或物体等。

2. 发声抽动 发声抽动是本病两大主症之一，也是诊断抽动障碍的重要条件之一，其实质是抽搐波及呼吸和吞咽肌发出的声音。①简单发声性抽动：可见清嗓、咳嗽、哼声、尖叫或各种动物的叫声等。②复杂发声性抽动：可见重复语言（重复自己的发生或词句）、模仿语言（重复别人刚说过的词或短句），约1/3患儿可见重复刻板的咒骂、秽语等。

3. 伴发行为异常 多动障碍患儿多伴有许多其他相关的心理和行为症状，如强迫症状（动作或思想）、注意力缺陷多动障碍、学习困难、情绪障碍和自伤行为等。

抽动障碍患儿多数智力正常，学习成绩中等。但因某些不可自我控制的临床表现，可引起患儿心理困扰，甚至影响学习和社会适应能力。

【诊断】

21岁以前起病，多见2～15岁；有复发性、不自主、重复的、快速的、无目的地抽动，影响多组肌肉；多种抽动和一种或多种发生抽动同时出现于某些时候，但不一定必须同时存在；能受意志控制数分钟或数小时；症状的强度在数周或数月内有变化；抽动一日发作多次，几乎日日如此。病程超过一年以上，且在同一年之中症状缓解不超过2个月以上；排除小舞蹈症、肝豆状核变性、癫痫肌阵挛发作、药源性不自主运动及其他锥体外系病变。

【鉴别诊断】

1. 风湿性小舞蹈症（sydenham chorea） 风湿性小舞蹈症是由感染引起，除肢体大关节呈舞蹈样动作伴肌张力减低外，尚有发热、关节肿痛、心脏受累等症状及红细胞沉降率增快、抗"O"及C反应蛋白水平升高等实验室检查支持。无发声抽搐、病程呈自限性、抗风湿治疗有效。

2. 亨廷顿（Huntington）舞蹈症 为常染色体单基因显性遗传病。成人多见，偶见少年型。临床以舞蹈样动作伴智力障碍为特征，肌力肌张力低下。CT检查可见尾状核萎缩，有助诊断。

3. 肝豆状核变性（Wilson病） 为常染色体单基因隐性遗传病。为铜代谢障碍所致，临床可见肝损害、精神障碍、锥体外系损伤所至细震颤伴肌张力增高等。此外角膜Kayser-Fleisher色素环、血浆铜蓝蛋白降低可助诊断。

4. 肌阵挛 为癫痫发作的一种类型，每次发作持续时间短暂，常伴意识障碍，脑电图可见痫样放电，抗癫痫治疗可控制发作。

5. 急性运动障碍 常有大剂量或长疗程服用某些药物如左旋多巴、甲氧普胺、抗精神病药或中枢神经兴奋剂等病史。临床可见突然发生的不自主运动、震颤、扭转痉挛或舞蹈样动作为特征。停药后症状多可消失。

6. 癔症与儿童精神分裂症 癔病的痉挛发作及儿童精神分裂症均可表现类似抽动样动作，但多无发声抽动，且伴原发精神障碍特征，可资鉴别。

【治疗】

1. 药物治疗 轻症患儿，无需服药。症状明显，影响日常生活学习者，需早期服药。服用药物宜从小剂量开始，逐渐加量，至达到理想效果时，视情况改用维持量维持治疗。主要是以多巴胺受体阻滞剂或多巴胺阻滞剂为主如氟哌啶醇、泰必利、硫必利等。

2. 心理行为疗法 首先应使家长和教师理解患儿的行为是病态，不应歧视而应正确教育、耐心帮助。同时应合理安排患儿作息时间，避免紧张情绪，适当减轻学习负担。行为疗法包括行为反向训练、自我监督法、松弛训练等。另有学者主张鼓励患儿进行韵律性体育锻炼。

第九节　注意缺陷多动障碍

注意缺陷多动障碍（attention – deficit hyperactivity disorder，ADHD）是儿童时期行为、情感、认知等方面异常的一组综合征。主要临床特点为注意力不集中、多动，冲动行为，智力基本正常等。

【病因和发病机制】

ADHD 是一种行为障碍，其病因及发病机制至今尚不十分清楚。随着检测技术的不断发展，近年对 ADHD 病因和发病机制的研究也逐步深入。目前多数研究认为，本病是由生物、心理及社会等多因素所致的一种综合征。

1. 生物因素

（1）遗传因素：本病具有遗传倾向，研究表明 ADHD 患儿的父母童年期有多动史者较多；其同胞兄弟姐妹患病率较对照组高三倍。

（2）神经生化因素：研究认为过度活动可能起源于单胺类神经递质的代谢紊乱，如极低多巴胺状态学说。

（3）神经解剖：现已证实前额叶某些部位的功能与维持注意、控制冲动和攻击行为有关。

2. 环境因素　如双亲责任角色不当、家庭不和及养育方式失误等因素影响下，小儿易出现多动、行为异常、孤独等心理行为障碍。此外有学者认为，宫内感染、缺氧等造成的脑损伤；环境污染、饮食因素等造成的铅污染；对儿童缺乏理解、教育形式粗暴等均可成为一些 ADHD 易感素质儿童的发病诱因。

【临床表现】

ADHD 的临床表现以注意力不集中、活动过度和易冲动为主。其中前两个表现尤为突出。

1. 过度活动　①ADHD 患儿胎儿期即可胎动频繁；②婴儿期显得格外活泼，易兴奋、多哭闹、少睡眠，难以养成规律的饮食、睡眠和排便习惯；③多数患儿在幼儿或学龄前才引起家长注意，此期患儿乱蹦乱跳、翻箱倒柜，无片刻安宁，其行为多数让家长无法预测和控制；④入学后课堂纪律差，小动作不断，翻书弄本，或在座位上来回扭动，甚至喧哗吵闹、骚扰同学；⑤多动特点为目的性差、不分场合、难于控制、带有破坏性和危险性。随年龄增长多动表现逐渐减少。

2. 注意力不集中　注意障碍是本病两个突出表现之一。患儿主动注意涣散，易受无关刺激干扰。上课不能静坐听讲，而是东张西望、心不在焉或凝神发呆，故经常答非所问，甚至丢三落四、不能按时完成家庭作业。做任何事情不能全神贯注、全始全终，常常虎头蛇尾。

3. 冲动任性　患儿性情急躁、难以自控、易激惹，常对一些愉快或不愉快的小事做出过激反应，行为冲动、不计后果。没有耐心，不遵守游戏规则，要么事事争先，要么弃而不做。此外有学者认为，ADHD 儿童"心灵见解能力"偏低，与人沟通能力较弱。

4. 学习困难　虽然 ADHD 儿童的智能水平高低不等，但智商都在正常范围。其学习困难的主要原因是，由于多动及注意力不集中导致不能有效地接受学习信息。此外部分患儿尚存在认知功能障碍。

约半数 ADHD 患儿可伴有翻手、指鼻、眼球震颤等神经系统阳性软体征。

【诊断】

符合美国精神病学会出版的《精神障碍诊断和统计手册》第四版（DSM – Ⅳ）的诊断标准即可诊断。患儿发病必须 <7 岁小儿，病程在 6 个月以上，根据父母及幼儿园、学校老师的

连续性观察记录，按照诊断标准可进行 ADHD 诊断。按照美国 DSM – IY（1991）标准，ADHD 的临床表现可分为注意力项和多动项两类，ADHD 的诊断必须至少具备这 2 项中的各 4 种表现；或某一项中的 8 种表现。我国目前推荐的 ADHD 诊断标准介绍见表 15 – 13。

表 15 – 13　注意缺陷多动障碍症状学标准

注意力不集中	多动与冲动
1. 在学习、工作或其他活动中，常常不注意细节，容易出现粗心所致的错误	1. 常常手脚动个不停，或在座位上扭来扭去
2. 在学习或游戏活动时，常常难以保持注意力	2. 在教室或其他要求坐好的场合，常常擅自离开座位
3. 注意力不集中（说话时常常心不在焉，似听非听）	3. 常常在不适当的场合过分地奔来奔去或爬上爬下（在青少年或成人可能只有坐立不安的主观感受）
4. 往往不能按照指示完成作业、日常家务或工作（不是由于对抗行为或未能理解所致）	4. 往往不能安静地游戏或参加业余活动
5. 经常难以完成有条理、有顺序的任务或其他活动	5. 常常一刻不停地活动，好像有个马达在驱动
6. 不喜欢、不愿意从事那些需要精力持久的事情（如作业或家务），常常设法逃避	6. 常常话多
7. 常常丢失学习、活动所必需的东西（如玩具、课本或其他工具等）	7. 常常别人问话未完即抢着回答
8. 很容易受外界刺激而分心	8. 在活动中常常不能耐心地排队等待轮换上场
9. 在日常活动中常常丢三落四	9. 常常打断或干扰他人（如别人讲话时插嘴或干扰其他儿童游戏）

【鉴别诊断】

智障儿童可见多动、注意力不集中，但同时伴有语言、运动等的发育迟滞，IQ≤70，其学习成绩差与智力发育水平相符合；而 ADHD 患儿，IQ 正常，其学习成绩忽高忽低，且与智力发育水平无关。尚须注意与儿童精神分裂症、特殊性学习技能发育障碍及其他各种器质性疾患相鉴别。

【治疗】

ADHD 是一个慢性疾病，具有高度异质性。故需临床医生与家长、教师紧密配合，针对不同患儿采取综合措施。

1. 药物治疗　需在医生指导下服用。

（1）一线治疗药物：兴奋剂类，如盐酸哌甲酯（短效的盐酸哌甲酯片、长效的盐酸哌甲酯控释片等。）

（2）二线治疗药物：①抗抑郁药，三环类（如丙咪嗪）及选择性 5 – 羟色胺再摄取抑制剂（如舍曲林、氟伏沙明）等；②中枢去甲肾上腺素调节药物（如托莫西汀、可乐定）。

（3）其他药物治疗：在我国有许多中医方剂治疗儿童多动症，但仍缺乏大样本双盲随机对照研究证明疗效。

2. 行为治疗（behavior therapy）　医生应与家长及老师紧密配合，鼓励家长树立信心，给予患儿充分的鼓励与支持，避免歧视和责骂。具体方法包括行为干预、认知训练、疏泄疗法等。

【预后】

如坚持治疗 ADHD 一般预后良好。如治疗不当或不治疗，部分患儿至青春期多动症状等可消失，但可遗留注意力不集中、冲动行为，甚至品行障碍至成年。

 本章小结

儿童神经系统疾病的临床表现和神经系统的解剖、生理特点紧密相关。由于小儿神经系统发育尚未成熟，各年龄段正常标准不同，加之体格检查时常不配合，故检查内容虽与成人大致相同，但应兼顾其特殊性，检查顺序也应灵活掌握。尤需注意一些原始反射出现及消失的时间。脑瘫指出生前到生后1个月内发生的非进行性脑损伤。可同时合并智力障碍、癫痫、感知觉障碍等其他异常；而婴幼儿时期由于血-脑屏障发育不完善，病脑、化脑成为最常见的中枢神经系统感染性疾病；惊厥是痫性发作的常见形式，惊厥及其他形式的痫性发作也可在小儿许多急性疾病过程中出现，它们因急性原发病而出现，又随原发病结束而消失，因而此类惊厥不能诊断为癫痫。只有慢性的反复痫性发作才能诊断为癫痫；吉兰-巴雷综合征是进展迅速且大多可完全恢复的以运动神经受累为主的周围神经病；新的小儿神经系统疾病谱中，注意力缺陷多动障碍、抽动障碍发病率较前增加。而各疾病的病因、发病机制、临床表现及诊断治疗是本章学习的重点。

 思考题

1. 化脓性脑膜脑炎即刻进行腰穿的禁忌证有哪些？
2. 抗癫痫药物的使用原则是什么？
3. 吉兰-巴雷综合征临床表现有哪些？
4. 化脑、结脑、病脑脑脊液有哪些不同？

第十六章　内分泌疾病

学习要求

1. **掌握**　小儿内分泌系统各种疾病的临床表现、诊断及治疗。
2. **熟悉**　小儿内分泌系统各种疾病的发病原因、病理生理。
3. **了解**　小儿内分泌系统相关激素的调节机制。

第一节　概　述

随着生命科学，特别是细胞分子生物学、免疫学、遗传学等学科的迅速发展，内分泌学正不断地充实、丰富和进展着，新激素、新概念不断出现和更新，为小儿内分泌疾病的基础研究、临床诊断和治疗探索提供了新的可拓展的空间和领域。内分泌系统的主要功能是促进和协调人体生长、发育、性成熟和生殖等生命过程。

激素是内分泌系统借以调节机体生理代谢活动的化学信使，它们由各种内分泌细胞合成、贮存和释放。内分泌系统广泛分布与全身、在人体内部、多数内分泌细胞以聚集的形式存在，形成特殊的内分泌腺体器官，如脑垂体、甲状腺、甲状旁腺、胰岛、肾上腺和性腺等，由下丘脑－垂体－靶腺的反馈系统调节，各内分泌激素之间可相互协同或拮抗，在体内形成动态平衡。

从胚胎形成直至青春发育期，整个机体处于不断生长、发育和成熟的阶段，内分泌系统本身也在不断的发育和成熟中，内分泌系统的功能与胎儿器官的形成、分化与成熟以及青少年的生长发育、生理功能、免疫机制等密切相关。在此过程中，激素的产生、分泌、结构和功能异常均可造成内分泌疾病。如下丘脑－垂体是机体最重要的内分泌器官，是内分泌系统的中枢，可以分泌多种激素，控制甲状腺、肾上腺、性腺等内分泌靶腺的活动。如果存在先天性下丘脑－垂体发育不良，会造成甲状腺素、促肾上腺皮质激素、促性腺激素的分泌失常，引起相应的症状。在青春发育期开始前，性腺的生长发育过程缓慢，下丘脑－垂体－性腺轴功能处于较低水平，当青春发育启动后，促性腺激素释放激素的脉冲分泌频率和峰值逐渐增加，黄体生成素和卵泡刺激素的脉冲分泌峰也随之增高，出现相应性征和性器官发育。下丘脑－垂体－性腺轴功能异常的儿童就会出现性发育异常。甲状腺素不仅影响胎儿神经系统的成熟，还促进儿童的生长发育和调节新陈代谢，如果先天性甲状腺激素分泌不足，则可引起智能落后、身材矮小等症状。生长激素是影响儿童身体增长的重要激素，如果垂体缺陷即导致生长激素缺乏症，可引起儿童身材矮小。儿童内分泌疾病的种类与成人不同，部分内分泌疾病的临床特征、发病机制、治疗手段也与成人迥异，而且儿童内分泌疾病在不同的年龄阶段各有特点。儿童常见的内分泌疾病主要有生长迟缓、性分化异常、性早熟、甲状腺疾病、糖尿病、肾上腺疾病、尿崩症等。但患儿在出生后即存在生化代谢紊乱和激素功能障碍，会严重影响其智能和体格发育，先天性甲状腺功能减低症、先天性肾上腺皮质增生症等如未能早期诊治，易造成残疾甚至夭折。儿童内分泌疾病一旦确诊，多数需要终生替代治疗。在治疗过程中需要密切随访，以保证患儿有正常的生长发育。

近年来，激素测定技术快速发展，放射免疫分析法（RIA）、放射受体分析法（RRA）、酶联免疫吸附法（ELISA）、荧光免疫法（FIA）和免疫化学发光法（ICL）等各种精确测定方法的广泛应用，以及一系列具有临床诊断价值的动态试验（兴奋或抑制）方法的建立和完善，极大地提高了内分泌疾病的诊断水平。越来越精准的内分泌腺影像学检查，大大提高了内分泌疾病定位诊断的水平。分子生物学技术在临床研究中的应用，促进了新的疾病的发现。通过基因克隆和测序的手段来诊断单基因遗传病已不困难。随着更多、更新的细胞分子生物学技术的深入发展和临床应用，儿科内分泌学的理论概念也在不断更新和发展。

第二节 生长激素缺乏症

儿童生长激素缺乏症（growth hormone deficiency，GHD）是一类由生长激素（growth hormone，GH）缺乏导致的身材矮小、身高增长速度迟缓为主要特征的内分泌疾病。儿童矮小症（short stature）是指小儿身高低于同种族、同年龄、同性别正常健康儿童生长曲线第3百分位以下，或者低于2个标准差（−2SD）的。其中生长激素缺乏症是引起儿童矮小症的重要原因，其发病率为1/4000~1/5000，多为散发。

人体生长是极为复杂的生物过程，包括遗传基因的表达调控、细胞分裂增殖等，基因的表达调控同时又受体内外很多因素影响，如营养、内分泌激素等。目前已知人体生长与下丘脑−垂体−胰岛素样生长因子轴的生理作用密切相关，该生长轴主要包括下丘脑、垂体、肝脏和生长软骨，其中涉及多种神经递质、神经肽、下丘脑激素、垂体生长激素、生长激素受体和生长激素结合蛋白、胰岛素样生长因子、胰岛素样生长因子结合蛋白和胰岛素样生长因子受体等。

生长激素由腺垂体嗜酸细胞分泌，约80%是由191个氨基酸组成的单链多肽，相对分子质量为22kD，可以单体、二聚体或寡聚体形式存在，也存在一些变异体，另外20%分子质量为20kD。生长激素基因定位于17号染色体，具有种族特异性。

生长激素呈脉冲式分泌，存在昼夜节律，白天分泌量低于夜间，仅在饥饿状态或体力活动后偶见高峰，夜间入睡后则分泌旺盛，且与睡眠深度有关，在Ⅲ或Ⅳ期睡眠时达高峰。初生婴儿血清生长激素水平很高，由于其分泌节律尚未成熟，因此昼夜波动很小，至出生后2~3周，生长激素水平开始下降，分泌节律一般在出生后3个月出现。儿童期生长激素的分泌量超过成人，在青春发育期更为明显。

生长激素分泌主要受下丘脑分泌的生长激素释放激素（GHRH）和生长激素释放抑制激素（GHIH或SRIF）的调控。血液循环中生长激素浓度及生长激素依赖的胰岛素样生长因子−1（IGF−1）浓度通过反馈调节垂体生长激素的分泌，或间接作用于下丘脑GHRH、GHIH而影响生长激素的分泌。此外，性腺激素、甲状腺功能也对生长激素的分泌有影响。

生长激素的基本功能是促进生长，同时也是体内代谢途径的重要调节因子，调节多种物质代谢。生长激素可直接作用于细胞，与生长激素受体结合发挥其生物效应，也可通过IGF−1作用完成。生长激素发挥其生理作用依靠IGF−1进行介导，特别是与肝细胞表面的生长激素受体结合后，肝细胞分泌IGF−1，随血液循环作用于其他靶器官细胞表面的IGF−1受体，激活下游信号通路。IGF−1具有调控生长发育、调节糖脂、蛋白质代谢的生物学功能，而且作为神经营养因子，在促进神经元的增殖、减少凋亡、促进神经元突触的可塑性等方面具有重要的生理作用。

1. 促生长效应 促进人体各种组织细胞增大和增殖，使骨骼、肌肉和各系统器官生长发育，刺激软骨细胞局部产生IGF−1，使软骨细胞增殖，促进骨骼生长。此外，生长激素还协同性激素和促钙化激素PTH、$1,25-(OH)_2D_3$、降钙素，共同干预骨重塑。

2. 促代谢效应 生长激素促进生长作用的基础是促合成代谢。促进蛋白质的合成和氨基酸的转运，表现正氮平衡。对脂肪代谢表现为降解作用，是有力的脂解激素。对糖代谢作用复杂，能减少外周组织对葡萄糖的利用，也降低细胞对胰岛素的敏感性。

【病因】

1. 原发性生长激素缺乏症

（1）先天性生长激素缺乏：按遗传方式不同可分为 3 型：Ⅰ型为常染色体隐性遗传，又再分为Ⅰa 和Ⅰb 两型，前者多见 GH1 基因缺失或点突变，使患儿体内不表达 GH1 基因，GH 完全缺乏；后者多为 GH1 基因剪切位点突变或复合性基因缺陷，影响 GH 蛋白分子的稳定性和正常分泌。Ⅱ型：为常染色体显性遗传，以 GH1 基因剪切位点突变为主，造成 GH 突变体蛋白结构异常，破坏蛋白分子正常运转。Ⅲ型：X 连锁遗传，可能与多为点基因缺陷有关，临床可伴有低丙种球蛋白血症。

另外，GHRH 受体基因、下丘脑转录调控基因缺陷也会导致生长激素缺乏。GH 分子结构异常、GH 受体缺陷（Laron 综合征）或 IGF-1 受体缺陷（非洲侏儒症）与 GHD 临床表现相似，但呈 GH 抵抗或 IGF-1 抵抗，血清 GH 水平增高明显。

（2）特发性下丘脑-垂体功能障碍：是生长激素缺乏的主要原因，患儿的下丘脑、垂体并无明显病变，但分泌功能不足，其中神经递质-神经激素功能途径的缺陷，导致矮小者称为生长激素神经分泌功能障碍，较特发性垂体功能不足更为多见。

（3）垂体发育异常：随着高分辨率头颅影像学的发展，证实生长激素缺乏的患儿中，垂体不发育、垂体发育不良、面中线发育异常或空蝶鞍等并不罕见。

2. 获得性生长激素缺乏症 是由于已知的后天获得因素引起，常继发于下丘脑、垂体或其他颅内肿瘤、感染、细胞浸润、放射性损伤和颅脑创伤等。

3. 暂时性生长激素缺乏症 因不良环境因素刺激使小儿遭受精神创伤，可引起生长激素分泌功能暂时低下，诱因消除后即可恢复正常状态。

【临床表现】

以男性多见。患儿出生时身长、体重可正常，可有新生儿窒息史。多数在 1 岁以后呈现生长缓慢，随着年龄增长，其外观明显小于实际年龄，学龄期年增长不足 5cm，严重者仅 2 ~ 3cm，身高偏离在正常身高均数 - 2SD 水平以下。约 1/3 病例伴有多饮多尿，呈部分性尿崩症。肢体匀称、面容幼稚和腹部脂肪堆积为本病典型表现。男孩常伴有外生殖器发育不良，睾丸阴茎均小。已发生低血糖者提示可能有多垂体激素缺乏。患儿智力正常，骨骼发育缓慢，骨龄落后于实际年龄 2 岁以上。青春期多大多延迟。继发性生长激素缺乏可发生于任何年龄，伴有原发疾病飞相应表现。

【辅助检查】

1. 内源性 GH 分泌测定 包括运动试验、夜睡眠 GH 试验和尿液 GH 测定，通常用作临床筛查。本病患儿内源性 GH 分泌不足或分泌异常。

2. GH 刺激试验 由于 GH 呈脉冲式分泌，测定随机血标本中的 GH 浓度不能反映垂体 GH 分泌能力，无诊断价值。临床多采用药物刺激试验，常用的药物有胰岛素、精氨酸、L-多巴、可乐定、GHRH 等，各种刺激药物的机制不尽相同：胰岛素诱导低血糖反应；精氨酸介导于抑制 GHIH 的分泌；L-多巴介导于神经递质多巴胺能途径的兴奋，或刺激 GHRH 的释放；可乐定属 α-肾上腺素能增强剂，促进 GHRH 分泌作用。由于各种药物刺激 GH 反应的敏感性、特异性有差异，所以通常采用至少两种作用途径不同的药物才能作为判断的结果。如果两种试验 GH 激发峰值 <5ng/ml 为完全性缺乏；5 ~ 9ng/ml 为部分缺乏；≥10ng/ml 表示不缺乏。

3. 血清胰岛素样生长因子 1（IGF-1）、胰岛素样生长因子结合蛋白 3（IGFBP-3）测定 血循环中 95% 以上的 IGF-1 与 IGFBP-3 结合，两者血中浓度稳定，且与 GH 水平呈一致关系，是较理想的检测下丘脑 - GH - IGF 生长轴的功能指标。IGFBP3 有运送和调节 IGF - 1 的功能。GHD 患儿血 IGF - 1、IGFBP - 3 均低下。

4. 其他内分泌检测 考虑多种垂体激素缺乏可测 ACTH、促性腺激素水平，甲状腺功能等。

5. 影像学检查 X 线检查骨龄；头颅 MRI 或 CT 检查。

【诊断和鉴别诊断】

对身高低于同种族、同年龄、同性别正常健康儿童生长曲线第 3 百分位，或者低于 2 个标准差（ - 2SD）者，外观匀称性矮小、圆脸、面容幼稚、智力正常、生长速度慢、骨龄落后实际年龄 2 岁以上、两项生长激素激发试验的峰值 < 10ng/ml，可诊断生长激素缺乏症。

矮小症病因众多，需要通过详细的病史询问，了解母亲孕期、围生期、喂养和疾病等情况，结合体格检查和实验室资料，进行鉴别诊断。

1. 家族性身材矮小 是指身材矮小、生长速率正常，有矮身材家族史的儿童。无特殊面容，体型匀称，身高增长速度正常，生长曲线与正常儿童平行，处于自身生长曲线百分位上，骨龄与年龄相称，青春发育年龄正常，家族中有身高低于第 3 百分位者。

2. 体质性青春发育延迟 常有家族史，提示与遗传因素密切相关，父母、同胞兄弟姐妹可有青春发育延迟史，也和营养和环境因素有关。

3. 宫内发育迟缓（IUGR） 又称小于胎龄儿（SGA），指出生体重或身长低于同胎龄、同性别第 10 百分位的新生儿，若 2 岁以后身高仍低于同龄儿童平均身高的 - 2SD，称为 SGA 持续矮小。

4. 多发性垂体功能低下 除生长激素缺乏以外还伴有促甲状腺素、ACTH、促性腺激素的低下，检查其他垂体激素可以诊断。

5. 先天性甲状腺功能减退 表情淡漠、舌大、伸舌；皮肤粗糙、黏液性水肿、贫血貌；智力、运动发育落后；矮小；心音低钝、心脏扩大；纳呆、腹胀、便秘；甲状腺功能减低；B 超可能提示甲状腺异位或缺如。

6. 中枢神经系统疾病 颅面中线发育缺陷、脑积水、下丘脑垂体肿瘤等，头颅和垂体 MRI 有助于鉴别。

7. 骨骼发育不良及骨病 成骨不全、软骨发育不全、营养性或低磷性维生素 D 缺乏症等，非匀称性矮小，骨骼畸形，钙磷代谢异常，骨密度下降。

8. 代谢性疾病 糖原贮积症、黏多糖贮积症、肾小管性酸中毒等，除矮小以外可伴有原发疾病表现。

9. 染色体异常 特纳综合征、努南综合征、唐氏综合征、PWS 综合征等，存在特征性面容和体貌。

10. 慢性系统性疾病 肝功能不全、肺功能不全、肾衰竭，先天性心脏病，消化吸收不良，感染等，专科检查可发现。

11. 营养缺乏性和精神心理障碍性矮小 营养缺乏性矮小由于贫穷营养摄入不足或主观限制饮食营养摄入不合理所致矮小，也可能源于器质性疾病。精神心理障碍性矮小由于精神心理受挫，影响 GH - IGF 轴功能，伴有性情孤僻饮食行为变异。

12. 特发性矮小（ISS） 暂时尚无明确病因的矮身材。

【治疗】

1. 生长激素替代治疗 基因重组人生长激素（r - hGH）自问世以来，临床应用日益广泛。GHD 患者常用剂量是 0.1U/（kg·d），睡前皮下注射。疗效于治疗年龄相关，年龄越小，治疗效果越好。具体疗程因人而异，一般用至青春发育接近成熟、年生长速度低于 2cm 或骨龄接近闭合（骨龄男孩 16 岁，女孩 14 岁）时可以停药。

2. 生长激素释放激素（GHRH）　对于下丘脑功能缺陷、GHRH释放不足的GHD患儿，使用GHRH治疗有促生长效应。

3. 合成代谢激素　促合成代谢激素中有氟甲睾酮、有氧甲氢龙和苯丙酸诺龙等。苯丙酸诺龙0.5mg/kg，每两周肌注一次，持续6~12个月。这类制剂都是睾酮衍生物，具有一定的肝毒性和雄激素作用，有促进骨骺提前融合的副作用，故在使用时必须密切随访骨龄发育情况。

第三节　中枢性尿崩症

尿崩症（diabetes inspidus，DI）是指患儿完全或部分丧失尿浓缩功能，表现为多饮多尿、烦渴和排出低比重尿。中枢性尿崩症（central diabetes inspidus，CDI）是因抗利尿激素（antidiuretic hormone，ADH；又名精氨酸血管加压素，arginine vasopressin，AVP）分泌不足而引起的一组症候群。下丘脑及垂体任何部位的病变均可引起尿崩症，男性发病多于女性，儿童期任何年龄均可发生。

【病理生理】

抗利尿激素是由下丘脑的视上核和室旁核的神经细胞分泌的9肽激素，经下丘脑－垂体束到达神经垂体后叶储存备用。ADH的编码基因位于20p13，与催产素的编码基因毗邻。ADH提高远曲小管和集合管对水的通透性，促进水的吸收，是尿液浓缩和稀释的关键性调节激素。ADH还能增强内髓部集合管对尿素的通透性。

调节抗利尿激素的主要因素是血浆晶体渗透压和循环血量、动脉血压。血浆晶体渗透压的改变可明显影响抗利尿激素的分泌，这是抗利尿激素分泌的最敏感因素，当机体失水时，血浆晶体渗透压升高，可引起抗利尿激素分泌增多，使肾脏对水的重吸收活动明显增强，导致尿液浓缩和尿量减少。而当大量饮水后，尿液稀释，尿量增加，体内多余的水分排出体外。循环血量的改变，也影响抗利尿激素的释放。血量过多时，左心房被扩张，刺激了容量感受器，传入冲动经迷走神经传入中枢，抑制了下丘脑－垂体后叶系统释放抗利尿激素，从而引起利尿，由于排出了过剩的水分，正常血量因而得到恢复。动脉血压升高时，刺激颈动脉窦压力感受器，可反射性地抑制抗利尿激素的释放。此外，心房钠尿肽可抑制抗利尿激素分泌，血管紧张素Ⅱ则可刺激其分泌。

【病因】

中枢性尿崩症的病因分为特发性、继发性、遗传性三类。

1. 特发性尿崩症　是因为下丘脑的视上核或者室旁核神经元细胞发育不完全或者发生退行性病变导致，多为散发，部分与其自身免疫状态相关。国内特发性CDI比例占55%~75%，常在儿童时期起病，较少伴随垂体前叶功能减退。其MRI表现除垂体后叶高信号消失或垂体柄增粗，其余显像无明显异常。对这些患者需要长期随访观察。对疾病早期还不能确定病因的患儿，应定期检查蝶鞍区影像学检查与垂体前叶功能。

2. 继发性尿崩症　包括①头部外伤与脑部手术：尤其是垂体、下丘脑部的手术、放射性核素治疗后，严重脑外伤后。其中以垂体手术后一过性CDI最常见，如手术造成正中隆突以上的垂体柄受损，则可导致永久性CDI。②肿瘤：为多见病因，颅咽管瘤、生殖细胞瘤、垂体转移癌、垂体肉瘤、淋巴瘤等。③肉芽肿：结节病、组织细胞增多症、类肉瘤、黄色瘤等。④感染性疾病：脑炎、脑膜炎、结核、梅毒、弓形虫病等。⑤血管病变：动脉瘤、动脉栓塞等。⑥炎症性：淋巴细胞性漏斗部神经垂体炎、肉芽肿病、红斑狼疮、硬皮病等。⑦化学毒物。⑧其他：白血病细胞浸润，郎格罕细胞组织细胞增生症等。⑨自身免疫性疾病也可导致CDI，血清中存在抗ADH细胞抗体。

3. 遗传性尿崩症 可为 X 连锁隐性、常染色体显性或常染色体隐性遗传。少数是由于编码 ADH 的基因或编码运载蛋白 Ⅱ 的基因突变所致，大部分表现为常染色体显性遗传。很少一部分表现为常染色体隐性遗传。运载蛋白前体基因编码区的基因突变，可导致异常蛋白前体产生，并在神经元中积聚导致细胞凋亡，因此 CDI 病情在患儿出生后数月至数年临床表现逐渐变得典型，之后呈进行性进展，也有遗传性中枢性尿崩症自行缓解的病例报道。遗传性尿崩症也可以是 DIDMOAD 综合征的一部分。DIDMOAD 综合征包括尿崩症、糖尿病、视神经萎缩和耳聋，为常染色体隐性遗传性神经变性疾病，由于 4pl6 的 *wfsl* 基因多个核苷酸变异所致，可伴有其他神经及精神异常表现，包括神经性膀胱、共济失调、肌痉挛、抑郁、躁狂、器质性脑病综合征等，内分泌系统可伴有生长激素缺乏、甲状腺功能减低、性发育迟缓等。

【临床表现】

典型的临床表现为多饮、多尿、烦渴。多尿表现为排尿次数增加，且尿量增多。严重者24 小时尿量可达 300 ~ 400ml/kg。尿比重常在 1.001 ~ 1.005，尿渗透压为 50 ~ 200mmol/L，显著低于血渗透压。多尿引起烦渴及多饮，24 小时摄入水量可达数升至 10L，甚至更多。患者多喜喝冷饮与凉水。如果患者不能饮水或得不到饮水，可出现低血容量的表现：心悸、心慌、血压下降、四肢冰冷、休克以及肾前性的氮质血症。如果低血容量状态不能纠正，可出现头痛、烦躁、谵望和昏迷。继发性尿崩症，除多饮和多尿等表现外，尚有原发病变表现，如占位病变引起的头痛等症状，原发病表现可出现在尿崩症之前或之后。儿童期发病的患者可因为长期多尿引起膀胱、输尿管和肾盂扩张，影响肾功能，也可合并骨质疏松。儿童还可有尿床现象。CDI 可以合并多种垂体激素缺乏，有研究报道多种垂体激素缺乏从高到低的发生率排列顺序为生长激素缺乏、糖皮质激素缺乏、性腺激素缺乏、泌乳素缺乏和甲状腺激素缺乏。继发性 CDI 比特发性合并多种垂体激素缺乏的情况更常见。

【辅助检查】

1. 尿比重、尿渗透压和血渗透压测定 尿崩症者尿比重多在 1.001 ~ 1.005。尿崩症者尿渗透压为 50 ~ 200mmol/L，血渗透压正常或增高。

2. ADH 测定 中枢性尿崩症者血中 ADH 浓度降低。

3. 禁水试验 主要用于鉴定尿崩症和精神性烦渴。于早晨 8 时开始，试验前先排尿，测体重、尿量、尿比重及尿渗透压，测血钠和血浆渗透压。于 1 小时内给饮水 20ml/kg，随后禁饮 6 ~ 8 小时，每 1 小时收集一次尿，测尿量、尿比重及尿渗透压，共收集 6 次，试验结束时采血测血钠及血浆渗透压。如果患者排尿甚多，虽然禁饮还不到 6 小时，而体重已较原来下降 3% ~ 5%，或血压明显下降，立即停止试验。正常人禁水后不出现严重的脱水症状，血渗透压变化不大，尿量明显减少，尿比重超过 1.015，尿渗透压超过 800mmol/L，尿渗透压与血浆渗透压比率 > 2.5；完全性尿崩症病人尿量无明显减少，比重 < 1.010，尿渗透压 < 280mmol/L，血浆渗透压 > 300mmol/L，尿渗透压低于血渗透压；而部分性尿崩症血浆渗透压最高值 < 300mmol/L；若尿比重最高达 1.015 以上，尿渗透压达 300mmol/L，或尿渗透压与血渗透压比率 ≥ 2，则提示 ADH 分泌量正常，为精神性烦渴。

4. 加压素试验 用于中枢性尿崩症与肾性尿崩症的鉴别。在充分禁水后给予 ADH，观察患者对 ADH 的反应。正常人在禁水后尿液已浓缩，注射 ADH 并不能使尿液进一步浓缩，尿渗透压和尿比重无进一步升高。完全性中枢性尿崩症患者注射 ADH 后尿量明显减少，尿比重上升，尿渗透压升高 50% 以上。部分性尿崩症尿渗透压上升可不到 50%。而肾性尿崩症对AVP 无反应。

5. 影像学检查 影像学检查的作用是发现病因。MRI 在显示下丘脑、垂体结构上具有特有的优越性，在观察微小病变上明显优于 CT 扫描，可观察到小到 3 ~ 4mm 的占位性病变，也可能看到垂体柄的断裂、增粗、拉长、垂体后叶信号的改变等变化，对于尿崩症的病因诊断起重要作用，可早期发现颅内占位性或浸润性改变。

【鉴别诊断】

主要与肾性尿崩症、精神性烦渴相鉴别。

1. 肾性尿崩症 是由于远端肾小管和集合管对血管加压素不敏感，导致水通透性的功能发生障碍所致。目前人们已能从基因水平上揭示肾性尿崩症发生的分子机制，认为是肾集合管管周膜上的 V2 受体缺陷或肾小管细胞水通道，一类选择性地对水有通透性的膜糖蛋白的缺陷所致。继发性者则是原发疾病破坏了肾髓质高渗状态，引起肾小管浓缩尿液功能障碍所致，加压素试验可以鉴别两者。

2. 精神性烦渴 表现为先有烦渴、多饮，而后出现多尿，尿量波动大，尿量在夜间不饮水的情况下可自然减少。禁水试验可明显使尿渗透压增高，对加压素试验也有反应。血浆渗透压轻度降低。

【治疗】

1. 去氨加压素 与天然的精氨酸加压素结构类似，口服去氨加压素后疗效可维持 8~12 小时，宜从小剂量开始。服该药后很少患者会出现头痛、恶心、胃不适、鼻充血，如不限制饮水也会引起水潴留。

2. 鞣酸加压素 为脑神经垂体提取物。本品吸收缓慢，每次剂量 0.1~0.3ml，作用可维持 3~7 天或更久。一次注射后需待再出现多尿，然后注射第 2 次，对疗效不理想者可逐步增加剂量。

3. 其他药物 ①氯磺丙脲：原用作口服降糖药，也有抗利尿作用。每日 150mg/m^2，一次口服。②卡马西平：可能通过兴奋 ADH 分泌而使尿量减少，每日 10~15mg/kg。分 2~3 次口服。

4. 病因治疗 由肿瘤压迫、炎性浸润或颅脑外伤引起的，必须治疗原发病。鞍区肿瘤患者，术中尽量避免损伤垂体后叶、垂体柄和垂体门脉系统。

第四节　性早熟

人体生殖系统的发育和功能维持受下丘脑-垂体-性腺轴的控制，下丘脑以脉冲形式分泌促性腺激素释放激素（gonadotropic releasing hormone，GnRH）刺激垂体前叶分泌促性腺激素（gonadotropic hormone，Gn），即黄体生成素（luteinizing hormone，LH）和卵泡刺激素（follicle stimulating hormone，FSH），促进卵巢和睾丸发育，并分泌雌二醇和睾酮。青春期前儿童下丘脑-垂体-性腺轴功能处于较低水平，当青春发育启动后，GnRH 脉冲分泌频率和峰值明显增加，LH、FSH 脉冲分泌峰也随之增高，致使性激素水平升高，性征呈现和性器官发育。

性早熟（sex procoity）指性发育启动年龄显著提前，目前小儿性早熟的诊断标准为女孩在 8 岁以前，男孩在 9 岁以前出现第二性征。本病女孩较多见，男女之比约为 1:4。

【青春期生理】

人体由童年向成年过渡的时期称为青春发育期，此过程经历了人体生理、心里和体格等诸多方面的变化。其中包括：神经内分泌系统的启动而导致下丘脑-垂体-性腺轴功能增强；第二性征的出现、发育直至成熟；有青春期身高增长加速至骨骺融合而停止生长；生殖器官发育成熟，并有成熟的生殖功能；精神与心理逐渐成熟。其中核心内容是性发育，由于性激素作用引导性征出现，以性腺、性器官发育为特征。因此青春发育期是指青春发育启动开始直至具有生育能力的性成熟的整个过程。

【病因】

性早熟按发病机制和临床表现分为中枢性（促性腺激素释放激素依赖性）性早熟和外周性（非促性腺激素释放激素依赖性）性早熟，以往分别称真性性早熟和假性性早熟。

中枢性性早熟（central precocious puberty，CPP）具有与正常青春发育类同的下丘脑－垂体－性腺轴发动、成熟的程序性过程，直至生殖系统成熟；即由下丘脑提前分泌和释放促性腺激素释放激素，激活垂体分泌促性腺激素使性腺发育并分泌性激素，从而使内、外生殖器发育和第二性征呈现。

外周性性早熟是缘于各种原因引起的体内性甾体激素升高至青春期水平，故只有第二性征的早现，不具有完整的性发育程序性过程。

1. 中枢性性早熟的病因

（1）中枢神经系统器质性病变，如下丘脑、垂体肿瘤或其他中枢神经系统病变。

（2）由外周性性早熟转化而来。

（3）未能发现器质性病变的，称为特发性中枢性性早熟（idiopathic CPP，ICPP）。

（4）不完全性中枢性性早熟，是 CPP 的特殊类型，指患儿有第二性征的早现，其控制机制也在于下丘脑－垂体－性腺轴的发动，但它的性征发育呈自限性；最常见的类型为单纯性乳房早发育，若发生于 2 岁内女孩，可能是由于下丘脑－性腺轴处于生理性活跃状态，又称为"小青春期"。

女孩以 ICPP 为多，占 CPP 的 80～90% 以上；而男孩则相反，80% 以上是器质性的。

2. 外周性性早熟的病因

按第二性征特征分类：早现的第二性征与患儿原性别相同时称为同性性早熟，与原性别相反时称为异性性早熟。

（1）女孩出现的外周性性早熟：①同性性早熟（女孩的第二性征）：见于遗传性卵巢功能异常如 McCune－Albright 综合征、卵巢良性占位病变如自律性卵巢囊肿、分泌雌激素的肾上腺皮质肿瘤或卵巢肿瘤、异位分泌人绒毛膜促性腺激素（HCG）的肿瘤以及外源性雌激素摄入等。②异性性早熟（男性的第二性征）：见于先天性肾上腺皮质增生症、分泌雄激素的肾上腺皮质肿瘤或卵巢肿瘤，以及外源性雄激素摄入等。

（2）男孩出现的外周性性早熟：①同性性早熟（男性第二性征）：见于先天性肾上腺皮质增生症（较常见）、肾上腺皮质肿瘤或睾丸间质细胞瘤、异位分泌 HCG 的肿瘤，以及外源性雄激素摄入等；②异性性早熟（女性第二性征）：见于产生雌激素的肾上腺皮质肿瘤或睾丸肿瘤、异位分泌 HCG 的肿瘤以及外源性雌激素摄入等。

【诊断】

中枢性性早熟第二性征发育的顺序与正常青春发育一致，但临床变异较大，青春发育进展速度不同。女孩首先表现为乳房发育，之后出现阴毛和外生殖器的发育，最后月经初潮。开始为无排卵的月经来潮，数月后变成有排卵的规律性月经周期。女性随着青春发育身体脂肪增加，臀部和股脂肪分布增多。初潮的 1～2 年内常常月经不规律，因为促性腺激素未达到一定的脉冲频率和强度，无排卵所致。男性表现为在 9 岁前就开始睾丸增大，阴囊变薄、变黑、下垂，为青春发育的第一个征象。当睾丸容积大于 4ml 时，提示青春期开始，同时阴囊皮肤变薄、色素沉着，继之阴茎增长、增粗，然后出现阴毛、腋毛、声音低沉，痤疮、喉结、胡须、体格肌肉发达等成人体态特征。当睾丸容积持续增大，出现遗精现象。两性均有明显的生长增速。由于骨骼成熟增速。骨骼闭合，使生长较早停止，导致成年身高较矮。

外周性性早熟的性发育过程常与上述规律迥异。颅内肿瘤所致者在病程早期常常仅表现为性早熟，之后开始出现头痛、呕吐、视力障碍等颅压增高症状。

1. 骨龄测定　骨龄代表骨骼的成熟度，测量骨龄可了解骨骼的生长发育状况，能较准确地反映青春发育的成熟程度，骨龄是根据 X 线片上左手掌指骨、腕骨及桡尺骨下端的骨化中心的发育程度来估算。中枢性性早熟及先天性肾上腺皮质增生症的患儿，骨骼生长异常加速，故骨龄往往较实际年龄提前。

2. B 超检查　女孩可以观察卵巢、子宫的形态，测定子宫及卵巢体积，卵泡的直径，是判断的卵巢和子宫发育程度及检查卵巢有无占位性病变。男孩探查睾丸和肾上腺皮质等部位。

3. 头颅影像学检查　由于女孩的中枢性性早熟 80% ~90% 是特发性的，而男孩一半以上由中枢性病变引起，所以临床上对 6 岁以下的中枢性性早熟女孩和所有的中枢性性早熟男孩均应做头颅影像学检查。又由于与性早熟有关的肿瘤多数发生在鞍区，所以应在此区域做分层检查。

4. 性腺轴激素水平的测定　由于青春发育过程是受下丘脑 – 垂体 – 性腺轴控制的，所以测定性腺轴激素水平对于诊断性早熟及鉴别中枢性性早熟和外周性性早熟意义较大。

（1）性激素如睾酮（T）及雌二醇（E2）水平的测定：小儿的性激素水平具有显著的年龄差异，男孩血清 T 和女孩血清 E2 水平均在 2 岁前较高，2 岁后下降并维持较低水平，至青春期再度升高，其水平与发育程度密切相关，所以测定性激素有助于性早熟的诊断，性早熟患儿的性激素水平较正常同龄儿显著升高。

（2）卵泡刺激素（FSH）及促黄体生成素（LH）水平的测定：FSH 和 LH 的分泌也具有与 T 和 E2 类似的年龄差异，且对鉴别中枢性和外周性性早熟意义较大，中枢性性早熟的患儿血液中促性腺激素水平升高，外周性性早熟的患儿中枢尚未启动，血中的促性腺激素水平低下。

（3）促性腺激素释放激素（GnRH）兴奋试验：由于 FSH 和 LH 的分泌在青春期早期的特点是以夜间睡眠为主诱发的阵发性脉冲式释放，所以一次随机的血标本往往并不能反映其真正的分泌水平。GnRH 由下丘脑分泌的激素，刺激垂体的 LH 分泌同时，也刺激 FSH 的分泌。兴奋试验通过采用人工合成的 GnRH 或类似物，静脉注射入患儿体内，能够显著地促进垂体内储存的促性腺激素的释放，通过注射前及注射后血液中促性腺激素水平变化的测定，反映垂体促性腺激素的储备状况，对于鉴别中枢性和外周性性早熟具有重要意义。以 GnRH $2.5 ~ 3.0 \mu g/kg$（最大剂量 $100 \mu g$）皮下或静脉注射，于注射的 0、30、60 和 90 分钟测定血清 LH 和 FSH 水平。如用化学发光法测定，激发峰值 $LH > 3.3 ~ 5.0 IU/L$ 是判断中枢性启动界点，同时 LH/FSH 比值 > 0.6 时可诊断为中枢性性早熟。目前认为以激发后 30 ~ 60 分钟单次的激发值，达到以上标准也可诊断。如激发峰值以 FSH 升高为主，LH/FSH 比值低下，结合临床可能是单纯性乳房早发育或中枢性性早熟的早期，后者需定期随访，必要时重复检查。

5. 其他检查　尿 17 – 酮类固醇和 17 – 羟类固醇的测定和放射性核素显像，有助于诊断先天性肾上腺皮质增生。

【鉴别诊断】

1. 单纯性乳房早发育（premature thelarche）　是暂时的单独乳房发育，常发生在 2 岁以前。表现为只有乳房发育，而没有乳头发育和阴道黏膜改变，生长速度不加快，骨龄也不提前。而且乳房发育到一定阶段也不再增大，往往在半年、一年后自行消退。有时仅为一侧乳房增大。血 LH 和 E2 在低水平，而 FSH 在 GnRH 兴奋试验中比正常儿童水平增高。由于部分患儿可逐步演变为中枢性性早熟，应重视女孩乳房早发育的发生发展过程，尤其是小年龄者，争取及时介入最佳治疗。

2. 单纯性阴毛早发育（premature pubarche）　指女孩在 8 岁和男孩在 9 岁之前出现阴毛而无其他性成熟的表现，一般女孩比男孩多见，阴毛开始生长在大阴唇，在会阴部的发展很慢，然后出现腋毛。患儿的生长和骨龄正常或轻度增速。阴毛早发育是由于肾上腺功能启动较早所致，去氢异雄酮（DHEA）增高达青春早期水平，多数不需要治疗。需要与肾上腺皮质增生症相鉴别。

3. 月经早潮（premature menarche） 单独发生月经而无其他表现，大多数女孩仅为数次阴道出血，促性腺激素正常，可能由于卵巢活动引起 E2 分泌，卵巢超声可发现滤泡囊泡。

4. 多发性骨纤维发育不良伴性早熟（McCune - Albright syndrome） 性早熟、骨纤维发育不良和皮肤咖啡样色素斑。尚可有垂体、甲状腺、骨骼和肾上腺的异常。本病的原因为编码 G 蛋白 α - 亚单位的基因错译突变，导致刺激 cAMP 产生。可激活许多内分泌激素的受体，如 ACTH、TSH、FSH、LH 等受体。女孩性早熟可有阴道出血及第二性征的发育。LH 和 FSH 水平被抑制，对 GnRH 刺激无反应。E2 水平可从正常到明显增高，在卵巢内可见有相应的滤泡。男孩发生性早熟的少见，可有睾丸不对称性增大。当骨龄成熟达青春期年龄时，引起垂体促性腺激素分泌则转为中枢性性早熟。甲状腺可有增生并出现甲状腺功能亢进症状，两性均可有甲状腺肿。本病还可伴发库欣综合征、巨人症。内分泌腺体外的表现有高尿磷，可引起佝偻病和骨质疏松症。应用芳香化酶抑制剂可使 E2 合成减少。中枢性性早熟时可应用 GnRH 类似物进行治疗。

【治疗】

1. 中枢性性早熟 治疗目标为抑制过早或过快的性发育，防止或缓释患儿或家长因性早熟所致的相关的社会或心理问题（如早初潮）；改善因骨龄提前而减损的成年身高也是重要的目标。

（1）GnRH 类似物（GnRHa）：是当前主要的治疗选择。这类药物与下丘脑天然的促性腺激素释放激素的化学结构相似但又不完全相同，是将天然的 GnRH 肽链序列作化学改变，增加了其 GnRH 生物活性及半衰期，使其作用更强，作用的维持时间更长。用药后最初刺激垂体促性腺激素分泌增加，但接着引起垂体促性腺细胞的 GnRH 受体发生降调节，造成受体位点显著减少，使垂体对内源性 GnRH 失敏，促性腺激素分泌减少，从而使性激素水平明显下降，性征消退，并能有效延缓骨骼的成熟，防止骨骺过早融合。目前常用制剂有曲普瑞林和亮丙瑞林的缓释剂。GnRHa 剂量：首剂 80~100μg/kg，最大量 3.75mg；其后每 4 周注射 1 次，体重≥30kg 者，曲普瑞林每 4 周肌注 3~3.75mg。需强调的是，维持剂量应当个体化。

（2）环丙孕酮：具有抗雄激素效应，与双氢睾酮竞争结合靶细胞受体，起到拮抗作用；此外还能反馈抑制垂体分泌促性腺激素，使性激素水平下降，剂量为每日 75~150mg/m²，分 2~3 口服；对最后成人身高的增长效应尚待定论。

（3）炔睾醇（达那唑，安宫唑）：为睾丸分泌的睾酮衍化物，口服后能通过负反馈调节作用，抑制垂体释放促性腺激素，并且直接抑制性激素合成，使性激素水平降低，使性征消退，有研究认为达那唑可以通过促进生长，增加身高年龄增长与骨龄增长的比值来改善成年身高；有轻度的雄激素作用，可引起多毛、痤疮、声音低沉、乳房发育不平衡、阴毛增多、体重过重及肝损害等不良反应，所以限制了本药在临床尤其是女孩的应用。用量为 10mg/kg，睡前一次服。

有中枢器质性病变的 CPP 患者应当按照病变性质行相应病因治疗。错构瘤是发育异常，如无颅压增高或其他中枢神经系统表现者，不需手术，仍按 ICPP 药物治疗方案治疗。

2. 单纯性乳房早发育 多呈自限病程，一般不需药物治疗，但需强调定期随访，小部分患儿可能转化为中枢性性早熟，尤其在 4 岁以后起病者。

3. 外周性性早熟 按不同病因分别处理，如各类肿瘤的手术治疗，先天性肾上腺皮质增生症予以皮质醇替代治疗等。

第五节　先天性甲状腺功能减退

先天性甲状腺功能减退（congenital hypothyroidism）简称甲低，是儿科较常见的内分泌疾病之一，可因甲状腺发育不良、异位以及合成酶、过氧化物酶、碘等缺乏导致甲状腺素合成、分泌、生物效应不足而产生的全身性疾病，可对人体产生广泛的影响包括智力低下等多种生理异常。先天性甲状腺功能减低症的发病率为 1/5000～1/7000。先天性甲低可通过新生儿筛查获得早期诊断、治疗并可获得良好的预后。

【病因】

1. 原发性甲低

（1）甲状腺发育异常：表现为甲状腺缺如、甲状腺异位、甲状腺发育不良、单叶甲状腺等。

（2）甲状腺激素合成障碍：有碘钠泵、甲状腺过氧化物酶、甲状腺球蛋白、碘化酪氨酸脱碘酶、过氧化氢合成酶等基因突变等导致。

2. 继发性甲低，又称中枢性甲低　原因有①TSH 缺乏（β 亚单位突变）；②垂体前叶发育相关的转录因子缺陷；③TRH 分泌缺陷（垂体柄中断综合征，下丘脑病变）；④TRH 抵抗（TRH 受体突变）。

3. 外周性甲低　甲状腺受体 β 突变或信号传递通路缺陷致甲状腺激素抵抗，*MCT*8 基因突变致甲状腺激素转运缺陷等。

4. 暂时性先天性甲低　原因有孕母使用抗甲状腺药物治疗、母源性 TSH 受体阻断抗体（TRB－Ab）、母亲或新生儿的缺碘或碘过量或者新生儿下丘脑－垂体轴发育延迟等。

【临床表现】

主要特点是生长发育落后，智力低下和基础代谢率降低。

1. 新生儿及婴儿甲低　大多数新生儿甲低症状和体征轻微，甚至缺如，但仔细询问病史及体检常可发现可疑线索，如母怀孕时常感到胎动少，生产期延迟，虽出生体重大，但身长较正常矮小 20% 左右，全身可水肿，面部呈臃肿状，皮肤粗糙，生理性黄疸延长，黄疸很深，便秘，前囟较大，后囟未闭，腹胀，脐疝，心率缓慢，心音低钝等。

2. 幼儿和儿童期甲低　多数先天性甲低常在出生后数月或 1～2 岁后就诊，此时甲状腺素缺乏严重，因此症状典型。甲状腺素缺乏严重度和持续时间长短与症状严重程度密切相关。

3. 甲低临床特征性表现

（1）特殊面容：面部臃肿，表情淡漠，反应迟钝。毛发稀疏，唇厚舌大，舌外伸，眼睑水肿。

（2）神经系统功能障碍：智力低下，记忆力，注意力均下降。运动发育障碍，行走延迟，并常伴有听力减退，感觉迟钝，嗜睡，严重可产生周身性黏液性水肿、昏迷。

（3）生长发育停滞：身材矮小，躯体长，四肢短，上下部量比值常 >1.5，骨发育明显延迟。

（4）心血管功能低下：脉搏微弱，心音低钝，心脏扩大，可伴心包积液、胸腔积液，心电图呈低电压，PR 间期延长，传导阻滞等。

（5）消化道功能紊乱：纳呆，腹胀，便秘，粪便干燥，胃酸减少。有时误诊为先天性巨结肠。

【辅助检查】

1. 甲状腺功能检查　测定血 T3、T4 和 TSH，新生儿筛查采用血滤纸血斑，在生后 2～5 天采足跟毛细血管血测 TSH，如 TSH 明显增高、T4 减低可确诊。血清 T3 在甲状腺功能减低时可能降低或正常。

2. 甲状腺放射性核素显像　可判断甲状腺位置、大小、发育情况及其占位性病变。

3. 新生儿甲低筛查　国内通常检查 TSH 水平。

4. 骨龄测定　先天性甲低的小儿骨生长和成熟均延迟，管状骨和扁骨的髓腔狭小而相应皮质增厚，此特征随治疗而消失。

5. TRH 激发试验　用于鉴别下丘脑或垂体性甲低。如果验血前 TSH 值正常或偏低，在 TRH 刺激后引起血 TSH 明显升高，说明病变在下丘脑；如果 TRH 刺激后血 TSH 不升高，说明病变在垂体。

6. 其他检查　血糖降低，血胆固醇、甘油三酯升高，基础代谢降低。甲状腺 B 超可了解甲状腺位置、大小、密度分布。心电图可示低电压、窦性心动过缓、T 波平坦、倒置，偶有 PR 间期延长，QRS 波增宽。

【诊断和鉴别诊断】

绝大多数的先天性甲低可通过新生儿筛查获得早期诊断。

甲低水肿应与肾性水肿、充血性心力衰竭等相鉴别；矮小应与生长激素缺乏症、佝偻病、先天性软骨发育不良、黏多糖病 I 型等鉴别；智力落后的鉴别：除外唐氏综合征（先天愚型）；腹胀应与先天性巨结肠鉴别。

1. 黏多糖病 I 型　由于在黏多糖降解过程中缺乏艾杜糖醛酸酶，造成过多黏多糖积聚于组织器官而致病。出生时大多正常，不久后出现临床症状。头大、鼻背扁平、丑陋面容、毛发增多，肝脾肿大，X 线检查可见特征性肋骨飘带状，椎体前部呈锲型，长骨骨骺增宽，掌骨和指骨短。

2. 唐氏综合征　又称先天愚型，患儿智力、骨骼和运动发育均迟缓，有特殊面容，间距宽、外眼角上斜、鼻背低平、舌外伸、关节松弛，皮肤和毛发正常，无黏液水肿。染色体检查发现有 21 三体型。

3. 先天性软骨不良　呈不匀称矮小，四肢短，躯干长。头颅大、指短分开、腹部膨隆、臀部后翘，X 线有相应表现。

4. 先天性巨结肠　患儿出生后开始出现便秘、腹胀，常见脐疝，但面容、反应和哭声都正常。

【治疗】

无论是原发性先天性甲低或者继发性先天性甲低，一旦确定甲状腺功能低下应该立即治疗。

对于新生儿筛查 TSH 初次结果显示干血滤纸片 TSH 值超过 40mU/L，或者甲状腺 B 超、甲状腺放射性核素显像甲状腺缺如或发育不良，可不必等静脉血检查结果，立即开始左旋甲状腺素钠（L－T4）治疗。不满足上述条件的筛查阳性新生儿应等待静脉血检查结果后再决定是否给予治疗。

治疗首选 L－T4，新生儿甲低初始治疗剂量 10～15g/（kg·d）。每日一次口服，目的是尽早使 FT4、TSH 尽快恢复正常。对于伴有严重先天性心脏病患者，初始治疗剂量应减少。治疗后 2 周抽血复查，根据血 FT4、TSH 浓度调整治疗剂量。甲状腺激素维持剂量必须个体化，血 FT4 应维持在平均值至正常上限范围之内，TSH 应维持在正常范围内。药物过量患儿可有甲状腺功能亢进临床表现，例如烦躁、多汗、消瘦等，需及时减少用药剂量，4 周后再次复查。

对小婴儿，L－T4 片剂应压碎后在勺内加入少许水或奶服用，不宜置于奶瓶内喂药，避免与豆奶、铁剂、钙剂、考来烯胺（消胆胺）、纤维素和硫糖铝等可能减少甲状腺素吸收的食物或药物同时服用。

对于 TSH＞10mU/L，而 FT4 正常的高 TSH 血症，复查后 TSH 仍然增高者，应予治疗。

对于 TSH 始终维持在 6～10mu/l 的婴儿的处理方案目前仍存在争议，在出生头几个月内 TSH 水平可生理性升高，2～20 周龄婴儿的 TSH 参考水平为 1.7～9.1。对这种情况的婴儿，需密切随访甲状腺功能。

对于 FT4 和 TSH 测定结果正常，而总 T4 降低者，一般不需治疗。多见于 TBG 缺乏、早产儿或者新生儿有感染时。

对于幼儿及年长儿下丘脑 – 垂体性甲低，L – T4 治疗需从小剂量开始。如伴有肾上腺皮质功能不足者，需同时给予生理需要量皮质素治疗，防止突发性肾上腺皮质功能衰竭。如发现有其内分泌他激素缺乏，应给予相应替代治疗。

【预后】

先天性甲低伴甲状腺发育异常者需要终生治疗，其他患儿可在正规治疗 2 ~ 3 年后尝试停药 1 个月，复查甲状腺功能、甲状腺 B 超或者甲状腺放射性。

第六节　先天性肾上腺皮质增生症

先天性肾上腺皮质增生症（congenital adrenal hyperplasia，CAH）是一组因肾上腺皮质激素合成途径中酶缺陷引起的常染色体隐性遗传病，其发病率为 1/10000 ~ 1/15000。常见的 CAH 类型有：21 – 羟化酶缺乏（21 – OHD）、11β – 羟化酶缺乏（11β – OHD）、17 – 羟化酶缺乏（17 – OHD,）、类脂性肾上腺皮质增生症（LACH）、3β – 羟类固醇脱氢酶缺乏（3β – HSD）和 18 – 羟化酶缺乏（18 – OHD）。其中以 21 – 羟化酶缺乏者最为多见，90% 以上的 CAH 患儿为该酶缺乏所引起。

【病理生理】

肾上腺皮质由球状带、束状带、网状带组成。球状带位于最外层，占皮质的 5% ~ 10%，主要合成和分泌盐皮质激素。束状带位于中间层，是储存胆固醇的重要场所，约占 75%，是皮质醇和少量盐皮质激素（脱氧皮质酮、脱氧皮质醇、皮质酮）的合成场所。网状带位于最内层，主要合成肾上腺雄激素和少量雌激素。正常肾上腺以胆固醇为原料合成糖皮质激素、盐皮质激素、性激素（雄、雌激素和孕激素）三类主要激素，都是胆固醇的衍生物。其过程极为复杂，每一步骤都比较经过一系列酶催化，有些酶是合成这一类激素或其中两类激素的过程中所共同需要的。肾上腺合成皮质醇是在垂体分泌的促肾上腺皮质激素（adrenocorticotrophic hormone，ACTH）控制下进行的，先天性肾上腺皮质增生症时，由于上述激素合成过程中有不同部位的酶缺陷致使糖皮质激素、盐皮质激素由于血皮质醇水平降低，负反馈作用消除，以致垂体前叶分泌 ACTH 增多，刺激肾上腺皮质增生，并使雄激素和一些中间代谢产物增多（图 16 – 1）。

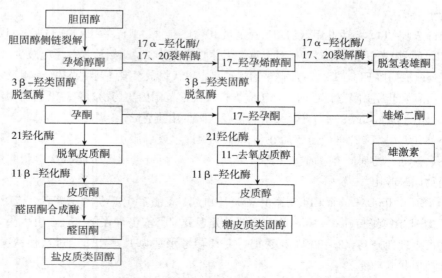

图 16 – 1　肾上腺皮质激素合成途径中各种酶的参与

皮质醇分泌有昼夜节律，在应激情况下至关重要，皮质醇缺乏会引起肾上腺危象包括低血压和低血糖，如果不及时救治会导致死亡。在 CAH 中，类固醇合成酶活性不同程度下降，导致糖皮质激素、盐皮质激素和性激素分泌异常，从而出现不同程度的临床表现。肾上腺雄激素生成过多会导致宫内男性化，女性婴儿出生时有生殖器两性畸形，在稍大年龄男性和女性都会发生肾上腺初现过早。肾上腺和性腺雄激素生成障碍会导致男性男性化不足，缺少青春期发育。

CAH 是常染色体隐性遗传病，参与类固醇激素合成酶和辅酶的相关基因发生遗传突变，导致编码蛋白缺陷。因此，CAH 是单基因遗传病，酶活性下降程度及临床表型又是由基因突变的严重程度和突变类型决定。肾上腺皮质类固醇激素的相关基因有 *CYP21B* 基因、*CYP11B* 基因、*HSDβ*1 基因和 *CYP17* 基因等。

【临床表现】

1. 21 - 羟化酶缺乏 按程度的不同，分为典型及非典型（迟发型或轻型）两种，前者又分为单纯男性化型和失盐型。

（1）典型 21 - 羟化酶缺乏症

单纯男性化型：男孩出生时外生殖器大致正常，少数患儿有轻度阴茎增大和阴囊色素沉着；随着年龄增大，常在 2 岁后出现明显的雄激素过多的体征，如阴茎粗大、阴毛早现，但睾丸并不增大。女孩有不同程度外生殖器男性化，轻者阴蒂肥大，或伴轻度阴唇融合，严重者阴唇完全融合似阴囊，阴蒂肥大似阴茎，尿道开口于肥大的阴蒂下，外观似男性外生殖器，但无睾丸组织，其内生殖器仍为女性。男女患儿都呈现雄激素异常增高的体征，如阴毛早现、早期出现胡须生长、多阴毛、月经量少、体臭、秃发、痤疮等。在早期即出现身高增长加速，超过同年龄同性别正常小儿，肌肉发达、身体强壮；骨骺提前闭合，最终导致成人期的身高明显低于正常。多无肾上腺皮质功能减退的表现，但有不同程度的色素沉着，以皮肤皱褶处为明显，如腹股沟、乳晕周围、腋窝、手指关节伸面等，新生儿多表现在乳晕和外生殖器。

失盐型（salt wasting，SW）：其 *CYP21* 完全缺乏，约占 21 - OHD 患者总数的 75%。临床上除出现单纯男性化型的一系列表现外，还可出现醛固酮严重缺乏所致的失盐症状。常在生后 1 ~ 4 周（平均 2 周）出现，表现为拒食、不安、呕吐、腹泻、脱水等；可因反复发生呕吐、腹泻出现体重下降，严重脱水、低钠血症、高钾血症，甚至休克及循环衰竭。

（2）非典型性或迟发型或轻型 21 - OHD：非典型性占 CAH 中的 1/3，多见于女性。患者出生时无临床症状，外生殖器正常，随着年龄增大，多数在儿童期或成年期逐渐出现雄激素增高的体征。男孩早期可出现胡须、阴毛、痤疮，发病后身高增长快速，而其成年后最终身高常明显低于预测身高。女性患者有高雄激素血症，除多毛外，月经初潮延迟、还会出现继发性月经过少或闭经。此外常引起男女生育能力下降。

2. 11β - 羟化酶缺乏症 占 5% ~ 8%，11β - 羟化酶缺乏时，雄激素和 11 - 脱氧皮质酮均增多，临床表现出与 21 - 羟化酶缺乏相似的男性化症状，但程度较轻，可有高血压和钠潴留，多数患儿血压中等程度增高，其特点是给予糖皮质激素后血压可下降，而停药后血压又回升。

3. 3β - 羟类固醇脱氢酶缺乏症 较罕见，3β - 羟类固醇脱氢酶缺乏时，醛固酮、皮质醇、睾丸酮的合成均受阻，男孩出现假两性畸形，如阴茎发育差、尿道下裂。女孩出生时出现轻度男性化现象。由于醛固酮分泌低下，在新生儿期即发生失盐、脱水症状，病情较重。

4. 17 - 羟化酶缺乏症 由于皮质醇和性激素合成受阻，而 11 - 脱氧皮质酮分泌增加，临床出现低钾性碱中毒和高血压，由于性激素缺乏，女孩可有幼稚型性征、原发性闭经等，男孩则表现为男性假两性畸形，患儿有睾丸，但外生殖器女性化，有乳房发育。

【辅助检查】

1. 生化检测 尿液 17 – 羟类固醇（17 – OHCS）、17 – 酮类固醇（17 – KS）和孕三醇测定，其中 17 – KS 是反映肾上腺皮质分泌雄激素的重要指标，肾上腺皮质增生症患者 17 – KS 水平明显升高。血液 17 – 羟孕酮（17 – OHP）、肾素血管紧张素原（PRA）、醛固酮（Aldo）、脱氢异雄酮（DHEA）、脱氧皮质酮（DOC）及睾酮（T）等的测定（表 16 – 1）。17 – OHP 基础值升高是 21 – 羟化酶缺乏的特异性指标，它还可用于检测药物剂量和疗效。

表 16 – 1　CAH 各型的血生化特点

酶缺乏类型	临床特征	Na+	K+	PRA	Aldo	17 – OHP	DHEA	DOC	T	17 – OHCS	17 – KS
21 – 羟化酶缺乏单纯男性化	女性假两性畸形、男性假性性早熟	N	N	↑	N或↓	↑↑	N或↑	N或↓	↑↑	↓	↑
男性化伴失盐	假两性畸形更严重男性性早熟，两者均伴失盐	↓	↑	↑↑	↓↓	↑↑	N或↑	N或↓	↑↑	↓	↑
11 – 羟化酶缺乏	高血压、低血钾，女性假两性畸形，男性假性性早熟	↑	↓	↓	↓	↑	N或↑	↑↑	↑	↓	↑↑
17 – 羟化酶缺乏	高血压、低血钾，男性假两性畸形，女性性幼稚	↑	↓	↓	N或↓	↑	↓	↑↑	↓	↑↑	↓
3β – 羟类固醇脱氢酶缺乏	失盐，肾上腺皮质功能不全，男性外生殖器不同程度女性化，女性呈不同程度男性化	↓	↑	↑	↓	N或↑	↑	N或↓	↓	↓	↓
类脂性肾上腺皮质增生	出生2周后有严重失盐、脱水、休克，皮肤色素沉着，男性假两性畸形	↓	↑	↑	↓	↓	↓	↓	↓	↓	↓

2. 血电解质测定 失盐型可有低钠、高钾血症。

3. ACTH 兴奋试验 血清 17 – OHP 基础值不能提供足够的诊断依据时，有必要进行 ACTH 兴奋试验。在 60 分钟时 17 – OHP 水平明显升高考虑非经典型 21 – 羟化酶缺乏症。ACTH 兴奋试验还有助于鉴别诊断。在其他酶缺陷，如 11β – 羟化酶缺乏症或 3β – 羟类固醇脱氢酶缺乏症的 CAH 患者中 17 – OHP 也会升高。为了鉴别各种酶缺陷，最好的方法是在 0、60 分钟检测 17 – OHP，DOC，皮质醇及 11 – 脱氧皮质醇、17 – 羟孕烯醇酮、DHEA 和雄烯二酮。前体物质与产物的比值对鉴别各种酶缺陷非常有价值。

4. 其他检查

（1）染色体检查：外生殖器严重畸形时，可做染色体核型分析，以鉴别性别。

（2）X 线检查：拍摄左手腕张支骨正位片，判断骨龄，患者骨龄超过年龄。

（3）B 超或 CT 检查：可发现双侧肾上腺增大。

（4）基因诊断：采用直接聚合酶链反应，寡核苷酸杂交，限制性内酶片段长度多态性和基因讯序列分析可发现相关基因突变或缺失。

【鉴别诊断】

1. 与电解质紊乱的鉴别 ①腹泻、呕吐、摄入减少等情况所致电解质紊乱；②幽门狭窄、食道闭锁等消化道疾病；③慢性肾上腺皮质功能减退症；④肾小管疾病。

2. 与外生殖器发育异常的鉴别 ①垂体功能低下；②性腺发育不良；③雄激素不敏感综合症；④苗勒管永存综合征；⑤染色体异常。

3. 与阴毛早现或生长过快的鉴别 ①性早熟；②多囊卵巢综合征；③肾上腺皮质肿瘤；④性腺肿瘤。

【治疗】

1. 糖皮质激素治疗（GC） 21‑OHD 诊断确立后应尽早治疗，以皮质醇为首选药物，如氢化可的松、醋酸可的松。对于新诊断的患者，开始剂量宜大些，尤其是新生儿。儿童失盐型口服剂量为 $15\sim20mg/m^2/d$，总量分 3 次服用。治疗剂量需个体化，伴感染或应激情况下，需加大糖皮质激素用量。

2. 盐皮质激素（FC） 通常 CAH 患者总是存在不同程度的醛固酮缺乏，所以在 GC 治疗的同时应给予盐皮质激素。不仅可以明显改善失盐症状，有利于改善临床其他症状及体征，也可适当减少 GC 剂量，避免引起库欣面容及生长障碍。常用 9α‑氟氢可的松 $0.05\sim0.2mg/d$。FC 必须与钠联用才能对肾小管有效。10% NaCl $1\sim2ml/kg/d$，分次口服。

3. 合并肾上腺危象时治疗 监测生命体征，予扩容、补液抗休克，纠正脱水及电解质紊乱；积极纠正低血糖；并予肾上腺皮质激素静脉治疗，24 小时后逐步减少激素用量，一般静脉激素治疗 3 天；电解质难以维持稳定者加 $9a$‑氟氢可的松口服。同时，予吸氧、降温对症治疗。此外，积极治疗感染等原发病。

4. 手术治疗 遗传性别为女性而外生殖器男性化的患者可根据其外生殖器的男性化程度采取不同的手术治疗方法。一般在 $6\sim12$ 个月内行阴蒂切除术。

第七节 儿童糖尿病

临床讨论

临床案例 10 岁，男孩。最近 2 周有多饮、多尿、易疲劳表现。昨起出现腹痛、恶心、呕吐，精神非常萎靡，有发热。查体：精神软，呼吸深长，口唇樱红。实验室检查：血气分析提示代谢性酸中毒。

问题 该患儿可能是什么疾病？如何治疗？

糖尿病（diabetes mellitus，DM）是由于胰岛素绝对或相对缺乏而造成的以高血糖为主要特征的全身慢性代谢性疾病。儿童糖尿病是指在 15 岁以前发生的糖尿病。1 型糖尿病（tpye 1 diabetes mellitus，T1DM），又被称为胰岛素依赖型糖尿病（insulin‑dependent diabetes mellitus T1DM）是由于胰岛 B 细胞的缺失或破坏，引起胰岛素的绝对缺乏而致病，1 型糖尿病的孩子需终生依赖外源性的胰岛素。流行病学研究发现，1 型糖尿病的发病与种族、地理环境、生活习惯、饮食和感染等有关。儿童糖尿病全球发病率差异较大，欧美地区发病率较高，东南亚地区较低。近年来，儿童糖尿病发病率有逐年升高的趋势。以往我们认为在儿童中发病的糖尿病绝大多数为 1 型糖尿病，但近年来，由于儿童肥胖率的增加，2 型糖尿病新发病例也明显增加。青少年发病的成年型糖尿病（MODY）和其他一些特殊类型的糖尿病相对少见。

新生儿糖尿病（neonatal diabetes mellitus，NDM）是指出生后 6 个月内发生的糖尿病，以往通常需要胰岛素治疗。近年来，对 NDM 发生的分子机制研究有了重大意义的突破，研究显示大多数的 NDM 属于单基因病，其中半数以上为 KATP 通道 Kir6.2 及 *SUR*1 两个亚单位基因突变引起，而口服磺脲类药物可能代替胰岛素注射，使 NDM 的治疗进入一个全新的时期。

【病因和发病机制】

T1DM 的发病是遗传基因与环境因素共同作用的结果。两者相互作用导致 T 淋巴细胞介导的特异性胰岛 B 细胞的自身破坏，这种自身免疫性破坏不断进展，当有大量胰岛 B 细胞被破坏后，不能产生足够的胰岛素，导致糖尿病发生。

1. 遗传易感性

（1）家族发生率：单卵双胎都发生糖尿病的一致率为 30% ~60%，而双卵双胎都发生糖尿病的一致率为 8%，与非双胎同胞相同。1 型糖尿病的亲属发生糖尿病的机会显著高于一般人群，如母亲是糖尿病，子女发生糖尿病的危险为 2% ~3%；如父亲是糖尿病，子女发生糖尿病的危险则为 5% ~6%；如果父母均为糖尿病，孩子得病的危险度上升到 30%。

（2）T1DM 与人类组织相容性 Ⅱ 类抗原（HLA – Ⅱ）的相关性：在 HLA – DRH 区域，白人 1 型糖尿病患者 90% ~95% 携带 – DR3、– DR4 和 – DR3/DR4 抗原，与疾病关系密切。HLA – DQ 区域，HLA – DQ 链 57 位非门冬氨酸、HLA – DQ 链 57 位精氨酸、*DQA1 * 0501*、*DQB1 * 0201*、*DQA1 * 0301* 和 *DQB1 * 0302* 等均为易感基因。

推测 HLA – Ⅱ 类分子结合自身蛋白或外源蛋白在细胞内分解形成多肽抗原，胸腺内 $CD4^+$ $CD8^+$ 双阳性细胞的 T 细胞受体与抗原提呈细胞的 HLA – 多肽复合物结合，在胸腺内经阳性和阴性选择后分化为低频度自身反应性 $CD4^+$ 细胞或 $CD8^+$ 单阳性细胞，移行至外周淋巴组织定居。外周特异性 HLA – 多肽复合物，胰岛组织释放的胰岛细胞抗原或与胰岛抗原有交叉反应的外源性多肽与低频度自身反应性 T 细胞结合，出现扩增、活化、调控失常，形成高频度自身反应性 T 细胞，产生针对胰岛细胞的自身免疫反应。

2. 环境因素　单卵双胞胎中 DM 发病的一致性为 30% ~60%，因此环境因素非常重要，在不同的生活环境下，相似的种族发病率差异也很大。T1DM 相关的环境因素主要是病毒感染及饮食因素。

（1）病毒感染　常见的为柯萨奇病毒、腮腺炎病毒、风疹病毒、巨细胞病毒等。病毒感染诱发糖尿病的方式主要为：①病毒直接破坏细胞。②病毒进入细胞后长期滞留，使细胞生长速度减低，寿命缩短，细胞量逐渐减少，最终导致糖尿病。③与细胞表面抗原有交叉免疫原性的病毒抗原通过"分子模拟"产生针对细胞的自身免疫反应。

（2）饮食因素　母乳喂养的孩子糖尿病发病率较低。牛奶蛋白和胰岛细胞有相似的抗原性。在动物模型中发现，香烟和水添加剂中的亚硝胺可致糖尿病。

（3）化学物质的毒性作用　主要有链脲佐菌素、四氧嘧啶等。

3. 自身免疫反应　T1DM 患者血清中存在多种抗细胞的自身抗体，如胰岛素抗体（IAA）、谷氨酸脱羧酶（GAD）抗体、胰岛细胞抗体（ICA，IA – 2）等，自身抗体的效价随着 T1DM 病程的延长、残留细胞的减少而逐渐降低。目前认为 T1DM 的免疫发病过程与 Th1、Th2 的失衡有关，具体表现为对细胞因子的调节作用。Th1 细胞分泌的细胞因子主要有白介素 IL – 1、IL – 2、肿瘤坏死因子 TNF – α、干扰素 IFN – γ；Th2 细胞主要分泌 IL – 4、IL – 5、IL – 10。T1DM 的发病过程有三个相互联系和交叉的阶段，即 Th 细胞失衡阶段、炎性因子募集阶段和效应阶段。多种细胞因子诱导细胞毒性 T 细胞和巨噬细胞破坏细胞，细胞因子通过效应细胞产生氧自由基、NO 杀伤细胞，诱导细胞表达 Fas 蛋白，受损伤的细胞出现胰岛素生物合成和释放能力下降、生长及再生能力下降、免疫相关及破坏因子合成增强、防御及修复机制障碍、细胞凋亡。凋亡细胞释放自身抗原，如 GAD65、ICA512，进一步强化自身免疫反应过程。

【病理生理】

人体内有胰岛素、胰高糖素、肾上腺素、去甲肾上腺素、皮质醇和生长激素 6 种涉及能量代谢的激素，其中只有胰岛素是促进能量储存的激素，其他五种激素在饥饿状态促进能量释放，被称为反调节激素。由于 T1DM 患儿体内胰岛 B 细胞破坏，数量明显减少，胰岛呈现纤维化和萎缩，伴有大量淋巴细胞浸润，胰岛素分泌缺乏不足或完全缺乏。同时，反调节激素加剧了疾病的进程。

胰岛素是体内调节碳水化合物、脂肪、蛋白质三大营养物质的代谢和贮存的重要激素。胰岛素加速葡萄糖的利用和抑制葡萄糖的生成，使血糖降低；能提高细胞膜对葡萄糖的通透性，促进葡萄糖由细胞外转运到细胞内；能加速葡萄糖的酵解和氧化；促进肝糖原和肌糖原的合成和贮存；能抑制肝糖原分解为葡萄糖，减少糖原的异生。胰岛素促进脂肪的合成和贮存，抑制脂肪的分解。糖尿病时糖代谢障碍，脂肪大量动员，产生大量酮体，出现酮血症。胰岛素促进蛋白质的合成，阻止蛋白质的分解。

糖尿病时主要代谢紊乱的表现有①糖代谢紊乱：出现高血糖及糖尿，高血浆渗透压，乳酸性酸中毒，当血糖超过肾糖阈时表现尿糖，渗透性利尿，脱水、电解质丢失，引起烦渴多饮，能量不足引起乏力、饥饿和多食。②脂代谢紊乱：出现高脂血症，高脂蛋白血症，高甘油三酯，高游离脂肪酸血症，高酮血症，甚者发生酮症酸中毒。③蛋白质代谢紊乱：负氮平衡，小儿生长发育迟缓，消瘦疲乏，易感染，可有低蛋白血症，抵抗力下降，细胞免疫与体液免疫力下降。④水电酸碱平衡紊乱：电解质代谢紊乱，酮症酸中毒，乳酸性酸中毒，严重失水伴酸中毒。⑤糖基化血红蛋白异常升高：微循环中血小板功能及体内抗凝血机制异常，血黏稠度增高，血流淤滞，加以组织缺氧等引起小动脉、小静脉和微血管扩张，导致糖尿病中典型的微血管病变，从而发展为多种脏器的慢性病变。

【临床表现】

1 型糖尿病起病较急，多数患儿有多尿、多饮、多食或体重减轻等糖尿病症状，多于数天及数周内就医。约 1/3 的患者于起病前有发热、上呼吸道感染、胃肠炎、尿路感染或皮肤感染等病史。但在婴幼儿期起病者的多尿、多饮症状常不易被觉察，也有因晚间遗尿而就诊者。消瘦、精神不振、倦怠乏力等体质显著下降症状在病史较长的年长患儿中颇为突出。

约有 40% 患儿在就诊时即已处于酮症酸中毒状态，幼年患儿的发生率较年长儿为高，起病甚急，进食减少，恶心呕吐，腹痛，关节或肌肉疼痛。迅速出现脱水和酸中毒征象：皮肤黏膜干燥、皮肤充实度降低，呼吸深长，呼气中带有酮味；脉搏细速，血压下降，体温不升，随即出现嗜睡、淡漠，甚至昏迷状态。通常血糖在酮症酸中毒时甚高，但也有少数患儿因长时期进食不足，血糖仅为 11.1mmol/L 左右。血气分析可显示不同程度的代谢性酸中毒，血清钠、氯低于正常，而血清钾在治疗以前大都正常。血和尿液中酮体均明显增高，血白细胞总数增高。

糖尿病患儿久病后若血糖控制不良者可影响生长发育而矮小，肝脏常因脂肪沉积而肿大，性成熟较延迟，智力一般正常。病程久而血糖控制不佳的患儿，常因脂肪浸润而肝肿大。

【并发症】

1. 急性并发症

（1）糖尿病酮症酸中毒（diabetic ketoacidosis，DKA）：表现为血糖 > 11.1mmol/L，静脉 pH < 7.3，血 HCO_3^- < 15mmol/l，血尿酮体增高。儿童时期糖尿病约有 1/3 以上发生过 DKA，通常发生于 1 型糖尿病儿童，2 型糖尿病患儿也可并发，常见于糖尿病发病后没有及时就诊、1 型糖尿病患者治疗中胰岛素用量不足或中断、饮食失调或胃肠疾病、外伤手术或急性重症感染、严重精神紧张或重度刺激、胰岛素拮抗激素如应用皮质激素等因素所诱发。

（2）低血糖：由于胰岛素用量过多或用药后未按时进食导致，表现心悸、出汗、饥饿感、头晕或震颤等，严重者可致昏迷、惊厥，若不及时抢救可死亡。反复低血糖发作会引起脑功能障碍。

（3）感染：与免疫功能障碍有关，严重感染可发生中毒性休克。

（4）糖尿病高渗性非酮性昏迷：在小儿少见，但预后严重。患儿血糖浓度异常增高，血清钠浓度增高，两者使血浆渗透压明显升高，出现脱水及昏迷，但血中酮体增高不显著，尿酮体可阴性或弱阳性，无酸中毒表现。

2. 中期并发症 由于血糖控制差，生长中糖尿病儿童会出现中期并发症，若持续时间短，早期并发症呈可逆性变化。

（1）骨骼和关节异常儿童患病率为3%～25%，表现为关节活动受限。

（2）生长障碍表现为面色苍白、皮肤增厚、腹部膨隆、肝肿大、可有柯兴氏面容。

（3）其他性成熟延迟、智力发育受损、小年龄T1DM患儿神经心理发育可有一定程度受损。

3. 慢性并发症

（1）糖尿病视网膜病变：是糖尿病微血管病变中最常见的并发症，90%患者最终将出现，造成视力障碍，甚至失明。

（2）糖尿病肾病：患病率随病程延长而增加，30%～40%T1DM患者有明显肾病，表现为水肿、蛋白尿及高血压等，但少见终末期肾病。肾衰竭也是引起儿童死亡的原因之一。

（3）大血管并发症：是糖尿病成人早亡的最常见原因，冠状动脉粥样硬化、脑血管病为多。青少年不常见，但它开始于儿童早期。血糖控制不佳、血脂异常、高血压和吸烟加速其形成并与肥胖相关。

【辅助检查】

1. 血糖和糖化血红蛋白 HbA1c 血浆葡萄糖是诊断的最佳生化检查指标。口服葡萄糖耐量（OGTT）用于糖尿病诊断和胰岛B细胞残存功能的测定。葡萄糖与血红蛋白非酶性结合，形成糖化血红蛋白，其寿命周期与红细胞相同，可反映最近6～12周总体血糖水平。

2. 尿糖和尿酮体 当糖尿病患者血糖超过肾糖阈值（>8.9～10mmol/L），尿糖可出现阳性。尿酮体在糖尿病酮症酸中毒时呈阳性。

3. 血气分析 血气分析用于确定酮症酸中毒。

4. 血脂 代谢紊乱期间血脂异常，高密度脂蛋白降低、甘油三酯、低密度脂蛋白、极低密度脂蛋白升高。

5. 抗体检测 抗体如ICA、GAD、IA2和IAA，主要用于诊断及鉴别。

【诊断与鉴别诊断】

1. 符合以下条件中任何一条，即可诊断为糖尿病。

（1）空腹血糖≥7.0mmol/L（≥126mg/dl），并有多饮、多尿、多食或体重减轻等糖尿病症状。

（2）随机血糖≥11.1mmol/L（≥200mg/dl）。

（3）糖耐量试验2小时血糖≥11.1mmol/L。

典型病例的诊断并不困难，对仅有口渴、消瘦或遗尿症状的患儿或有糖尿病家族史者，或不明原因的脱水酸中毒患儿，都应考虑本病的可能。可疑者作口服葡萄糖耐量试验：正常服糖后1/2小时空腹血糖可升至8.4～10.0mmol/L（150～180mg/dl）（高峰在1/2小时左右），2小时后降至空腹血糖水平，尿中无糖。儿童1型与2型糖尿病的各自特点见表16-2。

表16-2 1型与2型糖尿病特点

	1型糖尿病	2型糖尿病
起病年龄	整个儿童期	青春期
性别	男女一致	女性多于男性
起病	通常急性起病	隐匿

	1 型糖尿病	2 型糖尿病
胰岛自身免疫	检测到多种抗体	无抗体
肥胖	不常见	常见
黑棘皮病	不常见	常见
家族史	少见	多见
胰岛素水平	低	早期正常或偏高

2. 本病应与下列情况鉴别。

（1）乳糖尿、果糖尿或戊糖尿等非葡萄糖性还原糖尿症：均无三多症状，空腹血糖和糖耐量试验正常。用葡萄糖氧化酶法检测尿液可以鉴别。

（2）非糖尿病性葡萄糖尿症：某些先天性代谢缺陷症如肾小管性酸中毒、胱氨酸尿、范科尼（Fanconi）综合征或重金属中毒等都可发生糖尿，鉴别主要藉助于空腹血糖测定，必要时可进行糖耐量试验。

（3）婴儿一过性糖尿病：多数在生后6周内发病。表现为发热、呕吐、体重不增、脱水等症状。血糖增高，尿糖和酮体阳性，可持续数周，经补液等一般处理，或给予少量胰岛素（1m/kg）即可恢复。对这类患儿应该进行葡萄糖耐量试验和长期随访，以与T1DM鉴别。

（4）其他：尚应与碳水化合物吸收过快所致高血糖，肝源性高血糖，肾糖阈减低所致高血糖，肾性糖尿，药物所致的尿糖假阳性反应，尿崩症鉴别。

【治疗】

糖尿病治疗的目的：消除临床症状，防止发生糖尿病酮症酸中毒，避免发生低血糖，保持正常发育，早期诊断伴发疾患，防止慢性并发症。

T1DM 的治疗是综合性的，包括合理应用胰岛素、饮食管理、体育锻炼、监测血糖和加强教育。应有一支专业治疗糖尿病的队伍，由内分泌医师、糖尿病护士、营养师和教育工作者对患者进行长期的治疗和管理。尤其对青少年患者及家长应进行糖尿病治疗的教育，使他们逐步掌握治疗糖尿病所需的知识和技能。

1. 胰岛素的应用

（1）胰岛素制剂和作用时间：目前所用的胰岛素主要有基因重组 DNA 合成的人胰岛素和一些动物胰岛素。从作用时间上分短效（RI）、中效（NPH）和长效（PZI）三类。

（2）胰岛素的应用一般分为急性期、缓解期和缓解期后用法：急性期胰岛素用量为 0.5~1.0U/kg/d。急性期建议使用胰岛素泵持续胰岛素输注或多次皮下注射治疗，全天剂量分配为：早餐前短效占 30%~40%，中餐前短效占 20%~30%，晚餐前短效占 30%，睡前中效占 10%。胰岛素的治疗应遵循个体化的原则，通过血糖监测来调整胰岛素的剂量，以达到与饮食、运动相匹配。

经急性期治疗，胰岛功能可逐步恢复，仍可分泌少量胰岛素。因此在病情控制后，应注意血糖是否偏低，应减少胰岛素用量，这时进入缓解期，部分缓解期患者胰岛素需要量往往低于每日 0.5μ/kg，应注意调整胰岛素的剂量，避免发生低血糖。

缓解期过后，患者胰岛素的需要量又会增加。青春期前胰岛素的需要量每日 0.5~1.0μ/kg，青春期每日胰岛素的需要量可 > 1.0μ/kg；青春期后胰岛素的需要量有所减少。

2. 饮食管理 饮食管理需要营养师的指导，食物的摄入应满足患儿生长发育和日常活动的需要，每日所需热量中碳水化合物占 50% 以上，脂肪 30%，蛋白质 10%~15%，蛋白质比例在 3 岁以下婴幼儿可稍多。

3. 运动 运动对降低血糖、延缓并发症发生有积极的作用，行走、慢跑、爬楼梯、游泳、骑车等有氧运动都对患儿有益。但运动时应避免低血糖的发生。

4. 糖尿病教育 教育是糖尿病治疗的基石。由于本病需要终生饮食控制和注射胰岛素，给患儿及其家庭带来种种精神烦恼，因此医务人员必须详细介绍有关知识，帮助树立信心，坚持有规律的生活和治疗。糖尿病教育的内容包括：①糖尿病的性质与危害；②糖尿病治疗的目的和原则；③胰岛素注射技术；④如何调整胰岛素剂量；⑤饮食治疗的重要性和如何制订食谱；⑥运动疗法的选择及注意事项；⑦如何监测血糖、尿糖、尿酮体和记录要求；⑧低血糖症的识别、预防和治疗；皮肤、口腔的保健和护理；⑨糖尿病患者及其家庭成员的心理治疗。糖尿病的教育形式可包括讲课、小型学习班、咨询门诊、热线电话、举办糖尿病夏令营等。

5. 血糖监测 每天至少 4 次的血糖监测，有利于自身评估，更好控制血糖。

6. 新生儿糖尿病的治疗 由 KATP 通道 *Kir*6.2 及 *SUR*1 两个亚单位基因突变引起的 NDM，用磺脲类药物可促使自身胰岛 B 细胞分泌胰岛素，因而可停用外源性胰岛素，仅单用磺脲类药物就能控制血糖。*KCNJ*11 基因突变约 90% 和 *ABCC*8 基因突变约 85% 可以顺利转换成口服磺脲类药物治疗，磺脲类药物治疗后的患者胰岛素的分泌可以转换为餐时模式，具体的机制尚不清楚。使用格列本脲治疗 NDM 的剂量高度个体化。一般起始剂量为 0.05~0.1mg/（kg·d），格列本脲最大全天总剂量 1.0mg/kg，也有报道格列苯脲可用至 >2mg/（kg·d）。

7. 糖尿病酮症酸中毒（diabetic ketoacidosis，DKA）的治疗 酮症酸中毒迄今仍然是儿童糖尿病急症死亡的主要原因。诊断 DKA 后，立即评判生命体征，紧急检测血糖、血酮、电解质和血气分析，判断脱水和酸中毒的程度以及给予心电、血氧监测，吸氧等对症治疗，必要时呼吸支持。如果患者出现昏迷或严重休克的情况下采取酮症酸中毒的治疗包括纠正高血糖、脱水和电解质紊乱。治疗过程中必须严密监测，每小时有详尽临床记录、实验室结果、体液平衡及胰岛素剂量，避免医源性损害。

（1）液体治疗：酮症酸中毒最首要的治疗是通过静脉输液的方法恢复细胞外容量。液体需要量 = 维持量 + 累积损失量，累积损失量 = 脱水程度（%）×体重（kg），计算累积损失量时脱水程度计算不能超过 10%。循环快速扩容阶段采用 0.9% 氯化钠溶液，一般在血糖降至 12~15mmol/L 在补液中加入葡萄糖。如果血糖在 6 小时之内降至上述水平，此时体内仍可能有血钠缺乏存在，仍可以采用生理盐水中加入葡萄糖继续静脉滴注；如果在 6 小时以后血糖降至上述水平，体内血钠已经进入平衡状态，输入液体改用 0.45% 的氯化钠混合 5% 葡萄糖。对酸中毒的纠正应慎重。由于胰岛素的应用抑制酮体生成，刺激酮体代谢可产生内源性 HCO_3^-，故一般不需输碳酸氢钠。此外，酮症酸中毒治疗中，维持血钾非常重要。

（2）胰岛素的应用：用小剂量正规胰岛素静脉滴注。保持血糖稳定下降。患儿开始进食时，改为胰岛素皮下注射，直至血糖稳定为止。

（3）控制感染：酮症酸中毒常合并感染，必须在急救的同时采用有效抗生素治疗。酮症酸中毒在处理不当时，可引起脑水肿、低血糖、碱中毒、心力衰竭或肾衰竭等情况；故对神志不清等重症者可用 20% 甘露醇，并可短期应用地塞米松治疗脑水肿。在整个治疗过程中必须严密观察，随时修正治疗计划，避免因处理不当而加重病情。

 本章小结

本章介绍了内分泌系统相关疾病，包括生长激素缺乏症、中枢性尿崩症、性早熟、先天性甲状腺功能减退、先天性肾上腺皮质增生症及儿童糖尿病等疾病的发病机制、病理、临床表现、实验室检查及诊断治疗等相关内容。

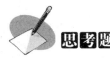

思考题

1. 什么是儿童矮小症？儿童矮小症的病因有哪些？如何鉴别？

2. 引起中枢性尿崩症的常见病因是什么？中枢性尿崩症与肾性尿崩症如何鉴别和治疗？

3. 性早熟的病因分类有哪些？各有什么临床特点？针对不同病因，应如何处理？

4. 儿童期糖尿病有什么特点？如何诊断糖尿病酮症酸中毒？发生糖尿病酮症酸中毒时，如何治疗？

第十七章　儿童急救

第一节　儿童心肺复苏

临床讨论

临床案例　3个月男孩，呛奶后突然出现意识丧失、呼之不应，口唇发绀。患儿出生史正常，既往体健。常规接种疫苗。否认传染病接触史、外伤史。入院查体：深昏迷，呼之不应，口唇及四肢末端发绀，全身皮肤冰凉，双侧瞳孔散大，约5mm，固定，对光反射消失，颈动脉搏动未扪及，心音消失，呼吸消失。

问题　该患儿意识丧失的原因是什么？接下来该采取何种处理？

心跳呼吸骤停是儿科临床最危急、最严重的疾病状态，须迅速进行诊治。在心跳呼吸骤停时，所采取的一系列急救措施称为心肺复苏（cardiopulmonary resuscitation，CPR），其目的是使呼吸、循环恢复正常功能，同时保护其他脏器功能，使生命得以维持。

【**儿童心跳呼吸骤停的病因**】

引起儿童心跳呼吸骤停的原因一方面是疾病所致，如新生儿窒息、婴儿猝死综合征、喉痉挛、喉梗阻、气管异物、胃食管反流、严重肺炎及呼吸衰竭、药物、严重心律失常、中毒、代谢性疾病、心肌炎、心肌病、心力衰竭、心血管介入治疗操作过程。另一方面是意外伤害，如外伤、车祸、溺水、触电、雷击、烧伤、误服药品或毒品，甚至自杀等。心肺复苏的措施一旦启动，就应该开始考虑心肺骤停的原因。心肺骤停难以预料，且复苏效果差，因此预防触发的高危因素极度重要，以便在心肺骤停发生前进行必要的干预以避免其发生。高危因素如下。

（1）心血管系统的状态不稳定：如大量失血、难治性心力衰竭、低血压和反复发作的心律失常。

（2）急速进展的肺部疾病：如严重的哮喘、喉炎、重症肺炎、新生儿呼吸窘迫综合征等。

（3）外科手术后的早期如应用全身麻醉及大量镇静剂足以使患儿对各种刺激的反射能力改变。

（4）有人工气道的患儿：气管插管发生堵塞或脱开。

（5）神经系统疾病急剧恶化：如昏迷患者常无足够的呼吸驱动以保证正常的通气。

另外，临床的一些操作对于有高危因素的患儿能加重或触发心跳呼吸骤停，包括：①气道的吸引，能引起低氧、肺泡萎陷及反射性心动过缓；②不适当的胸部物理治疗（如拍背、翻身、吸痰等）：可使更多的分泌物溢出，阻塞气道，也可使患儿产生疲劳；③任何形式的呼吸支持（如人工呼吸机的应用）的撤离：使患者必须从以前的人工呼吸转变为自主呼吸做功，如降低吸入氧浓度、撤离 CPAP 或机械通气、拔除气管插管等；④镇静剂的应用：如麻醉剂、镇静药和镇咳药的应用所致的呼吸抑制；⑤各种操作：如腰穿时使呼吸屏住，可出现心脏骤停；⑥迷走神经的兴奋性增加：一些临床操作可引起迷走神经的兴奋性增加，如鼻胃管的放置、气管插管操作等。

此外，高危婴儿喂养时由于吞咽 - 呼吸的不协调也可引起心跳呼吸骤停。应特别注意循环的失代偿表现，包括外周循环不良、心动过缓、呼吸形式的改变或呼吸暂停、发绀、对刺激的反应性下降等。有上述表现时应尽可能停止相关的操作，并给以生命支持。

【发病机制和病理生理】

最常见的导致心跳呼吸骤停的三种机制为缺氧、心肌缺血和心律失常。小儿心跳呼吸骤停的原因具有年龄特点，最常见的病因为缺氧；心肌缺血引起者最常见于各种原因引起的休克；心律失常所致者较少，心跳呼吸骤停前有心室颤动（ventricular fibrillation，VF）或室性心动过速（ventricular tachycardia，VT）。

心跳呼吸骤停可分 4 个阶段：①心跳骤停前期：指在心搏停止之前的一段时间。由于多数由进行性加重的缺氧或心肌缺血引起，采取某些措施常可避免发生心跳呼吸骤停。②无血流灌注期：心搏停止，未开始 CPR 时，此期血流完全中断。③低血流灌注期：即 CPR 期间，此期心排血量取决于胸外按压力量（深度）和按压频率，有效 CPR 过程中心排血量可达正常的 30% ~ 40%。④复苏后阶段：成功复苏后会发生一系列独特而复杂的病理生理过程，包括：心脏骤停后脑损伤、心肌功能不全、全身性缺血再灌注损伤等。

1. 缺氧　是心跳呼吸骤停最突出的问题。心跳一旦停止，氧合血的有效循环中断，供氧立即终止，随之发生代谢性酸中毒。严重缺氧使心肌传导抑制，脑对缺氧更敏感，心搏停止 1 ~ 2 分钟，脑微循环自动调节功能可因酸中毒的影响而丧失，4 分钟即可发生脑部不可逆性损害。

2. 二氧化碳潴留　心跳呼吸骤停时，二氧化碳以每分钟 0.4 ~ 0.8kPa（3 ~ 6mmHg）速度增长。二氧化碳在体内潴留可抑制窦房结和房室结的兴奋与传导，直接减弱心肌收缩力并扩张脑血管。复搏后扩张的脑血管血流量增加，造成脑血流过度灌注，血管内流体静力压增高，同时缺氧与酸中毒使毛细血管通透性增强，均促使脑水肿形成。二氧化碳持续过多会造成二氧化碳麻醉，直接抑制呼吸中枢。

3. 缺氧性脑损害和再灌注损伤　心跳呼吸骤停所致的脑损害是心脏停搏所致的缺氧、缺血和自主循环恢复后再灌注损伤共同作用的结果。心脏停搏后，脑细胞膜泵功能丧失，导致脑细胞水肿。星形胶质细胞对缺氧最敏感，肿胀的星形胶质细胞压迫神经元细胞及脑血管床，使脑血流减少，加重了脑细胞缺血、缺氧，最终导致脑不可逆性损害。当自主循环和脑灌注恢复后，相继出现脑血流过度灌注、脑充血、水肿及其后的持续低灌注状态。心跳呼吸停止后，血 pH 急剧下降，脑微血管自动调节能力丧失，致使脑血管扩张，使心复搏早期血流增加，脑过度灌注，此时脑充血、水肿、颅内压增高、血 - 脑屏障受损，一些毒性代谢产物可渗入脑内。其后由于 ATP 不足，钙泵功能不能维持，钙离子向细胞内转移。除直接损伤作用外，进入小动脉壁平滑肌的钙离子导致血管痉挛。同时脑缺血缺氧致局部生成花生四烯酸增多，进一步加重血管痉挛，血管阻力加大使脑灌注压降低，进入延迟性低灌注脑缺血期，故脑细胞损害日益加重，甚至坏死。这一过程统称为脑血流再灌注损伤，持续时间甚至可长达 72 小时。其损害程度与心脏停搏时间长短、脑血容量多少及血糖浓度高低等因素呈正相关，在复苏过程应予以足够重视。

实际上，再灌注损伤不仅影响脑部，而是涉及全身各重要器官，加重了组织细胞的损伤及脏器功能衰竭。

【诊断】

心跳呼吸骤停的判断并不困难。一般患儿表现为突然意识丧失，呼吸停止，面色灰暗或发绀，瞳孔散大和对光反射消失。大动脉（颈、股动脉）搏动消失，听诊心音消失。心电图检查可见等电位线、电机械分离或心室颤动等。但在紧急情况下，评估意识、呼吸、大血管波动（5～10秒）可拟诊，而不必反复触摸脉搏或听心音，以免延误抢救时机。

【儿童生存链】

为获得心跳呼吸骤停后最佳的生存率和生命质量，儿童生存链（pediatric chain of survival）包括5个环节：防止心跳呼吸骤停、尽早进行心肺复苏、迅速启动急救医疗服务系统、快速高级生命支持、综合的心脏骤停后治疗（图17-1）。

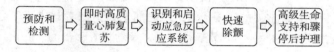

图 17-1　儿童生存链

1. 儿童基本生命支持（pediatric basic life support，PBLS）　PBLS 包括儿童生存链中的前3个环节，即防止心跳呼吸骤停、尽早进行心肺复苏、迅速启动急救医疗服务系统。BLS是自主循环恢复（return of spontaneous circulation，ROSC）、挽救心跳呼吸骤停患者生命的基础。当心跳呼吸停止或怀疑停止时，应尽早行 CPR，同时启动急救医疗服务系统（emergency medical services，EMS），迅速将患儿送到能进行高级生命支持的医疗机构。有目击者的突然倒地，则启动应急反应系统（如果尚未启动），并取得自动除颤器（AED）/手动除颤器后进行心肺复苏。若无目击者的突然倒地，则由单一施救者开始心肺复苏，30 次按压和 2 次人工呼吸的复苏周期（如有第二名施救者赶到，则采用 15：2 的比例），如有可能应该尽早使用AED。约 2 分钟后，如果仍只有一名施救者，启动应急反应系统并取得 AED（如果尚未完成）。AED 分析心律，是可电击心律，则进行 1 次电击后立即继续心肺复苏，持续约 2 分钟（直至 AED 提示需要分析心律）。持续直至高级生命支持团队接管或者患者开始活动。若不是可电击心律，则应立即继续心肺复苏，持续约 2 分钟（直至 AED 提示需要分析心律），持续直至高级生命支持团队接管或者患者开始活动。

2. 儿童高级生命支持（pediatric advanced life support，PALS）　PALS 为心肺复苏的第二阶段，有经验的医护人员参与此时的抢救工作，并且常有明确的分工，协调处理呼吸、胸外心脏按压、辅助药物应用、输液、电除颤、监护及必要的记录，心脏骤停后的血压管理，心脏骤停复苏后的目标温度管理。ALS 的重点是最大限度地改善预后，包括在不导致胸外按压明显中断和电除颤延迟的情况下，建立血管通路、使用药物、气管插管等。儿童心跳呼吸骤停后对人工通气或用氧有反应，或需要高级生命支持的时间＜5 分钟，复苏成功后神经系统正常的可能性较大。

3. 综合的心脏骤停后治疗（integrated post-cardiac arrest care）　主要针对 ROSC 后的治疗和护理。包括优化心肺等重要器官的血流灌注、转运患者至具有心肺复苏系统治疗能力的医院或重症监护中心、确定诱发心跳呼吸骤停的原因和防止复发、控制体温以利于生存和神经系统康复、优化机械通气和减少肺损伤、器官功能支持和降低多器官衰竭的风险、提供必要的复苏后康复训练等。综合的心脏骤停后治疗需要多学科联合，对提高心跳呼吸骤停患者的生存率和生活质量非常重要。

【心跳呼吸骤停的处理】

对于心跳呼吸骤停的现场抢救应争分夺秒地进行。强调黄金4分钟，即在4分钟内进行BLS，并在8分钟内进行ALS。

（一）基本生命支持

1. 迅速评估和启动急救医疗服务系统　迅速评估环境对抢救者和患儿是否安全；评估患儿的反应性、呼吸及大血管搏动（婴儿触摸肱动脉、儿童触摸颈动脉或股动脉），10秒内完成，迅速决定是否需要CPR及启动急救医疗服务系统。

2. 迅速实施CPR　婴儿和儿童CPR程序为C – A – B法，即胸外按压（chest compressions，C）、开放气道（airway，A）和建立呼吸（breathing，B）；对于新生儿，心脏骤停主要为呼吸因素所致（已明确为心脏原因者除外），其CPR程序为A – B – C方法。

（1）胸外按压：胸外按压方法为将患儿放置于硬板上。对于新生儿或婴儿，单人使用双指按压法：将两手指置于乳头连线下方按压胸骨（图17 – 2）或使用双手环抱拇指按压法：将两手掌及四手指托住两侧背部，双手大拇指按压胸骨下1/3处（图17 – 3）对于儿童，可用单手或双手按压胸骨下半部；单手胸外按压时，可用一只手固定患儿头部，以便通气；另一只手的手掌根部置于胸骨下半部（避开剑突），手掌根部的长轴和胸骨的长轴一致（图17 – 4）；双手胸外按压时，将一手掌根部交叉放在另一手背上，垂直按压胸骨下半部。每次按压与放松比例为1∶1，按压深度至少为胸部厚度的1/3（即婴儿为4cm，儿童为5cm），频率在新生儿、婴儿和儿童均为100 ~ 120次/分，不超过140次/分。

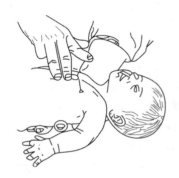

图17 – 2　双指按压法

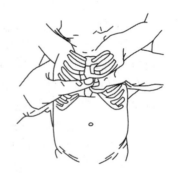

图17 – 3　双手环抱拇指按压法

（2）保持呼吸道通畅：小儿低氧血症和呼吸停止可能引起或造成急剧恶化和心跳呼吸停止。因此建立和维持气道的开放和保持足够的通气是基本生命支持最重要的内容。首先应去除气道内的分泌物、异物或呕吐物，有条件时予以口、鼻等上气道吸引。异物吸入是儿童常见的气道阻塞原因，复苏时应予以考虑，尽可能去除气道异物。将患儿头向后仰，抬高下颌，一只手置于患儿的前额，将头向背部倾斜处于正中位，颈部稍微伸展，即嗅气位。用另一只手的几个手指放在下颌骨的颏下，提起下颌骨向外上方，注意不要让嘴闭上或推须下的软组织，以免阻塞气道。当颈椎损伤完全不能运动时，通过提下颌来开通气道，可放置口咽导管，使口咽部处于开放状态。

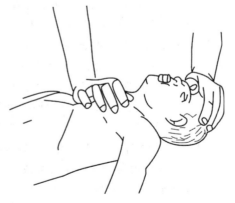

图17 – 4　1 ~ 8岁的儿童进行心脏按压

（3）建立呼吸（breathing，B）：气道通畅后，患儿可能出现自主呼吸。如仍无自主呼吸时应采用人工辅助通气，常用的方法如下：

口对口人工呼吸：此法适合于现场急救。操作者先深吸一口气，如患者是 1 岁以下婴儿，将嘴覆盖婴儿的鼻和嘴；如果是较大的儿或儿童，用口对口封住，拇指和示指紧捏住患儿的鼻子，保持其头后倾；将气吹入，同时可见患儿胸廓抬起。停止吹气后，放开鼻孔，使患儿自然呼气，排出肺内气体。重复上述操作，儿童 12 ~ 20 次/分，婴儿可稍加快。口对口呼吸即使操作正确，吸入氧浓度也较低（< 18%），操作时间过长，术者极易疲劳，也有感染疾病的潜在可能，故应尽快获取其他辅助呼吸的方法替代。

复苏囊的应用：在多数儿科急诊中，婴幼儿可用气囊面罩进行有效的通气。常用的气囊通气装置为自膨胀气囊，递送的氧浓度为 30% ~ 40%。气囊尾部可配贮氧装置，保证输送高浓度的氧气。带有贮氧装置的气囊可以提供 60% ~ 95% 浓度氧气。气囊常配有压力限制活瓣装置，压力水平在 35 ~ 40cmH$_2$O（4.7 ~ 5.3kPa）。将连接于复苏皮囊的面罩覆盖于患儿的口鼻。正确的面罩大小应该能保证将空气密闭在面部，从鼻背到下颏间隙盖住口鼻，但露出眼睛。用一只手将面罩固定在脸上并将头或下颌向上翘起。对婴幼儿，术者中指、环指、小指呈 "E" 字形向面罩方向托颌，拇指和示指呈 "C" 字形将面罩紧紧扣在面部（EC 法），保证面罩与面部紧密接触。在面罩吸氧时，一定程度的头部伸展能保证气道通畅。

婴儿和幼儿要最好保持在中间的吸气位置，而不要过度伸展头部，以免产生气道压迫梗阻。在上述操作时应观察患儿的胸廓起伏以了解辅助通气的效果；如无有效通气（表现为胸廓抬动不明显）应考虑是否仍存在气道梗阻，如气管异物仍未排出等。

气管内插管：人工呼吸法当需要持久通气时，或面罩吸氧不能提供足够通气时，就需要用气管内插管代替面罩吸氧。< 8 岁的患儿用不带囊气管内插管，> 8 岁的患儿用带囊插管。插管内径的大小可用公式进行估算：内径（mm）=（16 + 患儿年龄）/4。插管后可继续进行皮囊加压通气，或连接人工呼吸机进行机械通气。

胸外按压与人工呼吸的协调：单人复苏婴儿和儿童时，在胸外按压 30 次和开放气道后，立即给予 2 次有效的人工呼吸，即胸外按压和人工呼吸比为 30:2；若为双人复苏则为 15:2。若高级气道建立后，胸外按压与人工呼吸不再进行协调，胸外按压 100 ~ 120 次/分的频率不间断地进行；呼吸频率为 10 次/分（即每 6 秒给予 1 次呼吸），注意避免过度通气。如果有 2 个或更多的救助者，可每 2 分钟交换操作，以防止实施胸外按压者疲劳，导致胸外按压质量及效率降低。胸外心脏按压与呼吸的配合在新生儿为 3:1，< 8 岁为 5:1，> 8 岁为按 15:2。按压后 1 分钟或 5 个循环后判断有无改善，观察大动脉搏动、瞳孔大小及皮肤颜色等。在临床上当触及大动脉搏动提示按压有效；如有经皮血氧饱和度监测，其值上升也提示有效。

（4）除颤（defibrillation）：在能够获取自动体外除颤器（automated external defibrillator, AED）或手动除颤仪的条件下进行。医院外发生、且未被目击的心脏骤停先给予 5 个周期的 CPR（约 2 分钟），然后使用 AED 除颤；若目击突发性心脏骤停，或心电监护有心室颤动或无脉性室性心动过速时，应尽早除颤。1 ~ 8 岁儿童使用儿科剂量衰减型 AED；婴儿应首选手动型除颤仪，次选儿科剂量衰减型 AED，也可以使用不带儿科剂量衰减器的 AED。初始除颤能量用 2 ~ 4J/kg，若需要第 2 次除颤，则电击能量至少升至 4J/kg，但不超过 10J/kg。除颤后应立即恢复 CPR，尽可能缩短电击前后的胸外按压中断时间（< 10 秒）。2 分钟后重新评估心跳节律。

3. 迅速启动急救医疗服务系统 如果有 2 人参与急救，则一人在实施 CPR 的同时，另一人迅速启动急救医疗服务系统（EMS），如电话联系 "120" 或附近医院的急救电话和获取 AED 或手动除颤仪。如果只有一人实施 CPR，则在实施 5 个循环的 CPR（30:2 的胸外按压和人工呼吸）后，联络 EMS 和获取 AED 或手动除颤仪；并尽快恢复 CPR，直至急救医务人员抵达或患儿开始自主呼吸（ROSC）。

（二）儿童高级生命支持

1. 尽快做好监护 心电监护有助尽早确认是否为心室颤动或无脉性室性心动过速等需除颤

的心律，早除颤可提高存活率。气管插管后监测呼气末 CO_2：除可帮助快速确认气管插管的位置外，当其突然或持续增加时，提示自主循环恢复，可减少因确认自主循环是否恢复停止心脏按压的时间。住院患儿若已进行中心静脉压、有创动脉压监测可为复苏提供更多有用的信息。

2. 建立高级气道 气管插管是建立高级人工气道的重要手段。若复苏者气管插管技术熟练，应尽快予气管插管。某些特定情况如肺顺应性差、高气道阻力或有较大声门气漏时，应优先选用带套囊的导管，但需注意气管导管的型号、套囊在气管内的位置和套囊内压力，并须定时开放套囊减压。气管插管的型号选择依其是否带有套囊而异。若不带套囊，1 岁以内婴儿可选择内径为 3.5mm 的气管插管，1～2 岁可选择内径为 4.0mm，＞2 岁者可按公式：气管插管内径（mm）＝4＋年龄（岁）/4 计算。若为带有套囊者，相同年龄的患儿其内径比不带套囊者减小 0.5mm；开始气管插管前，应先予气囊面罩加压通气以使患儿有足够的氧储备。气管导管插入后立刻验证位置是否恰当，确认恰当后固定导管，并开始经气管插管正压通气。

3. 建立血管通路 需要复苏的患儿应尽快建立血管通路，以周围静脉穿刺最常用。周围静脉穿刺困难时可予骨髓穿刺，建立骨髓通路。建立骨髓通路多在胫骨粗隆内下 1～1.5cm 处垂直进针进行骨髓穿刺，穿刺成功后将输液器和骨穿针连接即可进行输液或给药，所有需静脉输入的复苏药物均可经骨髓通路给予。

4. 药物治疗 为促使患儿自主呼吸与心跳恢复，在进行人工呼吸、胸外按压的同时或 1～2 分钟后，即可应用复苏药物。但药物治疗不能取代人工呼吸与心脏按压。药物治疗的目的在于提高心、脑灌注压，增加心、脑血流量；纠正心律失常，提高室颤阈值，为除颤创造条件；减轻酸血症，以利血管活性药物发挥作用，维护脏器功能。

复苏药物最好经血管通路输入。血管通路建立困难，已经气管插管者，可经气管插管给予肾上腺素、利多卡因、阿托品和纳洛酮，其他药物不能经气管插管给予。药物最佳剂量不详，多为静脉药量的 2～2.5 倍，肾上腺素则加大 10 倍。稀释至 2～5ml 后通过气管导管注入，注药后立即用复苏器加压人工通气，并同时进行心脏按压，以助药物向细支气管及肺泡分散并回流至心。

（1）肾上腺素：是肾上腺素受体兴奋剂，为复苏的首选药物。对心源性停搏、通气和氧疗后无反应的症状性心动过缓、非低血容量性低血压有确切疗效，还可使室颤频率减低，增强电除颤效果。其 β_1 受体兴奋作用，可加强心肌收缩力，兴奋窦房结、房室结，加速传导。β_2 受体兴奋可使周围血管舒张，减轻外周血管阻力。其 α 受体兴奋作用，可使周围血管收缩，提高血压特别是舒张压，保证冠脉灌注；同时，由于心、脑血管 α 受体相对少，因此周围血管的收缩较心、脑血管明显，有利于心、脑供血。肾上腺素的 α、β 受体兴奋作用与用药剂量关系密切，中小剂量时以兴奋 β 受体为主，大剂量时 α 效应更显著。虽有报道大剂量肾上腺素可增加现场抢救时患者自主循环恢复率，但并未改善最终预后，且可引起高肾上腺素能状态。即经静脉或骨髓内给药，首次剂量及随后剂量均为肾上腺素 0.1mg/kg（1：10000 1ml/kg）。若经气管导管内给药，剂量为 0.1mg/kg 肾上腺素（1：1000 1ml/kg）。新生儿复苏，无论经静脉、骨髓内还是气管导管内给药，剂量均为 0.01～0.03mg/kg（1：10 000 0.1～0.3ml/kg），可每 3～5 分钟给药一次。3 次用药无效或心复跳后心率又逐渐变慢，可用肾上腺素 0.1μg/（kg·min）持续静脉给药。大剂量仅用于 β 受体阻滞剂过量时。酸性环境可使肾上腺素灭活，pH ＜7.0 时，药物效应减弱。

（2）碳酸氢钠：心跳呼吸骤停时，通气障碍所致呼吸性酸中毒，在气管插管人工通气后可很快纠正。但若未建立有效循环，组织灌注不良缺氧而致的高阴离子间隙（AG）代酸用碳酸氢钠往往不易纠正。因此复苏时纠酸要谨慎，以免矫枉过正，引起高钠血症、血液渗透压过高、代谢性碱中毒及血二氧化碳升高。其应用指征是：pH ＜7.2、严重肺动脉高压、高钾血症、三环类抗抑郁药过量、长时间心脏停搏。剂量为 5% 碳酸氢钠 2～5ml/kg，稀释成等张液快速静脉输注。此后视血气结果而定。静脉注药后，注射通道要用生理盐水冲洗，以免影响血管活性药物效应。使用碳酸氢钠的同时必须保证有效通气。

（3）阿托品：2015年指南指出，没有证据支持在对儿童紧急气管插管时，阿托品作为术前用药来预防心动过缓的常规用法。当心动过缓风险增加时，可以考虑施用阿托品。没有证据支持阿托品作为紧急插管的术前用药时存在最小剂量。

（4）胺碘酮和利多卡因：2015年指南指出对于儿童患者电击难以纠正的室颤或无脉性室性心动过速的治疗，胺碘酮或利多卡因同等可用。

（5）钙：钙离子在心肌兴奋-收缩偶联中起重要作用。但无论回顾性或前瞻性研究，均未显示可提高CPR成功率，且已有充分证据显示CPR过程中常规使用钙剂可增加死亡率。钙的应用指征仅限于低钙血症、高钾血症、高镁血症和钙通道阻滞剂过量。

（6）其他：根据病情可酌情选用血管活性药物、肾上腺皮质激素、脱水剂、利尿剂、镇静剂及纳洛酮等。研究表明血管加压素是一种较有前途的复苏药物，已开始在临床试用，但近年的研究表明，血管加压素虽能提高自主循环恢复率，但存活率并未增加。此外，依托咪酯可能抑制肾上腺皮质功能，在成人和儿童脓毒性休克中具有潜在危害，因此不推荐对存在脓毒性休克的儿童常规使用。

5. 除颤　电除颤是用较高电压的弱电流短时间非同步电击心脏，使大多数心肌纤维同时除极，心脏于瞬间停搏，并迅即恢复窦性心律。心脏导管检查过程中诱发的室颤，经快速、积极除颤后，成功率和存活率接近100%。一般说来，除颤每延迟1分钟，病死率增加5%~10%。目击突然意识丧失的儿童，室颤可能性大，现场有除颤仪应尽快使用。院外发生且未目击的意识丧失儿童，在实施5个周期CPR后使用。所用电极板大小取决于胸壁的阻抗，同时还取决于电流量。成人电极板8~10cm，可用于10kg以上小儿；体重10kg以下者则选用4.5cm的电极板。用前需涂导电膏。充电后将2个电极板分别置于右锁骨下和左乳头外侧腋前线处。放电前所有人员远离患儿和病床。电击后无需检查心跳及脉搏，立即进行心脏按压。因为此时心肌收缩力并未恢复正常，不能有效泵血；且按压并不会导致室颤复发，约2分钟再进行评估。使用双相波的自动除颤器（AED）96%~98%的患者可以1次除颤成功。发现室颤或无脉性室性心动过速应尽快除颤，越早使用除颤器，抢救成功机会越大。除颤器准备好除颤之前给予心肺复苏。首次除颤剂量2J/kg。对顽固性室颤，应提高除颤剂量，第2次及以后除颤需至少达4J/kg，但最高不超过10J/kg或成人剂量。每次除颤后立刻开始胸外按压和CPR，2分钟后评估心律是否恢复。

（三）心肺复苏后综合处理

经人工呼吸、心脏按压及药物急救治疗自主循环恢复并能维持者，视为一期复苏成功，此后复苏进入第3阶段：复苏后稳定阶段。心脏复搏只是心肺复苏成功的第一步，之后可能相继出现因心、脑、肺、肾等重要器官严重缺氧和代谢紊乱等所带来的严重影响。因此心脏复搏后须严密监护患儿，维持各种高级生命支持措施，争取自主呼吸尽早出现，并对相继发生的各种异常采取相应的有效措施。包括：维持有效循环；积极进行脑复苏；加强呼吸道管理；维持肾功能，防止水电解质紊乱；避免继发感染等。查找病因、治疗原发病亦很重要，否则将再度引起呼吸心跳骤停。

1. 维持呼吸功能　复苏后继续保持有效通气和维持氧供、保持气道通畅。若自主呼吸不稳定应及早气管插管机械通气。除非有脑疝先期症状，不常规使用过度通气。因为过度通气可使心排血量和脑灌注压下降，对神经系统预后弊大于利。对躁动患儿可给予镇静剂（地西泮或咪达唑仑）乃至肌松剂，以保证最佳通气、减少氧耗与气压伤。

儿童复苏后高氧血症与预后的关系尚未见报道。但一项成人的研究显示，复苏后高氧血症和住院死亡率之间呈剂量依赖性的线性关系。尽管尚无儿童的相关研究，但已能充分说明高氧的危害。因此，自主循环恢复后要特别注意吸入氧浓度。儿童恢复自主循环后，施救者应逐步调整给氧量以达到正常氧合。2015 年指南指出如果有所需的装置，应该逐步减少供氧，以使氧合血红蛋白饱和度达到 94% ~99% 。目标应是在维持正常氧合的同时严格避免低氧血症。同样地，儿童恢复自主循环后的通气策略应以适合每个患者的 $PaCO_2$ 为目标，同时避免高碳酸血症和低碳酸血症两个极端。

2. 维持有效循环

（1）纠正低血压：自主循环恢复以后，应使用输液和正性肌力药物/血管加压药，使收缩压维持在患者年龄段的第 5 百分位以上。应使用动脉血压监控持续监控血压，识别并治疗低血压。

（2）纠正引起心律失常的原因：如心肌缺氧，药物剂量过大，药物注入心脏形成病理兴奋灶，酸中毒、电解质紊乱影响心肌应激性，原发性心脏病如心肌炎，低温影响等。应针对原因处理不可盲目用药，一般偶有期前收缩无需处理。无脉性室性心动过速或室颤须立即除颤治疗。

（3）积极脑复苏：脑功能是否恢复，为衡量复苏成败的关键。复苏的主要目的之一是保护脑功能。造成继发性脑损害的危险因素包括常规使用过度通气、未控制体温、惊厥、低血糖或电解质紊乱等代谢异常，应予以避免。脑复苏不能使死亡的脑细胞复活、再生，主要是着眼于尚未呈现不可逆损害的脑细胞，使其终止病理过程的发展，争取时间，为恢复正常功能创造条件，故维持颅内、外稳态特别重要。维持颅外稳态包括血渗透压、降温、止惊等。维持颅内稳态系指维持正常颅内压及必需的脑灌注，保证脑血流量恒定，脑脊液成分、脑代谢稳定等。其措施为①减轻或消除继发的脑低灌注状态：保证脑细胞有充分的氧和能量供应，促进脑细胞膜功能及早恢复。心脏复搏后以谨慎维持正常或稍高的脑灌注压为宜。为此应维持正常血压，给予脱水剂等治疗颅内高压。②提供充分的氧和能量：脑复苏时最好能使 PaO_2 > 13.3kPa，这样可增加氧通过水肿脑组织至神经细胞的梯度差，同时要纠正贫血和提高心排血量。③减轻脑水肿：防治颅内高压。④镇静止痉，降低脑细胞代谢，以终止病理过程：积极治疗缺氧后的惊厥发作，但不主张预防性用药。认真寻找引发惊厥的其他可纠正的代谢原因（低血糖或电解质紊乱）。常用药物如地西泮、苯巴比妥等。此外，巴比妥类药物可抑制脑代谢、降低脑耗氧量、增加脑组织对缺氧的耐受性、保护脑功能。⑤目标温度管理：2015 年指南指出对于心脏骤停后最初几天内昏迷的儿童（院内或院外），应持续监控温度，并积极治疗发热。对于院外心脏骤停后复苏的昏迷的儿童，护理者可维持 5 天的正常体温（36.0 ~ 37.5℃），或者先维持两天的持续低温（32 ~ 34°C）再维持 3 天正常体温。对于院内心脏骤停后仍然昏迷的儿童，没有足够的证据建议实施低温而非维持正常体温。⑥消除可能损害脑细胞的生化代谢因素：如颅内葡萄糖过多，将生成过多底物，使脑内乳酸酸中毒，导致脑水肿、脑细胞死亡。故高血糖患者不用或慎用含糖液；血糖 >10mmol/L 可加用胰岛素。

（4）维持肾功能：小儿尿量 <1ml/（kg·h），青少年 <30m/h 即为少尿。它可因肾前原因（血容量不足、肾灌注减少）、肾缺血损害、再灌注损伤所致。应针对原因处理，如补充血容量；用儿茶酚胺类药物改善心功能；避免或慎用对肾有毒或通过肾排泄的药物等。

（5）维持水与电解质平衡：复苏患儿均存在水潴留，宜使出入量略呈负平衡状态。最好每天测量体重，保持体重恒定。高血糖患者可加用胰岛素，按每 3 ~4g 葡萄糖加 1U 胰岛素计算，同时注意纠正酸中毒、低钙、低钾。

（6）治疗原发病及防治感染。

【停止复苏指征】

对自主循环不能恢复者，目前尚无证据支持何时终止心肺复苏最为恰当。意识和自主呼吸等中枢神经系统功能未恢复的表现不能作为终止复苏的指征；在复苏期间不作脑死亡判断，必须待心血管功能重新恢复后再作判断。只要心脏对各种刺激（包括药物）有反应，心脏按压至少应持续 1 小时。随着复苏操作的演变，伦理学相关的考虑也必须演变。

【心肺复苏伦理学问题】

从很多角度来说，处理与复苏有关的多项决策都很有挑战性。医护人员在决定是否实施或停止紧急心血管干预时面临的伦理学问题尤其如此。关于是否开始以及何时终止心肺复苏的伦理学问题比较复杂，取决于环境（院内或院外）、医护人员（基础或高级）及患者年龄段（新生儿、儿童、成人）等多种因素。

第二节　急性呼吸衰竭

临床讨论

临床案例　8 岁男孩。近半年来反复咳嗽、咳痰，一周前因感冒后病情加重就诊。查体：神志模糊，口唇发绀，呼吸费力，听诊两肺哮鸣音，脉搏 110 次/分。辅助检查：血常规：白细胞 11×10^9/L，中性粒细胞比率 0.95，血气分析 pH 7.30，PaO_2 50mmHg（6.67kPa），$PaCO_2$ 80mmHg（10.67kPa）。胸部 X 线示右下肺动脉扩张，右室扩大。

问题　该患儿可能的诊断是什么？最主要的治疗措施是什么？

呼吸衰竭（respiratory failure，RF）是指由于呼吸中枢和（或）呼吸系统原发或继发性病变，引起通气和（或）换气功能障碍，致使呼吸系统吸入 O_2 和排出 CO_2 功能不能满足机体的代谢需要，出现缺 O_2 和（或）CO_2 潴留。患儿有呼吸困难（窘迫）的表现，如呼吸音降低、严重的三凹征或吸气时有辅助呼吸肌参与及意识状态的改变。急性呼吸衰竭（acute respiratory failure，ARF）指呼吸衰竭发展迅速，引起脏器功能障碍。儿童的呼吸衰竭多为急性呼吸衰竭，病情进展快，可迅速引起多脏器功能障碍，是儿科重要的危重病，具有较高的死亡率。

【分型】

急性呼吸衰竭分类方法很多，常依据血气分析、原发病、呼吸功能作以下分类。

1. 血气分析

（1） Ⅰ型呼吸衰竭：即低氧血症型呼吸衰竭。$PaO_2 < 50$mmHg（6.67kPa），$PaCO_2$ 正常或降低，多因肺实质病变引起，主要为换气功能不足。

（2） Ⅱ型呼吸衰竭：即高碳酸低氧血症型呼吸衰竭。$PaCO_2 > 50$mmHg（6.67kPa），同时有不同程度低氧血症。多因呼吸泵功能异常及气道梗阻所致，主要为肺泡通气功能不足。

在小儿，许多急性呼吸衰竭常是两种类型混合存在。

2. 原发病

（1）中枢性呼吸衰竭：主要表现为限制性通气功能障碍。

（2）周围性呼吸衰竭：限制性通气障碍、阻塞性通气障碍、换气障碍均可导致。

3. 呼吸功能

（1）通气功能衰竭。

（2）换气功能衰竭。

【病因和病理生理】

缺氧与 CO_2 潴留是呼吸衰竭的基本病理生理改变，包括通气不足、通气－血流（V/Q）

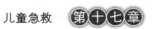

比例失调、肺内动－静脉解剖分流增加、弥散障碍4个方面。与成人相比，小儿由于呼吸中枢发育不完善、呼吸肌和软骨发育不全、呼吸运动调节差、气道内径相对狭窄、腺体分泌黏液少、纤毛运动功能差、肺血管丰富、弹力组织发育差、肺容量小（仅成人1/6）、潮气量小、生理死腔/潮气量（VD/VT）比率大、呼吸频率快等原因导致小儿呼吸储备能力差。当缺氧时其代偿呼吸量最多不超过2.5倍，成人则可达10倍，故小儿易发生呼吸衰竭。

儿童呼吸衰竭的病因在不同年龄有较大的差异。根据年龄，常见的引起呼吸障碍的原发疾病如下。

1. 新生儿 早产儿由于肺表面活性物质缺乏而导致的呼吸窘迫综合征（respiratory distress syndrome，RDS）；新生儿窒息；吸入性肺炎。

2. 2岁以下儿童 支气管肺炎、哮喘持续状态、喉炎、先天性心脏病、气道异物吸入、先天性气道畸形（气管蹼、囊肿、大叶肺气肿等）、较大腺样体或扁桃体所致的鼻咽梗阻。

3. 2岁以上儿童 哮喘持续状态、多发性神经根炎、中毒、溺水、脑炎、损伤。

呼吸衰竭也可根据引起的原发病因分为：①泵衰竭：即呼吸的驱动障碍所致的呼吸衰竭，泵障碍与中枢性、周围性呼吸机制障碍有关，而呼吸器官本身正常。为通气功能障碍，表现为血$PaCO_2$升高，如脑炎、窒息、中毒等所致的呼吸衰竭。血PaO_2在呼吸泵衰竭时也可降低，但一般给氧后较易纠正。②肺衰竭：即由肺部实质病变所致表现为低氧血症，$PaCO_2$开始正常或降低，此时可伴有呼吸做功增加，后期可因呼吸肌疲劳导致$PaCO_2$升高。其包括原发于气道、肺、胸廓、肺循环等的病变，为换气功能障碍。此时需给予持续正压通气（CPAP）或气管插管机械通气纠正。

【临床表现】

除原发病临床表现症状外，主要是缺氧和二氧化碳潴留引起的多脏器功能紊乱。

1. 原发疾病的临床表现 如肺炎、脑炎等症状和体征。

2. 呼吸系统的临床表现

（1）周围性呼吸衰竭：表现为呼吸频率增快、呼吸费力、鼻翼扇动、三凹征、点头呼吸等，后期出现呼吸无力，精神萎靡提示呼吸衰竭严重，凡呼吸减至8～10次/分提示呼吸衰竭严重。一旦减至5～6次/分，则几分钟之内呼吸即可停止。在新生儿及较小的婴儿，由于呼气时会厌过早关闭，增加气道呼气末正压保护机制，可出现呼气时呻吟。

（2）中枢性呼吸衰竭：周围性呼吸衰竭严重时往往伴有中枢性呼吸衰竭。中枢性呼吸衰竭表现为呼吸节律不齐。早期多为潮式呼吸，晚期出现抽泣样呼吸、叹息样呼吸、毕式呼吸、呼吸暂停及下颌运动等。

急性呼吸窘迫综合征（acute respiratory distress syndrome，ARDS）是急性呼吸衰竭中较为严重的典型病症。由于严重的肺损伤而影响肺的气体交换、肺顺应性降低、X线胸片显示肺弥漫性浸润。儿童ARDS的常见触发因素有严重的窒息、休克、脓毒症、心脏外科手术后并发症、肺的化学损伤、血液系统恶性肿瘤、重症肺炎（尤其是重症病毒性肺炎，如流感、副流感、禽流感）等。

（3）低氧血症表现

发绀：一般SaO_2降至80%以下时出现发绀，需要指出的是发绀相对出现较晚，且是否出现与血中非饱和血红蛋白百分比有关。严重贫血虽缺氧严重，但发绀可不明显。休克时由于末梢循环不良，氧饱和度即使高于80%也可有发绀。

神经系统表现：烦躁、意识模糊，甚至昏迷、惊厥。

循环系统表现：心率增快，之后减慢；心音低钝；轻度低氧血症时心排血量增加，严重时则减少；血压先增高，严重时则降低；严重缺氧可致心律失常。

消化系统表现：可有消化道出血。亦可有肝功能受损及丙氨酸氨基转移酶（ALT）增高。

肾功能损害：尿中出现蛋白、白细胞及管型、少尿或无尿。因严重缺氧可引起肾小管坏死、肾衰竭。

（4）高碳酸血症表现：早期有头痛、烦躁、摇头、多汗、肌震颤。神经系统表现有淡漠、嗜睡、谵语、视网膜充血。严重者可有昏迷、抽搐、视盘水肿。如出现脑水肿则可出现颅内压增高，肌张力增高，意识障碍及呼吸节律不齐以及瞳孔忽大忽小或一大一小。循环系统表现有心率增加，心排血量增加，血压升高。严重时心率减慢，血压下降，心律不齐。毛细血管扩张表现四肢湿润，皮肤潮红，唇红，眼结膜充血及水肿。

（5）水与电解质平衡紊乱：由于缺氧，细胞膜通透性增加，钠泵功能失调，钾向细胞外弥散，故血钾多偏高。高碳酸血症细胞内外离子交换增多也是高血钾的原因之一。饥饿、摄入量减少、脱水剂与利尿剂的应用，则可引起低血钾、低血钠。二氧化碳潴留时，碳酸氢根离子代偿性保留，使血氯相应减少。

【诊断】

熟悉小儿急性呼吸衰竭的常见病因，掌握其临床表现，了解血气变化的意义，不难对呼吸衰竭做出诊断，并明确其类型和严重程度。

1. 临床表现 呼吸增快，呼吸深度及节律改变（深浅改变，不规则呼吸，呼吸暂停），三凹征、鼻翼扇动，发绀或面色灰白，呼吸音减弱或消失，喘鸣音或呼气延长，呼气性呻吟，吸入≥40%浓度氧，发绀无改善。心率先增快，后减慢，心音低钝或心律失常，血压下降。烦躁不安，意识障碍，惊厥，昏迷，瞳孔缩小，视盘水肿，四肢肌张力低下等。

2. 血气诊断标准 Ⅰ型呼吸衰竭（低氧血症）$PaO_2 < 50mmHg$（6.67kPa）。Ⅱ型呼吸衰竭（合并高碳酸血症）$PaCO_2 > 50mmHg$（6.67kPa），$PaO_2 < 50mmHg$（6.67kPa）。氧合指数（PaO_2/FiO_2）可作为氧合效率的指标，急性呼吸衰竭时一般氧合指数 $< 250mmHg$（33.3kPa）。严重呼吸衰竭的血气指标：$pH < 7.25$，$PaCO_2 > 70mmHg$（9.33kPa），吸入40%~50%氧气时 PaO_2 仍 $< 50mmHg$（6.67kPa）。结合临床表现，凡呼吸变慢、变浅、节律不整，辅助呼吸肌运动弱而无力，腱反射减弱或消失，四肢肌张力减低，面色灰白，提示为严重呼吸衰竭。

对于呼吸衰竭患儿在用氧情况下，单凭动脉血氧分压（PaO_2）不能反映低氧程度和肺部病变的进展或好转，此时应采用包含吸入氧浓度因素的评估指标，如肺泡-动脉氧分压差（$A-aDO_2$），$A-aDO_2 = （713mmHg×FiO_2）-[（PaCO_2/0.8）+PaO_2]$。在评估氧合状态时应同时考虑血氧分压与给氧的浓度，此时采用（$A-aDO_2$）能对呼吸衰竭的严重程度及变化做出定量的判断。当肺部疾病严重而影响气体弥散或存在肺内或肺外（心脏水平）分流时，肺泡氧分压与动脉血氧分压差值增大，差值越大，疾病程度越重。在临床上也常用 PaO_2/FiO_2 作为呼吸衰竭严重程度的评估指标，其意义与（$A-aDO_2$）类似，便于应用，该比值越小，肺部疾病越重。临床上将 $PaO_2/FiO_2 < 300$ 诊断为急性肺损伤，$PaO_2/FiO_2 < 200$ 诊断为急性呼吸窘迫综合征（ARDS）。

动脉血 $PaCO_2$ 水平直接反映了肺泡通气量的变化，它一般不受吸入氧浓度的影响，$PaCO_2$ 的显著增高往往是需要机械辅助通气的指征。血 pH 往往结合 $PaCO_2$ 水平分析，判断是代谢性还是呼吸性酸碱平衡紊乱，这在呼吸衰竭的临床评估中也十分重要。

【治疗】

呼吸衰竭治疗的目标是改善通换气功能，纠正低氧血症和高碳酸血症以满足机体代谢所需，保护重要脏器功能，减少呼吸衰竭并发症，争取时间度过危机，以更好地对原发病进行治疗。

1. 病因治疗 是呼吸衰竭治疗的根本。处理急性呼吸衰竭，首先要对病情做出准确判断，了解病因，决定治疗步骤和方法：如肺炎患儿应予适宜的抗感染治疗，张力性气胸或大量胸腔积液者应积极穿刺排气或排液，颅压高者应积极降颅压，重症哮喘患儿应及时应用激素和支气管解痉药物等。但是对于严重濒危者而言，不能因寻找病因而延误救治，应先行抢救，争取时间再明确病因，给予针对性治疗。

2. 保持呼吸道通畅，改善通气功能　呼吸道通畅对改善通气功能十分重要。对痰液堵塞者，应保持开放气道的体位，采取雾化等方法给予气道良好充分的湿化，并加强翻身拍背吸痰。对于支气管痉挛的患儿可予沙丁胺醇、特布他林、异丙托溴铵等雾化解痉。急性喉炎、会厌炎等引起的严重上气道梗阻，必要时可气管插管保证通气。胸部物理治疗包括体位引流、勤翻身、拍背、吸痰等方法简单有效，使气道保持通畅，减少呼吸阻力和呼吸做功，是呼吸衰竭治疗的辅助措施。对重症呼吸衰竭的营养支持、合理液体平衡对原发病恢复、气道分泌物排出和保证呼吸肌的正常做功有重要意义。

3. 氧疗及呼吸支持

（1）吸氧：低氧血症较高碳酸血症的危害更大，而用氧相对比较安全，故在呼吸衰竭早期应给予吸氧。常用鼻导管或面罩。对于新生儿和小婴儿，头罩吸氧能获得较高浓度和较均匀的氧吸入，同时也便于精确估计吸入氧浓度。应注意吸入氧的加温和湿化，以利于呼吸道分泌物的稀释和排出。一般主张低流量持续给氧。急性缺氧吸氧浓度40%～50%；慢性缺氧用30%～40%，吸纯氧不超过6小时，以防氧中毒。

（2）改善通气：一般Ⅰ型急性呼吸衰竭（如RDS）以有效氧疗（如用CPAP）为主；通气功能障碍而肺基本正常（如神经根炎）用呼吸机改善通气；通气功能障碍伴肺广泛病变（如肺炎、哮喘），则改善通气与给氧并重，必要时机械通气。目前，机械通气已成为呼吸衰竭治疗的主要手段。机械通气的适应证常根据患儿有持续或进行性的气体交换障碍、呼吸暂停，以及呼吸衰竭严重影响其他脏器功能等考虑。机械通气的患儿通常需进行气管插管。

4. 特殊的呼吸支持　对重症呼吸衰竭在常规呼吸支持无效的情况下，可给予特殊的呼吸或生命体征。

（1）高频通气：高频通气越来越多地被用于急性呼吸衰竭。ARDS应用高频通气时通常将平均气道压较常频呼吸机提高，这种使用方法可提高氧合，且心排血量不受影响，气漏发生率也未增加。在某些情况下（如支气管胸膜瘘），高频通气效果明显优于常规呼吸机。

（2）体外膜氧合（ECMO）：ECMO的原理是通过插管，将非氧合血引出体外，通过膜氧合器进行氧合，再进入循环，起到人工肺的作用。ECMO作为体外生命支持手段能降低其死亡率，其适应证之一必须是肺原发疾病是可逆的。ECMO在新生儿和小婴儿常规机械呼吸无效、危及生命的难治性呼吸衰竭并预计短时间能够解决问题时使用。对于非新生儿，ECMO与常规机械通气的优势尚不明确。

（3）液体通气全氟化碳液体对氧和二氧化碳高度溶解，对气流的阻力很低，能显著降低表面张力。以全氟化碳液体进行气体交换或部分液体通气（全氟化碳液体仅补充功能残气量，潮气量以常规呼吸机提供）能增加肺顺应性、改善氧合、降低二氧化碳分压及增加pH。

5. 非常规呼吸支持

（1）表面活性物质：内源性表面活性物质由肺Ⅱ型细胞产生，主要功能是降低肺泡表面张力防止肺不张。表面活性物质缺乏或功能异常的结果是V/Q失衡、肺内分流增加、低氧血症、肺顺应性减低及呼吸功增加，导致或加重呼吸衰竭。外源性表面活性物质治疗早产儿呼吸窘迫综合征疗效是公认的，可将病死率降低40%。体内及体外试验均证明其对急性肺损伤（acute lung injury，ALI）及ARDS也有一定疗效。

（2）一氧化氮：一氧化氮（nitric oxide，NO）是一种不稳定、气体状的、亲脂性自由基，是许多生理过程的主要内源性介质，参与肺、体循环血管张力的调节。1991年首次报道吸入NO能缓解急性肺动脉高压，且证明NO是选择性肺循环血管扩张剂。目前已在临床用于肺动脉高压及严重低氧血症，以降低肺内分流。

第三节 儿童急性中毒

某些物质接触人体或进入体内后，与体液和组织相互作用，破坏机体正常的生理功能，引起暂时或永久性的病理状态或死亡，这一过程称为中毒。儿童中毒多为急性中毒，是儿科急诊的常见疾病之一。其原因主要与小儿无知、好奇，以及婴儿常喜欢用口咀嚼物体等特点有关，也与小儿生活环境有关。家长和保教人员疏忽、医务人员粗心大意、餐饮工作人员不注意卫生也是造成小儿中毒的重要原因。

【中毒原因】

1. 药物或其他化学毒品用量、用法或保管不当，小儿易误服或接触而中毒，家长擅自给小儿滥用药物、医源性误用药物或药物过量，以及家庭常用的灭蚊、灭鼠等药品使用不当均可造成小儿中毒。

2. 进食未经去毒处理的各种含毒动植物（如河豚、木薯等）或把毒物错误地当作普通食物（如毒蕈误作蘑菇、桐油误作食油、亚硝酸盐误作食盐等）食用。

3. 某些食物由于处理不当而产生毒性，进食过量则引起中毒（如肠源性发绀）。

4. 有毒动物螫咬。毒物进入机体可通过消化道吸收（主要是经口食入，其次是灌肠由直肠吸收）、皮肤黏膜直接吸收以及呼吸道吸入（如一氧化碳、水银蒸气）途径。医源性误用药物则可有口服、肌内注射、灌肠、外用等不同途径。

【中毒途径】

1. 消化道吸收中毒　为最常见的中毒形式，可高达90%以上。毒物进入消化道后可经口腔黏膜、胃、小肠、结肠和直肠吸收，但小肠是主要吸收部位。常见原因有食物中毒、药物误服、灭鼠药或杀虫剂中毒、有毒动植物中毒、灌肠时药物过量等。

2. 皮肤接触中毒　儿童皮肤较薄，表面脂质较多，故脂溶性毒物易于吸收；毒物也可经毛孔到达毛囊，通过皮脂腺、汗腺吸收。常见有穿着农药污染的衣服、蜂刺、虫咬、动物咬伤等。

3. 呼吸道吸入中毒　多见于气态或挥发性毒物的吸入。由于肺泡表面积大，毛细血管丰富，进入的毒物易迅速吸收，这是气体中毒的特点。常见有一氧化碳中毒、有机磷吸入中毒等。

4. 注入吸收中毒　中毒多为误注药物，如毒物或过量药物直接注入静脉，则被机体吸收的速度最快。

5. 经创伤口、创面吸收中毒　如大面积创伤而用药不当，可经创面或创口吸收中毒。

【毒物在人体内的分布】

主要分布在体液和组织中。影响分布的因素有：①毒物与血浆蛋白的结合力；②毒物与组织的亲和力；③毒物通过血 – 脑屏障、胎盘屏障的能力。例如儿童易患铅性脑病；吗啡对新生儿的毒性也比成人大 3～10 倍。

【毒物的代谢与转化】

肝脏是毒物在人体内转化的主要场所，其他如肾、胃、肠、心、脑、脾、肺以及各组织的网状内皮细胞也进行代谢转化。

毒物的排泄：①经肾排泄：即通过肾小球滤过和肾小管分泌。毒物经肾小球滤过后，在肾小管内或被重吸收，或经尿液排泄。后者与 pH 有关，一般碱性物质在酸性尿中易被排泄，反之亦然。如苯巴比妥中毒时，可口服碳酸氢钠，使尿呈碱性，以加速其经肾排泄。②经胆道排泄：经胃肠道吸收的毒物先经门静脉系统进入肝脏，在肝内转化后，其代谢产物或毒物本身由肝细胞分泌入胆汁，再进入肠内被排泄。一部分毒物在肠内可被再吸收形成肝肠循环，导致从体内延缓排泄。③其他排泄途径：小肠和大肠的黏膜可排出一些重金属及生物碱。小量毒物可经汗腺、涎腺排至体外，有害气体则经肺排出，有些毒物还可分泌至乳汁中而引起婴儿中毒。

【中毒的机制】

因毒物种类难以统计，很难了解所有毒物的中毒机制，常见的中毒机制如下。

1. 干扰酶系统 毒物通过竞争性抑制酶系统，与辅酶或辅基反应或相竞争，夺取酶功能所必需的金属激活剂等。许多毒物或代谢产物是通过抑制酶的活性而产生毒性作用，如有机磷农药抑制胆碱酯酶、氰化物抑制细胞色素氧化酶等。

2. 抑制血红蛋白的携氧功能 如一氧化碳中毒使氧合血红蛋白形成碳氧血红蛋白、亚硝酸盐中毒形成高铁血红蛋白，使携氧功能丧失，从而抑制细胞呼吸和ATP的产生，造成机体的严重缺氧。

3. 直接化学性损伤 如强酸、强碱化学物质误服。

4. 作用于核酸 如烷化剂氮芥和环磷酰胺，使DNA烷化，形成交叉联结，影响其功能。

5. 变态反应 由抗原抗体作用在体内激发各种异常的免疫反应。

6. 麻醉作用 部分强亲脂性毒物如苯、汽油、煤油等有机溶剂及吸入性麻醉药可通过血-脑屏障蓄积于脑细胞膜而抑制脑细胞的功能。

7. 干扰细胞膜或细胞器的生理功能 某些毒物及代谢产物可破坏细胞膜、细胞器的组织结构，干扰细胞膜的离子运动、膜的兴奋性和细胞的能量代谢等而产生毒性作用，如河豚鱼毒素、酚类和一些重金属等。

【中毒的诊断】

1. 病史 由于小儿，尤其是婴幼儿的特点，家属陈述病史非常重要。在急性中毒的诊断中，家长如能告知中毒经过，则诊断极易。否则，由于中毒种类极多，加上小儿不会陈述病情，诊断有时极为困难。凡遇①健康儿童突然起病，病史不明，且症状及体征不能用一种疾病解释的患儿；②集体同时或先后发病，症状相似的患儿；③难于诊断或诊断不明的患儿；④患儿经过"认为是有效治疗"而收不到应有效果时，均应考虑有中毒的可能。

在病史的询问中，应详细记录发病经过，病前饮食内容，生活情况，活动范围，家长职业，环境中有无有毒物品，特别是杀虫剂、毒鼠药，家中有无常备药物，经常接触的人群，同伴小儿是否同时患病等。毒物的摄入时间常常被忽视或难以确定，除对乙酰氨基酚、肠溶片或缓释药物外，一般药物如在摄入后4小时仍无明显反应，则中毒将不太可能发生。

临床症状与体征常无特异性，小儿急性中毒首发症状多为腹痛、腹泻、呕吐、惊厥或昏迷，严重者可出现多脏器功能衰竭。儿童中毒需与胃肠炎、细菌性痢疾、腹膜炎等相鉴别，但一般中毒早期不发热。年幼儿，尤其是婴儿以惊厥为主要表现（如苯海拉明、利血平、氨茶碱、尼可刹米、白果、苦杏仁、有机磷中毒等），或表现为昏迷（如镇静剂、氯丙嗪中毒等）无法解释时应考虑到中毒的可能。

2. 体格检查 要注意有重要诊断意义的中毒特征，如呼气、呕吐物与某种物质相关的特殊气味；口唇甲床是否发绀或樱红；出汗情况；皮肤色泽；呼吸状态、瞳孔、心律失常等。同时还需检查衣服、皮肤及口袋中是否留有毒物，以提供诊断线索。

3. 毒源调查及检查毒品鉴定 是诊断中毒的最可靠方法，需注意患儿周围是否留有剩余毒物，如有敞开的药瓶或散落的药片、可疑的食物等，尽可能保留患者饮食、用具，以备鉴定。仔细查找吐出物、胃液或粪便中有无毒物残渣；若症状符合某种中毒，而问不出中毒史时，可试用该种中毒的特效解毒药作为诊断性治疗。有条件时应采集患者呕吐物、血、尿、便或可疑的含毒物品进行毒物鉴定。

【中毒的处理】

急性中毒的处理原则是：抢救分秒必争，诊断未明以前积极进行对症急救处理，诊断一且明确，尽快应用特效解毒剂。抢救过程包括四个方面：①迅速清除未被吸收的毒物，防止毒物进一步吸收；②促使已吸收毒物的排泄；③解除毒物的毒性；④对症支持治疗。

（一）现场急救

使患儿稳定，保持呼吸道通畅，呼吸有效及循环良好是非常重要的。急救的方式与其他危重儿相似。应监测患儿的血氧饱和度、心率和心电图；建立静脉输液通路；对呼吸抑制或气道阻塞患儿应给予气管插管人工呼吸机应用；如明确是阿片类药物中毒所致的呼吸抑制，则可先用阿片类受体阻滞剂治疗，使呼吸恢复。

（二）毒物清除

根据中毒的途径、毒物种类及中毒时间采取相应的排毒方式。

1. 排除尚未吸收的毒物　大多数毒物经消化道或呼吸道很快被吸收，许多毒物可经皮肤吸收。一般来说，液体性药（毒）物在误服后 30 分钟内被基本吸收，而固体药（毒）物在误服后 1~2 小时内被基本吸收，故迅速采取措施减少毒物吸收可使中毒程度显著减轻。口服中毒一般采取催吐、洗胃、导泻、洗肠、全肠灌洗等措施。

（1）催吐：适用于年龄较大、神志清醒和合作的患儿，是排除胃内毒物最简单和最好的方法。一般毒物摄入后 4~6 小时均可催吐，愈早愈好，有些毒物可致自发呕吐，但除非胃内已排空，否则仍应催吐。有严重心脏病、食管静脉曲张、溃疡病、昏迷或惊厥、强酸或强碱中毒和汽油、煤油等中毒的患儿及 6 个月以下婴儿不能采用催吐。催吐采用方法有①直接刺激法：可采用压舌板或手指刺激小儿咽部及咽后壁，促使呕吐。有时食物过稠不易吐出及吐净，可先让患儿饮大量温开水或生理盐水后催吐，反复进行，直到吐出液变清无味为止，不能合作饮水者，可用胃管将水灌入，再刺激咽部，使之呕吐。②药物催吐法：可选用硫酸铜 0.5~1g 加水一杯口服，若 15 分钟不发生呕吐，可再服一次。或以 1% 硫酸铜溶液每次 1 小匙口服至发生呕吐为止。1:5000 高锰酸钾有刺激胃黏膜作用，入胃后易引起呕吐，且能氧化多种生物碱，应用较广，一般用量为每次 400~600ml，也可用吐根糖浆 15~20ml 加水一杯口服。近 20 年来，吐根糖浆较少被应用。

（2）洗胃：洗胃的目的是清洗出尚在胃内的毒（药）物，并可进行毒物鉴定。方法是经鼻或经口插入胃管后，用 50ml 注射器抽吸，直至洗出液清澈为止，首次抽出物送毒物鉴定。常用的洗胃液有温水、鞣酸、1:10000 高锰酸钾、2%~5% 碳酸氢钠、0.9% 氯化钠溶液或 0.45% 氯化钠溶液；洗胃禁忌的腐蚀性毒物中毒可用中和法，牛奶亦可起中和作用，同时可在胃内形成保护膜，减少刺激。可将活性炭加水，在洗胃后灌入或吞服，以迅速吸附毒物。对于摄入毒物时间在 1 小时以上者，有些毒物已进入肠内，则洗胃作用不大。

（3）导泻：口服毒物除已有腹泻者外应服泻剂，一般在催吐或洗胃后进行，以选择对胃肠道黏膜无刺激而又能减少毒物吸收的药物为原则，常用硫酸镁或硫酸钠，一般剂量为 250mg/kg，加水 50~250ml 口服，硫酸钠较硫酸镁安全，除石炭酸中毒外，一般不用油剂导泻，石炭酸中毒时，应先服蓖麻油 30~120ml，然后再服硫酸钠，也可用中药导泻。服药后 2 小时未排便者，可用高渗盐水灌肠。较小的儿童应注意脱水和电解质紊乱。

（4）全肠灌洗：全肠灌洗是一种相对较新的胃肠道毒物清除方法。经口或胃管快速注入大量聚乙二醇溶液（儿童 500ml/h），从而产生液性粪便，可多次注入直至粪便流出物变清为止。全肠灌洗不作为常规应用，适用于：不被活性炭吸附的毒物（锂、铁等）；肠内滞留时间长的药物，如一些缓释片、吞服大量毒品的肠道毒品携带者。

（5）皮肤黏膜的毒物清除：接触中毒时应脱去衣服，用大量清水冲洗毒物接触部位，或用中和法即弱酸、弱碱中和强碱、强酸；如用清水冲洗酸、碱等毒物应至少 10 分钟以上。

（6）吸入性中毒：应立即将患儿撤离现场，转移到空气新鲜处，有条件者应吸氧，并要保持呼吸道通畅，必要时做人工呼吸。

（7）止血带的应用：注射或有毒动物咬伤所致的中毒，在肢体近心端加止血带，阻止毒物经静脉或淋巴管弥散。止血带应每 10～30 分钟放松 1 次。

2. 促进已吸收毒物的排除

（1）利尿：①静脉输液：适当静脉补液以冲淡体内毒物浓度、增加尿量；②应用利尿剂，可口服氢氯噻嗪、肌内注射呋塞米，必要时静脉注射依他尼酸钠、甘露醇或山梨醇，后两种药不仅利尿作用快，而且能保护肝、肾功能，并可治疗脑水肿、肺水肿，但用药过程中要密切注意水和电解质紊乱，随时纠正；③肾功能不良、少尿或无尿者可加用扩血管药，如酚妥拉明、多巴胺等。

（2）碱化或酸化尿液：毒物肾脏的清除率与尿量并不成比例，单独利尿并不意味排泄增加，碱化尿液后可使弱酸如水杨酸和苯巴比妥清除率增加；降低尿 pH 使弱碱类排出增加的方法在临床上较少应用。常采用碳酸氢钠溶液 1～2mmol/kg 静脉滴注 1～2 小时，在此期间检查尿 pH，滴注速度以维持尿 pH 7.5～8 为标准。乙酰唑胺同时有利尿和碱化尿液作用。维生素 C 1～2g 加于 500ml 溶液中静脉滴入亦可获得酸性尿。

（3）血液净化方法：①透析疗法所用的半透膜不能滤出分子量较大的物质，若药物或毒物分子量较大或在血中与蛋白质结合则透析治疗多难奏效。血液透析可清除的毒物主要为分子量较小、不与血浆蛋白结合、亦未积聚于某一特定器官的物质。常见如巴比妥类等镇静安眠药、非那西丁等解热镇痛药、磺胺类、青霉素及氨基糖苷类抗生素、卤化物、海洛因、乙醇、砷等，但对铅、汞等金属，因其易与蛋白结合，故透析效果较差，若用络合剂治疗配合血液透析则可有效清除，对脂溶性较强的有机毒物血透效果亦不佳。②血液灌流法：是借助于体外循环使血液通过有吸附作用的装置（吸附罐）来清除血液中外源性或内源性毒物。吸附罐内装有一定量的表面包有高分子聚合物半透膜的活性炭颗粒或树脂，其含有丰富的大小不等的空隙，使颗粒具有极大的表面积而起吸附作用。血液灌流技术对分子量较大、脂溶性较强与蛋白质结合的有机物有较强清除作用。如有机磷农药、安定类、抗抑郁药、洋地黄类、茶碱类、酚类等中毒。③换血疗法：可用于中毒不久或血液中毒物浓度极高时使用，但此法需血量极多，临床很少采用。④血浆置换：作用同换血疗法，能清除患者血浆蛋白结合的毒物。

（4）高压氧的应用：适用于各种中毒引起的严重缺氧。一氧化碳中毒时，应用此法可促使一氧化碳与血红蛋白分离。

3. 特异性解毒剂的应用 　详见表 17－1。

4. 其他对症治疗 　在急性中毒的抢救中，对症支持治疗是抢救成功的重要一环，要根据具体情况有计划、有目的地施行，主要是针对以下几个方面：①控制惊厥；②抢救呼吸衰竭；③抗休克；④纠正水、电解质、酸碱平衡紊乱及贫血；⑤治疗和保护重要脏器（如心、肾、肝、脑、肺等）功能，预防多系统器官功能衰竭；⑥预防和治疗继发感染；⑦营养支持；⑧做好监护工作。

表 17－1　常见毒物的解毒剂、剂量及用法

中毒种类	有效解毒剂	剂量、用法及注意点
砷、汞、金、锑、铋、铜、铬、镍、钨、锌	二巯丙醇（BAL）	每次 2.5～5mg/kg，肌内注射，最初 2 天每 4 小时一次，第 3 天每 6 小时一次，第 4 天以后改为 12 小时一次，7～14 天为一疗程
	二巯基丙磺酸钠	5% 溶液 0.1ml/kg，皮下或肌内注射，第 1 天 3～4 次，第 2 天 2～3 次，第 3 天以后每天 1～2 次，共用 3～7 天，总剂量 30～50ml
	二巯基丁二酸钠（DMS）	对酒石酸锑钾解毒力很强，约为 BAL 的 10 倍，成人剂量急性中毒首次 2g，加注射用水 10～20ml 中静脉注射，以后每次 1g，每天 1～2 次，危重症患儿可每小时 1 次，共 5～6 次，小儿酌减
	硫代硫酸钠	5%～10% 溶液 10～20ml 静脉注射，每日 1 次；或 10～20ml 口服，每日 2 次（口服只能作用于胃肠道内未被吸收的毒物）

中毒种类	有效解毒剂	剂量、用法及注意点
铅、锰、铀、镭、钒、钴、铁、硒、镉、铜、铬、汞	依地酸钠钙（EDTA－Ca－Na$_2$）	每次15～25mg/kg 稀释成0.3%～0.5%溶液静脉点滴，需1小时以上滴完，每天2次，每个疗程不超过5天，疗程间休息2天，总疗程量依患儿反应量而定
	青霉胺	治疗慢性铅、汞中毒，100mg/（kg·d），分4次口服，5～7天为1疗程
高铁血红蛋白血症、亚硝酸盐、苯胺、硝基苯、氯酸盐类、磺胺类等	亚甲蓝（美蓝）	每次1～2mg/kg，配成1%溶液，静脉注射，或每次2～3mg/kg，口服；若症状不消失或重现，1小时后可再重复上量治疗，同时给予氧气吸入
	维生素C	每日500～1000mg 加在5%～10%葡萄糖溶液内静脉滴注，或每日口服1～2g（作用比亚甲蓝慢）
氢氰酸及氰酸化合物：桃仁、杏仁、李仁、樱桃仁、枇杷仁、亚麻仁、木薯	亚硝酸异戊酯	吸入剂用时压碎安瓿，每1～2分钟吸入15～30秒，反复吸入至硝酸钠注射为止
	亚硝酸钠	6～10mg/kg，配成1%溶液静脉注射，3～5分钟注入，每次注射前要准备好肾上腺素，当血压急剧下降时应注射肾上腺素
	硫代硫酸钠	25%溶液每次0.25～0.5g/kg，静脉缓慢注射（约10～20分钟内注完）
	亚甲蓝（美蓝）	1%溶液每次10mg/kg，静脉缓慢注射，注射时观察口唇，至口唇变暗紫色即停止注射
	以上三种药物，最好先注射亚硝酸钠，继之注射硫代硫酸钠，或先注射亚甲蓝，继之注射硫代硫酸钠，重复时剂量减半，注意血压下降时应注射肾上腺素	
有机磷化合物类：1605、1059、3911、敌百虫、敌敌畏、乐果、其他有机磷农药	碘解磷定（磷毒、PAM）及氯磷定	每次15～30mg/kg（成人0.5～1g/次）。配成2.5%溶液静脉缓慢注射或静脉滴注，严重患儿2小时后可重复注射，并与阿托品同时应用，至肌肉颤动停止、意识恢复。氯磷定可肌内注射
	双复磷	每次15～20mg/kg，皮下、肌内或静脉注射均可
	阿托品	严重中毒：首次剂量0.05～0.1mg/kg，静脉注射，以后每次0.05mg/kg，5～10分钟1次，至瞳孔开始散大，肺水肿消退，改为每次0.02～0.05mg/kg，皮下注射，15～30分钟1次，至意识恢复，改为每次0.01～0.02mg/kg，30～60分钟1次；中度中毒：每次0.03～0.05mg/kg，5～30分钟1次皮下注射，减量指征同上；轻度中毒：每次0.02～0.03mg/kg，口服或皮下注射，必要时重复
	以上治疗均为瞳孔散后停药，严密观察24～48小时，必要时应再给药。同时合并应用解磷定比单用阿托品效果好，阿托品的剂量也可以减少	
烟碱、毛果芸香碱、新斯的明、毒扁豆碱、槟榔碱、毒蕈	碘解磷定、氯解磷定或双复磷	对烟碱、新斯的明、毒扁豆碱中毒有效，剂量同上
	阿托品	每次0.03～0.05mg/kg，皮下注射，必要时每15～30分钟1次
氟乙酰胺	解氟灵	每天0.1～0.3g/kg，分2～4次肌内注射，可连续注射5～7日；危重病例第1次可注射0.2g/kg，与解痉药和半胱氨酸合用效果更好
阿托品、莨菪碱类、曼陀罗、颠茄	毛果芸香碱（匹罗卡品）	1%溶液0.5～1ml/次，皮下注射，15分钟1次，本药只能对抗阿托品类引起副交感神经作用，对中枢神经中毒症状无效，故应加用短作用的巴比妥类药物，如戊巴比妥钠或异戊巴比妥等
四氯化碳、草酸盐	葡萄糖酸钙	10%溶液10～20ml 加等量的5%～10%葡萄糖溶液，静脉缓慢注射
氟化物	氯化钙	3%溶液10～20ml 加等量的5%～10%葡萄糖溶液，静脉缓慢注射
麻醉剂、鸦片、吗啡、可待因、海洛因、哌替啶、美沙酮、其他鸦片类	纳洛酮	每次0.01～0.1mg/kg，静脉注射、肌内注射或皮下注射，必要时可1～2小时重复用药。静脉维持给药：先给负荷量1.5～3.5μg/kg，以3μg/（kg·h）维持
水合氯醛、巴比妥类、司可巴比妥（速可眠）、硫喷妥钠	印防己毒素	每次0.1～0.3mg/kg，静脉或肌内注射，每20分钟可重复1次，直至角膜反射恢复
	纳洛酮	剂量同麻醉剂中毒

续表

中毒种类	有效解毒剂	剂量、用法及注意点
氯丙嗪（冬眠灵）、奋乃静	苯海拉明	每次 1~2mg/kg，口服或肌内注射，只对抗肌肉震颤
苯丙胺（安非他明）	氯丙嗪	每次 1mg/kg，6 小时 1 次，肌内注射
异烟肼	维生素 B_6	剂量等于异烟肼用量
鼠药（敌鼠）	维生素 K_1	10mg/kg 肌内注射，每日 2~3 次
β 受体阻滞剂或钙通道阻滞剂	胰高血糖素	首剂 0.15mg/kg 静脉应用，以 0.05~0.1mg/（kg·h）静脉滴注维持
阿司匹林	乙酰唑胺	每次 5mg/kg，口服或肌内注射，必要时 24 小时内可重复 2~3 次
	碳酸氢钠	纠正脱水后若仍有严重酸中毒，可用 5% 碳酸氢钠溶液每次 6ml/kg，静脉滴入，以后必要时可重复 1 次，治疗开始后每半小时查尿一次，使尿保持为碱性，若变为酸性时，应静脉滴入 1.4% 碳酸氢钠溶液 10ml/kg
	乳酸钠	用 1/6mol 浓度的乳酸钠溶液代替上述 1.4% 碳酸氢钠溶液亦可，但效果不如碳酸氢钠
	维生素 K_1	20~50mg 肌内注射，预防出血
一氧化碳（煤气）	氧气	100% 氧气吸入，高压氧舱
肉毒中毒	多价抗肉毒血清	1 万~5 万 U 肌内注射
河豚中毒	半胱氨酸	成人剂量为 0.1~0.2g 肌内注射，每日 2 次，儿童酌情减量

【中毒的预防】

为了防止小儿中毒的发生，要做好如下工作。

（1）管好药品。用量、用法或存放不当是造成药物中毒的主要原因。家长切勿擅自给小儿用药，更不可把成人药随便给小儿吃。不要将外用药物装入内服药瓶中。儿科医务人员开处方时，应认真计算不同年龄小儿用药量，切勿过量；药剂人员应细心核对药量和剂型，耐心向家长说明服用方法。家庭中一切药品皆应妥善存放，不让小儿随便取到。

（2）农村或家庭日常用的灭虫、灭蚊、灭鼠剧毒药品，更要妥善处理，避免小儿接触，各种农药务必按照规定办法使用。

（3）做好识别有毒植物的宣传工作，教育小儿不要随便采食野生植物。

（4）禁止小儿玩耍带毒性物质的用具（如装敌敌畏的小瓶等）。

（5）普及相关预防中毒的健康知识教育。

 本章小结

本章介绍了儿科常见危重疾病的特点，包括童心肺复苏、急性呼吸衰竭及急性中毒等疾病的发病机制、病理、临床表现、实验室检查及诊断治疗等相关内容。

 思考题

1. 什么是儿童心肺复苏（CPR）术？

2. 儿童呼吸衰竭的特点是什么？如何诊断和治疗？

3. 儿童常见急性中毒原因是什么？急救处理原则是什么？

参考文献

［1］Robert M. Kliegman，Bonita M. D. Stanton，Joseph St. Geme，et al. Nelson Textbook of Pediatrics. 19th ed. Philadephia：W. B. Saunders，2011.

［2］陈树宝，孙锟．小儿心脏病学前沿：新理论与新技术．2 版．北京：科学出版社，2015.

［3］江载芳，申昆玲，沈颖．诸福棠实用儿科学．8 版．北京：人民卫生出版社，2015.

［4］江载芳．实用小儿呼吸病学．北京：人民卫生出版社，2010.

［5］王卫平．儿科学．8 版．北京：人民卫生出版社，2013.

［6］吴希如，秦炯．儿科学．北京：北京大学医学出版社，2003.

［7］薛辛东．儿科学．2 版．北京：人民卫生出版社，2010.

［8］闫承先．小儿耳鼻咽喉学．天津：天津科学技术出版社，2000.

［9］杨思源．小儿心脏病学．4 版．北京：人民卫生出版社，2012.

［10］张之南，沈悌．血液病诊断及疗效标准．3 版．北京：科学出版社，2008.

［11］赵祥文．儿科急诊医学．4 版．北京：人民卫生出版社，2015.